U0198345

病理诊断典型病例

周庚寅　主编

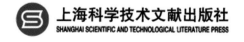

上海科学技术文献出版社
SHANGHAI SCIENTIFIC AND TECHNOLOGICAL LITERATURE PRESS

图书在版编目（CIP）数据

病理诊断典型病例/周庚寅主编 . —上海：
上海科学技术文献出版社，2021
　ISBN 978-7-5439-8334-2

Ⅰ. ①病… Ⅱ. ①周… Ⅲ. ①病理学—诊断学—病案
Ⅳ. ①R36

中国版本图书馆 CIP 数据核字（2021）第 094048 号

策划编辑：张　树
责任编辑：应丽春
封面设计：李　楠

病理诊断典型病例

BINGLI ZHENDUAN DIANXING BINGLI

主编　周庚寅
出版发行：上海科学技术文献出版社
地　　址：上海市长乐路 746 号
邮政编码：200040
经　　销：全国新华书店
印　　刷：三河市嵩川印刷有限公司
开　　本：850mm×1168mm　1/16
印　　张：28.25
版　　次：2021 年 6 月第 1 版　2021 年 6 月第 1 次印刷
书　　号：ISBN 978-7-5439-8334-2
定　　价：248.00 元
http://www.sstlp.com

编委会名单

主　审

张庆慧　张廷国

主　编

周庚寅

副主编

高　鹏　覃业军　李玉军

穆殿斌　张仁亚　韩　博

周成军　姜慧峰　张　伟

编　委

（按姓氏笔画排序）

王　晓　王　静　王成勤

任永昌　刘永霞　刘志艳

刘红刚　刘晓红　苏　鹏

李　丽　李魏玮　杨　飞

杨香山　吴晓娟　张　建

张云香　张学东　张晓芳

张翠娟　武　杰　郑金锋

赵苗青　相　磊　钟定荣

　　　　贺峻祎　徐　静

　　　　程显魁　管冰心

秘　书

张晓芳

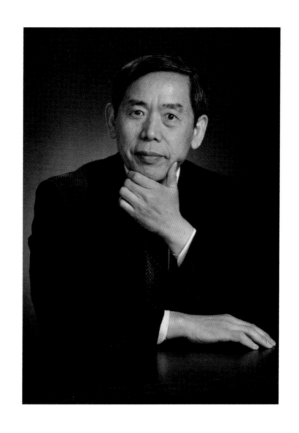

主编简介

周庚寅，山东大学教授、博士生导师、首届齐鲁十大名医、享受国务院政府特殊津贴。

2013 年 3 月由全美华人病理学会授予杰出病理学家奖。

兼任山东省医学会监事长。

曾任中国病理学工作者委员会副主任委员、中华医学会病理学分会常务委员、中国医师协会病理学分会常务委员、中国病理主任联会常务委员、山东省医学会病理分会主任委员。

主编国家级规划教材和病理学专著 10 余部，承担国家级、中外合作课题多项，发表文章 180 余篇，SCI 收录论文 63 篇。

前　言

传统病理学一直采用形态学的方法研究和观察疾病，显微镜下的方寸世界，让我们感知了生命科学的无穷魅力和无限风采。由于技术方法单一，限制了我们对疾病的深入认识，疾病分型、分类相对比较简单。

对 20 世纪 80 年代初期，乳腺癌雌激素受体检测开启了免疫组化在病理诊断中应用的先河，由于其很高的实用价值和附加效益，很快风靡了病理界。肿瘤病理分型和分类日趋精深和复杂。

伴随着生物化学、分子生物学和遗传学的逐渐渗透，近 10 年来、尤其是近几年来，分子病理迅速发展，新的肿瘤分型和分类接踵而来。某些肿瘤缺乏典型的形态学特征，不同的肿瘤之间，组织细胞改变常常相互交叉和重叠，没有遗传学和分子生物学的检测，几乎不能做出明确诊断。

逐渐了解、熟悉和掌握各个系统中少见、疑难和典型病例，采用恰当的分子病理检测方法，避免常规病理诊断中漏诊和误诊，对拓宽诊断视野、提高思辨能力、正确把握诊断的尺度会有所裨益。

应出版社的邀请撰写一本关于少见、典型的临床病理病例荟萃。征求各位同道的意见，大家热忱参与、积极相助，促成了本书的问世。尤其是山东省外的国内部分专家和同道提供的精彩病例，使本书内容更加丰富多彩，在此表示由衷的感谢。

本书采用一案一例的编写方式，既包括了经典传统的少见病例，也涉猎了新近涌现的具有典型遗传学及分子生物学特征的疾病。尽可能包括临床病史、影像资料、病理形态、免疫组化、分子特征、鉴别诊断，并对每一个病例进行简单小结。力争做到文字简洁、图文并茂、条理清晰和重点突出，成为常规病理诊断和疑难病理会诊的案头参考书。

毋庸讳言，由于条件和水平所限，本书不可能涵盖所有的典型疑难病例。本书展示的病例，疏漏和欠妥之处亦在所难免，敬请读者批评指正。

编　者

2020 年 8 月

目　录

第一章 消化系统

病例 1 雄激素治疗诱发肝细胞腺瘤

一、临床病史

患儿,女,13岁,查体发现肝占位性病变2年;再生障碍性贫血,服用雄激素类药物治疗7年余。

二、影像学检查

CT显示:肝脏轮廓增大,肝右叶见团块状低密度灶,最大横截面约15cm×10cm,边缘见点状气体,肝下角周围见少许条形混杂密度影(病例1图1)。

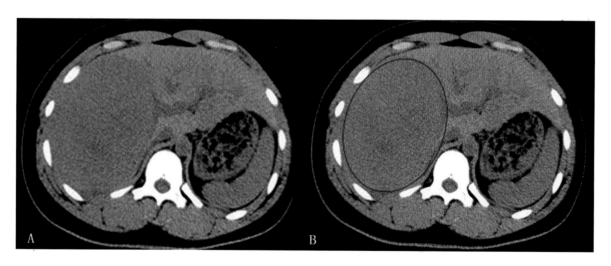

病例1图1 CT图像

三、手术中所见

于超声引导下行肝脏占位穿刺活检术,术中取2块2.5cm×0.15cm组织条送病理。

四、病理所见

大体:略。

镜下:肿瘤由形态温和的肝细胞组成,细胞排列成紊乱的小梁状,小梁厚度1~2个肝细胞,可见假腺样结构(病例1图2A至病例1图2D)。间质内散在分布薄壁小静脉,可见孤行小动脉,不与胆管伴行(病例1图2C),局灶网状纤维缺失。肿瘤细胞轻度异型,核大小不一致,可见核仁,核分裂象罕见,细胞质内可见脂褐素和胆汁颗粒(病例1图2E,病例1图2F)。

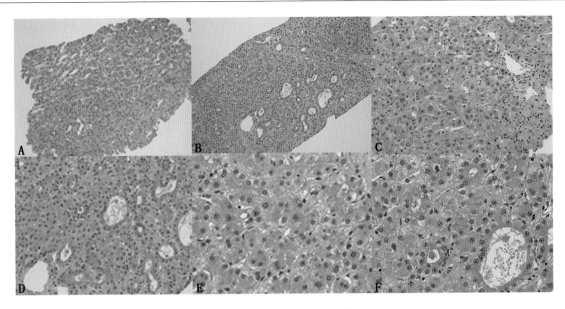

病例 1 图 2　典型 H&E 图像

免疫组化显示：β-catenin 部分细胞核及细胞膜阳性，Glutamate synthrtase（GS）弥漫阳性，CD34 灶性-片状阳性，Glypican-3（GPC-3）、Heat shock protein 70（HSP70）、细胞角蛋白 7（cytokeratin 7，CK7）和（Hepatocyte-1，Hepar-1）阴性，Ki67 指数局灶可达 10%（病例 1 图 3）。

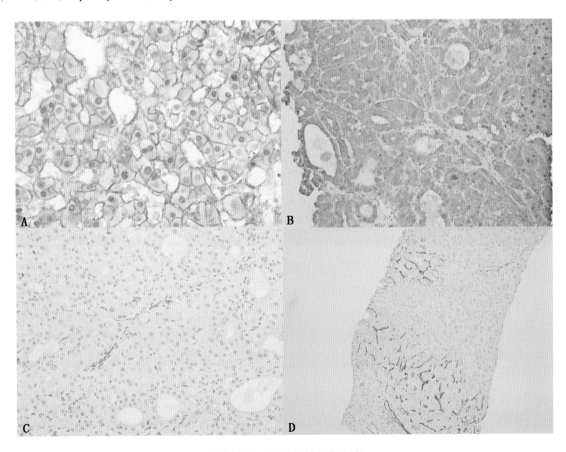

病例 1 图 3　部分免疫组化图像

注：A：β-catenin 部分细胞核及细胞膜阳性；B：GS 弥漫阳性；C：GPC-3 阴性；D：CD34 灶性-片状阳性

五、诊断及鉴别诊断

1. 诊断　雄激素相关肝细胞腺瘤(β-catenin 突变激活型)(hepatocellular adenoma，HCA)？

2. 鉴别诊断

(1)高分化肝细胞肝癌：包膜多较完整，可见纤维包膜侵犯，对邻近肝组织无明显侵犯。镜下，细胞具有异型性，核浆比升高，细胞密度增加，肝脏背景病变多为肝硬化。在肝脏穿刺组织的鉴别诊断难度较大，采用"GPC-3、HSP70、GS"诊断标志物组合，其中任意 2 个标志物阳性，对肝细胞肝癌诊断的敏感性和特异性分别为 72% 和 100%。该病例 β-catenin 细胞核及细胞膜阳性，GS 弥漫阳性，但 GPC-3 及 HSP70 阴性，镜下细胞轻度异型，肝板厚度为 1~2 层细胞，结合患儿长期雄性激素用药史，基本排除高分化肝细胞肝癌。因 β-catenin 激活型肝细胞腺瘤恶变风险高，应在手术切除标本中充分取材，排除肝细胞腺瘤局灶癌变的可能。

(2)局灶性结节性增生：大体多为境界清楚的结节状外观，约 40% 病灶中央可见纤维瘢痕。镜下，病灶中心为增生的纤维组织和畸形血管构成的瘢痕组织。病灶内肝细胞与正常肝细胞相似，在纤维组织和肝细胞交界处可见到增生小胆管。免疫组化显示，GS 在肝静脉周围肝细胞表达，呈现特征性地图状分布。根据组织学表现及 GS 表达模式可排除局灶性结节性增生。

(3)肝母细胞瘤：分化良好的胎儿型肝母细胞瘤由 1~2 层类似于胎儿肝细胞的肿瘤细胞组成，肿瘤细胞小于非肿瘤细胞性肝细胞，核小而圆，染色质细腻，核仁不明显，细胞呈细梁状排列，瘤细胞因含不等量的糖原或脂质，呈现明暗相间的排列，局灶可见髓外造血。该病例呈轻度大细胞异型增生，假腺样结构形成，且 GS 呈均匀强阳性表达，可基本排除分化良好的胎儿型肝母细胞瘤。

六、小结

肝细胞腺瘤(hepatocellular adenoma，HCA)是肝细胞来源的良性肿瘤，发病机制不明，与药物、代谢和遗传性疾病等因素有关。当肿瘤数量≥10 个称为肝腺瘤病。

2019 版 WHO 消化系统肿瘤分类中，HCA 分为五种分子亚型：HNF1 突变失活型 HCA(H-HCA)、炎症型 HCA(I-HCA)、β-catenin 突变激活型 HCA(B-HCA)、β-catenin 突变激活炎症型 HCA(B-IHCA)及未分类型。前三种亚型的 HCA 都有相应的组织学、免疫组化和分子生物学特点。H-HCA：占 30%~35%，恶变风险低。镜下特点：肝板排列规则，偶见假腺样结构，肝细胞可见弥漫脂肪变性，气球样变或胞质透明。细胞无异型，核小而深染。L-FABP 是 H-HCA 诊断性标志物，阴性或呈低表达，周围正常肝组织强阳性表达。GS 阴性或呈静脉周围肝细胞阳性表达。I-HCA：占 35%~40%，恶变风险低。镜下特点：肝血窦显著扩张或充血，局灶可见炎症细胞浸润，并见纤维间隔、厚壁孤行小动脉及发育不良的胆管，肝细胞无异型性，可出现不同程度的脂肪变性。免疫组化显示，C 反应蛋白(C reaction protein)或 SAA 常有过表达。GS 阴性或呈静脉周围肝细胞阳性表达。B-HCA 及 B-IHCA：B-HCA 占 10%，B-IHCA 占 10%~15%，恶变风险高。镜下肿瘤细胞具有轻-中程度的异型性，核浆比升高，可见假腺样结构，细胞质内可含有脂褐素和胆汁颗粒。免疫组化显示，肿瘤细胞 β-catenin 细胞核及细胞膜阳性，并且 GS 呈现不同程度的细胞质着色，局灶可见网状纤维缺失。未分类型 HCA：占 5%~10%，缺乏组织学和分子特征。鉴于不同亚型的肝细胞腺瘤的恶变风险不同，病理医师在诊断肝细胞腺瘤时应结合临床病史、免疫组化染色等进一步区分其亚型，必要时可进行基因检测辅助诊断。

HCA 罕见发生于儿童，本例患儿因长期服用雄激素类药物治疗再生障碍性贫血而诱发肝占位。如果病灶为单个跨中线的巨大肿瘤或双叶多发肿瘤，在诊断时需结合患儿用药史并加做免疫组化，避免误诊为分化良好的胎儿型肝母细胞瘤。

(山东大学齐鲁医院　张　慧)

病例2　钙化性巢状间质－上皮性肿瘤

一、临床病史及实验室检查

患儿，女，14岁，因体重下降3个月（约6kg），大便次数增多2个月入院。无肝炎病史，无口服避孕药史，无家族史。实验室检查：乙型肝炎病毒（HBV）（－），激素水平正常，丙氨酸转氨酶（ALT）139U/L，谷丙转氨酶（AST）67U/L，甲胎蛋白（AFP）正常，癌胚抗原（CEA）6.72ng/ml（N：0~5）。

二、影像学检查

腹部CT显示肝脏右叶的巨大团块状等低混杂密度影，边缘分叶，最大截面13.7cm×10.7cm，内见点状钙化灶（病例2图1）。肝外未见占位。

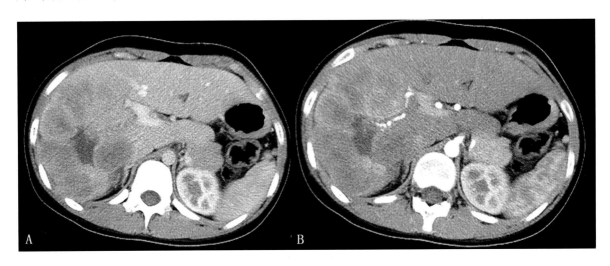

病例2图1　腹部CT图像

注：CT示肝脏右叶巨大软组织肿块，边缘分叶，动脉期（A）显示边缘区域及分隔呈较明显强化，中央见不规则瘢痕区，呈低强化；薄层图像（B）显示病变中央区点状高密度钙化灶

三、手术中所见

肿瘤几乎占据整个右半肝，质地韧，呈灰白色，形状不规则，与膈肌关系密切，并侵及下腔静脉。

四、病理所见

大体：略。

镜下：低倍镜下可见肝脏内卵圆形或不规则形的细胞巢，呈器官样排列，与周围组织界限不清，局灶可见坏死及囊性变。大部分瘤细胞呈梭形，部分呈上皮样，细胞大小形态相对一致，异型性小。高倍镜下，细胞染色质细腻，核膜相对清楚，细胞质部分嗜酸，部分透明，核分裂象少见；上皮样细胞可见小核仁。细胞巢边缘可见栅栏样排列的肿瘤细胞，巢周或巢内可见腺样结构及骨样基质形成。肿瘤间质中可见带状的肌成纤维细胞或致密的纤维性间质围绕肿瘤细胞巢生长（病例2图2）。

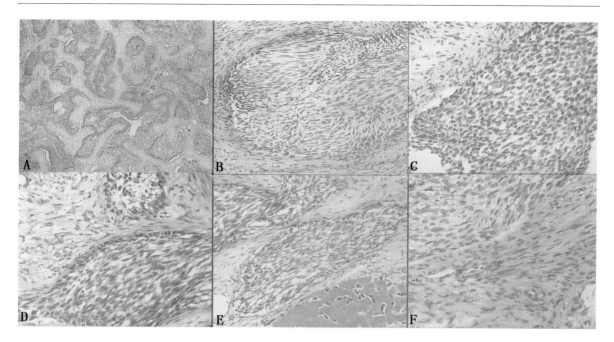

病例 2 图 2　典型 H&E 图像

注：A. 器官样排列的肿瘤细胞巢；B. 梭形的肿瘤细胞；C. 上皮样肿瘤细胞；D. 肿瘤细胞巢周栅栏状排列；E. 骨样基质形成；F. 肿瘤间质中致密的纤维性间质

免疫组化显示：肿瘤细胞弥漫阳性的有 CK、Vimentin、WT‑1（胞核或核旁点状着色），部分阳性的有 β‑catenin、EMA、CK7、CK19、CD117、S‑100、CD99、CD56、NSE，阴性的有：AFP、Hepar‑1、GPC‑3、Syn、CgA、Desmin、ER、α‑inhibin。间质细胞阳性的 SMA、CD34、Ⅳ型胶原，Ki67 指数约 8%（病例 2 图 3）。

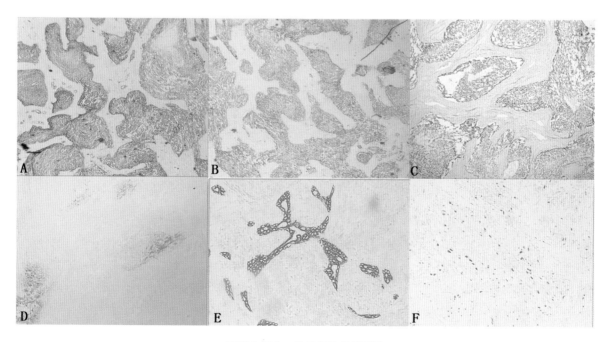

病例 2 图 3　免疫组化典型图像

注：A. 瘤细胞 CK 弥漫阳性；B. 瘤细胞 CD56 弥漫阳性；C. 瘤细胞 β‑catenin 细胞核阳性；D. 瘤细胞 NSE 部分阳性；E. 瘤细胞中的腺样结构 CK7 阳性；F. 瘤细胞 Ki67 指数较低

五、诊断及鉴别诊断

1. 诊断　钙化性巢状间质 – 上皮性肿瘤(calcifying nested stromal – epithelial tumor，CNSE)。

2. 鉴别诊断

(1)混合性上皮 – 间叶性肝母细胞瘤和畸胎瘤样肝母细胞瘤：与钙化性巢状间质 – 上皮性肿瘤相似的是肝母细胞瘤也好发于儿童，可合并骨或类骨成分。然而，两者不同的是，肝母细胞瘤会出现特征性的胎儿或胚胎肝细胞的分化，无 CNSE 的纤维性间质，免疫组化染色 AFP 或肝细胞抗原阳性；而 CNSE 没有肝细胞的分化，且 AFP 和肝细胞抗原阴性。

(2)滑膜肉瘤：双相型滑膜肉瘤镜下可见上皮样细胞和梭形细胞并伴有不同程度的钙化，但其梭形细胞束致密并伴有血管周细胞瘤样的生长模式，SYT – SSX 基因重排阳性。而 CNSE 缺乏密集的细胞性纤维间质或滑膜肉瘤的血管周生长模式，SYT – SSX 基因重排阴性。

(3)促结缔组织增生性小圆细胞肿瘤(DSRCT)：好发于年轻人，瘤细胞呈多样分化，镜下特点为致密的纤维/纤维黏液性间质内的大小不等、形态不规则的小圆细胞巢，细胞幼稚原始，免疫组化染色 AE1/AE3、EMA、Vimentin、NSE 和 WT – 1 阳性，Desmin 呈核旁点状阳性，EWS – WT – 1 融合产物阳性。而 CNSE 的肿瘤细胞不如 DSRCT 幼稚原始，间质为肌成纤维细胞性间质，免疫组化 Desmin 阴性，EWS – WT – 1 融合产物阴性。

(4)转移性的 Wilms 瘤：该肿瘤是由多少不等的未分化胚芽组织、上皮和间质组成，上皮成分可呈小管、囊状和肾小球样结构，多由较原始的细胞组成。而 CNSE 无胚芽形成，肿瘤细胞呈纺锤状，上皮成分表现出更多的细胞质分化，核质比较低，类似于"成熟"组织。

六、小结

钙化性巢状间质 – 上皮性肿瘤于 2001 年由 Ishak 首先报道，曾用名：促纤维增生性巢状梭形细胞肿瘤、骨化性间质 – 上皮性肿瘤、骨化性恶性混合性上皮间质肿瘤，WHO(2010)归入"肝母细胞瘤变异型和肝母细胞瘤相关性肿瘤"。

该病好发年龄 2~34 岁，中位年龄 15.2 岁，女性多见(男女比为 1∶2.4)。肿瘤直径 2.8~30cm，多见于肝右叶。镜下特征主要有：器官样排列的细胞巢 + 纤维性间质，细胞巢呈梭形细胞和上皮样细胞，间质为密集的肌成纤维细胞或纤维性间质。肿瘤可出现多种继发改变，如坏死、囊性变、黏液湖、砂砾体、钙化、骨化。

该肿瘤为低度恶性肿瘤，文献中报道的 32 例中 5 例复发，2 例出现转移，无因该肿瘤死亡的报道。提示肿瘤更具侵袭性的因素：肿瘤直径大、浸润性生长、血管侵犯、坏死、片状细胞巢的生长模式、核分裂增多。手术完整切除是首选治疗方案。对于局部复发且无法切除的病例，尚无特异的化疗方案，按照肝母和软组织肉瘤的方案化疗，收效甚微。

(山东大学齐鲁医院　王　晓)

病例3　食管基底层型高级别上皮内瘤变

一、临床病史及实验室检查

患者，男，50 岁，胃镜活检病理发现食管黏膜病变。实验室检查未见明显异常。

二、消化内镜检查及手术所见

消化内镜检查示：食管距门齿约 26cm 可见小片状黏膜色泽发红(病例 3 图 1A)，边界尚清，可见活检后痕迹。窄带成像（narrow band imaging，NBI）内镜放大观察，病变呈明显褐色（病例3图1B），局部黏膜表面微血管（intraepillary capillary，IPCL）为Type B1型，碘染示病变区失染（病例3图1C），全食管可见多发小灶状淡染区。遂行内镜黏膜下剥离术（endoscopic submucosal dissection，ESD）完整切除病变。

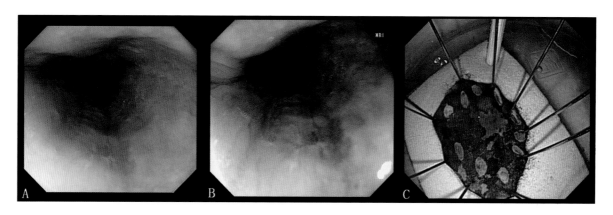

病例3图1　消化内镜检查所见

三、病理所见

大体：黏膜组织一块，黏膜面积2.0cm×1.4cm，碘染后见一不规则淡染区，面积约0.8cm×0.5cm（病例3图2）。

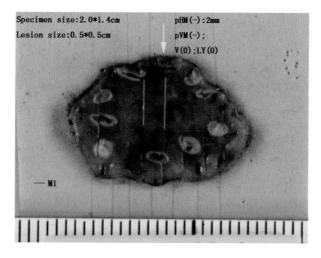

病例3图2　病理大体所见

镜下：低倍镜可见，表面被覆的鳞状上皮出现高度异型增生，但异型细胞局限于上皮下1/2，局部可见基底层区域的肿瘤细胞以明显的出芽、出角方式向下生长，周围伴有较多淋巴细胞浸润并见淋巴滤泡形成，鳞状上皮表面可见角化过度（病例3图3A），高倍镜可见异型细胞排列紊乱，极性消失，表层有核细胞增多，细胞核增大、核浆比增高，异型性明显，局部细胞核有重叠，可见核分裂象（病例3图3B和病例3图3C）。

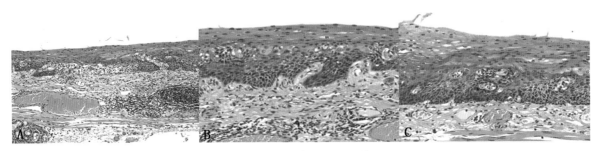

病例 3 图 3　典型 H&E 图像

免疫组化显示：P53 瘤变区呈突变强阳性片状表达，Ki67 瘤变区过度表达(病例 3 图 4)。

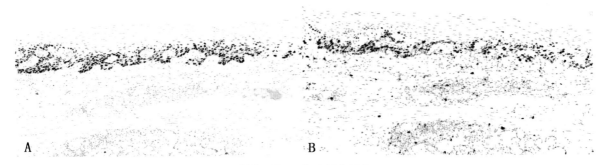

病例 3 图 4　免疫组化图像

注：A：P53；B：Ki67

四、诊断及鉴别诊断

1. 诊断　食管基底层型高级别上皮内瘤变(basal layer type high grade squamous intraepithelial neoplasia)。

2. 鉴别诊断

(1)鳞状上皮低级别上皮内瘤变：镜下异型增生上皮累及上皮层的下 1/2，并且细胞是轻度细胞异型性，无明显向下生长模式，鳞状上皮表面无明显角化过度。

(2)鳞状上皮乳头状瘤：内镜下：肿瘤表现为白色、体积较小的外生性病灶，病灶的表面可见血管交错。组织学特点：鳞状上皮乳头状增生，固有层具有纤维血管轴心，常见散在具有挖空样细胞特征的空泡状细胞，细胞核无明显异型性。

(3)反流性食管炎：早期镜下表现不易与鳞状上皮异型增生相鉴别，其组织学特点：可见基底层细胞层次增多，细胞密集，上皮层次及极性无明显紊乱，细胞无明显异型性，核分裂象局限于基底层，固有层乳头延长，伸向上皮层，浅表毛细血管扩张，可见较多嗜酸性粒细胞浸润。

五、小结

食管基底层型高级别上皮内瘤变是一种早期特殊类型食管早癌。内镜表现为红斑型病变，表面覆白苔样物质(显微镜下为不同程度角化)，边界清晰，NBI 放大观察，病变呈明显褐色区域，碘染后病变呈明显不染区，常伴花斑状食管。

组织学特点以基底层型细胞为主，细胞层次减少，极向紊乱，一般局限在上皮的 1/2 以下，瘤变细胞小而一致，胞质较少，核浆比大，核分裂象可见，细胞呈高度异型性，有时呈多形性，有明显向下生长模式，核级别越高越向下生长，鳞状上皮表面常伴有角化过度。

由于基底层型高级别上皮内瘤变与欧美标准的低级别上皮内瘤变相似，难以鉴别，从而低估了其高度侵袭性的生物学行为。新版世界卫生组织(WHO)(2019 年第 5 版)推荐的分级系统中，低级别上皮内瘤变指异型增生上皮仅累及上皮层的下 1/2，并且细胞轻度异型性。高级别上皮内瘤变是指异型增生超过上皮层 1/2，而当细胞高度异型性时则不论上皮受累及的层次都归为高级别上皮内瘤变。按照 2019 年第 5 版 WHO 分级标准，可将基底层型瘤变归类为高级别上皮内瘤变的范畴。病理医生需密切结合内镜表现，综合考虑结构和细胞异型性。此外可借助 P53、Ki67 等免疫组化结果进行判断，瘤变区 P53 可出现突变高表达，Ki67 高表达，有一定辅助诊断价值。

（山东大学第二医院　周星辰）

病例 4　胃小凹型高级别上皮内瘤变

一、临床病史

患者，男，67 岁，患者 3 天前无明显诱因出现上腹部疼痛，为持续性绞痛，阵发性加重，进食后疼痛稍缓解，伴腹泻，2 次/天，大便不成形、偶成黑色，可见未消化食物。

二、电子胃镜检查及所见

电子胃镜检查显示：胃窦大弯侧见范围约 1.5cm×1.2cm 隆起性病变，中部凹陷，NBI 内镜放大观察凹陷部位可见表面腺管结构存在，大小不一，微血管沿腺管分布，密度增加，与周围界限清晰（病例 4 图 1）。

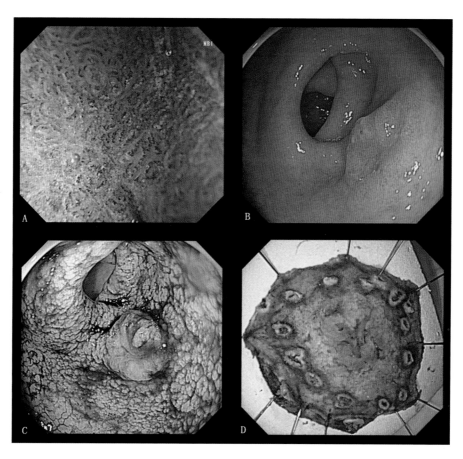

病例 4 图 1　胃镜照片

三、病理所见

大体：胃黏膜组织一块，面积约 4.3cm×2.4cm，中央见一Ⅱa+Ⅱc 型肿物，面积 1.3cm ×1.1cm。

镜下：低倍镜可见，小凹上皮呈乳头状、绒毛样活跃增生（病例 4 图 2A、病例 4 图 2B），结构不规则，固有膜内腺管分枝状增生，间质血管增生并见多量淋巴细胞、浆细胞浸润，未见明显中性粒细胞浸润；高倍镜可见，细胞有低度异型性，核仁明显，胞浆嗜酸、红染一致，缺乏黏液分层，小凹上皮缺乏成熟的黏液帽，仅有少量细胞内可见不规则黏液空泡，细胞极性消失、紊乱，从小凹颈部至表面无成熟现象，与周围非肿瘤区界限清楚（病例 4 图 2C）。

免疫组化显示：CD10（-），CDX-2（+），小凹黏蛋白 MUC-5AC（弥漫+），幽门腺黏蛋白 MUC-6（灶+），肠黏蛋白 MUC-2（灶状+），Ki67（瘤变细胞高表达），P53（+），D2-40（未见明显脉管侵犯），Desmin（黏膜肌+）（病例 4 图 2D 至病例 4 图 2H）。

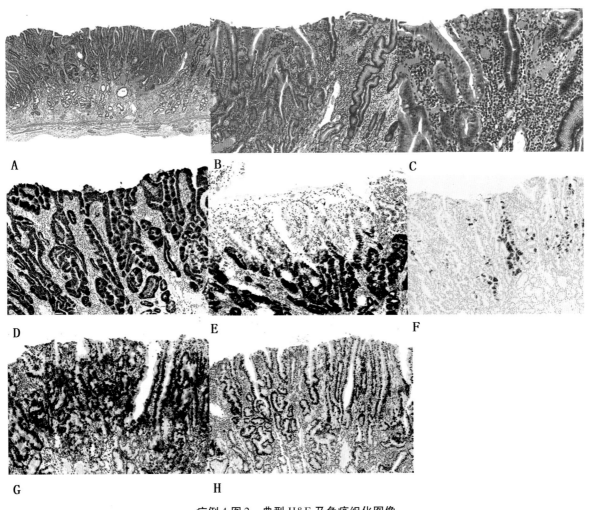

病例 4 图 2　典型 H&E 及免疫组化图像

注：A:40×;B:100×;C:200×;D:MUC-5AC;E:MUC-6;F:MUC-2;G:Ki67;H:P53

四、诊断及鉴别诊断

1. 诊断　胃小凹型高级别上皮内瘤变（foveolar-type adenoma，high-grade dysplasia）。

2. 鉴别诊断

（1）增生性息肉：病变特点为胃小凹增生、拉长并扩张，增生性小凹上皮无异型性，均为成熟的胃高柱状黏液细胞,成熟的黏液帽明显。本病例基本无细胞成熟现象,缺乏成熟的黏液帽,黏液空泡不明显或仅少量细胞可见黏液空泡。

(2)幽门腺腺瘤:该肿瘤由衬覆立方形到低柱状上皮的幽门腺构成,上皮细胞胞质淡染或嗜酸性,胞核圆形,核仁不明显,细胞较密集,间质分成稀少,通常 MUC－6 弥漫阳性、MUC－5AC 阴性。该病例形态及 MUC－6 局灶阳性、MUC－5AC 弥漫阳性,均与幽门腺腺瘤不符。

(3)泌酸腺腺瘤:表现为源于泌酸腺上皮细胞组成的不规则分枝状腺管增生,可相互吻合或呈条索状结构,上皮细胞核圆形,位于中央,胞核密集,胞质嗜酸性或嗜碱性,有时胞浆可透亮。该病例形态与泌酸腺腺瘤不符。

(4)肠上皮化生:可见杯状细胞、吸收细胞及 Paneth 细胞,还可见纤毛细胞,不表达 MUC－5AC 及 MUC－6,该病例形态及免疫组化均不符合肠上皮化生。

五、小结

胃小凹型上皮内瘤变是一种上皮内病变,由异型增生的小凹上皮构成,根据细胞的异型和结构的紊乱程度分为低级别上皮内瘤变及高级别上皮内瘤变。多发生于胃体、底。小凹型上皮内瘤变通常发生于正常胃黏膜(无炎症或萎缩/肠化)。

内镜活检取材局限,往往不能准确的反应病变的整体病理情况,胃小凹型上皮内瘤变细胞异型性较小,主要是结构异型性,故漏诊率较高,必须结合内镜检查结果,如临床考虑有瘤变,需多切片并仔细观察,避免过诊及漏诊,必要时需再取活检。高级别上皮内瘤变进展到浸润癌的风险显著增高,病变通常需经 ESD 或手术切除治疗。

(山东大学第二医院 乌肖林)

病例 5 胃幽门腺型腺瘤

一、临床病史

患者,男,73 岁,上腹胀半年,发现十二指肠息肉 8 天。

二、消化内镜检查

胃镜显示:十二指肠球部黏膜欠光滑,可见一直径约 0.5cm 亚蒂黏膜隆起(病例 5 图 1)。圈套器完整切除病变。

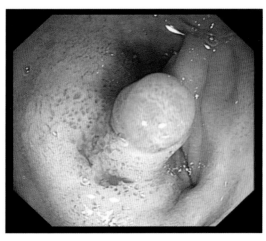

病例 5 图 1 内镜图像

三、病理所见

大体：息肉样组织一块，直径约0.5cm。

镜下：低倍镜下，可见肿瘤由较一致的紧密排列的管状腺体组成（病例5图2A、病例5图2B和病例5图3A）；高倍镜下，腺体由立方到低柱状细胞组成，细胞核圆形位于基底侧，胞质嗜酸性或胞质透亮，腺体间的间质成分极少（病例5图2C，病例5图2D），有时可见类似于子宫内膜中的桑葚小体样结构。

免疫组化显示：MUC-6阳性（病例5图3C），MUC-5AC阴性（病例5图3B），MUC-2阴性（病例5图3D），P53阴性。

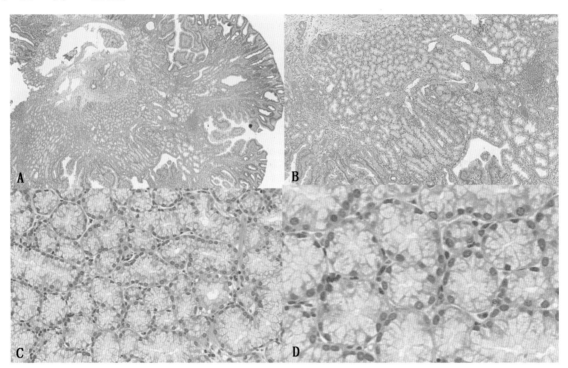

病例5图2 典型 H&E 图像

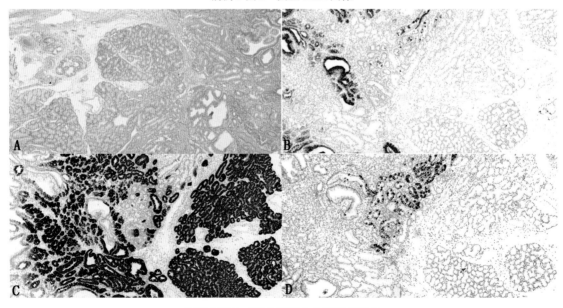

病例5图3 H&E 及部分免疫组化图像
注：A：H&E 图像低倍放大；B：MUC-5AC；C：MUC-6；D：MUC-2

四、诊断及鉴别诊断

1. 诊断　幽门腺腺瘤(gastric pyloric gland adenomas，PGA)。

2. 鉴别诊断

(1)泌酸腺腺瘤：由单一的上皮细胞构成的不规则分支小管相互吻合成条索状结构，上皮细胞核圆形，位于中央，胞质嗜双色性或浅嗜碱性，与泌酸及微囊性小凹有关，免疫组化 MUC-6 弥漫强阳性表达，MUC-5AC 阴性表达。

(2)小凹型腺瘤：上皮完全被覆胃黏液细胞，免疫组化 MUC-5AC 阳性表达，而 MUC-6 和 MUC-2 阴性表达。

五、小结

幽门腺腺瘤是由肿瘤性的幽门型腺体组成的上皮性息肉，可发生于胃体、十二指肠、食管、胆囊、胆管和直肠。

PGA 为息肉样病变或肿块，平均大小为 2cm，多发生于 60~70 岁患者，发生于胃的幽门腺腺瘤与自身免疫性和(或)幽门螺杆菌性胃炎引起的泌酸黏膜萎缩/化生改变共存。尽管胃 PGAs 在老年女性自身免疫性胃炎中更为常见，但在家族性腺瘤性息肉病、Lynch 综合征或幼年性息肉病综合征中也可发现。

组织学一般具有以下特点：①肿瘤由紧密排列的幽门型腺体组成；②肿瘤细胞具有明确的毛玻璃外观，具有透明或轻微的嗜酸性细胞质；③瘤细胞细胞核位于基底部，核仁不明显。在这类息肉病变中，低级别异型增生、高级别异型增生分别约占 12% 及 39%，而有 12%~47% 的病变与浸润性癌相关。低级别 PGAs 腺体形状不规则，细胞核延长，细胞轻度异型性。高级别 PGAs 的特征是结构表现复杂、腺体背对背、核拥挤以及核极性丧失，核仁扩大和(或)色素沉着。

PGAs 弥漫表达 MUC-6，MUC-5AC 表达也可能涉及整个病变。低级别 PGA 主要具有弥漫性 MUC-6 表达，MUC-5AC 的表面表达，多达 10% PGA 表现出 MUC-2 和(或)CDX-2 的灶状表达。

PGA 引起高度异型增生/胃癌的风险相对较高，自身免疫性胃炎患者更常发生异型增生/胃癌，因此必须完全切除。在内镜或手术切除后，局部复发率 <10%。

(山东大学第二医院　李志爽)

病例6　胃泌酸腺型/胃底腺型腺癌

一、临床病史及实验室检查

患者，男，43 岁，健康查体胃镜发现胃底肿物 1 周余。血凝系列、肿瘤系列、肝肾功能、血脂生化未见明显异常。

二、手术所见

消化内镜下可见胃底穹窿部近贲门的扁平隆起，似黏膜下肿瘤外观，色泽略发白，大小 1.5cm×1.0cm，边界不清，NBI 放大观察，病变处腺管开口呈椭圆形、裂隙样，腺凹间部增宽，形态尚规则，表面见扩张的分支状血管网，病变与周围组织无界限。距隆起 1cm 处近贲门侧可见直径 0.5cm 褪色斑，表面光滑，边界尚清，NBI 放大观察，病变处腺管开口呈椭圆形，腺凹间部略增宽，形态欠规则，病变与周围组织界限欠清(病例6 图 1)。

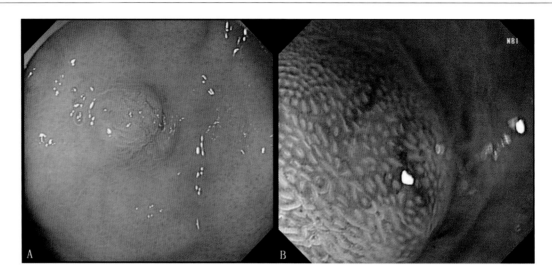

病例6图1　内镜图像

三、病理所见

大体：黏膜组织一块，面积4.0cm×2.5cm，局部见一隆起，隆起区面积1.1cm×0.8cm。

镜下：低倍镜下，表面小凹上皮正常，于小凹上皮下方黏膜的深部见不规则分支小管相互吻合成条索状结构，腺管结构异型性明显，细胞异型性小，肿瘤侵透黏膜肌达黏膜下层（病例6图2A至病例6图2D）。高倍镜下，肿瘤细胞呈柱状，细胞核浆比增大，核呈轻度异型性，胞质呈浅嗜碱性，与泌酸腺（主要是主细胞）相似，胞核位置上移，不局限于基底层，核分裂象少见（病例6图2E，病例6图2F）。

免疫组化：H^+，K^+ – ATP 酶（＋），Pepsinogen Ⅰ（＋），MUC – 6（＋），E – 钙黏素（E – cadherin，E – cad）（＋），MUC – 2（－），MUC – 5AC（－），P53（±），CD31、D2 – 40（未见明显脉管侵犯）；Desmin（黏膜肌＋），Ki67 指数约10%（病例6图3）。

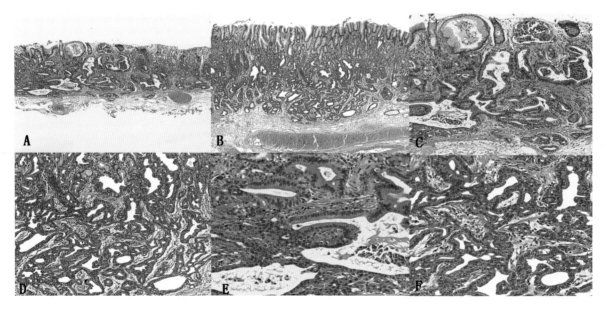

病例6图2　典型 H&E 图像

注：A、B：低倍镜下（40×），肿瘤表面被覆胃小凹上皮，上皮下见排列紊乱、密集的不规则腺体，并突破黏膜肌达黏膜下层；C、D：腺体结构异型性明显，部分腺体扩张，腺体相互融合，细胞极性紊乱（100×）；E、F：高倍镜下

（200×），细胞有轻度异型性，主要由类似泌酸腺的细胞组成，以主细胞为主，细胞高柱状，胞质略嗜碱性

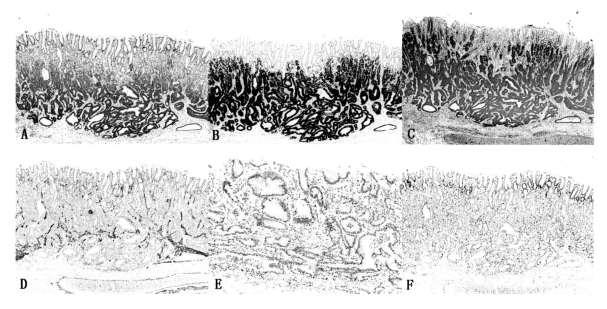

病例 6 图 3 免疫组化图像

注：A：H⁺，K⁺－ATP 酶；B：MUC－6；C：Pepsinogen Ⅰ；D：Desmin；E：P53；F：Ki67

四、诊断及鉴别诊断

1. 诊断 泌酸腺型／胃底腺型腺癌（gastric adenocarcinoma of the fundic gland type）。

2. 鉴别诊断

（1）胃底腺息肉：向上生长，腺体密度增加，但形态与正常胃底腺相同，散见泌酸腺腺体呈囊性扩张，表面小凹萎缩变短、变平，细胞无异型性，核小位于基底，单层排列，极性好。本例肿瘤向下生长，表面小凹上皮正常，细胞有异型性，核复层，极性紊乱，且有黏膜肌侵犯。

（2）普通型胃腺癌：腺管结构异型性明显，排列紊乱，细胞极性消失，腺管内可见凋亡、坏死，腺管周围可见间质反应；肿瘤细胞核浆比增大，细胞异型性明显，核分裂多见。本例细胞异型性较轻，胞质略嗜碱性，核分裂少见，免疫组化 H⁺，K⁺－ATP 酶、Pepsinogen Ⅰ 及 MUC－6 阳性可鉴别。

（3）神经内分泌肿瘤：细胞呈实性、巢状、条索状或腺样分布，细胞较小，胞质少，免疫组化 CgA、Syn、CD56 阳性，CK 示核旁点状阳性，而泌酸腺型／胃底腺型腺癌 H⁺，K⁺－ATP 酶、Pepsinogen Ⅰ 及 MUC－6 阳性，Syn 常阳性，但 CgA 阴性可鉴别。

（4）深在性囊性胃炎：表现为小叶状腺管囊性扩张，内陷至黏膜下层甚至固有肌层，上皮细胞形态温和，无明显异型性，腺管周可见固有膜样间质。

五、小结

泌酸腺型／胃底腺型腺瘤或腺癌是一种相对罕见的胃肿瘤的组织学亚型，多见于 60～70 岁的胃酸分泌过多的患者，位于胃底、胃体或胃体胃窦交界处（泌酸腺分布处），好发于胃的上 1/3，常散发，与 HP 感染无关。由于该肿瘤复发及进展率低，预后良好，建议当肿瘤局限于黏膜内时可诊断为泌酸腺腺瘤，而当肿瘤侵犯黏膜下层时，则诊断为泌酸腺腺癌。

组织学特点：①表面小凹上皮正常，于小凹上皮下方黏膜的深部见扩张、密集的腺体，结构不规则，相互吻合；②组成腺体的细胞层次增多，细胞呈立方状和柱状，核浆比稍增大，细胞异型性小，胞质呈浅嗜碱性或嗜酸性，类似于泌酸腺体（主要是主细胞为主型，少数为壁细胞为主型及混合型）。

免疫组化通常 H^+, K^+ – ATP 酶、Pepsinogen Ⅰ、MUC – 6 阳性，一些病变 Syn 或 CD56 阳性，但 CgA 阴性，可与内分泌肿瘤鉴别。

（山东大学第二医院　张璐璐）

病例7　胃爬行生长方式的腺癌

一、临床病史及实验室检查

患者，女，70 岁，查体发现胃黏膜病变，胃镜活检病理示黏膜固有膜表浅层查见中 – 低分化腺癌，呈爬行生长模式，部分为印戒细胞癌。实验室检查未见明显异常。

二、内镜所见

胃体下部前壁可见黏膜浅凹陷，色泽发红，表面粗糙，大小约 1.5cm×2.0cm，边界清，中部可见活检瘢痕，NBI 内镜观察，病变处腺管结构大小、形态、方向性不一致，部分区域可见上皮环内血管（vessels within epithelial circle，VEC），病变与周围组织有明显界限（病例 7 图 1）。

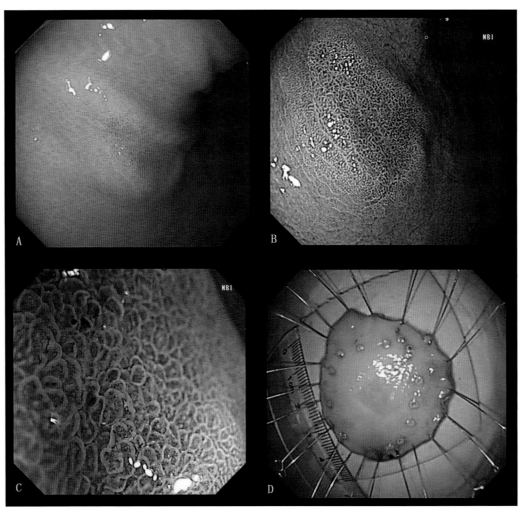

病例 7 图 1　内镜及大体图像

三、病理所见

大体:略。

镜下:低倍镜可见,肿瘤表面可见非肿瘤小凹结构,小凹颈部腺管结构高度异型性,细胞异型性不明显,呈"爬行"/"牵手"生长模式,形态曲折,可见尖角或突起,分支较多,腺管间不规则吻合,形成字母"W、H、Y、X"样形状,部分腺体扩张;高倍镜下,细胞异型性较小,部分类似于反应性肠上皮化生细胞,部分区域可见散在印戒细胞癌(病例 7 图 2)

免疫组化:CDX-2(+),MUC-2(+),P53(+),H$^+$,K$^+$-ATP 酶(+),MUC-5AC 局灶阳性,CK 可见散在单个肿瘤细胞阳性,Pepsinogen Ⅰ(-),MUC-6(-),Ki67 指数约 70%(病例 7 图 3)。

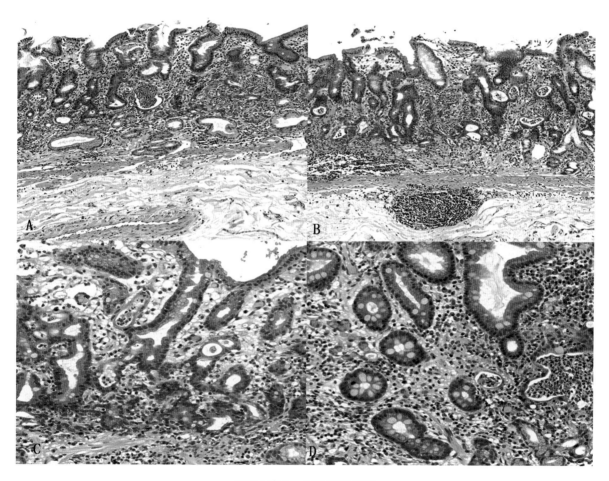

病例 7 图 2 典型 H&E 图像

注:A、B:40×;C:100×;D:200×

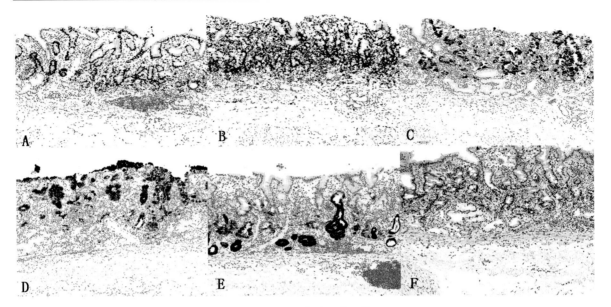

病例 7 图 3　免疫组化图像

注：A：CDX－2；B：Ki67；C：MUC－2；D：MUC－5AC；E：MUC－6；F：P53

四、诊断及鉴别诊断

1. 诊断　爬行生长方式的腺癌（"Crawling－type"adenocarcinoma）。

2. 鉴别诊断

（1）肠上皮化生：腺管排列规整，肠型上皮替代原有胃型上皮，腺管无不规则融合、出芽分枝等结构异型性，更不会出现上皮细胞低黏附性区域。免疫组化通常 P53 无突变；Ki67 指数较低；MUC－2 阳性，MUC－5AC 和 MUC－6 阴性。

（2）反应性修复性改变：腺管排列常规整，腺体由下至上具有成熟梯度，无不规则融合、成角或出芽等结构，细胞可具有不典型性，胞质内常含黏液空泡。免疫组化通常 P53 阴性，Ki67 仅限胃颈部腺体高表达，MUC－5AC 和 MUC－6 常阳性，MUC－2 阴性。

（3）管状腺癌：肿瘤腺管边缘较圆滑，常呈管状、筛网状，亦可有"爬行"生长模式，但细胞异型性明显，常有间质反应。

五、小结

爬行生长方式的腺癌是近年来主要由日本学者报道的一种具有特殊生长模式的低异型性胃癌类型，又称为"牵手型"或者"WHYX 型"腺癌。经常出现在胃中 1/3 小弯侧。内镜下常为浅凹陷（0～Ⅱc）或浅平坦（0～Ⅱb）型。

组织学特点包括：①"爬行"/"牵手"样横向生长模式；②结构异型性较明显，腺体不规则吻合，形态曲折，多尖角、突起、分支等，可见膨胀腺体，形成 W、H、Y、X 字母样结构；③黏蛋白混合表达型常出现低黏附细胞（印戒细胞）；④细胞异型性较低。

免疫组化通常 MUC－2、MUC－5AC、MUC－6 混合表达，也可单独呈肠型表达；P53 表达常较正常组织强或全阴性；Ki67 显示较高增生指数。

由于该类肿瘤细胞异型性小，极易造成漏诊或低诊，尤其在活检组织中。此外，该类肿瘤虽可见腺管状结构，相当于中分化腺癌，但其易出现低黏附性癌区域，提示该类肿瘤虽然属于低异型性腺癌，可能具有更高的侵袭性。因此，应充分重视结构与细胞异型性的结合，加强对该类肿瘤的认识。

（山东大学第二医院　滕国鑫）

病例 8 伴有肠母细胞分化的胃癌

一、临床病史及实验室检查

患者,男,49 岁,阵发性上腹部疼痛 1 年余,加重 1 周。实验室检查血清 AFP 升高(1973ng/ml)。

二、消化内镜检查

外院消化内镜检查见胃体后壁 5cm 隆起性病变。活检病理示:腺癌。

三、手术所见

术中见胃体后壁 5cm 的隆起性占位,表面黏膜糜烂覆污苔。

四、病理所见

大体:全胃标本,胃体后壁近小弯侧见一隆起型肿物(Type I),肿物大小 4.5cm × 3.6cm × 1.2cm,似侵犯肌层,切面灰白灰红质硬,边界尚清。

镜下:低倍镜可见,肿瘤推挤性生长,侵犯黏膜下层,边界较清(病例 8 图 1A),表面肿瘤呈分化较好的管状乳头状(病例 8 图 1B),深部肿瘤部分区域条索样,胞质丰富、嗜酸性,呈肝细胞样(病例 8 图 1C),部分区域呈管状、筛状,细胞呈立方或柱状,异型性小,细胞核远离基底靠近腔缘,胞质透明,呈核下空泡样,似妊娠早期胎儿肠上皮样结构(病例 8 图 1D)。胃周及另送淋巴结 25 枚中 4 枚见癌转移。

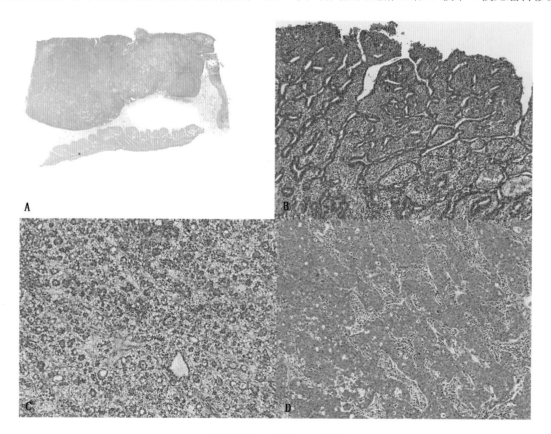

病例 8 图 1 典型 H&E 图像

免疫组化：肿瘤细胞甲胎蛋白（AFP）阳性（病例 8 图 2A），肝细胞样区域 GPC – 3 阳性和 HepPar – 1 局灶阳性（病例 8 图 2B 和病例 8 图 2C），胎儿肠上皮样局域 SAL – like protein 4（SALL – 4）阳性（病例 8 图 2D），P53 弥漫阳性，DNA 错配修复蛋白（mis – match repair，MMR）无表达缺失，Ki67 指数约 50%。

原位杂交：EBER 阴性。

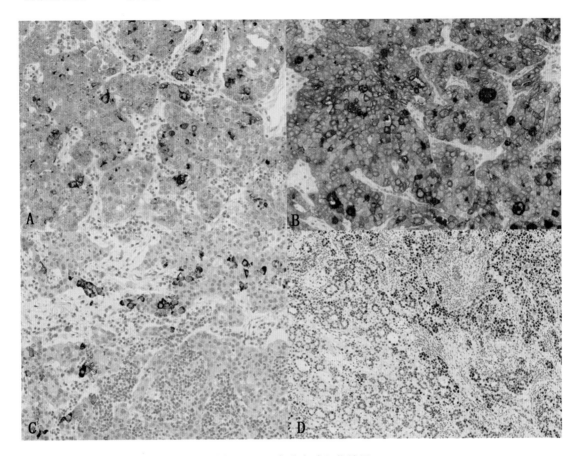

病例 8 图 2　部分免疫组化结果

注：A：AFP；B：GPC – 3；C：HepPar – 1；D：SALL – 4

五、诊断及鉴别诊断

1. 诊断　伴有肠母细胞分化的胃癌（gastric cancer with enteroblastic differentiation，GCED）。

2. 鉴别诊断

（1）传统胃癌：Lauren 分型中肠型胃癌可见与 GCED 相似的管状、筛状和乳头状结构，但细胞异型性较 GCED 明显，且无明显的胞质空亮、核下空泡的原始肠上皮形态，无血清 AFP 的升高，免疫组化不表达 AFP、GPC – 3 和 HepPar – 1 等肝细胞癌标记和原始生殖细胞标记 SALL – 4。

（2）胃肝样腺癌：GCED 有时伴有肝样腺癌的成分，但肝样腺癌缺乏原始肠上皮成分，不表达原始生殖细胞标记 SALL – 4。

（3）肝细胞癌：GCED 易发生肝脏转移及多脏器转移，转移至肝脏时需与原发性肝细胞癌鉴别。原发性肝细胞癌多有慢性乙型肝炎和肝硬化病史，而胃无占位，免疫组化不表达 SALL – 4。

六、小结

伴有肠母细胞分化的胃癌（GCED），也称为透明细胞胃癌，是一种罕见的恶性肿瘤。文献报道男性患者较为多见，临床症状、消化内镜检查等与普通的胃腺癌并无显著性差异，部分病例血浆AFP升高。肿瘤的 HE 形态呈管状、筛状及乳头状结构，细胞立方或柱状、一致、异型性较小、无明显多形性，细胞边界清，透明细胞胞质中含有丰富的糖原颗粒，但无黏蛋白，细胞核远离基底，核下空泡样，呈原始肠样结构。

GCED 具有高度侵袭性的生物学行为，易见脉管侵犯，进而发生淋巴结转移、肝脏转移及其他多脏器转移。此例肿瘤呈膨胀性浸润性生长，提示肿瘤生长迅速；肿物全部取材制片，浸润深度局限于黏膜下层(pT_1b)，但已有淋巴结转移(pN_2)，提示即使在早期，该肿瘤也有较高的恶性潜能。病理医生认识 GCED 并将其与其他类型腺癌区分开来是必要的。

由于 GCED 结构形态与中－高分化肠型腺癌相似，仅有胞质透明的原始肠上皮特征，且部分病例与传统胃癌混合，故易误诊为普通的肠型腺癌，从而低估了其高度侵袭性的生物学特征。病理医生应对肿瘤进行多位置部位、广泛的取材制片，以及并在显微镜下仔细观察所有切片中有无原始肠上皮的特征，此外还可借助 AFP、GPC－3、HepPar－1 和 SALL－4 等免疫组化指标并结合如血清AFP 等临床其他实验室检查结果辅助诊断。

（山东大学第二医院　管冰心）

病例 9　Peutz－Jeghers 综合征

一、临床病史

患者，女，30 岁，左上腹痛半年余，口唇散在黑斑（病例 9 图 1）。

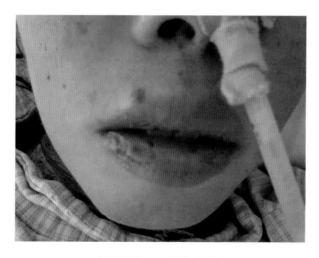

病例 9 图 1　口唇散在黑斑

二、胃镜及影像学检查

胃镜显示：胃体中下部及胃窦偏口侧弥漫分布大小不等的息肉样隆起，最大者约 2.0cm × 3.0cm（病例 9 图 2A）；十二指肠水平段见一直径 4.0cm 宽基底息肉（病例 9 图 2B）。

上腹部强化 CT 显示：十二指肠水平段管腔内见一类圆形软组织密度肿块，最大截面约 2.7cm × 3.2cm，中等强化，边界清（病例 9 图 2C）；空肠近段管腔内见一类圆形软组织密度灶，最大截面约 1.0cm × 1.1cm，中等强化（病例 9 图 2D）。

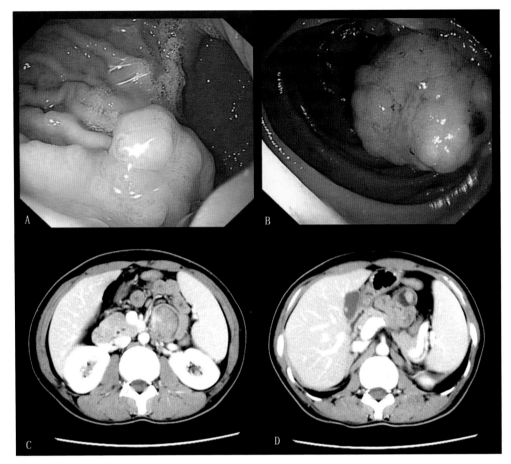

病例9图2　胃镜及CT图像

三、手术所见

外科手术：术中于十二指肠升段见一直径4.0cm肿物，未侵透浆膜；空肠肠腔内可触及一直径约1.5cm腺瘤；距离回盲部约150cm可触及肠腔内肿物，肿物占据肠腔并侵透肠壁。

内镜手术：胃底、胃体弥漫分布大小不等的息肉样隆起，最大者位于胃体下部大弯侧，约2.0cm×3.0cm，圈套切除。

四、病理所见

大体：十二指肠至回肠查见息肉5枚，直径1.2~4.0cm，表面呈分叶状（病例9图3）；胃体下部（ESD手术）黏膜组织一块，大小3.3cm×2.4cm，中央见一0~Ⅰs型肿物，大小3.1cm×2.8cm×0.9cm（病例9图4）。

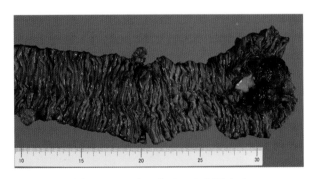

病例9图3　十二指肠至回肠见息肉

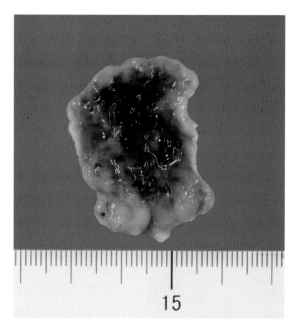

病例9图4　大体照片及复原图

镜下：低倍镜下，起自肌层的平滑肌组织呈树枝状增生并伸入黏膜层（病例9图5），黏膜以平滑肌为轴心形成小叶状结构，病变中心的平滑肌束较粗，周围的平滑肌束较细（病例9图6A，病例9图6B）。部分腺体被卷入肌层甚至浆膜下脂肪、结缔组织内（病例9图6D），部分腺体囊性扩张，内充满黏液，形成黏液性囊肿（病例9图6E）。高倍镜下，大部分区域平滑肌表面被覆正常黏膜，局部腺体呈高级别上皮内瘤变（病例9图6C，病例9图6G）；卷入肌层的腺体无明显异型性，由周边至中央可见分化成熟梯度，腺体周围水肿，无间质反应，与周围平滑肌组织"和谐相处"（病例9图6D，病例9图6H）；黏液中见较多组织细胞及含铁血黄素沉积，未见明显上皮细胞漂浮（病例9图6I）。

此外，小肠息肉的树枝状结构比胃部息肉（病例9图6J）更为显著。

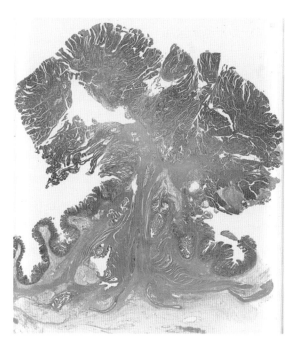

病例9图5　H&E 低倍图像

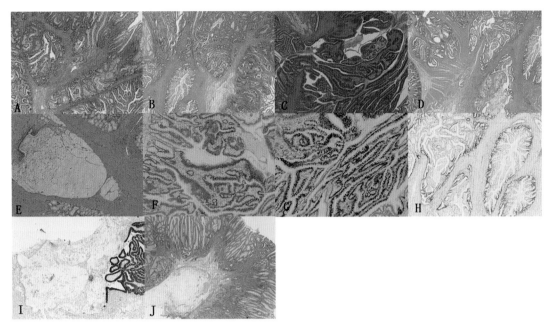

病例 9 图 6　典型 H&E 及免疫组化图像

注：A、B：显示 P－J 息肉的树枝状结构；C：局部腺体呈高级别上皮内瘤变；D：卷入肌层的良性腺体；E：黏液性囊肿；F：高级别上皮内瘤变 P53 弥漫阳性；G：高级别上皮内瘤变 Ki67 高表达；H：卷入肌层的良性腺体 Ki67 仅在腺体底部高表达；I：黏液中未查见 CK 阳性的上皮细胞；J：发生在胃的息肉树枝状结构不明显

五、诊断及鉴别诊断

1. 诊断　Peutz － Jeghers 综合征（peutz － jeghers syndrome，PJS）。

2. 鉴别诊断

（1）幼年性息肉：又称潴留性息肉，儿童常见，息肉内腺体呈不同程度的囊性扩张，腺体之间间质丰富，看不到 P－J 息肉所常见的树枝状的平滑肌增生，且大体上不分叶，表面常有糜烂及白苔附着，而 P－J 息肉常呈分叶状。

（2）孤立性直肠溃疡综合征：是由黏膜脱垂导致的黏膜改变，一般局限在直肠末段，而 P－J 息肉多发生于小肠。

（3）Cronkhite － Canada 综合征：即"胃肠道息肉病 － 皮肤色素沉着 － 脱发 － 指（趾）甲萎缩综合征"，其息肉具有幼年性息肉的特点，腺体呈囊状扩张，结缔组织丰富。

（4）浸润性腺癌：P－J 息肉中卷入肌层的腺体应与浸润性腺癌鉴别，前者腺体一般无明显的异型性，且腺体周围围绕的是平滑肌组织，而非间质反应。但是，当卷入的腺体伴有异型增生甚至癌变时，与普通的浸润性腺癌鉴别困难，需要结合临床及家族史。

六、小结

Peutz － Jeghers 综合征是由 LKB1/STK11 胚系突变导致的常染色体显性遗传性疾病，临床特点是口腔黏膜、口周皮肤、指趾末端等部位色素斑及胃肠道错构瘤性息肉（以小肠多见）。诊断标准：①不少于 3 个组织学上明确的 P－J 息肉；②有家族史的患者有任何数量的 P－J 息肉；③特征性的显著的皮肤黏膜色素沉着且有家族病史；④任何数量的 P－J 息肉同时伴有典型的皮肤黏膜色素沉着。

P－J 息肉多发于小肠，典型特点是起源于肌层的平滑肌像树枝样延伸至息肉的黏膜层，10% 的病变存在上皮的异位，可累及肠壁全层，类似于高分化腺癌，但异位的上皮缺乏细胞异型性，无间质反应，可出现黏液性囊腔及含铁血黄素沉积。上皮异位可能是由于机械性压力及肠黏膜脱垂的原因，且由于小肠周围缺乏系膜的固定，较容易引起肠梗阻。

Peutz-Jeghers 综合征是一种肿瘤易感综合征，其错构瘤性息肉可以演变成腺瘤，甚至发生癌变，该病患者伴发消化系统其他肿瘤和生殖系统肿瘤的概率较高。

（山东大学第二医院　郑玉平）

病例 10　孤立性直肠溃疡综合征

一、临床病史及实验室检查

患者，女，57 岁，主诉长期便秘，排便时有息肉样物从肛门脱出。实验室检查未见特殊改变。

二、内镜检查

内镜显示距肛门 3.0cm 直肠前壁见隆起型病变，顶部糜烂，与周围界限尚清。

三、手术中所见

距肛门 3.0cm 直肠前壁见隆起型肿物，横径约 2.0cm，遂行肿物切除术。

四、病理所见

大体：息肉样组织 1 枚，大小 2.0cm×1.5cm×1.0cm，切面灰白灰红质软，局部呈胶冻样。

镜下：黏膜慢性炎伴糜烂，固有膜内平滑肌纤维结缔组织垂直表面纵向增生，部分腺体呈反应性锯齿状增生，黏膜下及黏膜肌中散见成团或小叶状腺体增生，腺体间的间质与固有膜一样，局部可见黏液湖样结构形成，黏液中未见明显上皮成分，周围可见少量疏松纤维结缔组织，无明显间质纤维化，局部黏膜肌结构中断，可见表面腺体与黏膜下腺体相通移行改变，局部黏膜下腺体伴有异型增生（病例 10 图 1）。

免疫组化：Desmin 显示黏膜肌垂直方向增生，内陷小叶状腺体周围可见平滑肌包绕，Ki67 散在阳性，P53 部分弱阳性（病例 10 图 2）。

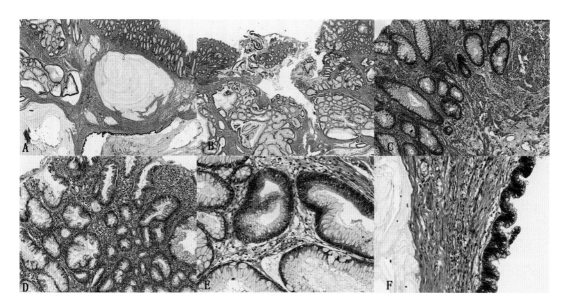

病例 10 图 1　典型 H&E 图像

注：A、B：黏膜肌层增厚，黏膜下及黏膜肌中散见成团或小叶状腺体增生伴黏液湖样结构形成，黏液中未见明

显上皮成分；C：隐窝间平滑肌垂直表面纵向增生；D：黏液细胞增生伴锯齿状结构；E、F：部分腺体细胞轻度异型，无明显间质反应

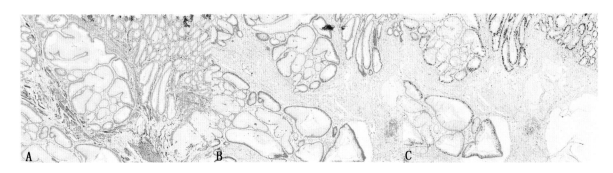

病例 10 图 2　免疫组化图像

注：A：Desmin；B：P53；C：Ki67

五、诊断及鉴别诊断

1. 诊断　孤立性直肠溃疡综合征（solitary rectal ulcer syndrome，SRUS）。

2. 鉴别诊断

（1）直肠浸润性腺癌：SRUS 在增生的肌纤维之间可以出现充满黏液的扩张腺体，有时腺体部分破裂伴黏液外渗，形成类似黏液腺癌的假象。直肠腺癌散在不规则肿瘤腺管弥散浸润及促结缔组织增生性间质反应和显著的结构及细胞异型性有助于两者的鉴别。

（2）经典型腺瘤/锯齿状息肉：SRUS 的腺上皮有时会出现反应性的不典型增生，与腺瘤的异型增生不同，SRUS 的腺上皮无明显异型性，核浆比无明显增加，无病理性核分裂象。锯齿状息肉无明显黏膜肌呈垂直方向增生。

（3）错构瘤性息肉：与发生在小肠的 Peutz - Jeghers 息肉不同，结直肠的 Peutz - Jeghers 息肉较少出现典型的黏膜肌树枝状增生，易与 SRUS 混淆。SRUS 的黏膜肌增生出现在单个隐窝或腺体之间，而 Peutz - Jeghers 息肉的平滑肌增生围绕在腺体小叶外。

（4）炎症性肠病：通常表现为广泛的固有层慢性炎，不会出现黏膜肌层的增生、排列紊乱和黏膜缺血性坏死，当出现上皮样肉芽肿、潘氏细胞化生以及大量的淋巴浆细胞浸润更支持肠克罗恩病诊断。

六、小结

孤立性直肠溃疡综合征是一种以血便、黏液便、排便困难及肛门坠胀疼痛为主要症状的慢性、良性直肠疾病。SRUS 的病因及发病机制尚不确定，在内镜下可表现为黏膜红斑、溃疡、息肉或多种病变并存。病变常位于直肠前壁，距肛缘 3 ~ 10cm 处。约 1/4 的 SRUS 会出现溃疡，溃疡可单发亦可多发，直径 0.5 ~ 4.0cm。部分病例中 SRUS 的溃疡形态可与肿瘤性溃疡类似，易被临床误诊为恶性病变。

组织学一般具有以下特点：①黏膜层缺血改变，腺体结构扭曲；②黏膜固有层纤维肌束显著增生；③隐窝之间黏膜肌上抬外展；④表面可见溃疡；⑤黏液细胞增生可伴锯齿状结构；⑥轻度炎症和反应性的上皮异型性。

免疫组化 Desmin 可显示 SRUS 特征性的黏膜肌层垂直方向增生。

（山东大学第二医院　邓玉鹏）

（审　校　周成军）

参 考 文 献

［1］ 丛文铭. 肝胆肿瘤外科病理学. 北京：人民卫生出版社，2015

［2］ Gupta S，Naini BV，Munoz R，et al. Hepatocellular neoplasms arising in association with androgen use. Am J SurgPathol，2016，40（4）：454－461

［3］ Michael Torbenson. Hepatic Adenomas：Classification，Controversies，and Consensus. SurgPatholClin，2018，11（2）：351－366

［4］ Bioulac－Sage P，Sempoux C，Balabaud C. Hepatocellular adenomas morphology and genomics. GastroenterolClin North A，2017，46（2）：253－272

［5］ Misra S，Bihari C. Desmoplastic nested spindle cell tumours and nested stromal epithelial tumours of the liver. APMIS，2016，124（4）：245－251

［6］ Makhlouf HR，Abdul－Al HM，Wang G，et al. Calcifying nested stromal－epithelial tumors of the liver：a clinicopathologic，immunohistochemical，and molecular genetic study of 9 cases with a long－term follow－up. Am J Surg Pathol，2009，33（7）：976－983

［7］ Heerema－McKenney A，Leuschner I，Smith N，et al. Nested stromal epithelial tumor of the liver：six cases of distinctive pediatric neoplasm with frequent calcifications and association with cushing syndrome. Am J Surg Pathol，2005，29（1）：10－20

［8］ Kenichi G，Hisao T，Masahiro I，et al. Clinical impact of narrow－band imaging magnifying endoscopy for'Basal layer type squamous cell carcinonma'in the esophagus. Digestive Endoscopy，2011，23（1），75－78

［9］ Carneiro F，Ochiai A，Chan JK，et al. WHO classification of tumours：digestive system tumours. 5th ed. Lyon：IARC Press，2018

［10］ Montgomery EA，Voltaggio L. Biopsy Interpretation of the Gastrointestinal Tract Mucosa（2nd ed. ）. Volume 2：Neoplastic. USA：Wolters Kluwer Health/Lippincott Williams & Wilkins，2012

［11］ Chen ZM，Scudiere JR，Abraham SC，et al. Pyloric gland adenoma：an entity distinct from gastricfoveolar type adenoma. Am J SurgPathol，2009，33（2）：186－193

［12］ Benedict MA，Lauwers GY，Jain D. Gastric adenocarcinoma of the fundic gland type：update and literature review. Am J Clin Pathol，2018，149（6）：461－473

［13］ Naoko Okamoto，Hiroshi Kawachi，Tatsuya Yoshida，et al. "Crawling－type"adenocarcinoma of the stomach：a distinct entity preceding poorly differentiated adenocarcinoma. Gastric Cancer，2013，16（2）：220－232

［14］ Ha Young Woo，Yoon Sung Bae，Jie－Hyun Kim，et al. Distinct expression profile of key molecules in crawling－type early gastric carcinoma. Gastric Cancer，2017，20（4）：612－619

［15］ Matsumoto K，Ueyama H，MatsumotoK，et al. Clinicopathological features of alpha－fetoprotein producing early gastric cancer with enteroblastic differentiation. World J Gastroenterol，2016，22（36）：8203－8210

［16］ Yamazawa S，Ushiku T，Shinozaki－Ushiku A，et al. Gastric Cancer With Primitive Enterocyte Phenotype：An Aggressive Subgroup of Intestinal－type Adenocarcinoma. Am J Surg Pathol，2017，41（7）：989－997

［17］ Yamada R，Horiguchi SI，Onishi T，et al. Early Gastric Cancer with Purely Enteroblastic Differentiation and No Conventional Adenocarcinoma Component. Case Rep Pathol，2018，3620293

［18］ Jansen M，de Leng WW，Baas AF，et al. Mucoal prolapse in the pathogenesis of Peutz－Jeghers polyposis. Gut，2006，55（1）：1－5

［19］ Forootan M，Darvishi M. Solitary rectal ulcer syndrome：A systematic review. Medicine，2018，97（18）：e0565

［20］ Shahab Abid，Ali Khawaja，Salima Ahmed Bhimani，et al. The clinical，endoscopic and histological spectrum of the solitary rectal ulcer syndrome：a single – center experience of 116 cases. Bmc Gastroenterology，2012，12（1）：72

［21］Qing – Chao Zhu，Rong – Rong Shen，Huan – Long Qin，et al. Solitary rectal ulcer syndrome：Clinical features，pathophysiology，diagnosis and treatment strategies. World J Gastroenterol，2014，20（3）：738 – 744

［22］修英杰,盛伟琪,黄丹. 孤立性直肠溃疡综合征二例临床病理学观察. 中华病理学杂志,2017,046（006）:415 – 416

第二章 呼吸系统

病例11 胸膜肺母细胞瘤

一、临床病史及实验室检查

患儿，女，3岁11个月，为足月顺产儿，生长发育尚可。出生后经常咳嗽，气喘，反复肺部感染。实验室检查无明显异常。

二、影像学检查

X线：左肺野见巨大空腔，内见少许条索状影，边缘呈线状，下缘达第10、第11后肋间隙水平，纵隔及心影右移，右肺未见异常，双膈面光滑，肋膈角锐利。

CT检查：双侧胸腔不对称，纵隔右移，左肺透明度明显增高，可见1个巨大含气薄壁囊腔影，大小为99mm×69mm，其内可见少许分隔，增强无强化，但界限更清晰。左肺上叶前段、左下肺后基底段及右肺中叶内侧段可见少许斑片状、条索状密度增高影。双胸膜无增厚，未见积液(病例11图1)。

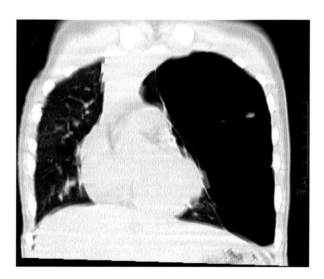

病例11图1　CT图像

注：双侧胸腔不对称，纵隔右移，左肺透明度明显增高，可见1个巨大含气薄壁囊腔影，大小为99mm×69mm，其内可见少许分隔

三、手术中所见

打开胸腔，左上肺见一巨大含气囊肿，囊肿内气体迅速流走，囊肿萎陷后大小约10cm×8.0cm

×0.8cm，囊壁与胸前侧壁粘连，囊壁亦与左肺叶间裂处粘连，并可见一细支气管通入囊肿内，左上肺受压并膨胀不全，体积略小，未见胸腔积液。

四、病理所见

大体：囊性肿物 1 个，大小 13.5cm×6.0cm×1.0cm，灰红色，囊壁完整，厚 0.1~0.5cm，囊内壁不光滑可见细分隔，其中见 2 处囊壁呈灶性、灰白区，大小分别为 0.7cm×0.5cm×0.1cm 及 0.6cm×0.6cm×0.1cm，质软。

镜下：部分囊壁为纤维结缔组织，内衬呼吸道上皮，囊壁可见平滑肌，钙化小灶，多核巨细胞反应，以及灶性血管网。其中可见 2 个原始小细胞灶，一灶为形态一致性的具有横纹肌母细胞分化的原始小细胞，核圆形深染，胞质少，核分裂象易见，其中散在多边形较成熟的横纹肌母细胞，胞质丰富，嗜酸性，间质黏液样变明显。另一灶由分化较差的梭形肿瘤细胞构成，肿瘤细胞呈人字形或束状排列，核大小不等，异型性明显，核分裂象易见，胞质空泡状或可见丰富的嗜酸性胞质，呈纤维肉瘤样改变(病例 11 图 2)。

免疫组化：Desmin、Myogenin 及 CD34 局灶阳性，SMA、S-100 阴性，Ki67 指数约 50%(病例 11 图 2)。

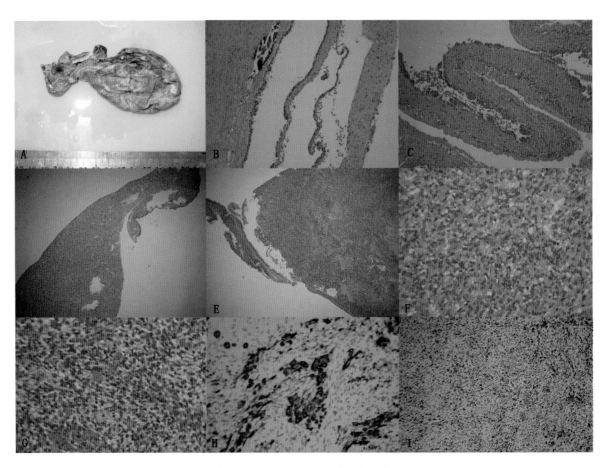

病例 11 图 2　H&E 及免疫组化图像

注：A：囊性肿物，内壁欠光滑可见细分隔；B：衬覆呼吸道上皮的囊壁，囊壁主要由平滑肌构成，可见钙化；C：囊壁表面可见多核巨细胞衬覆；D：局部囊壁内可见原始小细胞聚集；E：肿瘤细胞弥漫分布；F：间质内成片的、无明显分化的原始细胞；G：部分细胞见横纹肌母细胞样分化；H：伴有横纹肌分化的细胞 Desmin 浆阳性；I：伴有横纹肌分化的原始的小细胞 Myogenin 细胞核阳性

五、诊断及鉴别诊断

1. 诊断　胸膜肺母细胞瘤（pleuropulmonary blastoma，PPB），Ⅰ型。

2. 鉴别诊断　Ⅰ型 PPB 需与其他含气肺囊肿鉴别。

（1）先天性肺气道畸形（congenital pulmonary airway malformation，CPAM）：亦称为先天性囊性腺瘤样畸形（congenital cyst adenomatoid malformation，CCAM）。基于每一型对应气道从近端（支气管）到远端（支气管肺泡囊）结构异常的假想，分为 0～4 型。CPAM 中 0 型为实性病变，3 型为微囊型，1、2 及 4 型为大囊型（直径 >5mm）或大囊型合并小囊型（直径 <5mm），其中 4 型需与 PPB Ⅰ 鉴别，4 型为终末腺泡型，位于肺周边远侧肺泡，含气囊腔直径 5～10cm，镜下见多房薄壁囊肿，囊壁为疏松纤维组织，内衬肺泡上皮细胞和低柱状细胞，无肉瘤成分。对于肺囊性病变应充分取材而避免漏诊。

（2）胎儿肺间质肿瘤（fetal lung interstitial tumor，FLIT）：为 2010 年 Dishop 等首次报道的罕见新生儿期肺间叶性肿瘤，其分子基础尚不清楚。临床上主要表现为呼吸窘迫或轻度呼吸困难，喂养困难，呼吸音减弱，临床过程呈良性改变。大体上，肿物直径 2.0～6.6cm，与正常肺组织分界清楚，表面具有完整或不完整的纤维界膜，切面实性或海绵状/微囊性改变。镜下，组织学特征与 20～24 周胚胎肺组织（小管期）相似，可见未成熟的气腔样结构（airspace – like）及因水肿而增宽的间质间隔，间隔表面见立方上皮，间质包含单一的未成熟间叶细胞，圆形至卵圆形，未见细胞核凝集，核仁不清楚，胞质浅染。病变周围肺组织未见异常。间质细胞及上皮细胞 PAS 染色强阳性，可被淀粉酶消化。免疫表型，Vimentin 弥漫阳性，Desmin 及 SMA 散在表达；不规则气腔结构表达 EMA、CK、TTF –1 以及 SP – A，说明管腔来源于肺泡上皮；细胞核 Ki67 指数 15%～25%。

（3）先天性叶性肺气肿（infantile lobar emphysema，ILE）：是由于内源性或外源性因素致气管的部分或完全性阻塞而使肺叶过度扩张。男性儿童多见。50% 见于生后第一周，80% 见于生后 6 个月，偶尔见于 7 个月至 20 岁年轻人。95% 见于肺上叶，镜下见肺泡、肺泡管及呼吸性细支气管均扩张，无炎性细胞浸润。

（4）肺隔离症（pulmonary sequestrations）：是指肺组织部分或完全由肺膜将其与正常肺组织分隔开，与正常支气管树无关联、不相通，具有单独的体循环动脉血液供应。分为叶内型和叶外型。肺隔离症常合并 CPAM2 型，肺组织内可见小囊腔，内衬纤毛柱状上皮，无肉瘤成分。

六、小结

胸膜肺母细胞瘤为儿童期最常见的肺原发性恶性肿瘤。1988 年由 Manivel 等首次报道为独立的病种。主要见于儿童，94% 的病例小于 6 岁。目前尚无发病率的统计学数据，按国际胸膜肺母细胞瘤注册机构（the International PPB registry，IPPBR）（www. ppbregistry. org）的资料，PPB 的发病率为 0. 35～0. 65 个/100 000。国内尚无类似统计。

胸膜肺母细胞瘤为罕见的儿童肺胚胎性肿瘤，与其他儿童胚胎性肿瘤/母细胞瘤类似，如肾的肾母细胞瘤、肝的肝母细胞瘤等。临床上表现为发热、咳嗽、气促、呼吸困难等非特异的症状。有家族发病倾向。PPB 根据病理形态学分 3 型，PPB Ⅰ 型为肺内含气的单纯囊肿，形态学表现为良性上皮下可见原始间叶细胞。PPB Ⅱ 型则兼具囊性和实性成分。而完全呈实性肿块，表现为原始母细胞成分/肉瘤样肿瘤为 PPB Ⅲ 型。

Hill 等总结了 51 例 Ⅰ 型 PPB 指出，原始间叶成分可局限在一个高倍视野（×400）或充满囊壁即可诊断。任何 3 岁以下薄壁多房肺囊肿应考虑到 Ⅰ 型 PPB 的可能。仔细充分的大体观察是排除 Ⅰ 型 PPB 的关键，尤其是寻找灰白稍增厚的囊壁，多取材，必要时全埋制片。

（广州市妇女儿童医疗中心　牛会林）

病例 12　微小肺脑膜上皮样结节

一、临床病史及实验室检查

患者，女，65 岁，体检发现肺部结节 3 个月。实验室检查未见明显异常。

二、影像学检查

CT 发现左肺下叶小结节，直径 1cm，疑恶性。另见直径 0.3cm 的微结节数枚。

三、手术中所见

行左肺下叶切除术，外科术中见肺内直径 1cm 结节。

四、病理所见

大体：左肺下叶 18cm×8cm×5cm，切面见结节直径 1cm，灰白灰黄色，质中，界欠清。另见胸膜下多个小结节，直径 0.3～0.4cm，白色，质中，界清。

镜下：1cm 结节呈机化性肺炎表现，肺组织炎性实变，成纤维细胞增生构成肉芽组织填充肺泡腔。直径 0.3cm 的微结节低倍镜下见细胞呈巢状或旋涡状排列，细胞呈上皮样，间质成分少（病例 12 图 1A）。高倍镜下，细胞边界不清呈合体样，核卵圆形，无异型性，染色质细腻，核仁不明显，未见核分裂象。胞质丰富，嗜酸性。间质为小血管，可见被挤压的肺泡腔及肺泡上皮细胞（病例 12 图 1B）。病变细胞在肺泡间隔内生长，低倍镜下见肺泡间隔增宽，肺泡腔结构保存较好（病例 12 图 1C）。细胞形态温和，肺泡腔开放，见肺泡上皮细胞增生（病例 12 图 1D）。

免疫组化：PR 弥漫强阳性，EMA、CD56 弥漫弱 - 中度阳性，Vimentin 弥漫强阳性。ER、AE1/AE3、TTF - 1、CgA、Syn、S - 100、CD34、CD68、CD1α、SMA 均为阴性（病例 12 图 1E 至病例 12 图 1G）。

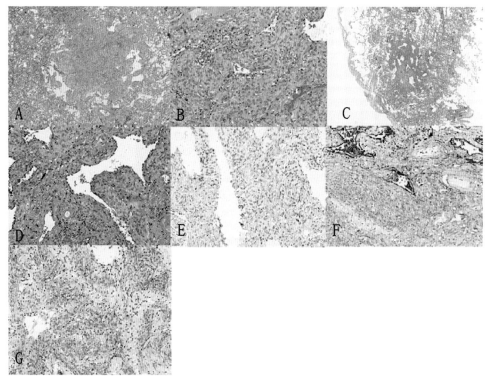

病例 12 图 1　H&E 及免疫组化图像

注：A：细胞呈巢状或旋涡状排列；B：细胞边界不清呈合体样，胞质丰富，无异型性；C：低倍镜下，细胞在肺泡间隔内生长致肺泡间隔增宽，肺泡腔结构存在；D：高倍镜见，肿瘤细胞形态温和，伴肺泡上皮细胞增生；E：脑膜上皮样细胞 PR 呈核阳性；F：脑膜上皮样细胞 EMA 呈膜阳性；G：脑膜上皮样细胞 CD56 呈膜阳性

五、诊断及鉴别诊断

1. 诊断　微小肺脑膜上皮样结节（minute pulmonary meningothelial - like nodules，MPMNs）。

2. 鉴别诊断

（1）弥漫性神经内分泌细胞增生及微小类癌：病变周围常伴有气道炎症或纤维化。增生的细胞呈圆形或卵圆形，胞质嗜酸，核圆形、染色质细颗粒样。肿瘤细胞表达 CD56、CgA、Syn 等神经内分泌标记，不表达 PR。

（2）朗格汉斯组织细胞增生症：大体常表现为肺内多发结节，边界欠清。镜下，细胞质淡粉染，胞质界限不清而呈融合状，可见明显的核沟，伴大量嗜酸性粒细胞浸润。肿瘤细胞表达 CD1α、S-100、Langerin，而不表达 PR、CD56、EMA。

（3）肺原位腺癌：当微小脑膜上皮样结节细胞在肺泡间隔内增生时，低倍镜下表现为肺泡间隔增宽，与原位腺癌的贴壁样结构相似，高倍镜下见间质细胞的增生，无肺泡上皮的异型增生。

（4）局灶平滑肌增生：也表现为肺泡间隔的增宽，但增生的细胞为核呈长杆状、胞体长梭形的平滑肌细胞，SMA、Desmin 染色常阳性。

（5）上皮样间皮瘤：当病灶贴近脏层胸膜时，MPMNs 需与上皮样间皮瘤鉴别。上皮样间皮瘤细胞形态温和，可呈乳头状、管状、小梁状或实性排列，实性生长的间皮瘤常伴有明显的异型性。免疫组化 D2-40、Calretinin、WT-1 具有鉴别意义。

六、小结

微小肺脑膜上皮样结节是肺内的少见良性病变，最早于 1960 年报道。MPMNs 为一种间质细胞的增生性病变，大多数病变直径≤3mm，少数 4～5mm。因病变微小，影像学一般难以发现，常常是病理医师对肺癌或良性病变等肺手术标本仔细取材检查中偶然发现，因此常常是肺肿瘤、结核、炎症等诊断的伴随发现。文献报道肺手术标本中 MPMNs 的发现率为 7%～13.8%，肺内常见多个病灶。小于 30 岁的年轻人非常罕见，多见于中老年女性。

组织学排列及细胞形态与上皮型脑膜瘤形态十分相似。细胞排列呈巢团状或旋涡状，在肺泡间隔内生长，肺泡腔结构保存。细胞上皮样，边界不清，呈合体样。核卵圆形，形态温和，无异型性，无核分裂象。MPMNs 特征性地表达 PR、EMA、CD56，与脑膜瘤的免疫表型相似。

MPMNs 的起源细胞、其功能和存在的意义尚不明确。尽管它与上皮型脑膜瘤在组织细胞形态、免疫表型及电镜超微结构上均相似，但是与脑膜瘤的发生无相关性。基因检测发现脑膜瘤存在一定的基因突变，但 MPMNs 无这些突变。分子检测结果提示 MPMNs 是一种反应性增生，不是肿瘤性病变。随访 MPMNs 生物学行为为良性，无复发。MPMNs 并不少见，随着对其认知和识别的提高，在肺手术标本中的检出率会逐渐增加。

（同济大学附属上海市肺科医院　张莉萍）

病例 13　肺淋巴管平滑肌瘤病

一、临床病史及实验室检查

患者，男性，50 岁，40 余年前无明显原因及诱因出现胸闷、憋气，活动后著，伴咳嗽、咳痰，多为白色泡沫痰，痰中偶带血丝，咳嗽剧烈时伴头痛，自服止咳、消炎药物，效果不佳，除重体力劳动不能耐受，余无明显影响。近日患者上述症状加重，咯鲜血，量少。门诊以肺肿物入院。实验室检查未见明显异常。

二、影像学检查

CT 显示：双肺多发大小不等薄壁肺大泡，胸腔及腹腔内可见大量大小不一的结节样软组织密度影(病例 13 图 1)。

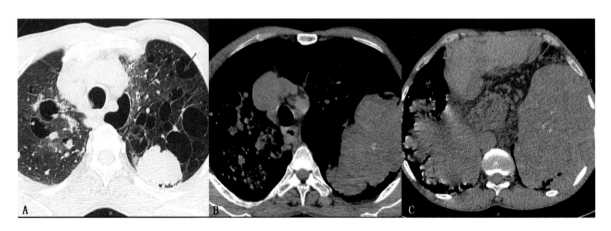

病例 13 图 1　CT 图像

三、手术中所见

经皮肺穿刺活检，未进行手术治疗。

四、病理所见

镜下：肺泡扩张，血管及淋巴管扩张，支气管及脉管周围平滑肌多结节状增生，平滑肌细胞核大小不一，血管周上皮样细胞增生(病例 13 图 2A 至病例 13 图 2C)。

免疫组化：Vimentin(+)、SMA(+)、D2 - 40(+)、ER(个别 +)、PR(部分 +)、CK(上皮细胞 +)、HMB - 45(-)、CD68(-)、S - 100(-)、NSE(-)。细胞化学：刚果红(-)(病例 13 图 2D 至病例 13 图 2F)。

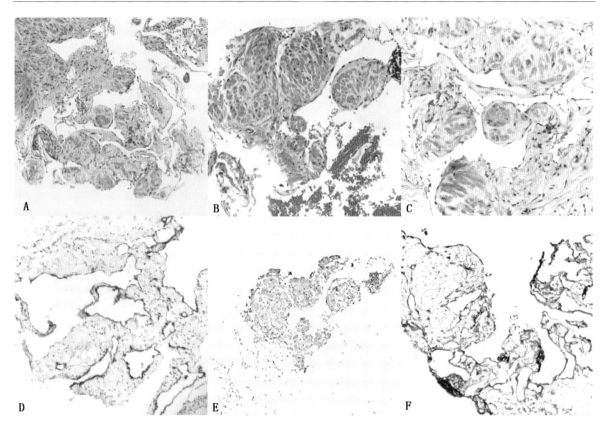

病例 13 图 2 H&E 及免疫组化图像

注：A - C：支气管及脉管周围平滑肌结节状增生；D - F：免疫组化染色［D：Vimentin（ + ）；E：SMA（ + ）；F：D2 - 40（ + ）］

五、诊断及鉴别诊断

1. 诊断 肺淋巴管平滑肌瘤病（lymphangiomyomatosis，LAM）。

2. 鉴别诊断

（1）特发性肺纤维化：LAM 和特发性肺纤维化的影像表现都以弥漫分布的大小不等的气囊为特点。但两者含气囊腔的分布明显不同，LAM 均匀分布于整个肺野，而特发性肺纤维化则多分布于胸膜下，且常常出现毛玻璃样影、胸膜下弧影线及肺大疱。特发性肺纤维化的主要病理表现为弥漫性肺泡炎、肺泡结构紊乱和纤维化，与 LAM 有明显的区别。

（2）良性转移性平滑肌瘤及伴有显著平滑肌成分的错构瘤：良性转移性平滑肌瘤表现为肺实质内结节，常伴有囊性变，但无囊性间隙。LAM 与囊性间隙有关，囊壁伴有平滑肌束，少有大结节形成。

六、小结

淋巴管平滑肌瘤病是一种病因不明的以肺部多发囊性病变为主要特征的罕见疾病，可以分为结节性硬化症相关 LAM（LAM with tuberous sclerosis，TSC - LAM）和散发性 LAM（Sporadic LAM，S - LAM）两种，好发于育龄期女性，男性罕见。在 WHO 的肺肿瘤分类中，LAM 被归类为血管周上皮样细胞瘤，是一种低度恶性肿瘤。LAM 的病理表现有两个明显特征：囊性病变和结节样病变。其中，结节样病变多定位于囊壁，由不成熟的平滑肌细胞及血管周上皮样细胞构成。LAM 在影像学上表现为多发薄壁含气囊性病变，圆形或类圆形，界限清晰。LAM 的发病可能与 TSC 基因突变导致哺乳动物雷帕霉素（mTOR）靶点的激活有关，且组织高表达 mTOR、VEGF - D 及 MMP - 9 的患者具有更高的肺移植风险及更低的生存率。人表皮生长因子受体家族在 LAM 中表达,可能参与 LAM 的进展。在 LAM 中,晚期表皮生长因子受体的表达要明显高于早期,且 LAM 病变的面积和表皮生长因子受体的表达水平呈正相关,所以,表皮生长因子受体的表达可能和 LAM 病变的进展有关。此外,HER3 及 HER4 在肺 LAM 组织中的表达,可能参与 LAM 细胞的增生和进展,尤其是在年轻的患者中。

(潍坊市人民医院　张云香　董晓彤)

病例 14　肺 NUT 癌

一、临床病史及实验室检查

患儿,男,16 岁,右肺上叶肿物 10 天。实验室检查 NSE 略高(16.93ng/ml)。

二、影像学检查

肺 CT:右肺上叶见类圆形软组织密度影,大小约 6.3cm×6.2cm,边缘较光整,增强扫描 CT 值约 46HU,邻近支气管受压变窄,病灶远端肺组织见条片状磨玻璃密度影(病例 14 图 1)。

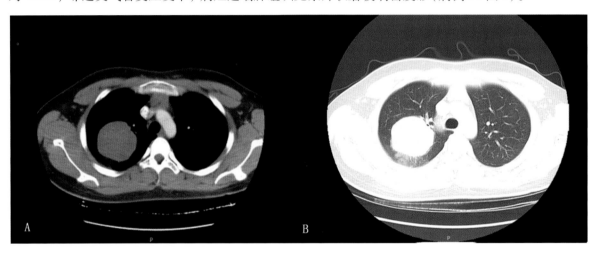

病例 14 图 1　CT 图像
注:A:CT 软组织窗;B:CT 肺窗

三、手术所见

胸腔内无粘连,胸膜光滑,胸腔内无明显积液。肺裂发育可,肿瘤位于右肺上叶,约 6cm×5cm,质硬,临近胸膜红色斑片状改变。肿瘤较大,行右上肺叶切除+淋巴结清扫术。

四、病理所见

大体:切除肺一叶,体积 11cm×9cm×4.5cm,距支气管断端 0.6cm,紧邻肺被膜见一肿物,总体积约 7cm×6cm×5cm,切面灰白、灰红,质略脆,界不清,出血,囊性变,易破碎(病例 14 图 2A)。

镜下:肿瘤细胞侵袭性生长,分化极差,片状、巢状或散在排列,类似小细胞癌或淋巴上皮瘤样癌的结构,细胞巢间隔少许纤维结缔组织,见多灶状及片状坏死。肿瘤细胞黏附性较差,大部分细胞核圆形或卵圆形,中等大小,细胞为 2～3 倍淋巴细胞大小,瘤细胞的核质比较高,细胞核大小相对较一致,但核型不规则,异型明显。染色质细腻或呈颗粒状,囊泡状,核仁明显,核分裂象或凋亡小体多见,未见特征性的"鳞状上皮陡然分化"现象。间质淋巴细胞灶状浸润(病例 14 图 2B 至病例 14 图 2F)。

免疫组化:CK(部分+)、NUT(核阳性)、P63(部分+)、TTF-1(个别+)、CK7(少许+)、

CK5/6(部分＋)、P40(部分＋)、CD56(少许＋)、Syn(部分＋)、CD30(少许弱＋)、Ki67 指数 80%(病例 14 图 3，病例 14 表 1)。

原位杂交：EBER(－)。

RT－PCR 结果显示 NUT 癌阳性(病例 14 图 4)：设计扩增引物，正向引物位于 BRD4 基因 10 号外显子，反向引物位于 NUT M1 基因 2 号外显子，使用染料法进行 RT－PCR 检测，同时设置肺腺癌样本和水为对照。结果显示：该样本 CT 值为 26.34，为强扩增且溶解曲线显示扩增产物特异；而对照样本 CT 值≥34，为弱扩增，溶解曲线显示扩增非特异，多为引物二聚体。

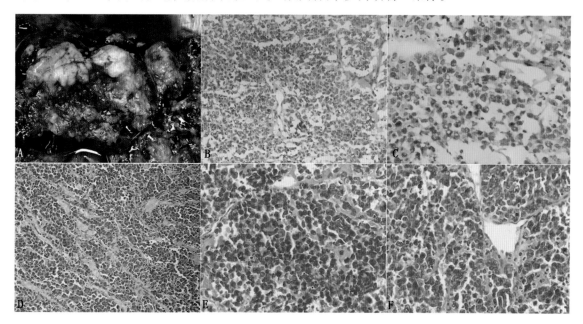

病例 14 图 2　大体所见及 H&E 图像
注：A：肺肿物的大体图像，肿物切面灰白、灰红、出血、囊性变；B：冰冻 H&E 切片；C：冰冻 H&E 切片；D：常规 H&E 切片；E、F：常规 H&E 切片，肿瘤细胞分化极差，圆形，中等大小，瘤细胞的核质比较高，片状、巢状或散在排列

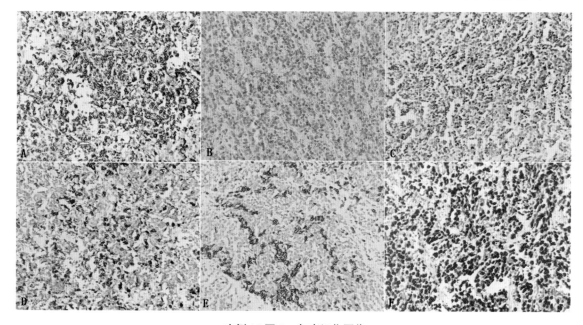

病例 14 图 3　免疫组化图像
注：A：Vimentin；B：NUT；C：P63；D：CK；E：CK5/6；F：Ki67

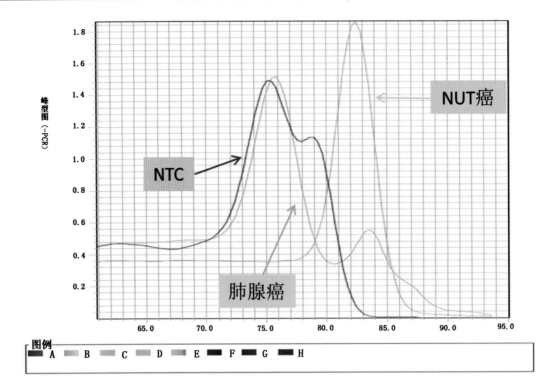

病例 14 图 4　RT – PCR 溶解曲线

注：NTC（粉色曲线）代表阴性对照；肺腺癌（绿色曲线）代表肺腺癌扩增产物；NUT 癌（黄色曲线）代表 NUT 癌中 NUT 基因特异性扩增产物（在其他类型肺癌中缺乏）

病例 14 表 1　免疫组化表达情况

抗体名称	表达情况	抗体名称	表达情况
CK	部分 +	CD3	（ － ）
NUT	核阳性	CD20	（ － ）
P63	大部分 +	CgA	（ － ）
TTF – 1	个别 +	CD31	（ － ）
CK7	少许 +	CD34	（ － ）
CK5/6	少部分 +	Desmin	（ － ）
P40	极少部分 +	LCA	（ － ）
CD56	少许 +	MyOD1	（ － ）
Syn	部分 +	S – 100	（ － ）
CD30	少许弱 +	WT – 1	（ － ）
EMA	部分弱 +	PLAP	（ － ）
Vimentin	（ + ）	α – inhibin	（ － ）
CD99	部分弱 +	CD138	（ － ）
ALK	（ － ）	CD38	（ － ）
CD99	（ － ）	MUM – 1	（ － ）
HMB45	（ － ）	TDT	（ － ）
Melan – A	（ － ）	Ki67指数	80%

五、诊断及鉴别诊断

1. 诊断　肺 NUT 癌（nuclear protein of the testis carcinoma，NUT 癌）。

2. 鉴别诊断

（1）淋巴上皮瘤样癌：组织学形态与 NUT 癌有交叉，但典型的病例瘤细胞常呈合体状，细胞边界不清，细胞核常为空泡状，可见居中的明显的大核仁，坏死及间质纤维组织增生不常见。NUT 抗体标记阴性、EBER 原位杂交呈阳性表达最具诊断意义。

（2）小细胞癌：肺小细胞癌的组织学形态与 NUT 癌相似。免疫组化染色表达神经内分泌标记，CD56 及 TTF - 1 有较高表达率，NUT 抗体标记阴性。

（3）淋巴造血系统肿瘤：淋巴瘤中形态学与本例最容易混淆的是高级别 B 细胞淋巴瘤。瘤细胞往往散在弥漫分布，免疫组化可明确鉴别。CK 阴性，NUT 阴性，相应的淋巴造血免疫标志物阳性。

（4）原始神经外胚叶肿瘤（PNET）：PNET 免疫组化 CD99 弥漫阳性表达，而 CK 一般为阴性，NUT 抗体标记阴性，FISH 检测可证实 EWS - FLI1 融合基因存在。

（5）生殖细胞肿瘤（GCT）：纵隔等胸腔脏器的 GCT 发生率较上呼吸道高，NUT 癌的细胞排列及间质淋巴细胞浸润需要与生殖细胞瘤、胚胎性癌等相鉴别。免疫组化染色呈 PLAP、OCT4 及 SALL - 4 阳性，CK 阴性，NUT 局灶核阳性（＜5%），而 NUT 癌 CK 阳性，NUT 呈弥漫核阳性（≥50%）。

六、小结

NUT 癌是一种侵袭性的低分化癌，因肿瘤细胞有 NUT 基因重排而被命名，为 2015 版 WHO 肺肿瘤分类中新增加的肺肿瘤类型。目前全世界报道少于 100 例，可发生于任何年龄，但更多见于年轻人和儿童，男女发病比例相当。NUT 癌被发现时已多为进展期，故手术切除标本例数较少。肉眼检查见肿块较大，切面呈黄褐至白色，常见地图样坏死。显微镜下肿瘤由小到中等大小未分化肿瘤细胞组成，片状或巢状排列，核不规则，染色质颗粒状或粗糙，常有突然角化现象。肿瘤细胞鳞状上皮标志物阳性，但不一定发生"鳞状上皮陡然分化"（本例无鳞状细胞的角化现象）。几乎 100% 病例（≥50% 的肿瘤细胞均表达）显示 NUT 抗体斑点状核阳性；多数病例广谱 CK 阳性，其他上皮标志物如 EMA、Ber - EP4、癌胚抗原（CEA）的结果报道不一。大部分病例有 P63/P40 核表达，提示鳞状细胞分化。CgA、syn 和 TTF - 1 偶有表达。NUT 癌还可表达 CD34。NUT 癌细胞伴有染色体易位，15q14 上的 NUT 基因（NUTM1）可与 19p13.1 上的 BRD4（70% 病例）或 9q34.2 上的 BRD3（6% 病例）以及其他未知基因（24% 病例）发生易位。qPCR 显示有 NUT 基因易位或 BRD - NUT 融合基因。其特异性和敏感性均在 90% 以上（少数生殖细胞肿瘤也可少量表达 NUT）。NUT 癌易误诊为鳞状细胞癌（特别是基底细胞样鳞癌）、未分化癌、小细胞癌、腺鳞癌、尤文瘤、转移性生殖细胞肿瘤、淋巴瘤等。诊断 NUT 癌需要免疫组化证明 NUT 蛋白表达或有 NUT 重排。NUT 癌呈高侵袭性，目前尚无特别有效的化疗药物，平均生存期仅 7 个月。

（潍坊市人民医院　张云香　侯　倩）

病例 15　肺上皮样血管内皮细胞瘤

一、临床病史及实验室检查

患者，女性，63 岁，既往间断咳嗽、咳痰 10 余年。因感冒受凉出现发热、间断性咳嗽、咳少量淡黄痰入院，期间行肺部 CT 检查发现肺占位。肿瘤标志物：CEA 1.97ng/ml，CA153 9.5U/ml，CA125 21.23U/ml，白细胞 9.99×10^9/L，中性粒细胞 7.27×10^9/L。

二、影像学检查

左肺下叶 3.0cm×3.2cm 肿块影，边缘毛刺征，纵隔未见肿大淋巴结。

三、手术所见

胸腔镜下见左肺下叶占位，体积5cm×4cm×3cm，质韧；肺门有肿大淋巴结。

四、病理所见

大体：肺组织一叶，其内可见直径2.7cm的灰白、质硬结节，稍有黏滑感，与周围组织界限清楚。

镜下：肺内可见略呈分叶状的多结节性肿物，境界清楚。中央区细胞稀疏、伴有嗜酸性黏液样基质，周边区域肿瘤细胞沿着肺泡向邻近的肺泡腔浸润生长，而肺泡壁结构尚存。肿瘤细胞呈界限清晰的上皮样或组织细胞样，胞质细颗粒样、黏液样或印戒样；胞质内可见大小不等的空泡，而致核偏位，空泡内可见红细胞。细胞核呈圆形或卵圆形，核仁不明显或仅见小核仁。核分裂象罕见（病例15 图1A至病例15 图1D）。

免疫组化：CD34、CD31、FLI1 阳性；CK、EMA 局灶阳性（病例15 图1E至病例15 图1H）。

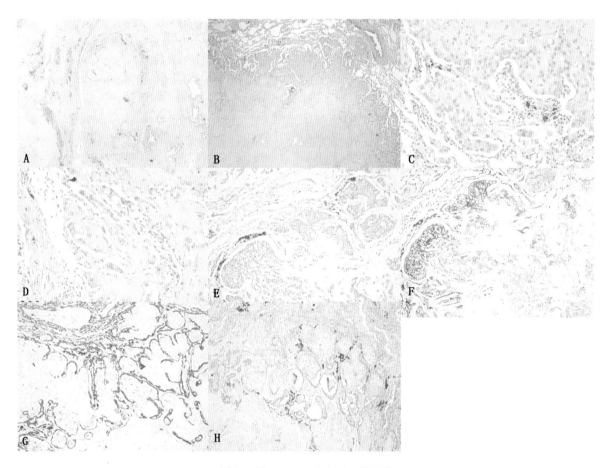

病例15 图1　H&E及免疫组化图像

注：A：低倍镜见肺内结节，分叶状；B：肿瘤细胞呈息肉样向周围肺泡腔内延伸；C：高倍镜见结节中央区细胞稀疏、伴有嗜酸性黏液样基质，细胞核异型性小。肿瘤细胞沿着肺泡腔向周围的肺组织内延伸，肺泡壁的结构尚存；D：瘤细胞的胞质内可见大小不等的空泡，提示其具有血管腔样分化；E：CD31肿瘤细胞呈胞浆阳性；F：CD34肿瘤细胞呈胞浆阳性；G：CK肿瘤细胞局灶弱阳，周围肺泡上皮阳性；H：EMA肿瘤细胞局灶弱阳，周围肺泡上皮阳性

五、诊断及鉴别诊断

1. 诊断　上皮样血管内皮细胞瘤（epithelioid hemangioendothelioma，EH）。

2. 鉴别诊断

（1）肺细胞瘤：多为单发、偶见多发。镜下肿瘤由表面上皮细胞和间质细胞构成，呈乳头状、实性排列，可见硬化区和出血区。表面上皮细胞 CK、CK7 阳性；间质细胞 Vimentin、β-catenin 阳性；2 种细胞 TTF-1 和 EMA 均阳性。

（2）血管肉瘤：原发性肺血管肉瘤通常以支气管血管束为中心，常由多个双侧出血性病变组成。肿瘤细胞迷路样排列，具有丰富的嗜酸性的胞质，可呈上皮样或"鞋钉"样，核呈空泡状，异型性明显，并可见突出的核仁；核分裂象多见，坏死易见。

（3）转移癌：患者多有肺外肿瘤的病史。淋巴道转移癌常表现为胸膜下多发结节，而血行转移的肿瘤多表现为双肺随机分布的多发结节。组织学上，形态与原发病灶相似，免疫组化上皮标记（EMA、CK）阳性，而血管标记（CD31、CD34、ERG）阴性。

（4）肺腺癌：异质性大，细胞的异型性更明显，具有明确的腺样分化，免疫组化 TTF-1 阳性，而 CD31、CD34 阴性。

六、小结

上皮样血管内皮细胞瘤是一种少见的起源于血管内皮细胞的中间性或恶性肿瘤。临床多无明显症状。影像学常表现为单发或多发性小结节阴影，直径 2～3cm。肉眼见单个或多个圆形结节界清、灰白或棕黄色，质硬而无包膜。镜下，肿瘤呈结节状，结节中央区域细胞稀疏，伴黏液样变、淀粉样变、凝固性坏死、钙化、骨化等。周边区域细胞丰富、上皮样，排列成巢状、腺样、乳头状或肾小球样，胞质界限不清，胞质内可见空泡而呈印戒样。簇状增生的细胞充满肺泡腔，或沿 Kohn 孔向周围的肺泡腔内延伸，可侵犯细支气管壁、肺的小动脉或小静脉及淋巴管。细胞有异型、核仁不明显，核分裂象少见。当肿瘤细胞呈梭形、异型性明显、核分裂象≥2 个/10HPF，并伴有坏死时，往往提示预后差。

分子遗传学：易见 WWTR1-CAMTA1 基因融合，青年人也可见 YAP1-TFE3 基因融合。

（山东大学齐鲁医院　吴晓娟）

病例 16　细支气管腺瘤

一、临床病史

患者，男性，62 岁，查体胸部 CT 示左肺占位 1 年余，复查 CT 示左肺下叶混合磨玻璃结节灶，较前变化不明显；左肺下叶少许炎性改变。无咳嗽、咳痰及痰中带血，无胸痛、胸闷、气短；无发热、盗汗，无气喘、呼吸困难等不适。

二、影像学检查

CT 示左肺下叶混合磨玻璃结节灶。

三、手术所见

病变位于左肺下叶背段，大小约 0.9cm×0.9cm×0.9cm，质地稍韧，未累及脏层胸膜。

四、病理所见

大体：肺组织一叶，体积 14cm×9cm×2.5cm，脏层胸膜系线标记处见一灰白灰黑结节，直径 0.8cm，紧邻胸膜、与周围组织界限欠清。

镜下：肿瘤位于细支气管周围肺实质内，沿肺泡壁生长，与周围肺组织分界不清、无包膜。肿瘤增生并向肺泡腔内突起形成乳头状结构，表面被覆纤毛柱状上皮、柱状上皮及含有黏液的细胞，上皮下可见基底细胞。肿瘤周边肺泡腔内可见黏液潴留。基底层细胞局灶可轻度增生呈簇状，表层上皮可伴有鳞化（病例 16 图 1A 至病例 16 图 1D）。

免疫组化：TTF－1、CK7 表层上皮阳性，P63、CK5/6 基底层细胞连续阳性（病例 16 图 1E，病例 16 图 1F）。

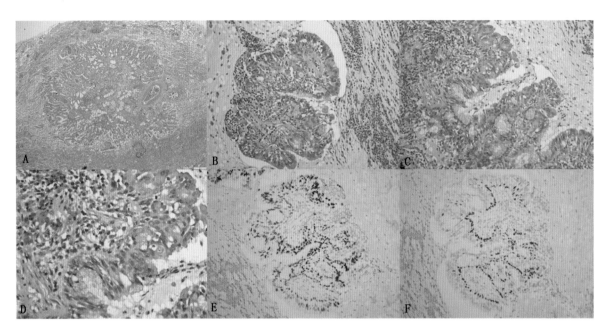

病例 16 图 1　近端型细支气管腺瘤的 H&E 及免疫组化图像

注：A：低倍镜见肺内结节状病灶，无包膜；B：肿瘤细胞沿肺泡壁生长，并可向腔内分泌黏液；C：肿瘤细胞沿肺泡壁连续的生长；D：高倍镜见肿瘤表面被覆纤毛柱状上皮、柱状上皮及含有黏液的细胞，上皮下为基底细胞；E：TTF－1 表层的纤毛柱状上皮及柱状上皮细胞核阳性；F：P63 基底层细胞呈连续的细胞核阳性

五、诊断及鉴别诊断

1. 诊断　肺近端型细支气管腺瘤（bronchiolar adenoma，BA）。

2. 鉴别诊断

（1）肺泡上皮细支气管化生（peribronchiolar metaplasia，PBM）：多见于慢性肺疾病，常表现为远端型细支气管上皮增生，但细胞无异型性。远端型细支气管腺瘤和 PBM 形态学上非常相似，两者均位于细支气管周围，均具有由管腔侧纤毛细胞和外层基底细胞构成，偶尔可见灶性黏液细胞，以往也曾将远端型细支气管腺瘤称为"结节性 PBM"。如病灶为一界限清晰的孤立性结节、具有乳头状结构或呈膨胀性生长、表面被覆纤毛细胞，而周围肺组织炎性反应性表现不明显，则诊断为远端型 BA。而 PBM 病灶界限不清，常伴有机化性肺炎、间质纤维化等基础性肺病。小标本中对两者的鉴别存在一定困难。分子检测、肿瘤驱动基因，如 BRAF 或 EGFR 的突变更多见于细支气管腺瘤。

（2）支气管乳头状瘤：属于肺组织的罕见肿瘤，约占良性肿瘤的 8%。主要包括鳞状细胞乳头状瘤、腺性乳头状瘤和鳞腺混合性乳头状瘤，后两者形态学与近端型 BA 会有部分重叠。但支气管乳头状瘤与支气管或细支气管关系密切，多位于管腔内；而 BA 多位于肺周围实质内，与细气管管腔无明显的关系。

（3）原位黏液腺癌：肺的原位黏液腺癌极其罕见，病变直径通常≤3cm，由高柱状上皮、胞质富含黏液的细胞或杯状细胞构成，核通常位于细胞的基底部，细胞异型性小。原位黏液腺癌被覆的细胞形态单一，可沿肺泡壁呈"跳跃性"分布，免疫组化 P63、CK5/6 染色显示肿瘤无基底层细胞。

六、小结

细支气管腺瘤于 2018 年首次被命名，是一种起源于肺部细支气管上皮的良性肿瘤，在组织学上，尤其是快速冰冻切片，极易被误诊为腺癌，应引起注意。

肉眼观肿物呈界限清晰的灰白灰黄结节，切面可呈黏液样，大小 0.2～2.0cm，平均 0.5cm，少部分病例仅在镜下可见。肿瘤以单发多见。CT 显示肿瘤常邻近细支气管动脉束或被中型动脉穿透，这也提示病变位于细支气管周围的位置。

镜下肿物位于细支气管树水平，即大体多位于肺实质内，而与细支气管无明显相关性。肿瘤被覆双层增生的细胞，且外层为连续的、P63 或 CK5/6 阳性的增生的基底层细胞。根据腔侧被覆细胞的类型将细支气管腺瘤分为近端型和远端型。近端型细支气管腺瘤可呈向腔内有突起及分枝的乳头状，也可呈沿肺泡壁生长的扁平状，其腔侧被覆丰富的类似细支气管黏膜上皮的纤毛上皮和黏液细胞，免疫组化 TTF-1 呈阴性或弱阳性；而远端型细支气管腺瘤常呈扁平状，缺乏乳头状结构，腔侧被覆无纤毛的立方上皮和（或）簇状分布的 Clara 细胞，而纤毛柱状上皮和黏液细胞较稀少，甚至阙如，其细胞类型类似远端气道细胞亚群的组成。并且这些细胞 TTF-1、NapsinA 常阳性（病例 16 图 2）。细支气管腺瘤表现出一种形态谱系，反映了腔侧上皮向近端或远端细支气管的分化趋势，但有些病例形态上可出轻微的重叠。Travis 等认为以往的"纤毛黏液结节状乳头状肿瘤"（ciliated mu-conodular papillary tumor，CMPT）仅仅是对病变的一种形态学描述，细支气管腺瘤形态学谱系包含了CMPT，因此认为 CMPT 是近端型细支气管腺瘤的一部分。

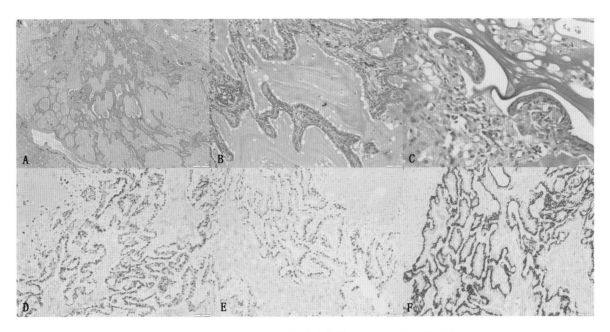

病例 16 图 2　远端型细支气管腺瘤的 H&E 及免疫组化图像

注：A：肺实质内可见一结节状病灶，无包膜；B：肿瘤细胞沿肺泡壁生长，扁平状，肺泡腔内可见分泌的黏液潴留；C：肺泡壁被覆双层细胞，内层为立方形，似细支气管黏膜上皮，外层细胞扁平；D：内层的立方形上皮 TTF-1阳性，外侧的基底细胞 TTF-1 也可散在阳性，这也提示基底细胞可向远端细支气管或肺泡上皮方向分化；E：基底细胞呈 P63 连续阳性；F：基底细胞呈 CK5/6 连续阳性

（山东大学齐鲁医院　吴晓娟）

病例 17 类脂性肺炎

一、临床病史

患者，男性，43岁，2014年5月患者于家中不慎摔倒，髌骨骨折，后查体时发现右肺占位性病变；2014年10月就诊于北京某医院，行CT检查示：右上叶后段肺不规则实变，局部较前似略缩小；2015年10月就诊于东营某医院，行CT检查示：右肺上叶高密度灶，较前密度增高。

既往有结肠癌病史，曾口服液状石蜡润肠。

二、影像学检查

右肺上叶见一团块状影，最大截面约2.9cm×2.5cm，密度不均，内见点状高密度灶，周围可见毛刺，相邻胸膜牵拉、凹陷（病例17图1）。

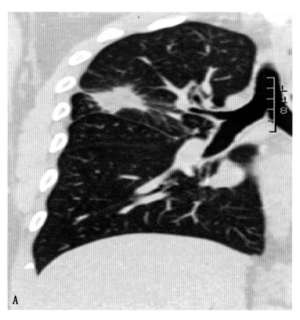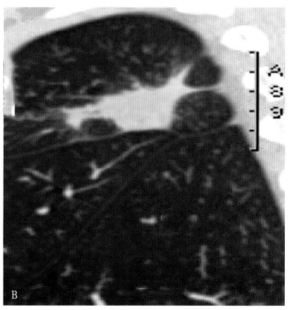

病例17图1 CT图像

三、手术所见

病变位于右肺上叶后段，病变处肺组织与胸壁粘连，病变区约5cm×4cm×3cm大小，质地较韧，表面胸膜皱缩，游离粘连，将病变楔形切除。

四、病理所见

大体：部分切除的肺组织，体积12.5cm×5cm×3cm，切面见一灰白灰黑质硬区，切面积3cm×2cm，界不清，紧邻被膜。余肺组织切面灰红、暗红。

镜下：肺组织正常结构被破坏，部分区域肺泡间隔增宽，其内可见灶性慢性炎细胞浸润和大小不等的囊腔形成，形成所谓的"瑞士干酪征"。高倍镜下，增宽的肺泡间隔内可见含有脂滴空泡的泡沫细胞及多核巨细胞聚集（病例17图2）。

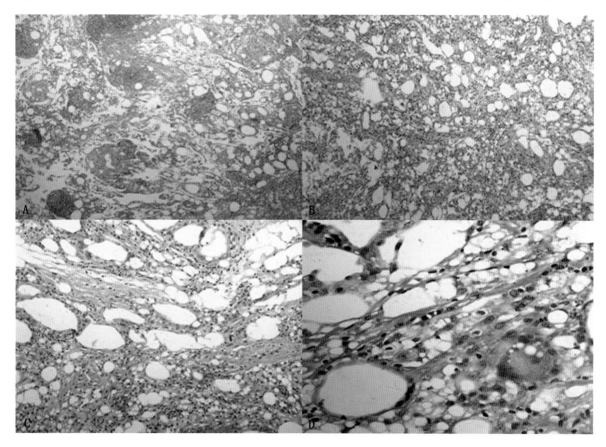

病例 17 图 2 H&E 图像

注：A、B：低倍镜，肺内可见灶性慢性炎细胞浸润和大小不等的囊腔，伴肺泡间隔增宽；C、D：高倍镜，肺泡间隔内泡沫细胞及多核巨细胞聚集

五、诊断及鉴别诊断

1. 诊断 外源性类脂性肺炎（exogenous lipoid pneumonia）。

2. 鉴别诊断

（1）分枝杆菌感染：在肺组织内常可查见不同程度的肉芽肿病变，伴有上皮样细胞和淋巴细胞的聚集。典型的分枝杆菌感染，如结核杆菌，常可见典型的结核结节和干酪样坏死。非典型的分枝杆菌主要发生于具有基础性肺疾病的人群。抗酸染色有利于查找菌体。

（2）Rosai-Dorfman 病（RDD）：是一种以单核/巨噬细胞增生为特征的淋巴组织增生性疾病。RDD 累及肺脏罕见，可表现为以具有特征性的组织细胞浸润为主，组织细胞吞噬的细胞通常为淋巴细胞。组织细胞内无脂滴。

（3）幼年性黄色肉芽肿：是以多核细胞为主组成的良性组织细胞肿瘤，幼儿多见，主要累及躯干四肢、头颈部的皮下或深部组织。肺脏受累时主要表现为肺内巨大肿块，局部边缘清晰。镜下可见浸润的巨细胞嗜酸性粒细胞，伴有肺实质破坏；这些巨细胞的组织细胞标记阳性，油红 O 染色阴性。

（4）肺朗格汉斯（Langerhans）组织细胞增生症：本病发生与吸烟关系密切。早期，病变主要位于细支气管管壁及其周围肺间质内。后期，细支气管腔扩张、上皮坏死脱落，细支气管周围病变向周围肺间质蔓延，形成星芒状病灶，小的病灶进而互相融合而成较大的、圆形的多结节状病灶。镜下：增生的朗格汉斯细胞呈卵圆形、胞质淡染，细胞核可见纵向的核沟或呈肾形，核染色质细腻、核仁不明显。常伴有大量嗜酸性粒细胞的在病灶内浸润。免疫组化：朗格汉斯细胞 Langerin、CD1α、S - 100 呈阳性表达，尤其是前两者敏感性和特异性均较高。

六、小结

类脂性肺炎是一种临床罕见疾病，又称石蜡瘤、胆固醇性肺炎，是肺对一些脂类物质的一种慢性炎症反应。根据吸入物来源不同可分为外源性类脂性肺炎，如吸入植物性、动物性或矿物性油类所致，以及内源性类脂性肺炎，后者也被称为胆固醇性肺炎。

肉眼：主要表现为病变区呈灰黄实性变。镜下：肺组织正常结构被破坏。肺泡间隔及肺泡腔内可见脂滴、组织细胞源性泡沫细胞增生、含胆固醇裂隙的异物肉芽肿性炎，外源性类脂性肺炎易在脂滴周围出现异物反应，而内源性类脂性肺炎异物巨细胞反应较少见。炎症反应轻重不等。

本病的诊断要点：结合外伤、脂性物质吸入等病史，肺组织内可见脂滴和异物巨细胞反应，提示类脂性肺炎。冰冻切片的油红 O 染色对类脂性肺炎具有诊断意义。

（山东大学齐鲁医院　吴晓娟）

病例 18　硅　肺

一、临床病史

患者，男性，59 岁，自诉曾从事大理石板材加工职业 8 年，外院查体发现右肺多发肿物 8 天。患者无咳嗽、咳痰、痰中带血、咯血等不适，无胸闷、喘憋、呼吸困难。

二、影像学检查

CT 检查：双肺散在多发结节，右侧腋窝淋巴结肿大；左肺门区钙化灶，考虑右肺上叶后段肿瘤并肺内多发转移瘤征象（病例 18 图 1）。

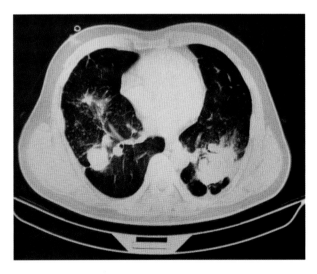

病例 18 图 1　CT 图像

三、病理所见

大体：右肺上叶病灶行穿刺活检：灰黑色条索样组织 4 条，长 0.4 ~ 1.2cm，取全。

镜下：正常肺组织结构被破坏，玻璃样变的胶原纤维呈旋涡状、结节状排列，结节周围可见大量尘细胞沉积(病例18图2)。

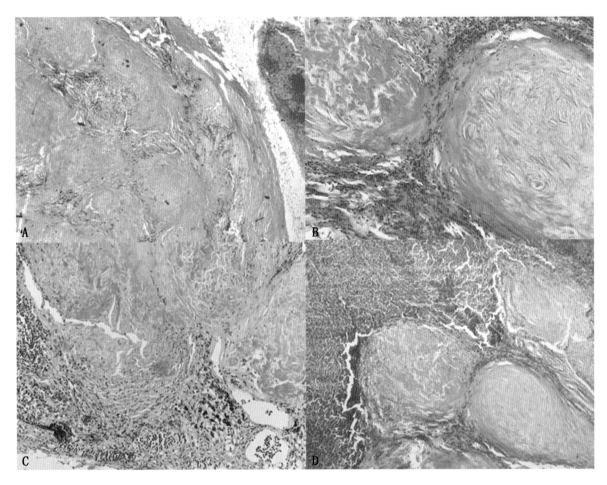

病例18图2　H&E图像

注:A:肺内可见大小不等的粉染结节,结节可相融合;B:高倍镜下结节均质粉染的胶原纤维呈旋涡状、结节状排列;C:结节周围常见大量含尘细胞聚集;D:病变可累及肺门淋巴结

四、诊断及鉴别诊断

1. **诊断**　硅肺(sillicosis)。

2. **鉴别诊断**

(1)孤立性纤维性肿瘤(SFP):是一种起源于CD34阳性的树突状间叶细胞、具有复发及恶变潜能的肿瘤。病变通常较大,有完整或部分包膜,切面灰白质中,部分区域可有黏液样变性、坏死、钙化等。组织学上,肿瘤由形态单一的梭形、短梭形细胞组成,细胞之间有不同比例的胶原纤维,细胞疏松区常见粗大的"绳索样"的胶原纤维,间质内常见分支状血管结构,细胞纤维性矽结节需与本病鉴别。SFP的免疫组化:CD34、STAT6、BCL-2、CD99阳性;SMA、Desmin阴性。

(2)结节病:是一种原因不明的,以肉芽肿形成为特征的全身性疾病,以肺及肺门淋巴结受累最多见。在影像学,结节病亦可表现为累及双肺、肺门淋巴结及纵隔淋巴结的对称性分布的多发结节,且常位于胸膜或胸膜下。在组织上,表现为上皮样组织细胞呈簇状紧密排列而成的肉芽肿,其内可见多核巨细胞,中央可见小灶性坏死,周围浸润的淋巴细胞、单核细胞较少,结节界限清楚,故而常被称为"裸结节",这些肉芽肿结节可互相聚集而不融合。多核细胞及单核细胞内有时可查见星状小体、钙化小体等包涵体。

（3）慢性炎或机化性肺炎：未被充分认识的硅结节多被误诊为肺组织的慢性炎伴纤维化及玻璃样变，或者把硅结节诊断为机化性肺炎。肺组织的慢性炎症常伴有明显的淋巴浆细胞浸润，机化性肺炎具有相关肺炎的背景，炎症和机化多局限于肺泡腔内，无论肺慢性炎还是机化性肺炎，虽有纤维组织增生，但通常不形成典型的纤维化玻璃样变结节。

五、小结

硅肺是一种古老的、潜在致命的尘肺病，由于劳动者在工作环境中长期吸入含有二氧化硅（SiO_2）的粉尘颗粒而引起的以肺组织弥漫性、进行性纤维化为特征的职业性疾病。在历史上硅肺以矿工患病为主，然而，在当代的工作实践中，如喷砂牛仔服、人造石工作台的制造和玉石加工等职业也与本病密切相关。由于未能认识到或控制与暴露相关的风险，导致硅肺在世界各地再次出现。早期患者无明显自觉症状，随着肺功能破坏严重时，患者会出现咳嗽、咳痰、胸闷等自觉症状，以及肺部影像学异常，如肺内、肺门或纵隔多发散在钙化结节，可呈蛋壳样。肉眼可见硅肺结节沿支气管血管束或淋巴管网分布，大小不等，多个硅肺结节可融合呈较大的结节，并可伴结节中央坏死、不规则钙化及空洞形成，胸膜增厚、钙化亦较常见。沉积于肺内的二氧化硅颗粒不断地破坏巨噬细胞、刺激成纤维细胞及组织细胞的增生，在形态学上依次形成细胞性硅结节、细胞纤维性硅结节和纤维性硅结节，后者最终老化而成同心圆状或旋涡状排列的玻璃样变的结节，结节内外常可见大量含尘组织细胞。硅肺患者易合并肺结核和肺腺癌，尤其是有空洞形成时，应首先排除结核病。

由于缺乏对该病的认知，在不了解病史的情况下，影像学常常误诊为肿瘤，而病理则容易误诊为炎症性纤维增生。需注意的是硅肺诊断不仅仅依据病理改变，需结合硅尘接触史、劳动卫生学调查及影像学改变。

（山东大学齐鲁医院　吴晓娟）

（审　校　吴晓娟）

参 考 文 献

［1］Dehner LP. Pleuropulmonary blastoma is THE pulmonary blastoma of childhood. Semin Diagn Pathol,1994,11(2):144 – 151

［2］Messinger YH, Stewart DR, Priest JR, et al. Pleuropulmonary blastoma：a report on 350 central pathology – confirmed pleuropulmonary blastoma cases by the international pleuropulmonary blastoma registry. Cancer,2015,121(2):276 – 285

［3］Mukhopadhyay S, EI Zammar OA, Katzenstein AL. Pulmonary Meningothelial – like Nodules New Insights Into a Common but Poorly Understood Entity. Am J Surg Pathol, 2009, 33(4): 487 – 495

［4］Mizutani E, Tsuta K, Maeshima AM, et al. Minute pulmonary meningothelial – like nodules: clinicopathologic analysis of 121 patients. Hum Pathol, 2009, 40(5): 678 – 682

［5］Asakawa A, Horio H, Hishima T, et al. Clinicopathologic features of minute pulmonary meningothelial – like nodules. Asian Cardiovascular & Thoracic Annals, 2017, 25(7 – 8): 509 – 512

［6］张龙举，梁毅，钟小宁，等 . 国内三十余年肺淋巴管肌瘤病 130 例临床与病理文献复习分析 . 中国全科学，2015, 18(3): 329 – 334

［7］Harari S, Spagnolo P, Cocconcelli E, et al. Recent advances in the pathobiology and clinical management of lymphangioleiomyomatosis. Current opinion in pulmonary medicine, 2018, 24(5): 469 – 476

［8］Johnson SR, Cordier JF, Lazor R, et al. European Respiratory Society guidelines for the diagnosis and management of lymphangioleiomyomatosis. European Respiratory Journal, 2010, 35(1): 14 – 26

［9］田欣伦,王俊,徐凯峰,等. 淋巴管肌瘤病:从分子研究到靶向治疗. 国际药学研究杂志,2017,44(2):151 – 156

［10］Kobayashi Kazuma，Miki Yasuhiro，Saito Ryoko，et al. Roles of human epidermal growth factor receptor family in pulmonary lymphangioleiomyomatosis. Hum Pathol，2018，81（Sep）：121 – 130

［11］WilliamDT，ElisabethB，Allen PB，et al. WHO classification of tumours of the lung Pleura，Thymus and Heart. France IARC，2015，97

［12］Naiquan Mao，Zhiling Liao，Junwei Wu，et al. Diagnosis of NUT carcinoma of lung origin by next generation sequencing：case report and review of the literature. Cancer Biology & Therapy，2019，20（2）：150 – 156

［13］Lynette M. Sholl，Mizuki Nishino，Saraswati Pokharel，et al. Primary Pulmonary NUT Midline Carcinoma Clinical，Radiographic，and Pathologic Characterizations. J Thorac Oncol，2015，10（6）：951 – 959

［14］Puliyel MM，Mascarenhas L，Zhou S，et al. Nuclear Protein in Testis Midline Carcinoma Misdiagnosed As Adamantinoma. J Clin oncol，2014，32（15）：57 – 60

［15］Shao J，Zhang J. Clinicopathological characteristics of pulmonary epithelioid hemangioendothelioma：a report of four cases and review of the literature. Oncol Lett，2014，8（6）：2517 – 2522

［16］Travis WD，Brambilla E，Burke AP，et al. WHO classification of tumours of the lung，pleura，thymus and heart. 4th ed. Lyon：IARC Press，2015

［17］Semenisty V，Naroditsky I，Keidar Z，et al. Pazopanib for metastatic pulmonary epithelioid hemangioendothelioma – a suitable treatment option：case report and review of anti – angiogenic treatment options. BMC Cancer，2015，15：402

［18］王恩华. 细支气管腺瘤：易与癌混淆的良性肿瘤. 中华病理学杂志，2019，48（6）：425 – 432

［19］Travis WD，Brambilla E，Burke AP，et al. WHO classification of tumours of the lung，pleura，thymus and heart. 4th ed. Lyon：IARC Press，2015

［20］Chang JC，Montecalvo J，Borsu L，et al. Bronchiolar adenoma：expansion of the concept of ciliated muconodular papillary tumors with proposal for revised terminology based on morphologic，immunophenotypic，and genomic analysis of 25 cases. Am J Surg Pathol，2018，42（8）：1010 – 1026

［21］朱婧，陈谨. 类脂性肺炎 1 例报告并文献复习. 临床荟萃，2017，32（9）：806 – 808

［22］Bell MM. Lipoid pneumonia：an unusual and preventable illness in elderly patients. Can Fam Physician，2015，61（9）：775 – 777

［23］De Albuquerque Filho AP. Exogenous lipoid pneumonia：Importance of clinical history to the diagnosis. J Bras Pneumol，2006，32（6）：596 – 598

［24］Hoy RF，Chambers DC. Silica – related diseases in the modern world. Allergy，2020，Jan 27

［25］王恩华，张杰. 临床病理诊断与鉴别诊断 – 气管、肺、胸膜及纵隔疾病. 北京：人民卫生出版社，2018

［26］符乃方，董志超，李羡筠，等. 职业性尘肺病治疗方法研究进展. 职业与健康，2016，32（24）：3452 – 3456

第三章　乳　腺

病例 19　乳腺原发性黏液性囊腺癌

一、临床病史

患者，女，66 岁，已绝经，发现右乳肿物 2 个月余入院就诊。

二、影像学检查

B 超示：右侧乳腺 12 点低回声肿块，边界欠清（BI－RADS 分类：4c 类）。钼靶示：右侧乳腺内团块状高密度影，边缘毛糙。妇科 B 超示：子宫、双侧附件未见异常（病例 19 图 1）。

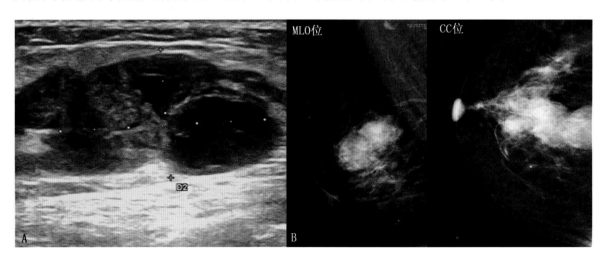

病例 19 图 1　影像学所见

注：B 超示右侧乳内低回声肿块，边界欠清（A）；钼靶示右侧乳腺内团块状高密度影，边缘毛糙（B）

三、手术所见

术中见右侧乳腺乳头下方 2cm、12 点处大小 2.6cm×2.5cm×1.9cm 的肿瘤，边界欠清，冰冻结果示"浸润性癌"，遂行右侧乳房改良根治术并清扫同侧腋窝淋巴结。

四、病理所见

大体：肿物边界欠清，大小 2.5cm×2.5cm×2cm，切面灰白质脆，部分区域呈胶冻状，有光泽（病例 19 图 2）。

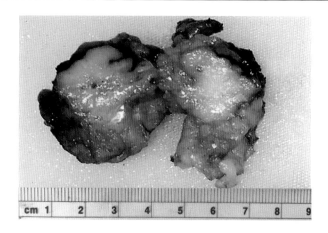

病例 19 图 2　肿物大体所见

镜下：肿瘤构成大小不等、充满黏液的囊腔，囊壁内衬柱状细胞（病例 19 图 3A），部分区域细胞为单层高柱状，富含黏液，核位于基底部，形态较温和（病例 19 图 3B），部分区域细胞增生呈复层，突向囊腔，形成分支复杂的乳头状结构（病例 19 图 3C）。部分肿瘤细胞内黏液减少，异型性增加，胞质嗜酸性增强（病例 19 图 3D），并可见病理性核分裂象（病例 19 图 3E）。少量黏液外溢进入间质，形成黏液湖，其中可见漂浮的巢状或乳头状的细胞团（病例 19 图 3F）。周围病变伴有普通型导管原位癌，同侧腋窝淋巴结未见癌转移（病例 19 图 3）。

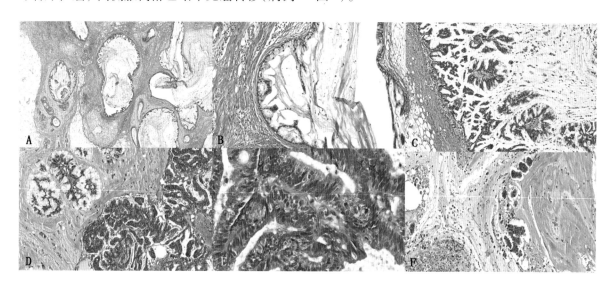

病例 19 图 3　典型 H&E 图像

注：镜下病理所见：大小不等、充满黏液的囊腔，囊壁内衬柱状细胞（A），部分区域细胞为单层高柱状，富含黏液，核位于基底部，形态较温和（B），部分区域细胞增生呈复层，突向囊腔，形成乳头状结构（C）。部分肿瘤细胞内黏液减少，异型性增加，胞质嗜酸性增强（D），并可见病理性核分裂象（E）。少量黏液外溢进入间质，形成黏液湖，其中可见漂浮的巢状或乳头状的细胞团（F）

免疫组化：肿瘤细胞 CK7、GATA - 3、Mammaglobin 阳性。ER、PR、HER - 2 阴性。囊壁肿瘤细胞外侧肌上皮细胞 P63 及 SMMHC 示少部分囊壁为阳性，大部分囊壁为阴性。Ki67 指数约 60%，包括细胞形态温和的区域，Ki67 指数亦较高。其余抗体阴性（病例 19 图 4，病例 19 表 1）。

特殊染色示：肿瘤细胞内外黏液呈黏液卡红阳性（病例 19 图 4）。

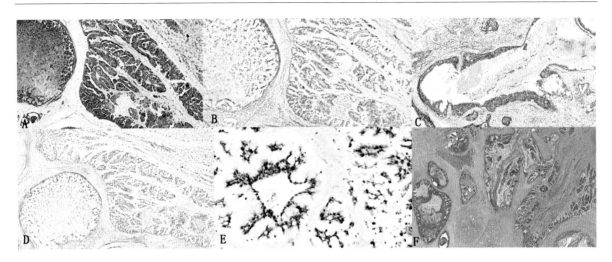

病例 19 图 4　免疫组化及特殊染色图像

注：A：CK7；B：CK20；C：GATA－3；D：P63；E：Ki67；F：黏液卡红。肿瘤细胞 CK7 阳性，CK20 阴性，GATA－3 阳性。大部分囊壁周围肌上皮细胞 P63 阴性。肿瘤细胞 Ki67 指数较高（约 60%），包括细胞形态温和的区域。特殊染色示肿瘤细胞内外黏液呈黏液卡红染色阳性

病例 19 表 1　免疫组化表达情况

抗体名称	表达情况
CK7	（＋）
GATA－3	（＋）
Mammagolbin	（＋）
P63	大部分囊壁肌上皮（－）
SMMHC	大部分囊壁肌上皮（－）
Ki67	60%
ER	（－）
PR	（－）
HER－2	（－）
CK20	（－）
CA19－9	（－）
CDX－2	（－）
CA125	（－）
WT－1	（－）
TTF－1	（－）

五、诊断及鉴别诊断

1. 诊断　乳腺黏液性囊腺癌（mucinous cystadenocarcinoma）。

2. 鉴别诊断

（1）转移性肿瘤：与卵巢、胰腺或胃肠道黏液性囊腺癌的鉴别，可以结合病史、临床表现及影像学检查。此外，CK7 和 CK20 免疫组化检测可以辅助诊断。大多数卵巢、胰腺的黏液性癌呈 CK7 阳性、CK20 阳性（部分）；胃肠道肿瘤则为 CK7 阴性、CK20 阳性。本例无相关病史，B 超示卵巢未见异常，CK7 阳性，CK20 阴性，因此可基本排除转移性，并且本例癌周可见原位癌成分，更支持肿瘤原发于乳腺。

（2）乳腺黏液囊肿样病变：本病例部分区域出现黏液外溢进入间质，形成黏液湖，当缺乏漂浮其中的细胞簇时，尚需要与黏液囊肿样病变进行鉴别。黏液囊肿样病变衬覆扁平、立方或低柱状上

皮，形态温和，胞质内无黏液，而本病例中囊壁衬覆的上皮为富含黏液的高柱状细胞，且有不同程度异型性。

（3）乳腺黏液癌：本文病例可见外溢黏液湖中漂浮的成簇或微乳头状的癌细胞团，胞质内黏液减少，类似乳腺原发黏液癌（胶样癌）。黏液癌在乳腺更常见，且肿瘤细胞的 ER、PR 多呈阳性表达。

（4）乳腺囊性高分泌癌：囊性高分泌癌可见高度扩张的囊腔，但是囊壁内衬的上皮细胞无细胞内黏液，囊腔内含红染、均质分泌物，类似充满胶质的甲状腺滤泡，且胶质样分泌物中不含有癌细胞，或仅有少量巨噬细胞。本病例的肿瘤细胞内及囊腔内容物均为 PAS 及黏液卡红染色阳性的黏液。

六、小结

乳腺黏液性囊腺癌是一种极其少见的乳腺原发肿瘤，目前国外报道仅 20 余例，且多为个案报道。因其形态学类似于卵巢、胰腺等黏液性囊腺癌，在诊断时需要结合临床、影像学检查并注意观察患者其他器官的情况，首先排除转移的可能。

肉眼观察肿物切面多为囊实性，部分区域呈胶冻样。组织学具有以下特点：肿瘤内见大小不等充满黏液的囊腔，囊壁内衬覆含黏液的柱状细胞，单层或复层，可形成复杂分支的乳头状，不同区域细胞表现不同程度的异型性，部分病例在癌周可找到原位癌成分。

免疫组化肿瘤细胞 CK7、GATA3 阳性，CK20、CDX－2 阴性，ER、PR、HER－2 均阴性。大部分囊壁周围肌上皮细胞 P63、SMMHC 阴性，Ki67 阳性指数较高。

（青岛大学附属医院　魏志敏　王成勤）

病例 20　乳腺转移的骨肉瘤

一、临床病史及实验室检查

患者，女性，35 岁，左股骨骨肉瘤切除术后 25 天，发现右侧乳腺结节入院。查体：双乳形态正常，右侧乳腺可触及一大小 3cm×2cm 肿块，边界尚清，活动度可，双侧腋窝及锁骨上未及明显肿大淋巴结。患者 25 天前有左股骨骨肉瘤切除术史。实验室检查未见明显异常。

二、影像学检查

乳腺超声：右乳 1 点位腺体边缘处探及大小约 2.4cm×1.8cm 低回声实性结节，边界清晰（病例 20 图 1A），形态规则，内见点状强回声，可探及血流信号（病例 20 图 1B）。考虑为乳腺实性结节（BI－RADS 分类：5 类）。

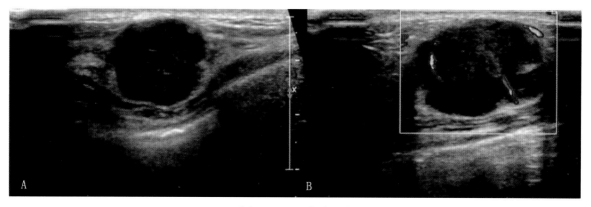

病例 20 图 1　超声图像

三、手术中所见

术中见右乳内上象限质硬肿物,大小约 2.5cm×2cm,边界尚清。

四、病理所见

大体:乳腺组织一块,大小 3.7cm×2.5cm×1.7cm,切面见一灰白、灰黄色、质硬结节,切面积 2.3cm×1.8cm,有部分包膜,边界清。

镜下:低倍镜下肿瘤边界尚清,呈推挤式生长(病例 20 图 2A)。肿瘤细胞密度分布不均,肿瘤边缘区域细胞丰富,异型性大,可见较多核分裂象(病例 20 图 2B)。中心区域细胞稀疏,呈胶原间质背景(病例 20 图 2C)。查见少许肿瘤性骨样组织(病例 20 图 2D)。

免疫组化显示:肿瘤细胞 SMA 局灶阳性(病例 20 图 3A);SATB2 阳性(病例 20 图 3B)。CK、P63、ER、PR、HER-2、CD10、CD34、CD31、S-100 均阴性;Ki67 指数约 50%(病例 20 图 3C,病例 20 图 3D)。

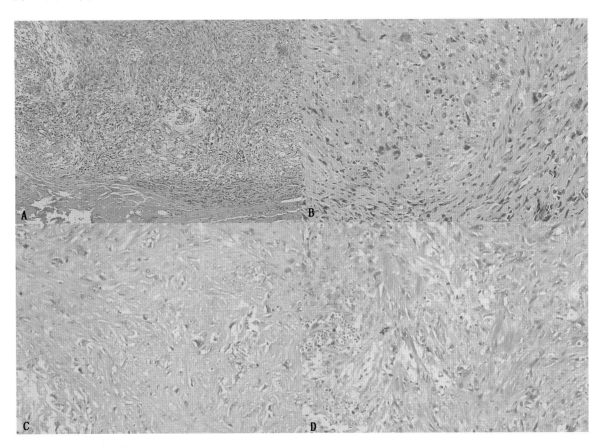

病例 20 图 2　典型 H&E 图像

注:A:低倍镜下肿瘤边界尚清,呈推挤式生长;B:肿瘤边缘区域细胞丰富,异型性大,可见较多核分裂;C:中心区域细胞稀疏,呈胶原间质背景;D:查见少许肿瘤性骨样组织

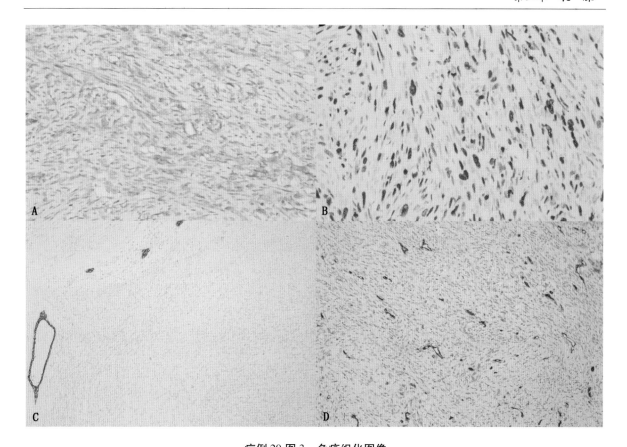

病例 20 图 3　免疫组化图像

注：A：SMA；B：SATB2；C：CK；D：CD34

五、诊断及鉴别诊断

1. 诊断　乳腺转移的骨肉瘤。

2. 鉴别诊断

（1）恶性叶状肿瘤：是本例最主要的鉴别诊断。叶状肿瘤由上皮和间质两种成分构成，表现为间质细胞过度增生，体积通常较大，分叶状，有导管周围细胞丰富、生长活跃的特点，免疫组化标记 CD34、CD10、CD117 可有不同程度表达，具有复发倾向。但恶性叶状肿瘤也可缺少典型的分叶状结构，如以骨肉瘤为主要成分的恶性叶状肿瘤，因此需要广泛取材，证明上皮成分的存在。本例有骨肉瘤病史；骨肉瘤的组织学和影像诊断明确，可与恶性叶状肿瘤鉴别。免疫组化标记 SATB2 对于鉴别骨肉瘤和其他非成骨性肉瘤具有一定的意义。

（2）化生性癌：形态多样，可以表现为肉瘤样癌的特点。大体上，肿瘤境界较清楚。镜下，肉瘤样成分可相似于恶性纤维组织细胞瘤、软骨肉瘤、骨肉瘤、横纹肌肉瘤、血管肉瘤或混有以上不同成分。但通常表达广谱角蛋白、高分子量角蛋白及 P63 等，免疫组化标记可与之鉴别。

（3）间质肉瘤：指由乳腺的特化间质发生的缺乏叶状肿瘤上皮成分的一类恶性乳腺肿瘤。镜下，大多呈纤维肉瘤形态，可有局灶性骨化生。最近有报道 CD10 阳性的乳腺间质肉瘤。本例病史明确，可与之鉴别。

（4）乳腺原发骨肉瘤：罕见情况下，乳腺可以原发骨肉瘤，但首先要排除转移性骨肉瘤。本例有明确的骨肉瘤切除病史，可以排除乳腺原发骨肉瘤。

六、小结

骨肉瘤乳腺内转移较为罕见，正确诊断来源于临床病史、组织学特点及免疫组化的特点。若在病史不清又缺少特异性肿瘤性成骨的情况下，诊断仍具有很大挑战性。

本例患者具有骨肉瘤病史，术后CT示全身多发性骨损害，符合多发性骨转移。转移性肿瘤多位于乳腺周边部，常表现为边界清楚的圆形肿块。该例病变组织学表现为肿瘤边界较清，呈推挤式生长，与周围乳腺组织截然分开，符合转移性肿瘤的特点。同时肿瘤组织内可见挤压的导管或腺泡结构，无明显叶状结构；并查见少许肿瘤性骨样组织，符合骨肉瘤的诊断。肿瘤性骨样组织是诊断骨肉瘤的关键，但明确区分骨样组织和玻璃样变胶原有时十分困难。胶原倾向于线性、束状、纤维状、染色红；而骨样组织呈均质淡红染的毛玻璃状，互相交织或呈树枝状分叉。

免疫组化染色方面，本病例不表达广谱角蛋白、高分子量角蛋白及P63，CD34、CD10、CD117标记也都是阴性，基本排除了化生性癌、恶性叶状肿瘤及间质肉瘤的诊断。而SATB2标记阳性，在骨肉瘤和其他非成骨性肉瘤的鉴别诊断方面具有一定的意义。

本例镜下见肿瘤性骨样组织和异型的梭形、多角形细胞，形态符合骨肉瘤。乳腺中出现骨肉瘤样成分，需考虑恶性分叶状肿瘤伴异源性肉瘤成分、化生性癌（癌肉瘤）、转移性骨肉瘤等可能，排除上述可能后，才可考虑极其罕见的乳腺原发骨肉瘤。本例患者有骨肉瘤病史，符合转移性骨肉瘤的诊断。

（山东大学齐鲁医院　高　鹏　牟　坤　邢爱艳）

病例21　微腺性腺病相关性癌合并腺泡细胞癌分化

一、临床病史及实验室检查

患者，女，41岁，右乳发现质硬结节5天，活动性好，无乳腺癌和其他癌症家族史，术前给予4周期的TC方案（紫杉醇和环磷酰胺）新辅助化疗。实验室检查未见明显异常。

二、影像学检查

钼靶显像显示右乳外上象限有一个椭圆形、不透射线的肿物，超声引导下行粗针活检，并行组织学检查。

三、手术中所见

行乳腺区段切除，发现肿物大小1.2cm×1.0cm，呈浸润性生长。

四、病理所见

粗针活检镜下所见：显示排列成实性、巢状和索状的浸润性癌（病例21图1A），伴有局部中央性坏死（病例21图1B），并有一些区域的腺性结构，这些腺性结构分化较好，部分空腔包含了嗜酸性物质（病例21图1C），胞质伴有粗的嗜酸性颗粒（病例21图1D）。

区段切除标本大体所见：肿物切面积1.2cm×1.0cm，呈浸润性生长，切面灰白，质硬韧。

镜下所见：显示了两种不同的组织学形态（病例21图2A），一种细胞排列成腺泡、腺样和微腺样结构，分布于纤维脂肪间质内，胞质透明或弱嗜酸性（病例21图2B），在部分腺样结构区域，细胞核明显异型性，部分腺腔内含有致密的胶样嗜酸性物质；另一种细胞排列呈实性、巢状和条索状，分化差，伴有高级别的核，核分裂象及凋亡改变多见，局灶性细胞胞质强嗜酸性及较多凋亡细胞，提示化疗后改变（病例21图2C）。

免疫组化显示：两群细胞ER、PR、HER-2均阴性，肌上皮标记、表皮生长因子（EGFR）和GATA结合蛋白3（GATA-3）阴性，S-100弥漫阳性（病例21图2F至病例21图2H）。在第一种细胞，部分微腺样结构区域(病例21图2D),S-100强阳性(病例21图2E),collagen Ⅳ基底膜阳性(病例21图2F),基于组织形态学和免疫组化的特点,符合微腺性腺病(microglandular adenosis,MGA);另有一些区域,肌上皮标志物和基底膜均阴性,强阳性表达lysozyme(病例21图2G)和GCDFP-15(病例21图2H,病例21图2I),符合腺泡细胞癌(acinic cell carcinoma,ACC)分化。Ki67指数分别为少于1%或约20%。在第二种细胞,弥漫强阳性表达CK5/6和S-100,同时阴性表达collagen Ⅳ、lysozyme和GCDFP-15,Ki67指数为40%,因为与前述MGA共同存在,我们诊断这一区域为微腺性腺病相关性癌(carcinoma arising from microglandular adenosis,MGACA),可能为基底样细胞型(病例21表1)。

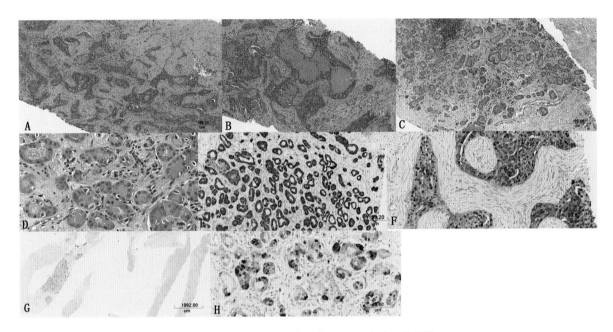

病例21图1 粗针活检标本H&E及免疫组化图像

注:粗针活检标本:HE染色(A-D),免疫组化(E-H)。A:浸润性癌排列呈实性巢状和索状;B:局灶癌巢伴有中央坏死;C:腺体形成良好,伴有腺腔,内含嗜酸性物质;D:腺腔细胞显示一些粗的嗜酸性颗粒;E、F:两种肿瘤成分均显示S-100强阳性;G:浸润性癌区Lysozyme阴性;H:腺样结构显示Lysozyme强阳性

病例21表1 免疫组化表达情况

抗体名称	表达情况
2种癌成分:	
雌激素受体(ER)	(-)
孕激素受体(PR)	(-)
HER-2	(-)
S-100	弥漫强(+)
CD10	(-)
GATA-3	(-)
腺泡细胞癌分化成分:	
Lysozyme	(3+)
GCDFP-15	(2+)
Collagen Ⅳ	(-)
CK5/6	(-)
EGFR	(-)
Ki67	(20%)

续表

抗体名称	表达情况
微腺性腺病相关性癌:	
Lysozyme	(–)
GCDFP – 15	(–)
Collagen Ⅳ	（灶＋）
CK5/6	（3＋）
EGFR	（灶＋）
Ki67	（40%）

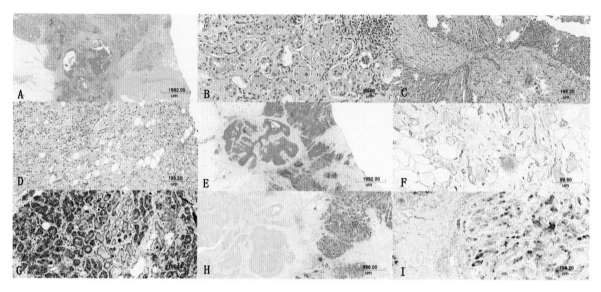

病例 21 图 2　区段切除标本 H&E 及免疫组化图像

注：区段切除标本：H&E 染色（A－D），免疫组化染色（E－I）。A：肿瘤镜下显示 2 种不同的形态特征；B：一群肿瘤细胞排列呈腺泡状、腺样和微腺样结构，散布于纤维间质中，胞质空泡状，透明或弱嗜酸性染色；C：另一群肿瘤细胞为分化差的癌细胞，排列呈实性巢状、索状，部分细胞显示嗜酸性胞质、凋亡的细胞核，提示化疗后反应；D：第一群细胞内有一些微腺性腺病（MGA）区域；E：两种肿瘤细胞成分均强表达 S－100 蛋白；F：MGA 区域包含 collagen Ⅳ 阳性的基底膜物质；G：ACC 区 lysozyme 强阳性；H：ACC 分化区域 GCDFP－15 阳性；I：ACC 区 GCDFP－15 阳性

五、诊断及鉴别诊断

1. 诊断　乳腺微腺性腺病相关性癌，伴腺泡细胞癌分化（breast microglandular adenosis related carcinoma with acinic cell carcinoma differentiation）。

2. 鉴别诊断

（1）分泌性癌：主要发生于小于 20 岁的青少年，文献里报道的发病年龄为 3～91 岁，大部分的分泌性癌伴有 ETV6 – NTRK3 融合基因，可以与其他肿瘤鉴别。癌组织排列呈乳头状、微囊状和腺样，肿瘤细胞的特征从分泌到大汗腺样。分泌性细胞的胞质淡至透明、粉红色或嗜两性，含有丰富的分泌物，细胞核呈低级别，从小到中等大小，通常含有小而均匀的核仁，核分裂或坏死罕见，嗜酸性分泌物可位于肿瘤细胞的胞质、腺腔及微囊内，部分可与甲状腺滤泡类似。新近描述的乳腺 ACC 与分泌性癌有相似的临床、形态和免疫组化表型，但是其未发现有 ETV6 基因重排。

（2）伴大汗腺分化的癌：癌细胞具有嗜酸性颗粒或泡沫状的胞质，与腺泡细胞癌相类似，但大汗腺癌细胞异型性明显，有明显核仁，核分裂象易见，可见顶浆分泌。本例腺泡细胞癌区域显示了 GCDFP – 15 的阳性表达，这是一种大汗腺分化标志物，虽然大汗腺分化不是涎腺 ACC 的特点，但是

prolactin – inducible 蛋白的 mRNA 与 GCDFP – 15 显示了相同的核酸序列,现已经在正常涎腺的腺泡细胞内被发现。在我们的病例,虽然在 ACC 区域 GCDFP – 15 是弥漫阳性表达,但是因为形态学上并不相似,所以我们不认为这是大汗腺分化。

六、小结

ACC 的特点为腺泡细胞,伴有胞质内酶原分泌颗粒,然而涎腺 ACC 的结构和细胞特点的谱系是很宽的,按照结构特征,分为实性、微囊状、乳头囊状和滤泡样,细胞特征包括腺泡样、闰管样、空泡状、透明样的细胞。乳腺的 ACC 可以有微腺样的生长方式,腺腔内有嗜酸性胶样的分泌物,弥漫强阳性表达 S – 100 蛋白,这些特征均与 MGA 相似。有文献报道,某些 ACC 可以显示伴有实性巢状结构的弥漫浸润生长方式,而且发现伴有中央粉刺样坏死的实性肿瘤细胞巢,其细胞学及免疫组化特征均类似于典型的 ACC。我们这个病例,ACC 分化成分排列成腺样、腺泡样和微腺样结构,肿瘤细胞 lysozyme 阳性表达,胞质含粗的嗜酸性颗粒,均证实了伴有 ACC 分化。但局灶的基底膜物质围绕着微腺样结构,与单纯的 ACC 的结构是不相符的,提示合并 MGA 的存在。MGA 内的腺体被基底膜围绕,且强表达 S – 100、lysozyme,而 ACC 的肿瘤性腺体基底膜是缺失的,本例有局灶的基底膜物质围绕着微腺样结构,可证实 MGA 的诊断。

非特殊型的乳腺癌是最常见的 MGACA 类型,少见的情况包括腺样囊性癌、分泌性癌、鳞状细胞化生性癌、软骨黏液样化生性癌、基底样特征的癌和基质产生的癌等,其中基质产生的癌是化生性癌的一个特殊类型,可与 MGACA 的发生相关。我们的病例,实性细胞巢是三阴性表型,但是 lysozyme 是阴性的,而且这些癌巢强阳性表达 CK5/6,提示它是基底样亚型的乳腺癌,因为病例内 MGA 的存在,让我们想到了 MGACA 的诊断。

MGACA 有双向的 Luminal(CK8/18 表达)和基底样(EGFR 表达和三阴性)的特点,提示 MGACA 并不适合于现行的乳腺癌的任何一种分子分型。

MGA、ACC 和 MGACA 之间的关系仍然不明,有文献报道了两例发生于 MGA 的 ACC,提示了这两种病变之间有密切的关系,而乳腺原发的 ACC 也被 WHO 分类所提出和认可,但现在另有观点认为 MGACA 可以伴有 ACC 分化,所以本病例是乳腺原发的 ACC 合并同时发生的 MGACA,还是 MGACA 伴 ACC 分化,在诊断名称上当前仍存在不同意见。

总的来说,乳腺 MGACA 伴 ACC 分化是比较罕见的,需要积累更多的病例与诊断经验。

(青岛市中心医院　徐　静)

病例22　乳腺黏液腺癌 微乳头型

一、临床病史及实验室检查

患者,女,63 岁,左乳肿块 1 个月;左侧乳头无内陷,无溢血溢液。实验室检查未见异常。

二、影像学检查

乳腺彩超显示:左乳晕下方 6 点位见大小 1.2cm×1.0cm 实性结节,形态不规则,部分边界清晰,部分边界不清晰,局部边缘呈蟹足样。BI – RADS 分类:4c 类。

左乳钼靶显示:左乳乳头下方见一等腺体密度肿块影,部分边界欠清。

三、手术所见

术中见左乳乳晕正下方一质硬肿块,大小约 1.5cm×1cm,边界不清。

四、病理所见

大体：乳腺组织一块，体积6cm×4cm×2cm，切面见一灰白质硬结节，边界欠清，略呈半透明样，切面积1.7cm×1.3cm。

镜下：低倍镜下，肿瘤局部呈浸润性生长，肿瘤组织有大量细胞外黏液，形成黏液湖，肿瘤细胞漂浮于细胞外的黏液湖中，细胞被纤维间质分隔并富于血管。细胞外黏液成分多而瘤细胞相对少，瘤细胞大部分呈微乳头状结构，少部分呈巢状或花环样。高倍镜下，细胞簇多呈乳头状排列，局部区域细胞排列拥挤，可见散在低黏附性细胞簇；瘤细胞体积增大，形态不规则，胞质丰富红染，细胞核圆形或卵圆形，核膜清楚，细胞核深染，大小不一，具一定异型性，核分裂象少见（病例22图1）。

免疫组化显示：肿瘤细胞EMA呈"极性倒转"的周边阳性染色模式，HER－2呈细胞膜三面弥漫阳性模式，ER弥漫强阳性，PR部分细胞阳性，P53阴性。Ki67指数约10%（病例22图2）。

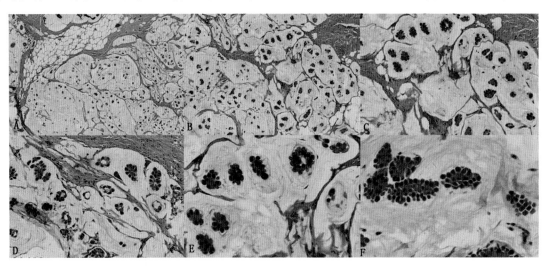

病例22 图1　典型H&E图像

注：A、B：肿瘤细胞被纤维间质分隔，细胞巢外富于黏液湖；C、D：肿瘤细胞巢多呈乳头状排列，局部区域排列稍拥挤，可见散在低黏附性细胞簇，黏液湖中可见血管；E、F：细胞体积增大，形态不规则，胞质丰富红染，细胞核深染，大小不一，圆形或卵圆形，核分裂象少见

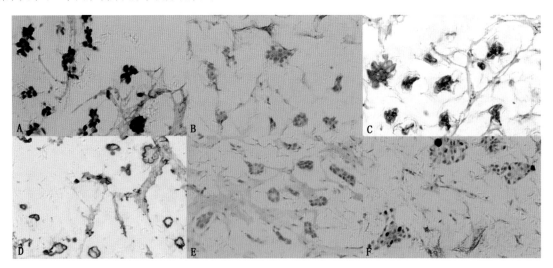

病例22 图2　免疫组化

注：A：ER；B：PR；C：HER－2呈细胞膜三面阳性模式，即"U"型阳性；D：EMA呈"极性倒转"的周边阳性染色模式；E：P53阴性；F：Ki67指数约10%

五、诊断及鉴别诊断

1. 诊断　乳腺黏液腺癌，微乳头型(mucinous breast carcinoma，micropapillary variant)。

2. 鉴别诊断

(1)乳腺黏液性囊腺癌：黏液性囊腺癌常有多个大小不等充满黏液的囊腔，囊壁内衬富含黏液的高柱状细胞，单层或复层，细胞核位于基底，可形成复杂分支的乳头状结构。当黏液外溢进入间质形成黏液湖时，需与之相鉴别。免疫组化示肿瘤细胞 ER、PR 阴性，Ki67 高表达。

(2)乳腺黏液囊肿样病变：黏液囊肿样病变镜下由大小不一的囊肿构成，囊腔衬覆扁平或单层立方上皮，细胞形态温和。囊内含有大量黏液，当囊肿发生破裂，囊内黏液破入间质形成黏液湖且上皮细胞与囊壁发生脱离，散布于黏液湖内时常需与黏液腺癌相鉴别。本病例中瘤细胞呈圆形的细胞巢或微乳头样，有不同程度异型性，且黏液湖中富于血管，支持黏液腺癌的诊断。

(3)纤维上皮性肿瘤：纤维腺瘤及叶状肿瘤的间质发生显著的黏液变性和水肿时应与本病变相鉴别。纤维上皮性肿瘤的细胞异型性小，上皮细胞与肌上皮细胞可形成双层结构。免疫组化 P63、Calponin 等显示肌上皮细胞亦可帮助诊断。

(4)化生性癌：分泌基质的化生性癌中黏液软骨样基质和其中漂浮的肿瘤细胞有时需与黏液腺癌相鉴别。化生性癌中肿瘤成分常呈中–低分化腺癌的表现，细胞黏附性低，异型性大，肿瘤中央可见出血坏死。

六、小结

黏液腺癌是一种好发于老年人且预后较好的乳腺癌，常同时伴随有导管原位癌的发生。形态学上表现为细胞外间质内有大量黏液，其中漂浮着癌细胞。癌细胞可呈小梁状、缎带样或花环样；也可排列成片状或巢状。

部分黏液腺癌以微乳头状结构为特征，其排列模式与浸润性微乳头状癌相同，且癌细胞 EMA 染色呈"极性倒转"的周边阳性染色模式。但已有研究结果显示，该类病变比经典的黏液腺癌侵袭性强，易发生淋巴结转移，预后差；而与浸润性微乳头状癌相比，其临床表现相对惰性。

免疫组化示肿瘤细胞 ER、PR 常阳性表达，而 EMA 呈"极性倒转"的周边阳性染色模式。值得注意的是，此类病例判断 HER–2 阳性程度时，应视细胞膜三面阳性为细胞膜完整着色。

(山东大学齐鲁医院　高　鹏　陈　旭)

病例 23　具有基底细胞样特征的乳腺实体型腺样囊性癌

一、临床病史

患者，女，76 岁，1 个月前无意中发现左侧乳房包块，约花生米大小，无发热、乳房疼痛、乳头溢液、乳头凹陷、乳头偏斜、乳头脱屑、乳头糜烂、皮肤红肿、皮肤破溃等表现。肿块增大不明显，未予特殊治疗。

二、影像学检查

B 超显示，双侧乳腺腺体无明显增厚，左乳 1 点位探及 1.2cm×1.3cm 低回声结节，形态不规则，边界不清，内回声不均匀，CDFI：结节周边探及动脉血流信号，弹性成像示质地较硬；右乳未探及明显结节。双侧腋下未见明显肿大淋巴结。左乳低回声结节，考虑乳腺癌可能性大(BI–RADS 分类：4c 类)(病例 23 图 1)。

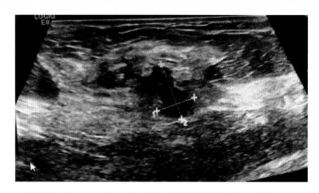

病例 23 图 1　　B 超示左侧乳腺内低回声结节，边界不清

三、术中所见

术中见左侧乳房外上象限 1 点处一大小 1.6cm×1.5cm×1.5cm 的肿瘤，遂行左侧乳房单纯切除术并送检前哨淋巴结 3 枚。

四、病理所见

大体：单纯切除乳腺标本一件，大小 18cm×14cm×4cm，梭形皮肤面积 13.5cm×9cm，乳头直径 1.5cm，于外上象限 1 点处距乳头 3cm、距基底 1.2cm 处扪及一质硬区，大小 1.6cm×1.5cm×1.5cm，切面灰白质脆，界不清。

镜下：肿瘤呈浸润性生长，由大小不等实性巢团构成(病例 23 图 2A)，实性区域大于 90%。细胞呈中 – 重度异型，核分裂象易见。细胞形态似基底细胞，大小较一致，胞质少，核圆形或卵圆形，染色质均一，核仁不明显(病例 23 图 2B)。少部分区域细胞呈地图、花环、岛屿或小梁状排列；肿瘤间质呈显著黏液样变或玻璃样变(病例 23 图 2C)。实性细胞巢中见少量导管样分化，为真性腺腔，衬覆细胞胞质丰富嗜酸，核圆，可见小核仁(病例 23 图 2D)。部分区域细胞呈筛孔状排列，可见假腺腔，腔隙大小不一，内含粉染的基底膜样物/嗜酸性物质。在肿瘤细胞巢周围还见到导管原位癌成分，呈高级别，粉刺型，腔内可见坏死。送检同侧前哨淋巴结 3 枚均未见癌转移。

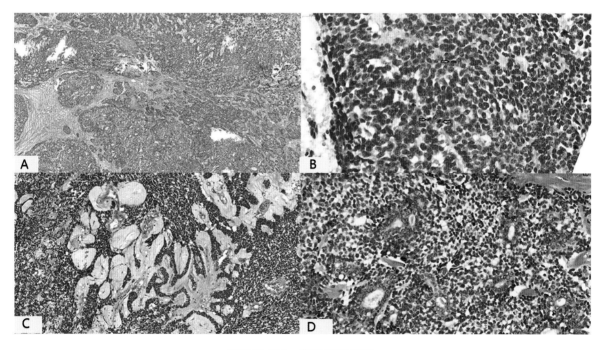

病例 23 图 2　　典型 H&E 图像

免疫组化示：肿瘤细胞不表达 ER、PR 及 HER - 2。实性巢中伴导管腺上皮分化的细胞 CK7、CK14、CK5/6 阳性。CD117 呈不同程度阳性，部分区域可见瘤巢全层阳性。P63 示大部分细胞阴性，仅有少部分细胞阳性。Vimentin 示核旁胞质阳性。平滑肌肌球蛋白重链（SMMHC）、突触素（Syn）、嗜铬粒素 A（CgA）、EGFR 均为阴性。Ki67 指数热点处为 50%（病例 23 图 3）。

特殊染色：PAS：管腔内嗜酸性基底膜样物阳性，呈紫红色（病例 23 图 3）。

荧光原位杂交：肿瘤细胞内存在一红一绿融合信号，提示 MYB - NFIB 基因发生融合（病例 23 图 3）。

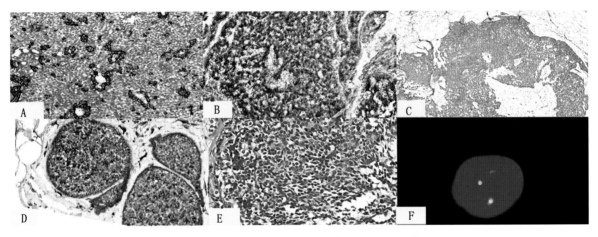

病例 23 图 3　免疫组化、PAS 染色及 FISH 图像

注：A：实性巢中伴导管腺上皮分化的细胞 CK7 阳性；B：肿瘤细胞 CD117 呈不同程度阳性；C：P63 示大部分细胞阴性；D：Vimentin 示核旁胞质阳性；E：特殊染色 PAS 示管腔内嗜酸性基底膜样物阳性，呈紫红色；F：荧光原位杂交示肿瘤细胞内存在一红一绿融合信号，提示 MYB - NFIB 基因发生融合

五、诊断及鉴别诊断

1. 诊断　具有基底细胞样特征的乳腺实体型腺样囊性癌（solid variant of mammary adenoid cystic carcinoma with basaloid features，SBACC）。

2. 鉴别诊断

（1）基底细胞样型乳腺癌：组织学分级较高，核分裂象多见，呈推挤性边缘及实体型生长，无腺样结构。可见地图样坏死。免疫组化呈三阴性，但 CK5/6、CK14 或者 EGFR 阳性，而本病例 EGFR 阴性，CK5/6、CK14 仅表达于真腺腔的腺上皮细胞。两者的预后及治疗方案不同，因此应注意鉴别。

（2）原发或转移性神经内分泌癌（小细胞癌）：乳腺原发的神经内分泌癌罕见，首先需排除转移。其组织学形态与免疫组化结果同肺小细胞癌，鉴别主要依赖于免疫组化检测，本病例 Syn、CgA 染色均为阴性，足以鉴别。

（3）实性乳头状癌：为界限较清楚的实性结节，肿瘤细胞间有纤细的纤维血管轴心。细胞形态温和，常产生细胞内/外黏液，免疫组化 CgA、Syn 和 CD56 有不同程度阳性，ER、PR 强阳性。

（4）浸润性筛状癌：虽然具有基底细胞样形态，但其筛孔为真性腺腔，细胞核级别较低，染色质细腻。免疫组化表型 ER、PR 强阳性，而本例呈三阴性，可以鉴别。

六、小结

具有基底细胞样特征的乳腺实体型腺样囊性癌非常罕见，2002 年 Rosen 等首次报道了 9 例，国内杨文涛等于 2012 年报道了 4 例，其侵袭性较经典型腺样囊性癌（adenoid cystic carcinoma，ACC）强，预后较差。

组织学一般具有以下特点：肿瘤呈浸润性生长，由大小不等实性巢团构成，实性区域大于 90%。细胞呈中 - 重度异型，核分裂象易见。细胞形态似基底细胞，胞质少，核仁不明显。少部分区域细胞呈地图、花环、岛屿或小梁状排列；肿瘤间质呈显著黏液样变或玻璃样变。实性细胞巢中见少量导管样分化的真腺腔，部分区域细胞呈筛孔状排列的假腺腔，腔内含粉染的基底膜样物质。

免疫组化示实性巢中伴导管腺上皮分化的细胞 CK7、CK14、CK5/6 阳性，CD117 呈不同程度阳性；P63 示大部分细胞阴性，仅少部分细胞阳性。Vimentin 示核旁胞质阳性，Rosen 等也描述了相似的免疫组化表达模式，据文献报道，乳腺癌中 Vimentin 的表达表明细胞分化较低，提示患者预后较差，并可能与多药耐药相关。平滑肌肌球蛋白重链（SMMHC）、突触素（Syn）、嗜铬粒素 A（CgA）、EGFR 均为阴性。Ki67 指数热点处为 50%。PAS 染色示腔内嗜酸性基底膜样物质阳性。分子遗传学显示该类肿瘤细胞存在 MYB – NFIB 融合基因。

经典型乳腺 ACC 呈低度恶性，预后好，一般主张手术切除及放疗，很少发生腋窝淋巴结转移及远处转移，局部复发率也很低，一般不主张清扫腋窝淋巴结。而 SBACC 与经典型 ACC 相比，细胞异型性大，增生指数高，可发生腋窝淋巴结转移，预后较差。有作者提出建议将 ACC 亦进行级别的划分，经典型 ACC 归为低级别，而 SBACC 可考虑归为高级别，两者的临床处理与预后应该有所不同。至于 SBACC 是否需要清扫腋窝淋巴结、术后是否进行放化疗以及具体化疗方案的制订，尚需要积累更多的病例深入研究。

（青岛大学附属医院　王成勤）

病例 24　高泌乳素血症乳腺癌

一、临床病史及实验室检查

患者，女性，39 岁，6 年前无明显诱因出现双乳疼痛，超声检查双乳低回声结节，双乳增生，未行特殊治疗。

2017 年 1 月发现右乳肿块，约"葡萄"大小，质软，无触痛，边界清。于当地行右侧乳腺肿块切除术。术后病理经多家医院会诊，考虑为：导管上皮不典型增生、导管高级别上皮内瘤变，不排除低级别导管原位癌。

2018 年 3 月，查体发现手术瘢痕近乳头侧触及一质韧肿块，大小约 3cm×3cm，右腋窝及锁骨上未查见明显异常。

血清学检查：泌乳素明显升高，>4000ng/ml（参考值：3～27ng/ml），高泌乳素血症。期间间断服用过药物溴隐亭，效果不明显后自行停药。

临床症状：闭经、溢乳、无排卵、不孕。

二、影像学检查

乳腺超声：双侧乳腺增生，右乳多发囊实性结节，左乳多发低回声结节。

钼靶：双乳多发结节样密度增高影，考虑 BI – RADS 3 类，左乳钙化灶，双侧乳腺增生，部分增生融合。

三、手术及病理所见

1. 肿块切除术（2017 年 1 月）

（1）手术所见：右乳可见一灰白灰黄囊性区，面积约 3cm×2cm，囊性区内可见积乳，周围组织灰黄略粗糙，质稍韧。

（2）病理所见

1）大体：乳腺组织体积 3.5cm×2.5cm×1.5cm，切面灰黄灰红，可见乳白色液体流出，并见多个灰白质软结节,直径0.3~0.5cm,与周围组织分界清。

2)镜下:乳腺组织内可见大小不等的扩张导管,其内含有蛋白分泌物,符合囊性高分泌性增生(病例24 图1A)。高倍镜下部分导管上皮增生,细胞排列单层或多层,部分细胞核大深染,具有不典型性(病例24 图1B)。部分导管管腔内可见微乳头样结构(病例24 图1C),细胞异型明显,部分胞质嗜酸,部分胞质空泡状,呈分泌状态,符合高泌乳性导管内癌改变(病例24 图1D)。

3)免疫组化:ER 阴性,PR 阴性,HER-2 阴性,EMA 阳性,S-100 阴性,CK5/6、CD10 和 P63 导管周肌上皮阳性,Ki67 指数15%~20%(病例24 图2)。

2. 改良根治术(2018 年3 月)

(1)手术所见:右乳上方可见5cm×4cm 的增厚区,切开切面广泛乳管扩张并囊肿形成,囊内可见积乳和血性液体。

(2)病理所见

1)大体:乳腺组织体积6cm×5.5cm×3cm,切开切面见一囊实性肿物,囊性区内容血性液体,实性区灰白灰黄,质韧稍硬,肿物切面积3.3cm×1.8cm,界不清。

2)镜下:乳腺组织大部分区域呈多房囊性,可见大小不等的导管扩张,缺乏间质,部分管腔内可见类似甲状腺胶状分泌物(病例24 图3A)。增生的导管上皮呈立方或扁平状,可见鞋钉样细胞,细胞呈高分泌状态(病例24 图3B)。部分细胞胞质丰富,呈嗜酸性,部分细胞胞质空泡状,核偏位(病例24 图3C)。少数细胞核浆比增大,染色质增粗,呈退变样改变。部分区域导管上皮增生明显,可见微乳头样结构(病例24 图3D),异型性明显,呈高-中级别导管内癌(病例24 图3E)。浸润癌区域的细胞胞质丰富,细胞核呈空泡状,核仁明显(病例24 图3F)。

3)免疫组化:浸润性癌区域肿瘤细胞ER 阴性,PR 阴性,HER-2 阴性,CK5/6、P63 和 Calponin 导管周肌上皮阴性,E-cad 阴性,P53 约80% 肿瘤细胞弱阳性,Ki67 指数约50%(病例24 图4)。

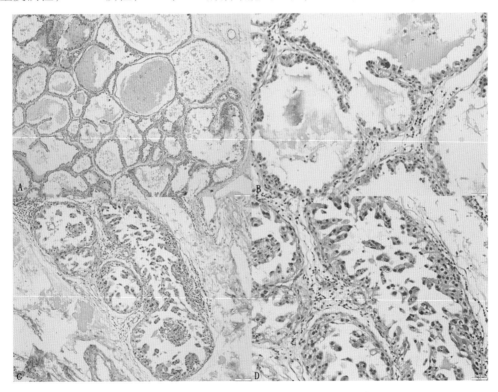

病例24 图1 肿块切除(2017 年1 月)H&E 图像

注:A:乳腺组织内可见大小不等的扩张导管,其内含有蛋白分泌物,图像符合囊性高分泌性增生;B:导管扩张、密集,上皮靴钉样增生,部分细胞异型,符合假泌乳性乳腺增生伴不典型增生;C:导管上皮增生,管腔内可见

微乳头样结构；D：高倍镜下细胞异型较为明显，部分胞质泡沫样空泡状，呈分泌状态；C 和 D：均符合高泌乳性导管内癌改变

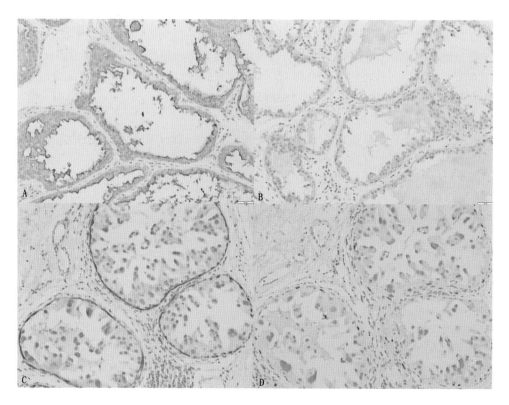

病例 24 图 2　肿块切除免疫组化图像

注：A：肿瘤细胞 EMA 阳性；B：肿瘤细胞 S - 100 阴性；C：CK5/6 导管周肌上皮阳性；D：导管周 P63 肌上皮阳性

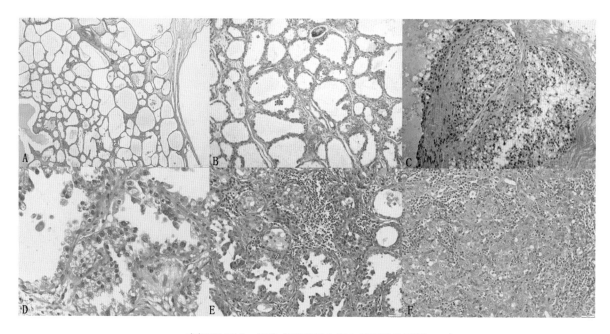

病例 24 图 3　根治术后（2018 年 3 月）H&E 图像

注：A：乳腺组织部分区域呈多房囊性，可见大小不等的导管扩张，缺乏间质，部分管腔内可见类似甲状腺胶状分泌物，符合囊性高分泌性增生；B：导管密集，管腔扩大，上皮呈立方或扁平状，可见鞋钉样细胞，符合假泌乳性

增生伴不典型增生；C：增生的导管上皮细胞充满管腔，肿瘤细胞胞质呈空泡状；D：部分区域导管上皮部分细胞胞质丰富，呈嗜酸性，部分细胞质空泡状，细胞具有异型性；E：大部分区域呈高－中级别导管内癌图像，细胞异型性明显，可见微乳头样结构；C－E：均呈为高泌乳性导管内癌改变；F：浸润癌区域，细胞胞质丰富，细胞核呈空泡状，核仁明显

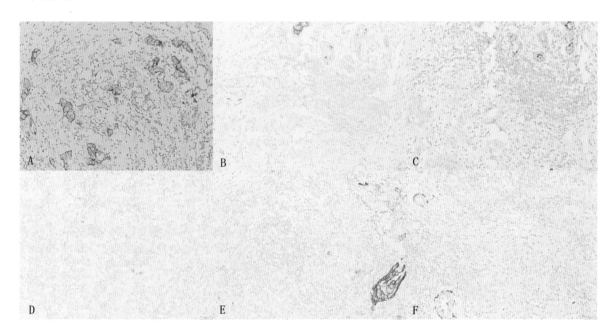

病例 24 图 4　根治术后免疫组化图像

注：A：免疫组化结果示浸润性癌区域肿瘤细胞 CK 阳性；B：肿瘤细胞 ER 阴性；C：肿瘤细胞 PR 阴性；D：肿瘤细胞 HER－2 阴性；E：肿瘤细胞 CK5/6 肌上皮阴性；F：肿瘤细胞 P63 肌上皮阴性

四、诊断及鉴别诊断

1. 诊断　高泌乳素血症乳腺癌（hyperprolactinemia breast cancer）。

2. 鉴别诊断

（1）分泌型癌：肿瘤一般边界清楚，病灶中心可有硬化，镜下由不同比例的实性、微囊和管状结构构成，瘤细胞含有丰富的粉染嗜酸性胞质，偶呈泡沫状，核卵圆，有小核仁，核分裂象少见。免疫组化 EMA、S－100、α－乳白蛋白常阳性。分子遗传学研究表明该类肿瘤常存在 ETV6－NTRK3 基因融合。

（2）富于脂质癌：90% 肿瘤细胞胞质内含有丰富的中性脂质，瘤细胞大而透明，胞质嗜酸性或空泡状，核圆，核仁明显，缺乏黏液，油红 O 染色显示细胞胞质内有脂滴存在。

（3）富于糖原透明细胞癌：细胞呈多角形，核圆形、深染，核仁明显，染色质团块状，具有丰富的透明胞质，呈实性生长，其内可见间隔的分枝状毛细血管。透明或颗粒胞质中含有 PAS 染色阳性的糖原。

五、小结

高泌乳素血症由脑垂体肿瘤、甲状腺功能减退、慢性肾衰竭、药物引发和应激反应等多种原因引起，以血清泌乳素升高及其相关临床表现为主的、下丘脑－垂体轴生殖内分泌紊乱综合征，可累及生殖、内分泌和神经系统。临床表现为泌乳、月经失调与闭经及不孕不育。该患者就诊时未发现垂体和其他脏器的病变，符合特发性高泌乳素血症。

检索数据库，文献中曾报道了一例垂体腺瘤继发的高泌乳素血症（405.5ng/ml）患者出现了特发

性肉芽肿性乳腺炎，尚未见高泌乳素血症引起乳腺癌的病例报道。但已有研究表明，泌乳素受体（PRLR）在乳腺癌中高表达，且 PRLR 是影响三阴性乳腺癌患者预后的一个独立危险因素。泌乳素及其受体可能通过 MAPK 信号通路参与子宫内膜癌的发生发展过程。另有文献报道了一例子宫肌瘤（直径 8cm）的患者出现了高泌乳素血症（150ng/ml），但当肌瘤切除后，其泌乳素水平恢复正常（3.43ng/ml）。因此，高泌乳素血症与肿瘤的关系尚不完全明确。高泌乳素血症是肿瘤发生的始动因素，还是伴随症状，目前仍存在争议。

该患者肿块切除术前血清泌乳素曾高达 4000ng/ml，出现溢乳闭经症状，肿块切除后虽服用药物溴隐亭，其泌乳素仍未降至正常水平，于术后一年复发，行改良根治术。复查病理，第一次肿块切除呈现了高分泌性增生、假泌乳性增生、导管上皮不典型增生及导管内癌的级谱样改变；第二次根治的标本大部分区域和第一次相似，但局部区域呈现明显浸润，表明该病变经历了分泌性增生－不典型增生－原位癌－浸润癌的连续动态变化过程。笔者认为这可能与患者长期处于泌乳素高分泌状态的刺激有关，提示高泌乳素血症或将成为乳腺癌发生的高危因素。目前，该患者经过术后常规 8 个周期的化疗后，其泌乳素仍稍高于正常水平（38.24ng/ml），暂未行其他治疗，一般情况良好。

首次肿块切除多家病理诊断意见不一，之所以未诊断导管内癌，提示该肿瘤极为罕见，对该类型乳腺癌尚缺乏认知。会诊意见虽未诊断导管内癌，但均提示并非纯良性病变，而是存在恶变的风险。病理诊断需与特殊类型的乳腺癌如分泌型癌、富于脂质癌、富于糖原透明细胞癌以及高泌乳性乳腺增生等相鉴别，高泌乳素血症病史对疾病的诊断具有重要的提示意义。

（济南市第四人民医院　王　静）
（山东大学齐鲁医院　邢爱艳）

病例 25　伴有极性翻转的高细胞癌

一、临床病史

患者，女，52 岁，发现左乳肿块 10 天。

二、影像学检查

B 超显示，左乳 2~3 点位乳晕区探及一低回声结节，大小约 0.8cm×0.6cm，纵横比 >1，边界欠清，形态欠规则（病例 25 图 1A），CDFI 示其内可见点状血流信号（病例 25 图 1B），提示 BI-RADS 4a 级。

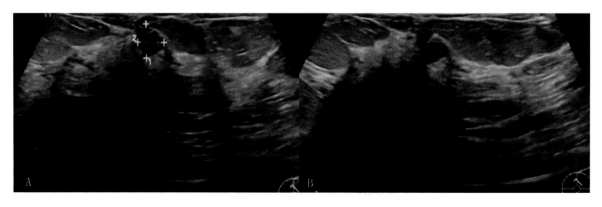

病例 25 图 1　B 超检查所见

三、手术所见

左乳肿物麦默通切除术：在 B 超引导下依次将肿物逐条完整切除。

四、病理所见

大体：灰白灰黄条形组织一堆，总体积 4.0cm×2.0cm×0.4cm，质韧。

镜下：低倍镜可见，肿瘤呈结节状、推挤性生长，周围可见灶性浸润（病例 25 图 2A 和病例 25 图 2B），肿瘤细胞呈实性、滤泡状及乳头状排列（病例 25 图 2C，病例 25 图 2D）。乳头中央可见纤维血管轴心，肿瘤细胞围绕血管轴心排列，部分肿瘤细胞排列紧密，形成实性或梁状结构。部分纤维血管轴心内或周围见较多泡沫细胞浸润（病例 25 图 2E）。滤泡结构内可见嗜酸性胶质（病例 25 图 2F）。高倍镜下，肿瘤细胞呈高柱状或立方形，多数细胞胞质丰富，嗜酸，细胞核淡染，毛玻璃样，可见核仁，肿瘤细胞垂直于纤维血管轴心排列，细胞核极性翻转，细胞核位于腔缘而不在基底面，细胞基底部为丰富的细颗粒状嗜酸性胞质，部分细胞核内可见核沟或核内假包涵体（病例 25 图 2G，病例 25 图 2H），核分裂象罕见（≤1 个/10HPF），未见明确坏死及脉管侵犯。

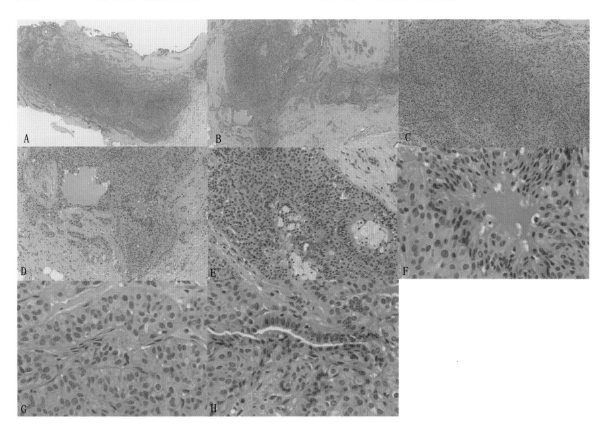

病例 25 图 2 典型 H&E 图像

注：A、B：肿瘤呈结节状、推挤性生长，周围可见灶性浸润；C、D：肿瘤细胞呈实性、滤泡状及乳头状排列；E：乳头纤维血管轴心内或周围见较多泡沫细胞浸润；F：滤泡结构内见嗜酸性胶质；G、H：肿瘤细胞呈高柱状或立方形，细胞核淡染，细胞核极性翻转，可见核沟及核内假包涵体

免疫组化显示：CK5/6(＋)；ER(灶状弱表达)；GATA-3(＋)；mammaglobin(＋)；P63(肿瘤周围肌上皮－)；Calponin(小灶＋)；S-100(＋)；TG 及 TTF-1(－)；Ki67 指数约 5%（病例 25 图 3）。

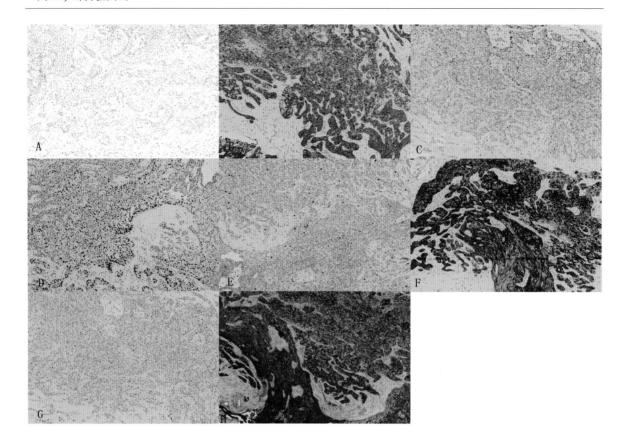

病例 25 图 3　免疫组化图像

注:A:肿瘤细胞 TG 阴性;B:瘤细胞弥漫表达 CK5/6;C:部分肿瘤细胞 ER 弱表达;D:肿瘤细胞 GATA - 3 阳性;E:Ki67 指数约 5%;F:肿瘤细胞 mammaglobin 弥漫阳性;G:肿瘤周围肌上皮 P63 阴性;H:肿瘤细胞 S - 100 阳性

五、诊断及鉴别诊断

1. 诊断　伴有极性翻转的高细胞癌(tall cell carcinoma with reversed polarity,TCCRP)。

2. 鉴别诊断

(1)普通型导管增生:增生导管可呈实性、窗孔或微乳头状,窗孔形状不规则,呈裂隙样位于管腔周围,增生的细胞核形状、大小和排列方向不一,细胞边界不清,可有核重叠,不具备毛玻璃样核特点。免疫组化提示导管管腔及周围肌上皮均无缺失,ER 表达强弱不一提示细胞无单克隆性增生。

(2)甲状腺乳头状癌转移:肿瘤细胞呈巢状分布,有乳头结构,并有不同程度的甲状腺乳头状癌核特征,但是该病例无甲状腺原发癌病史,甲状腺标志物 TG 及 TTF - 1 均阴性,无甲状腺乳头状癌常见的分子改变,如 BRAF V600E 基因突变和 RET/PTC 基因重排,可基本排除。

(3)实性乳头状癌:该病例低倍镜下有类似实性乳头状癌的形态特点,但上皮细胞不是单一的圆形,可见核沟及核内包涵体及滤泡样结构,增生的肿瘤细胞弥漫表达 CK5/6,ER 呈灶性弱表达,均不支持实性乳头状癌。

(4)分泌性癌:好发于青少年,通常肿瘤界限清楚,可见微囊及腺泡结构,其内有嗜酸性分泌物,肿瘤为三阴性,偶尔 ER 弱阳性,S - 100 阳性,通过 FISH 检测 ETV6 - NTRK3 的基因融合除外分泌性癌。

六、小结

伴有极性翻转的高细胞癌,既往文献报道称为类似甲状腺高细胞亚型乳头状癌的乳腺肿瘤或乳腺高细胞亚型乳头状癌，是一种罕见的低度恶性乳腺肿瘤。肿瘤组织形态类似于高细胞亚型的甲状腺乳头状癌，但患者均无甲状腺原发肿瘤病史。肿瘤结构复杂，仅通过形态难以判断乳腺原发或甲状腺癌转移。临床表现及免疫组化结果证实其为乳腺原发的浸润性病变，偶尔伴有转移，生物学行为表现为惰性。

组织学具有以下特点：①肿瘤细胞呈实性、巢状、滤泡状及乳头状结构，间质硬化；②乳头由肿瘤细胞围绕排列，中央可见纤维血管轴心，部分纤维血管轴心内见较多泡沫细胞浸润；③滤泡结构内可见类似甲状腺胶质的嗜酸性物质；④肿瘤细胞呈柱状、高柱状或立方形，多数细胞胞质丰富嗜酸，细胞核淡染，毛玻璃样，部分细胞核可见核沟或核内假包涵体；⑤细胞核极性翻转，细胞核靠近腔缘而不是位于基底部；⑥核分裂象罕见，Ki67 指数低。

免疫组化：肿瘤细胞既可以表达高分子角蛋白 CK5/6，也可以表达低分子角蛋白 CK7，绝大多数为三阴性，少数可以低表达 ER，Mammaglobin、GATA－3 阳性表达，CgA、Syn 不表达。甲状腺球蛋白（TG）及甲状腺转录因子 1（TTF－1）均阴性，肿瘤周边肌上皮标志物（P63 和 Calponin）阴性，Ki67 指数较低。分子遗传学显示该类肿瘤常常具有 IDH2 突变。

（山东大学第二医院　周星辰）

病例 26　低度恶性血管肉瘤

一、临床病史及实验室检查

患者，女，38 岁，5 个月前无意触及一左乳肿物，无红肿、发热、疼痛，肿块逐渐增大。实验室检查未见明显异常。

二、影像学检查

资料无法获得。

三、手术中所见

左乳外上象限乳腺组织内质稍韧区，范围约 15cm×8cm，无包膜，边界不清。

四、病理所见

大体：乳腺组织一块，体积 14cm×9cm×4cm，切开，切面灰红，局部质韧，未查见境界清晰的肿物。

镜下：低倍镜下病变界限欠清，呈浸润性生长，可见较多大小不一的脉管样腔隙。部分区域脉管样腔隙丰富，腔内可见红细胞，增生的脉管样腔隙穿插于乳腺小叶间质内，局部查见少量乳腺导管。高倍镜下，部分区域间质玻璃样变性，脉管内皮细胞异型不明显；部分区域可见腔隙内衬细胞增生，细胞核深染，核浆比大，呈钉突状凸起（病例 26 图 1）。

免疫组化：CD31、CD34、ERG 和 FLI1 均阳性，CK、SMA、Desmin 阴性，Ki67 指数约 50%。

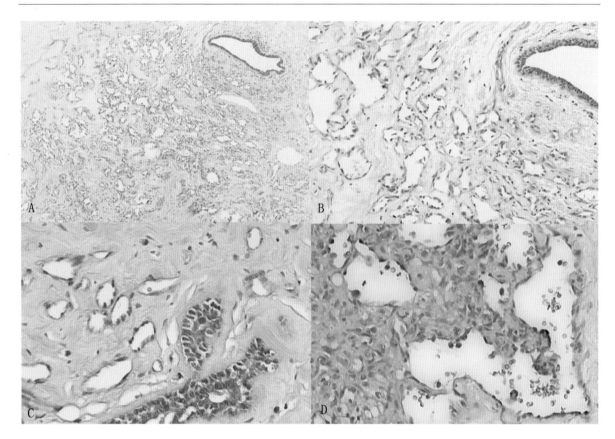

病例 26 图 1　典型 H&E 图像

注：A、B：低倍镜下，病变界限欠清，可见较多大小不一腔隙；C：高倍镜下，部分区域纤维间质内散在脉管可见细胞轻度异型；D：部分区域可见相互吻合的血管与实性的内皮细胞区域混合存在，管腔内可见红细胞

五、诊断及鉴别诊断

1. 诊断　低度恶性血管肉瘤（angiosarcoma）。

2. 鉴别诊断

（1）良性血管瘤：良性的血管瘤境界清楚，直径常 <2cm，内皮细胞无异型，由分散的血管腔隙组成，少见血管吻合；此外，良性血管瘤常围绕导管和小叶生长，而血管肉瘤则侵入小叶内呈浸润性生长。

（2）乳头状内皮增生：多发生于大的血管腔内，常伴有血栓形成，乳头状增生的内皮细胞在扩张的管腔内可形成迷路状或交通状结构，病变周围界限清楚，内皮细胞无异型性，亦不呈浸润性或破坏性生长。

（3）乳腺假血管瘤样间质增生：发生于小叶内或小叶间，镜下在致密纤维间质内见复杂的裂隙样腔隙结构，类似血管腔，内无红细胞。免疫组化标记，CD34、Vimentin 阳性，CD31 和 ERG 阴性有助于与血管肉瘤相鉴别。

（4）吻合状血管瘤：一种良性血管肿瘤，境界清楚，体积较小。镜下呈疏松的小叶状结构，由交通状或吻合状的血管组成，内皮细胞可呈钉突状。与本病的主要鉴别点在于肿瘤性血管呈非浸润性生长。

六、小结

原发于乳腺的血管源性肿瘤较少见，临床常无特殊表现。鉴于发生于乳腺的良性血管瘤少见，加之血管肉瘤病理形态的多样性及预后差的特点，有学者指出，乳腺的血管源性病变，应首先考虑血管肉瘤。

血管肉瘤组织学表现一般具有以下特点：病变界限欠清，呈浸润性生长。部分区域由被小叶间间质分隔开的相互吻合的血管构成，血管管腔大，充满红细胞，内皮细胞核明显且深染。可见呈相互吻合的血管与实性的内皮细胞或梭形细胞区域混合存在，而后者细胞异型性明显可伴有局灶坏死和(或)大量的核分裂象。也可见部分区域间质玻璃样变性，部分血管内皮细胞异型不明显。

免疫组织化第Ⅷ因子、CD31、CD34 等血管源性标志物阳性对血管肉瘤的诊断与鉴别诊断具有重要意义。但是，分化良好的血管肉瘤还需与良性血管源性肿瘤相鉴别，此时免疫组化标记意义不大，更重要的鉴别点在于血管肉瘤的浸润性生长与细胞的异型性。

（山东大学齐鲁医院　高　鹏　陈　旭）

病例 27　乳腺分泌性癌

一、临床病史及实验室检查

患者，女，85 岁，3 年前发现右乳肿块，约"红枣"大小，无疼痛，无压痛，无乳头溢血、溢液。自觉肿块增大不明显。实验室检查未见明显异常。

二、影像学检查

乳腺彩超示：右乳结节，大小约 1.5cm×1cm，BI-RADS 分类：4c 类。钼靶示：右乳外侧高密度影，毛刺征，部分界尚清。

三、手术中所见

术中见右乳外侧近乳晕处一质稍硬肿块，大小约 1.5cm×1.2cm，切面灰白，边界欠清。

四、病理所见

大体：乳腺组织一块，体积 7cm×6cm×5cm，切面见一肿物，切面积 1.2cm×1.1cm，灰白质脆，边界欠清。

镜下：病变界限欠清，局部呈浸润性生长。细胞排列方式多样，大部呈微囊性，部分为小灶性的实性片状，细胞胞质内及腺管管腔内有大量甲状腺胶质样嗜酸性分泌物。细胞轻度异型，细胞核圆形或卵圆形，大小较一致，核分裂象少见；胞质丰富，嗜酸或空泡状。癌巢之间为透明变性的间质，无肌上皮细胞成分(病例 27 图 1)。

免疫组化显示：肿瘤细胞 S-100、Mammaglobin、MUC4、CK5/6、CK34βE12 阳性。ER、PR、HER-2 阴性。Ki67 阳性表达率低，肌上皮缺失(病例 27 图 2，病例 27 表 1)。特殊染色示分泌物 PAS 阳性。FISH 检测 ETV6-NTRK3 融合基因阳性(病例 27 图 3)。

病例 27 表 1　免疫组化及特殊染色

抗体名称	表达情况
S－100	（＋）
Mammaglobin	（＋）
MUC4	（＋）
CK5/6	（＋）
CK34βE12	（＋）
SMA	（－）
P63	（－）
ER	（－）
PR	（－）
HER－2	（－）
Ki67	阳性率约5%
PAS	（＋）

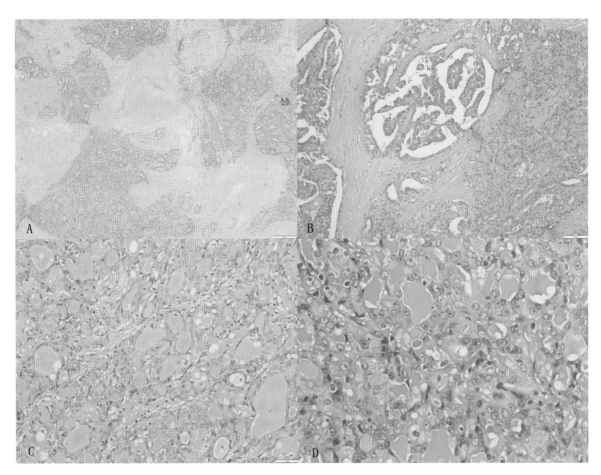

病例 27 图 1　典型 H&E 图像

注：A：低倍镜下，肿瘤呈浸润性生长，间质可见透明变性；B：肿瘤呈大部呈微囊性，部分呈乳头状囊性结构；C：高倍镜下，无明显肌上皮细胞成分，可见细胞胞质内及腺管管腔内大量嗜酸性分泌物；D：细胞轻度异型，细胞核圆形，大小较一致，核分裂象少见；胞质丰富，嗜酸或空泡状

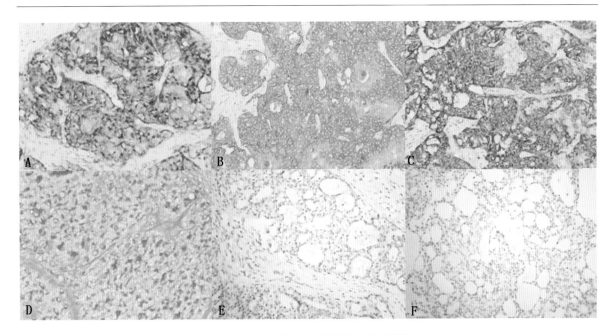

病例 27 图 2 免疫组化及特殊染色图像

注：A：S – 100；B：Mammaglobin；C：MUC4；D：PAS；E：P63；F：ER

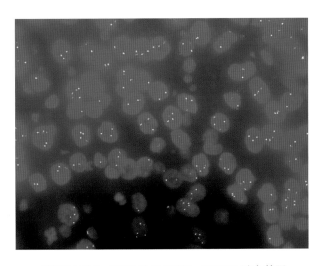

病例 27 图 3 FISH 检测 ETV6 – NTRK3 融合基因

五、诊断及鉴别诊断

1. 诊断 乳腺分泌性癌（mammary secretory carcinoma）。

2. 鉴别诊断

（1）泌乳结节及分泌性腺瘤：主要发生于妊娠期或哺乳期，小叶结构尚存，为高度增生的分泌性腺泡结构，具有肌上皮细胞和完整的基底膜。

（2）微腺性腺病：镜下表现杂乱无章、相互分离的小管状腺体，大小、形态相对一致。缺乏微囊性等复杂结构，细胞无异型性。

（3）大汗腺癌：细胞异型性明显，有明显的核仁，核分裂象易见，没有细胞内外的微囊改变，缺乏细胞内外 PAS 阳性的分泌物。免疫组化 GCDFP – 15 阳性。

（4）腺样囊性癌：肿瘤呈筛状、小管 – 小梁状、实体型等生长模式，肿瘤主要由腺上皮细胞和肌上皮细胞构成。腺上皮细胞构成真腺腔，肌上皮细胞构成假腺腔，腺腔样结构明显，呈较规则圆形，腔内为蓝染的黏液。免疫组化标记 CK7、CK14、CD117 及 MYB 阳性。

（5）囊性高分泌性癌：通常导管高度扩张，内充有甲状腺胶质样分泌物，缺乏微囊性结构，癌细胞异型性常明显。导管周常见肌上皮。

六、小结

乳腺分泌性癌比较少见，临床上表现为局部缓慢生长的无痛性肿块，通常为单发，结节状或分叶状，具有局部侵袭性、罕见远处转移，是一种预后较好的低度恶性乳腺肿瘤。

组织学一般具有以下特点：肿瘤组织与周围乳腺组织界不清，呈浸润性生长。瘤组织排列方式多样，微囊状和乳头状囊性结构最为常见，微囊性间隙内常可见红染的嗜酸性分泌物，部分形成甲状腺滤泡样结构。肿瘤细胞中等大小或较小，胞质丰富，浅嗜酸性，部分可见顶浆分泌和透明空泡，核呈圆形，轻度异型，可见小核仁，核分裂象少见。

免疫组化标记：分泌性癌 S－100、Mammaglobin、SOX－10 常呈弥漫阳性模式，EMA、MUC4 及多克隆 CEA 通常也阳性。其胞质及管腔内分泌物 PAS 及 AB 染色阳性。部分肿瘤表达基底细胞标志物 CK5/6 和（或）EGFR（HER1）。大多数情况下 ER、PR 和 HER－2 是三阴性，但也可较弱表达 ER 及 PR；Ki67 指数不等，但通常不高。

另外，分泌性癌具有较为特异的分子遗传学特征，即由 t（12；15）（p13；q25）易位导致的 ETV6－NTRK3 基因融合。尽管 ETV6－NTRK3 基因融合也可出现在其他疾病中，但在乳腺原发肿瘤中，ETV6－NTRK3 特异性表达于分泌性癌。因此，对于乳腺分泌性癌的诊断，尤其是镜下及免疫组化不典型的病例，ETV6－NTRK3 融合基因的检测十分必要。近期研究提示，Pan－TRK 抗体可用于NTRK 相关性肿瘤检测，在分泌性癌的检测中也显示较高的特异性和灵敏度。

（山东大学齐鲁医院　高　鹏　陈　旭）

病例 28　乳腺淋巴上皮瘤样癌

一、临床病史及实验室检查

患者，女，49 岁，左乳肿块 4 个月余，约"核桃"大小，无疼痛，无压痛，无乳头溢血、溢液。实验室检查未见明显异常。

二、影像学检查

钼靶 X 线摄影可见肿块阴影及钙化影，导管造影可见导管阻塞中断，管腔充盈缺损，管壁破坏。

三、手术中所见

左乳外上象限乳腺组织内质硬肿块，大小约 3cm×3cm×2.5cm，无包膜，边界不清，呈浸润性生长。

四、病理所见

大体：乳腺组织一块，体积 6cm×5cm×2.5cm，已剖开，切面见一灰白质硬区，切面积约 3cm×2.8cm，质脆，界限欠清。

镜下：病变界限欠清，略呈结节状，局部可见淋巴滤泡样结节形成。高倍镜下，在密集的淋巴细胞背景中散在分布未分化的上皮样细胞，大部呈巢状或条索状排列，部分区域上皮样细胞呈单个散在分布。细胞体积大，胞质丰富，核空泡状，核仁明显，偶见双核及多核细胞；核分裂象易见（病例28图1）。

免疫组化显示：淋巴细胞 LCA 阳性，上皮样细胞 CK、CK7 阳性，E－cad 个别细胞膜弱阳性，P120 细胞质及膜阳性，CK5/6 个别细胞阳性，EGFR 弱阳性。ER、PR、P53、CD68 阴性，HER－2（1＋）（病例28图2）。

FISH 显示：EBER 阴性。

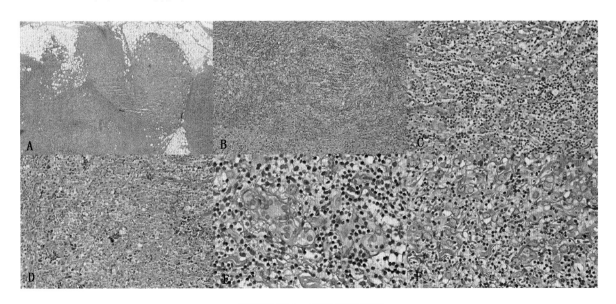

病例 28 图 1 典型 H&E 图像

注：低倍镜下，病变界限欠清，略呈结节状（A），局部可见淋巴滤泡样结节形成（B），高倍镜下，大部呈条索状排列（C），局部呈实性巢状（D）。细胞体积大，胞质较丰富，核空泡状，核仁明显，可见多核细胞（E）及似霍奇金淋巴瘤 R－S 细胞的双核细胞（F）

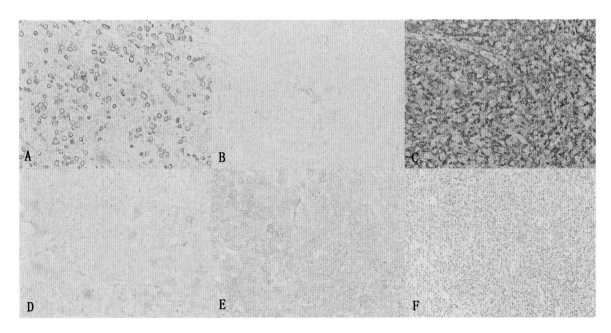

病例 28 图 2 免疫组化图像

注：A：CK7；B：CK5/6；C：LCA；D：ER；E：EGFR；F：EBER

五、诊断及鉴别诊断

1. 诊断　乳腺淋巴上皮瘤样癌（lymphoepithelioma – like carcinoma of the breast）。

2. 鉴别诊断

（1）具有髓样特征的癌：虽然具有髓样特征的癌也有大量淋巴细胞浸润，但具髓样特征的癌一般具有清楚的推挤式边界，主要由合体样细胞构成。本病变为浸润性癌的边界、合体细胞少见，更缺乏呈片状排列的合体细胞。

（2）淋巴瘤（经典型结节硬化型霍奇金淋巴瘤及间变性大细胞淋巴瘤）：本病变镜下呈结节状，可见形态似霍奇金淋巴瘤 R – S 细胞的双核细胞；加之其密集的淋巴细胞增生，需与经典型结节硬化型霍奇金淋巴瘤及间变性大细胞淋巴瘤相鉴别。本病变可见大量增生的淋巴细胞间伴少量浆细胞浸润，无霍奇金淋巴瘤中的各种炎细胞背景。免疫组化标记对其鉴别具有重要价值，经典型结节硬化型霍奇金淋巴瘤及间变性大细胞淋巴瘤 CD30 均阳性，而上皮标记 CK 及 CK7 阴性；而乳腺淋巴上皮瘤样癌免疫表型则与之相反。

（3）富于淋巴细胞的浸润性癌及浸润性小叶癌：部分浸润性导管癌及小叶癌间质中有多少不等淋巴细胞浸润，有时有大量淋巴细胞浸润，甚至伴淋巴滤泡形成，需与本病鉴别。淋巴上皮瘤样癌其淋巴细胞浸润往往更弥漫，且缺乏浸润性导管癌及小叶癌的典型结构（腺管状、筛状、片状、列兵状等）特征。肿瘤细胞核特点亦可帮助诊断。淋巴上皮瘤样癌细胞体积大，胞质丰富、淡染或嗜酸性，核空泡状，核仁明显。

（4）硬化性淋巴细胞小叶炎：为良性病变，尽管小叶周围有大量淋巴细胞浸润，并可见腺泡萎缩或消失，但病变部位仍有小叶轮廓，且间质明显纤维化。作为一种乳腺良性病变，缺乏具有泡状核的恶性上皮细胞特征使其易于鉴别。

六、小结

淋巴上皮瘤样癌是一种少见的上皮性恶性肿瘤，以淋巴组织显著增生、浸润并包绕未分化癌组织为特征，由 Regaud 和 Schminke 于 1921 年首先命名。根据肿瘤细胞的分布特点，常分为两种组织学类型：①Regaud 型：肿瘤细胞呈片状、巢状或条索状排列，与周围的淋巴细胞分界清楚；②Schminke 型：肿瘤细胞呈单个散在或独立的小簇状分布，与周围的淋巴细胞分界不清。这两种类型常常同时存在。

原发于乳腺的淋巴上皮瘤样癌较罕见，形态学上与发生于其他器官的淋巴上皮瘤样癌类似。

组织学上，肿瘤呈浸润性生长，以不规则岛状、巢状、片状或单个细胞浸润，癌巢和间质内有大量成熟的小淋巴细胞和浆细胞浸润为特征。瘤细胞具有单一的泡状核，圆形至卵圆形，核仁明显，胞质嗜酸性，界限不清；也可以呈肥胖的梭形，核呈流水样排列。并可见双核或多核细胞（形态类似 R – S 细胞），核分裂象多少不等，通常没有坏死。

免疫表型与一般浸润性癌类似，上皮性标志物阳性，而 ER、PR、HER – 2 和 E – cad 等报道不一；背景淋巴细胞 CD3 与 CD20 呈多克隆性表达。E – cad 阳性，也可同时表达 CK。P120 染色则显示胞膜与胞质双表达。有研究认为，该免疫表型提示，尽管 E – cad 细胞膜阳性表达，但此时并不具有与 P120 结合并介导细胞信号转导的功能，因而无法得出导管癌的诊断。可见，乳腺淋巴上皮瘤样癌究竟是导管癌还是小叶癌，从免疫表型上讲，尚难有定论。此外，对于淋巴上皮瘤样癌与 EB 病毒（epstein – barr virus, EBV）感染的关系，文献报道不一。研究表明，在鼻咽部、涎腺、肺和胃等部位 EBV 检测阳性，而在乳腺、宫颈及皮肤等部位 EBV 检测常阴性。

（山东大学齐鲁医院　高　鹏　陈　旭）

病例 29 乳腺肌纤维母细胞瘤

一、临床病史及实验室检查

患者，女，70 岁，患者体检时发现左乳肿块 1 周。实验室检查未见明显异常。

二、影像学检查

乳腺 B 超结果示：左侧乳腺实质性肿块伴钙化。

左乳钼靶示：左乳外上象限可见团块状影，边缘尚清，大小约 54mm×39mm，内见泥沙样钙化。考虑恶性病变可能性大，BI - RADS 分类：5 类。

三、手术中所见

左乳外上方一质硬肿块，大小约 5cm×4cm，边界清，活动度好，与皮肤无粘连。

四、病理所见

大体：单纯乳腺切除标本，表面附梭形皮肤，面积 10.5cm×3.6cm。乳头直径 1.2cm，皮肤无破溃，距乳头 1.5cm 于外上象限皮下见一肿物，体积 4.5cm×4cm×3.5cm，肿物边界较清，切面灰白，质中。

镜下：低倍镜下，病变界限清楚，无真正包膜，病变周围可见乳腺导管及少量脂肪组织。病变由形态较一致的胖梭形细胞构成，瘤细胞呈短束状排列，间质内散布带状玻璃样变的胶原纤维束，可见散在淋巴细胞浸润。高倍镜下，胖梭形细胞排列疏松，胞质淡嗜酸性，核为温和的卵圆形，染色质疏松，着色均匀，可见小核仁，未见核分裂象。血管周围可见淋巴浆细胞片状浸润，间质轻度黏液样变性（病例 29 图 1）。

免疫组化显示：肿瘤细胞 Desmin、CD34 阳性，CD99 弱阳性，CK、CK5/6、P63、ALK 阴性，ER、PR 部分阳性（病例 29 图 2）。

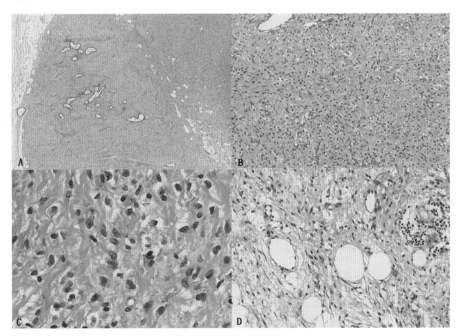

病例 29 图 1 典型 H&E 图像

注：A：低倍镜下，病变界限清楚，周围可见乳腺导管及少量脂肪细胞；B：病变由胖梭形细胞构成，呈短束状与

带状玻璃样变的胶原纤维束交织排列；C：高倍镜下，胖梭形细胞排列疏松，胞质淡嗜酸性，核为温和的卵圆形，染色质疏松，着色均匀，可见小核仁，未见核分裂象；D：血管周围可见淋巴细胞质细胞片状浸润，间质轻度黏液样变性

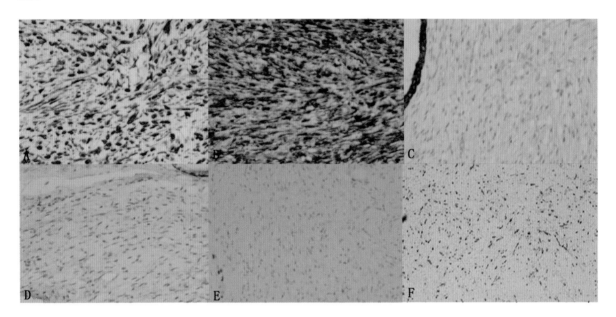

病例 29 图 2　免疫组化表达情况

注：A：Desmin；B：CD34；C：CK；D：CK5/6；E：P63；F：ER

五、诊断及鉴别诊断

1. 诊断　乳腺肌纤维母细胞瘤（myofibroblastoma）。

2. 鉴别诊断

（1）梭形细胞化生性癌：乳腺的梭形细胞肿瘤，应首先排除梭形细胞化生性癌。化生性癌边界不清，常呈浸润性生长。部分梭性细胞癌细胞呈明显异型性，在梭性细胞肿瘤组织内可见陷入的导管及小叶。免疫组化染色可帮助诊断，化生性癌中 CK、EMA、CK5/6、CK14 及 P63 通常阳性，而 CD34 阴性。

（2）平滑肌瘤/肉瘤：平滑肌瘤通常发生于乳头区，低倍镜下观察瘤细胞间缺乏宽大透明变的胶原束，高倍镜下，瘤细胞呈肌样细胞特点。免疫组化染色 Desmin、SMA、SMMHC、CD10 和 Calponin 阳性，CD34 阴性。平滑肌肉瘤为恶性肿瘤，呈浸润性生长，异型性明显，核分裂象多见。

（3）纤维瘤病：肿瘤由增生的梭形成纤维细胞、肌纤维母细胞和胶原纤维组成，呈平行、波浪或束状交错排列。肿瘤细胞稀疏，形态较一致，无明显异型性，核分裂象少见，肿瘤组织呈指状突起浸润至临近乳腺组织。导管和小叶成分陷于肿瘤组织内，病变周围淋巴细胞浸润。免疫组化 β - catenin 阳性。

（4）外周神经鞘膜瘤：本病变部分区域可见较明显的栅栏状排列结构，类似神经鞘膜瘤，但神经鞘膜瘤免疫组化染色 S - 100 阳性，CD34、Desmin 一般阴性。

（5）结节性筋膜炎：通常位置浅表，临床表现为生长迅速的肿块。增生的肌纤维母细胞呈浸润性生长，具有黏液间质，可见红细胞外渗；核分裂通常易见。免疫组化染色 Desmin 阴性。

六、小结

乳腺肌纤维母细胞瘤是一种少见的良性肿瘤，典型者表现为生长缓慢、境界清楚的活动性肿块。

发病部位及巨检表现常具有提示意义。此病变典型者常发生于皮下，如橡胶样富有弹性的坚实结节，切面呈分叶编织状，均匀一致的灰白到粉红色，质稍硬，切面外翻。

镜下，根据其组织学表现可分为多种亚型。本例属经典型，肿瘤界限清楚，但无真正包膜。梭形细胞形态一致，呈短束状与带状玻璃样变的胶原混杂，核为温和的卵圆形，通常不见核分裂。病变中可见数量不等的脂肪组织和肥大细胞，血管周围淋巴细胞、浆细胞片状浸润。间质可以有黏液样变、平滑肌或软骨化生。肿瘤边缘呈膨胀性生长，偶见浸润性边缘。

免疫组化染色表达 CD34、Desmin、CD10、Calponin 等，actin 表达差异较大，还常表达 ER、PR 和 BCL-2，但不表达 CK，常局灶表达 SMA。

（山东大学齐鲁医院　高　鹏　陈　旭）

病例 30　乳腺伴有异源间质分化的化生性癌

一、临床病史及实验室检查

患者，女，53 岁，无意中发现左乳腺肿物 1 周，无疼痛不适，无乳头溢液。查体左乳腺乳头内上方触及一直径约 3.5cm 肿物，质较硬，形态欠规则，活动欠佳，压之无疼痛，与皮肤及胸壁无粘连。实验室检查未见明显异常。

二、影像学检查

左乳（11~12 点，距乳头 2.0cm）探及低回声团块，大小约 3.3cm×2.2cm×3.3cm，边界不清，形态欠规则，内回声不均匀，可见点状强回声；左侧腋窝内探及低回声结节，大小约 0.9cm×0.5cm，边界尚清。

三、手术中所见

左乳（11~12 点，距乳头 2.0cm）查见一肿物，直径 3.5cm，质硬，与周围组织边界欠清，遂行"乳腺癌改良根治"术。

四、病理所见

巨检：送检左侧乳腺，体积：20cm×16cm×5cm，上覆梭形皮肤及乳头，距乳头 2.5cm 查见一肿物，切面积：3.0cm×2.3cm，切面灰白，质韧。

镜检：肿瘤巢状结节状生长，部分区域呈浸润性生长方式，黏液软骨样基质背景中，肿瘤细胞呈弥漫片状或条索状分布，可见腺腔形成，细胞异型性明显，核分裂象易见，癌细胞间纤维组织增生不明显（病例 30 图 1A，病例 30 图 1B）；另见软骨肉瘤成分，细胞中度异型，以黏液性软骨肉瘤样成分为主（病例 30 图 1C，病例 30 图 1D）。两种肿瘤成分有些区域分界尚清楚，有些区域相互混杂，未见两种成分移行过渡。

免疫组化：癌成分 CK-pan、CK7、CK8/18、GATA-3、GCDFP-15 均部分阳性；ER、PR 和 HER-2 阴性。肉瘤样区域 S-100 和 Vimentin 阳性。CK5/6、P63、SMMS-1 均阴性；E-cad 部分阳性，P120 膜阳性，P53 阳性；Ki67 指数约 80%（病例 30 图 2）。

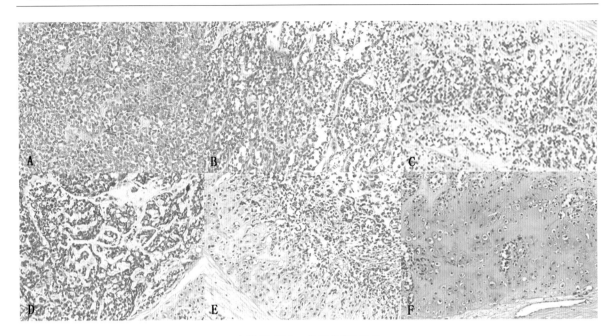

病例 30 图 1　典型 H&E 图像

注：A、B：肿瘤细胞呈弥漫片状、条索状排列，细胞异型性明显，纤维组织增生不明显。C-F：肿瘤细胞呈软骨肉瘤样改变，间质黏液变性

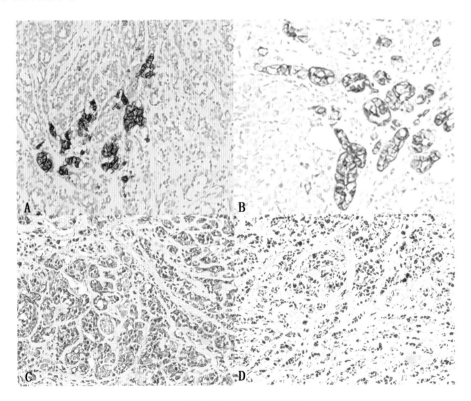

病例 30 图 2　免疫组化图像

注：A：CK8/18 部分细胞阳性；B：CK-pan 部分细胞阳性；C：S-100 阳性；D：Ki67 阳性细胞数约 60%

五、诊断和鉴别诊断

1. 诊断　乳腺伴有异源间质分化的化生性癌（metaplastic carcinoma），间质成分为黏液软骨样基

质成分(曾用名：乳腺产生基质的癌，matrix – producing carcinoma，MPC)。

2. 鉴别诊断

(1)恶性叶状肿瘤：可以上皮成分很少(特别是复发肿瘤)，但经多取材后，多数病例可发现纤维上皮肿瘤痕迹，如拉长裂隙样腺管、叶状结构，周边的纤维上皮肿瘤。叶状肿瘤也可伴发原位癌和浸润性癌，但总会有叶状肿瘤的改变。

(2)骨外黏液性软骨肉瘤：呈分叶状或结节状生长方式，黏液软骨样基质背景中，圆形核的嗜酸性或颗粒状细胞常显示特征性"线状"或单排生长，细胞大小较一致，形态温和，核分裂少见。

(3)非特殊型浸润性癌：是乳腺癌最常见的病理类型，也是一组异质性很大的浸润性癌。非特殊型浸润性癌在组织结构上，瘤细胞多呈索状、簇状和小梁状排列，分化较好的病例可呈腺管样结构。有时非特殊浸润性癌可有灶性化生性成分，应该在病理报告中给予报告，但要与化生性癌相鉴别。

六、小结

乳腺化生性癌是一种罕见的乳腺癌，在临床表现、病理、影像等方面都具有高度的异质性。产生基质的癌(matrix – producing carcinoma，MPC)由 Wargotz 和 Norris 于 1989 年首先报道，定义为浸润性癌直接演变为黏液软骨样和(或)骨样基质成分，中间没有梭形细胞过渡。该肿瘤均发生于女性，发病年龄 31～78 岁，中位年龄 50 岁。临床表现为可触及的肿块，影像学特点与一般乳腺癌相似。2012 年 WHO 乳腺肿瘤分类将"产生基质的癌"重新命名为"伴间叶分化的化生性癌"，属于化生性癌的一种亚型。2019 WHO 乳腺肿瘤分类将乳腺化生癌(metaplastic carcinoma)定义为一种异质性浸润性癌，其形态特征是肿瘤性上皮(腺上皮)向鳞状细胞和(或)梭形细胞，以及骨、软骨等间叶组织分化。根据化生的类型进行描述性分类：①具有鳞状上皮特征/分化的癌：包括低级别腺鳞癌、高级别腺鳞癌及纯鳞状细胞癌；②单相肉瘤样癌：包括梭形细胞癌及产生基质的癌；③双相肉瘤样癌：包括出现上皮及间叶两种成分和有异源性分化(如骨、软骨等)的癌。化生性癌需常规进行免疫组化染色，绝大多数化生性癌(大于 90%)ER、PR 及 HER – 2 阴性。大多数化生性癌高分子量 CK(如 CK5/6、CK14)、P63 及 EGFR(HER1)阳性，低分子量 CK(如 CK7、CK8/18、CK19)部分阳性。SMA、CD10、Maspin 也常阳性。CD34 一般阴性，Desmin 及 SMMHC 多数阴性。如果肿瘤中出现多种成分，建议病理报告注明各种成分的类型及所占的大致百分比。

(山东省立医院西院 郑金锋 刘 倩)

(审 校 高 鹏)

参 考 文 献

[1] 杨雯娟，魏兵，步宏. 乳腺原发性黏液性囊腺癌临床病理分析和文献复习. 临床与实验病理学杂志，2011，27 (1)：30 – 33

[2] Nayak A，Bleiweiss IJ，Dumoff K，et al. Mucinous Cystadenocarcinoma of the Breast：Report of 2 Cases Including One With Long – Term Local Recurrence. Int J Surg Pathol，2018，26(8)：749 – 757

[3] Asoglu O，Ugurlu MM，Blanchard K，et al. Risk factors for re – currence and death after primary surgical treatment of malignantphyllodes tumors. Ann Surg Oncol，2004，11(11)：1011 – 1017

[4] 倪韵碧，黄雨华，谢文杰. 乳腺化生性癌的病理学研究进展. 临床与实验病理学杂志，2015，31(7)：721 – 724

[5] Pagani A，Sapino A，Eusebi V，et al. PIP/GCDFP – 15 gene expression and apocrine differentiation in carcinomas of the breast. Virchows Arch，1994，425(5)：459 – 465

[6] Chang ED，Lee EJ，Lee AW，et al. Primary acinic cell carcinoma of the breast：a case report with an immunohistochemical and ultrastructural studies. J Breast Cancer，2011，14(2)：160 – 164

［7］ Geyer FC, Berman SH, Marchio C, et al. Genetic Analysis of Microglandular Adenosis and Acinic Cell Carcinomas of the Breast Provides Evidence for the Existence of a Low – Grade Triple – Negative Breast Neoplasia Family. Mod Pathol, 2017, 30(1): 69 – 84

［8］ Collins K, Ricci A Jr. Micropapillary variant of mucinous breast carcinoma: A distinct subtype. Breast J, 2018, 24(3): 339 – 342

［9］ Pareja F, Selenica P, Brown DN, et al. Micropapillary variant of mucinous carcinoma of the breast shows genetic alterations intermediate between those of mucinous carcinoma and micropapillary carcinoma. Histopathology, 2019, 75(1): 139 – 145

［10］ Shin SJ, Rosen PP. Solid variant of mammary adenoid cystic carcinoma with basaloid features: a study of nine cases. Am J Surg Pathol, 2002, 26(4): 413 – 420

［11］ 周若骥, 胡春燕, 喻林, 等. 具有基底细胞样特征的乳腺实体型腺样囊性癌的临床病理学观察. 中华病理学杂志, 2012, 41(12): 803 – 807

［12］ Fukuoka K, Hirokawa M, Shimizu M, et al. Basaloid type adenoid cystic carcinoma of the breast. APMIS, 1999, 107 (8): 762 – 766

［13］ Agrawal A, PaboluS. A Rare Case of Idiopathic Granulomatous Mastitis in a Nulliparous Woman with Hyperprolactinemia. Cureus, 2019, 11(5): e4680

［14］ Motamedi B, Rafiee – Pour HA, Khosravi MR, et al. Prolactin receptor expression as a novel prognostic biomarker for triple negative breast cancer patients. Ann Diagn Pathol, 2020, 46: 151507

［15］ Yamaguchi M, Erdenebaatar C, Saito F, et al. ProlactinEnhances the Proliferation of Proliferative Endometrial Glandular Cells and EndometrialCancerCells. J Endocr Soc, 2019, 4(2): bvz029

［16］ Sendur SN, Aktoz F, Usubutun A, et al. Hyperprolactinaemiaassociated with giant uterine myoma, description of a case and review of literature. J ObstetGynaecol, 2019, 39(7): 1034 – 1036

［17］ Bhargava R, Florea AV, Pelmus M, et al. Breast Tumor Resembling Tall Cell Variant of Papillary Thyroid Carcinoma: A Solid Papillary Neoplasm With Characteristic Immunohistochemical Profile and Few Recurrent Mutations. American Journal of Clinical Pathology, 2017, 147(4): 399

［18］ Burusapat C, Wongprakob N, Sapruangthong R, et al. Primary angiosarcoma of the breast presenting with a benign vascular skin – like lesion and expanding hematoma: a case report of an extremely rare tumor. J Surg Case Rep, 2019, 2019(7): rjz223

［19］ Kunkiel M, Maczkiewicz M, Jagiełło – Gruszfeld A, et al. Primary angiosarcoma of the breast – series of 11 consecutive cases – a single – centre experience. Curr Oncol, 2018, 25(1): e50 – e53

［20］ Zhang F, Shi M, Liao Q, et al. Clinicopathologic features of secretory breast carcinoma. Zhong hua Zhong Liu Za Zhi, 2019, 41(8): 628 – 632

［21］ Benabu JC, Stoll F, Koch A, et al. De – escalating systemic therapy in triple negative breast cancer: The example of secretory carcinoma. J Gynecol Obstet Hum Reprod, 2018, 47(4): 163 – 165

［22］ Harrison BT, Fowler E, Krings G, et al. Pan – TRK Immunohistochemistry: A Useful Diagnostic Adjunct For Secretory Carcinoma of the Breast. Am J Surg Pathol, 2019, 43(12): 1693 – 1700

［23］ Aridi T, Fawwaz M, Kassab A, et al. Lymphoepithelioma – Like Carcinoma of the Breast: A Case Report Unveiling Several Clinical and Histopathological Challenges. Case Rep Surg, 2018, 2018: 8240534

［24］ Trihia H, Siatra H, Gklisty H, et al. Lymphoepithelioma – like carcinoma of the breast: cytological and histological features and review of the literature. Acta Cytol, 2012, 56(1): 85 – 91

［25］ Dadmanesh F, Peterse JL, Sapino A, et al. Lymphoepithelioma – like carcinoma of the breast: lack of evidence of Epstein – Barr virus infection. Histopathology, 2001, 38(1): 54 – 61

［26］ Hong S, Liu D, Luo S, et al. The genomic landscape of Epstein – Barr virus – associated pulmonary lymphoepithelioma – like carcinoma. Nat Commun, 2019, 10(1): 3108

［27］ Howitt BE, Fletcher CD. Mammary – type Myofibroblastoma: Clinicopathologic Characterization in a Series of 143 Cases. Am J Surg Pathol, 2016, 40(3): 361 – 367

［28］Wargotz ES，Weiss SW，Norris HJ. Myofibroblastoma of the breast. Sixteen cases of a distinctive benign mesenchymal tumor. Am J Surg Pathol，1987，11(7)：493 − 502

［29］丁华野. 乳腺病理诊断和鉴别诊断. 北京：人民卫生出版社，2014

［30］Bermal HASBAY，Filiz AKA BOLAT，et al. Metaplastic Carcinoma of the Breast：Analysis of 38 Cases from a Single Institute Turkish Journal of Pathology，2020，36(1)：23 − 30

［31］Wargotz ES，Norris HJ. Metaplastic Carcinomas of the Breast. II. Spindle Cell Carcinoma. Hum Pathol，1989，20(8)：732 − 740

第四章 泌尿系统

病例 31 肾小细胞型嗜酸细胞瘤

一、临床病史及实验室检查

患者，女，53 岁，查体发现右肾占位 13 天。实验室检查未见明显异常。

二、影像学检查

CT 显示，右肾上极见类圆形稍低密度影，边界欠清，部分突出实质外，大小约 2.5cm×2.4cm× 2.7cm，其内密度较均匀，CT 值约为 35HU，增强后动脉期及门脉期呈不均匀性强化，内见条状高密度影，延迟期病变密度低于正常实质密度。左肾实质内未见明显肿块影及占位征象，双侧肾盂、肾盏未见明显扩张、积水。诊断：右肾上极占位，考虑恶性肿瘤可能性大（病例 31 图 1）。

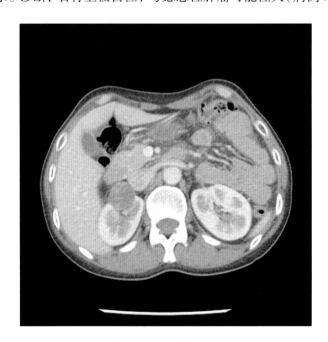

病例 31 图 1 影像学所见

三、手术中所见

术中见右肾上极内侧外突肿瘤，有包膜，囊实性，大小 3cm×2.5cm×2.5cm，行右肾癌根治切除术。

四、病理所见

大体：右肾根治性切除标本，大小 9.5cm×6cm×3cm，于近肾门处见一肿物，大小 3cm×2.5cm ×2cm，切面呈囊实性，囊壁厚 0.1cm，实性区灰黄色质软，侵及局部肾被膜。

镜下：低倍镜可见瘤组织边界清楚，与周围肾组织有较厚的纤维性假包膜分隔，瘤组织呈小叶状、岛状或实性片状排列，部分间质显著疏松、水肿，小叶内瘤细胞围绕玻璃样变的胶原形成假菊形团结构，局部可见散在的管囊状结构。高倍镜下，瘤细胞小，形态一致，胞质稀少，淡嗜酸，核小圆形，深染，核仁不明显，无坏死和核分裂象（病例 31 图 2）。

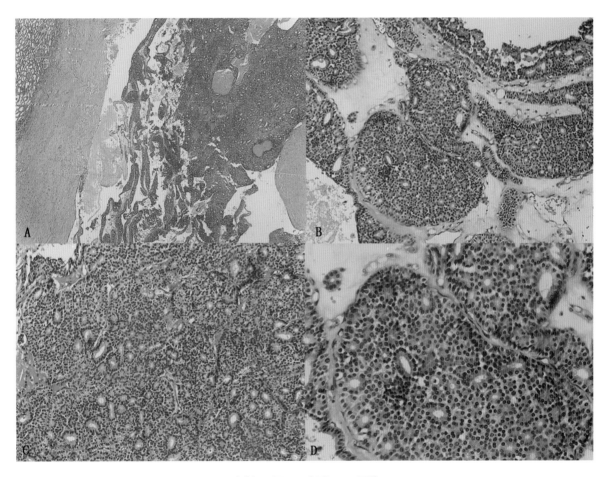

病例 31 图 2　典型 H&E 图像

注：A：瘤组织边界清楚，与周围肾组织有纤维性假包膜分隔；B：瘤组织呈小叶状排列，间质显著疏松、水肿；C：瘤组织呈紧密的实性片状排列，散在多量小的腺泡状结构；D：小叶内瘤细胞围绕玻璃样变的胶原形成假菊形团结构，瘤细胞小，形态一致、胞质稀少，淡嗜酸

免疫组化显示：CD117、CK、EMA、Mitochondria 弥漫强阳性，CK7 局灶阳性，Ki67 指数约 1%，其余抗体阴性（病例 31 图 3，病例 31 表 1）。

病例 31 表 1　免疫组化表达情况

抗体名称	表达情况
CD117	弥漫强（＋）
Ckpan	弥漫强（＋）
EMA	弥漫强（＋）
Mitochondria	弥漫强（＋）
CK7	局灶（＋）
Ki67	1%
S100A1	（－）
Vimentin	（－）
CD10	（－）
CAIX	（－）
P504S	（－）
肾细胞癌标记抗原（RCC）	（－）
WT－1	（－）
CD57	（－）

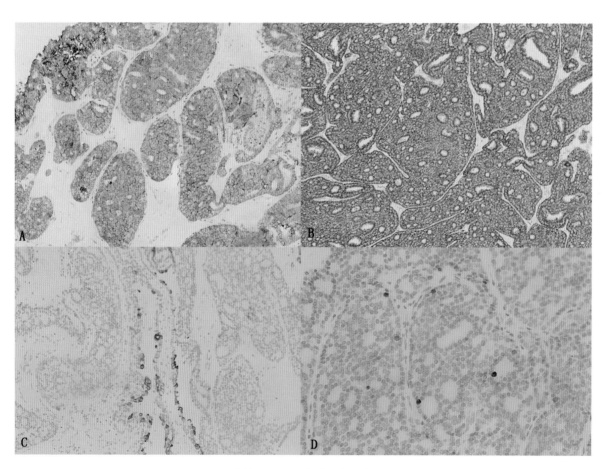

病例 31 图 3　免疫组化图像

注：A：CD117；B：Mitochondria；C：CK7；D：Ki67

五、诊断及鉴别诊断

1. 诊断　肾小细胞型嗜酸细胞瘤（small cell variant renal oncocytoma）。

2. 鉴别诊断

（1）肾原发性或转移性类癌：小细胞型嗜酸细胞瘤细胞小，胞质稀少，核异型性小，并可见假菊形团结构，很容易误诊为类癌。但瘤细胞神经内分泌标记（CD56、CgA、Syn）阴性有助于与类癌鉴别。

（2）实体型乳头状肾细胞癌：为乳头状肾细胞癌的罕见亚型。瘤组织呈实性片状，间质内常见灶状泡沫状巨噬细胞。瘤细胞 CK7、P504S 常弥漫强阳性，7 号和 17 号染色体常呈三倍体。而小细胞型嗜酸细胞瘤 CD117 和 E－cad 阳性，CK7 阴性或灶状阳性，P504S 阴性。

（3）尤文氏肉瘤：瘤细胞更小，圆形或卵圆形，核深染，核分裂象易见，约一半的病例可以见到 Homer－wright 菊形团，瘤细胞 Vimentin 和 CD99 恒定阳性，而 AE1/AE3 和 EMA 等上皮标记阴性。

（4）后肾腺瘤：两者均表现为形态单一，核深染的小细胞，而后肾腺瘤常可见长分支状小管结构，免疫组化瘤细胞不同程度 WT－1、CD57、cad－17 阳性，而 EMA 阴性。

（5）TFEB 基因融合性肾细胞癌：好发于青壮年，典型者组织学上可见大小不等两种上皮样细胞，小细胞环绕基底膜物质形成假性菊形团结构，并常可见色素及砂砾体。免疫组化瘤细胞 TFEB 及色素性标志物 HMB45、Melan－A、CathepsinK 阳性，有助于鉴别诊断。

六、小结

肾小细胞型嗜酸细胞瘤是一种非常少见的嗜酸细胞瘤变异型，约占所有嗜酸细胞瘤的 2.2%。女性明显多于男性，年龄 26～76 岁。通常因体检或其他疾病检查时偶然发现，少数有肉眼血尿或腰疼症状。

肿瘤一般为单侧，直径 2.2～10cm，界限清楚，有或无包膜，切面实性，灰黄、灰褐色或深棕色，少数病例肿瘤中央可见纤维性瘢痕。

组织学一般具有以下特点：①瘤组织呈实性、巢状、岛状、小叶状排列，瘤细胞小、形态一致，胞质稀少、核圆形、致密深染、无明显异型；②绝大多数病例瘤组织局部可见胞质丰富、强嗜酸的典型嗜酸性瘤细胞，两种细胞可有移行；③无坏死和核分裂象；④瘤组织间质稀少，局部疏松、水肿。

免疫组化：EMA、CK18、CD117、E－cad 阳性；CK7 散在或灶状阳性，而 Vimentin、P504S、CD10、WT－1、CAⅨ、PAX－8 以及神经内分泌标志物 CgA、Syn 均阴性。

分子遗传学：有关小细胞型嗜酸细胞瘤的分子遗传学研究知之甚少。Petersson 等对 3 例小细胞型嗜酸细胞瘤应用比较基因组杂交技术未发现染色体异常，FISH 检测 7 号和 17 号染色体数目也未见异常。

（海军第九七一医院　张　伟）

（青岛大学附属医院　于文娟）

病例 32　肾血管母细胞瘤

一、临床病史及实验室检查

患者，男，42 岁，查体发现右肾占位 1 个月。既往有甲状腺功能亢进病史多年，甲状腺功能检测显示 FT_3、FT_4 升高，TSH 正常。

二、影像学检查

CT 显示，右肾上极囊实性占位性病变，考虑肾癌可能性大。

三、手术中所见

术中见右肾上极实性占位，行右肾癌根治切除术。

四、病理所见

大体：右肾根治性切除标本，大小 13cm×8cm×5cm，近肾门处查见一肿物，约 2.5cm×2cm，灰红金黄色相间，质韧。

镜下：低倍镜下，瘤组织边界清楚，部分有厚的纤维性假包膜，主要呈实性片状排列，间质富含内皮细胞肿胀、管腔闭塞的纤细毛细血管，可见多灶性水肿的间质分隔瘤组织呈小囊状、条索状，局灶区域瘤组织浸润纤维性假包膜。高倍镜下，瘤细胞体积较大，多边形，细胞间有不甚清楚的边界，胞质丰富、浅染，略呈泡沫样，核小~中等大，圆形或不规则，染色质均匀，核仁不明显，少数核内可见包涵体，无明显异型，未见核分裂象和坏死。瘤组织边缘区可见少量成熟的散在脂肪细胞，瘤组织内散在少量大的厚壁动脉(病例 32 图 1)。

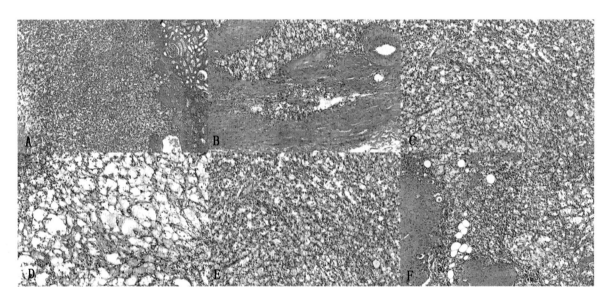

病例 32 图 1　镜下病理所见

注：A：瘤组织边界清楚；B：灶状侵及纤维性假包膜；C：瘤组织实性片状排列，间质富于纤细的毛细血管，血管内皮肿胀、管腔闭塞；D：灶状水肿间质分隔瘤组织呈小囊状、条索状；E：瘤细胞体积大，多边形，有边界，浅染，核染色质均匀；F：瘤组织边缘可见散在少量成熟的脂肪细胞

免疫组化显示：Vimentin、NSE、CAIX 弥漫强阳性，S-100 部分(60%)阳性，EMA 散在阳性，RCC 灶状阳性，其余抗体阴性(病例 32 图 2，病例 32 表 1)。

病例 32 表 1　免疫组化表达情况

抗体名称	表达情况
Vimentin	弥漫强(+)
NSE	弥漫强(+)
CAIX	弥漫强(+)
CKpan	弱(+)
EMA	散在(+)
S – 100	部分(+)
RCC	灶状(+)
CK7	(–)
CD10	(–)
PAX – 8	(–)
P504S	(–)
α – inhibin	(–)
HMB45	(–)
Melan – A	(–)
Calretinin	(–)
SMA	(–)
CD68	(–)

病例 32 图 2　免疫组化图像

注：A：Vimentin；B：NSE；C：EMA；D：S – 100

五、诊断及鉴别诊断

1. 诊断　肾血管母细胞瘤(renal hemangioblastoma)。

2. 鉴别诊断

（1）透明细胞性肾细胞癌：肾血管母细胞瘤形态学上具有丰富的毛细血管网，其间为巢状分布胞质空泡状的上皮样细胞，极易误诊为透明细胞性肾细胞癌，而后者癌细胞胞质透明，并没有脂质空泡，免疫组化癌细胞 EMA 强阳性，α-抑制素、S-100 均为阴性，而血管母细胞瘤常表达 α-抑制素、NSE 和 S-100。

（2）上皮样血管平滑肌脂肪瘤：通常由胞质丰富、嗜酸性的上皮样细胞组成，间质内可见大的厚壁血管，且免疫组化瘤细胞同时表达肌源性标志物 SMA 和黑色素标志物 HMB45、Melan-A。上皮样细胞均质或网状的胞质内可见团块状的嗜碱性物质，而不是脂质空泡。而血管母细胞瘤肿瘤细胞胞质空泡状，α-抑制素、S-100 和 NSE 阳性，HMB45、Melan-A 和 SMA 均阴性可以鉴别。

（3）肾上腺皮质癌：可以直接侵犯或转移到肾，瘤细胞也可有脂质空泡，可与血管母细胞瘤混淆，但前者瘤细胞往往有显著异型，可见核分裂象、坏死、出血和血管侵犯。免疫组化：α-抑制素虽然阳性，但同时表达 Melan-A 和 Calretinin，不表达 S-100、NSE。

（4）毛细血管瘤：丰富的毛细血管网之间缺少内含空泡的间质细胞，免疫组化与血管母细胞瘤明显不同。

六、小结

肾脏血管母细胞瘤非常罕见，是一种来源不明、富于血管网的良性间叶性肿瘤，可以散发，也可与 VHL 病相关。

好发于老年人，性别无差异，往往偶尔发现，影像学检查提示肾脏占位。

肿瘤一般为单发，直径 1.2~6.8cm，有完整的包膜，切面实性，灰黄、灰褐色或灰红色，无出血、坏死，偶有囊性变。

组织学：肿瘤界限清楚，有纤维性包膜与肾组织分界。肿瘤由两部分组成：丰富的分枝毛细血管网和片状或巢状的空泡状间质细胞。根据间质细胞所占比例，可将肿瘤分成 3 个亚型：网状型、细胞型和混合型。间质细胞大小不一，形态多样，从大的多角形细胞到短梭形细胞，胞质丰富，有些具有透明或淡染的嗜酸性胞质，部分可见脂质空泡、透明滴，形似脂母细胞。可见少量核内包涵体，部分胞核可具有不典型性，易误诊为恶性肿瘤。个别病例可见包膜浸润、出血、水肿及坏死。

免疫组化：α-抑制素、S-100 蛋白、NSE、Vimentin、PAX-2、PAX-8、CAIX、CD10 通常阳性表达，EMA 灶状阳性，而 HMB45、Melan-A、Syn、CgA、CD56 均阴性。除了 α-抑制素外，本病例的其他免疫组化标记和组织形态均符合肾血管母细胞瘤，说明个别病例 α-抑制素可以阴性，与文献报道相一致。

分子遗传学：散发性病例 VHL 基因 3 个外显子均未突变，第 3 号染色体短臂未缺失。

（海军第九七一医院　张　伟）

（青岛大学附属医院　王　彦）

病例 33　杂合性嗜酸细胞/嫌色细胞肾肿瘤

一、临床病史及实验室检查

患者，男，75 岁，体检发现左肾占位性病变 10 天。实验室检查未见明显异常。

二、影像学检查

CT 显示，左肾上极见团块状软组织密度影，边界欠清，其内密度不均，增强扫描明显不均匀强化。双侧肾盂、肾盏、双侧输尿管未见扩张。诊断：左肾上极占位（病例 33 图 1）。

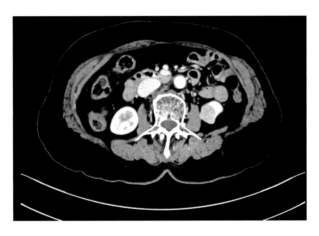

病例 33 图 1　影像学所见

三、手术中所见

术中见左肾上极肿瘤，边界清，行左肾根治切除术。

四、病理所见

大体：左肾根治性切除标本，大小 13cm×6.5cm×4cm，于肾上极见一灰红结节性肿物，范围 5.7cm×5cm，切面灰红质脆，侵达局部肾被膜。另距该肿物 4.5cm 于肾下极见一灰红结节性肿物，直径 1.4cm，切面灰红质脆，侵达局部肾被膜（病例 33 图 2）。

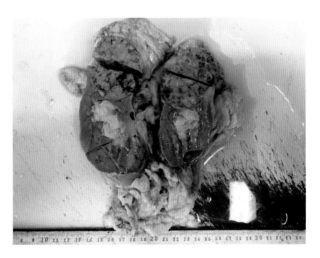

病例 33 图 2　大体图像

镜下：肾上极肿物：低倍镜可见瘤组织边界清楚，有厚的纤维性假包膜，主要呈实性片状排列，局部可见密集的腺管状结构，可见两种细胞形态，一种是中等大小，胞质丰富，嗜酸性，核小圆形，深染，致密片状或小簇状其有水肿间质的嗜酸细胞瘤样瘤细胞；另一种是体积较大，多边形，有边界，胞质更丰富，嗜酸性细颗粒状，核圆形，中等大小，可见核周空晕的嫌色细胞癌样瘤细胞。两种细胞成分无分界，呈片团状、小结节状混杂分布（病例 33 图 3）。下极肿物：典型嗜酸细胞瘤图像。

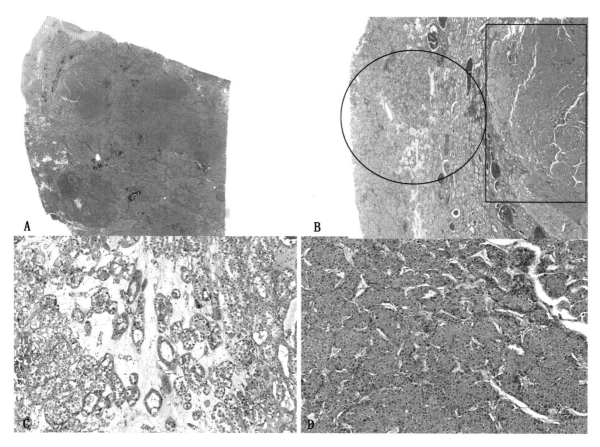

病例 33 图 3　典型 H&E 图像

注：A：低倍镜下瘤组织呈多结节状分布；B：瘤组织可见嗜酸细胞瘤样（左）和嫌色细胞癌样成分（右）；C：嗜酸细胞瘤样区域；D：嫌色细胞癌样区域，瘤细胞边界清楚，核周空晕明显

　　免疫组化显示：CD117 弥漫强阳性，PAX - 8 弥漫中等阳性，CK7、EMA、S100A1 多灶阳性，P504S 弱阳性，FH 和 SDHB 弥漫阳性，其余抗体阴性（病例 33 图 4，病例 33 表 1）。

病例 33 表 1　免疫组化表达情况

抗体名称	表达情况
CK7	多灶（＋）
EMA	多灶（＋）
CD117	弥漫强（＋）
S100A1	多灶（＋）
P504S	弱（＋）
PAX - 8	弥漫中等（＋）
FH	弥漫强（＋）
SDHB	弥漫强（＋）
Vimentin	（－）
CD10	（－）
CAIX	（－）
TFE3	（－）

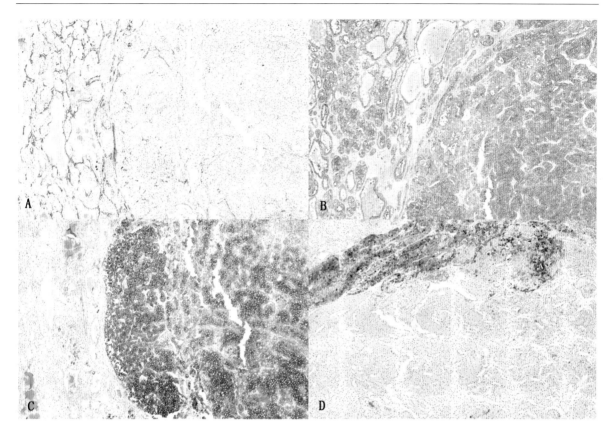

病例 33 图 4　免疫组化图像

注：A：Vimentin；B：CD117；C：CK7；D：S100A1

五、诊断及鉴别诊断

1. 诊断　杂合性嗜酸细胞/嫌色细胞肾肿瘤（hybrid oncocytic chromophobe tumor，HOCT）。

2. 鉴别诊断

（1）嗜酸细胞瘤：瘤细胞边界不清，核圆形，大小一致，居中，不具有核周空晕等特点，免疫组化 CK7 阴性，CyclinD1 阳性；而杂合性嗜酸细胞/嫌色细胞肾肿瘤除具有明确的嗜酸细胞瘤细胞特征之外，某些区域瘤细胞出现清楚的细胞边界，可见核周空晕，且 CK7 阳性或部分阳性表达。

（2）嗜酸性嫌色细胞癌：瘤组织主要呈实性片状或致密的巢状排列，瘤细胞间有清楚边界，核皱褶或葡萄干样，往往可见明显的核周空晕，而缺乏巢团状排列的瘤细胞分布于广泛水肿的间质等嗜酸细胞瘤的结构特点。免疫组化 CK7、CD117 弥漫强阳性。

六、小结

杂和性嗜酸细胞/嫌色细胞肾肿瘤是一种由具有嫌色性肾细胞癌（ChRCC）和肾嗜酸细胞瘤（RO）形态学特征的两种细胞成分混合组成的肿瘤，部分肿瘤细胞兼具两种肿瘤的细胞学特征。该肿瘤少见，首先在 Birt - Hogg - Dubé（BHD）综合征或具有嗜酸细胞增生症的病例中报道。

临床上，HOCT 无明显性别倾向，发病年龄 30～79 岁。大多数病例系体检时偶然发现，偶有血尿或腰痛等症状。发生在嗜酸细胞增生症及 BHD 综合征的患者，通常表现为双侧性或多灶性发生，散发性病例通常单侧单灶性。形态学上，HOCT 往往表现为两种不同的组织病理形态，一种表现为与典型 RO 和 ChRCC 非常相似的区域混合组成，两种成分相邻或混杂存在，局部可见两种成分移行过渡。另一种由具有丰富嗜酸性胞质的瘤细胞组成，主要呈实性或腺泡样排列，有或无水肿性间质，瘤细胞核圆形，有核周空晕，偶有双核，但无不规则皱褶（葡萄干状）的细胞核。

免疫组化：CD117、Ksp－cad 弥漫性强度不等阳性，CK7、S100A1 斑片状或散在阳性，CyclinD1 和 Claudin－7 多阳性，Vimentin、CD10 阴性。

分子遗传学显示，多个染色体(1，2，6，9，10，13，17，20，21，22)畸变，表现为单倍体和多倍体畸变。未发现 VHL、c－kit、PDGFRA 和 FLCN 基因突变。

（海军第九七一医院　张　伟）

（青岛大学附属医院　王　彦）

病例 34　延胡索酸水合酶缺陷型肾细胞癌

一、临床病史

患者，男，50 岁，无痛性肉眼血尿 5 天。

二、影像学检查

B 超显示，左肾大小基本正常，形态欠规整，被膜欠光滑，实质内探及 4.6cm×4.6cm×4.3 cm 低回声包块，边界欠清，内回声不均匀，其周围肾结构欠清，输尿管未见扩张。右肾及膀胱未见异常。MRI 显示：左肾上部腹侧，可见团块状异常信号影，内信号欠均匀，略呈等长 T_1 稍长 T_2 高 FLAIR 高 DWI 信号，大小约 4.33cm×4cm×4cm，边界不清，临近部分肾实质内，可见斑片状高 DWI 信号。扫及下腔静脉及临近血管内，未见明显异常信号。诊断：左肾占位，考虑肾癌的可能性大（病例 34 图 1）。

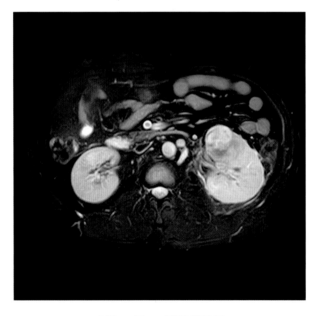

病例 34 图 1　影像学所见

三、手术中所见

术中见肿瘤位于左肾中下方，大小约 6cm×5cm，有活动度，行左肾根治切除术。

四、病理所见

大体：左肾根治性切除标本，大小 16cm×11cm×7cm，于肾中下极见一结节样肿物，大小 4cm×3cm，切面灰白色、质脆，侵及肾盂。

镜下：低倍镜下，瘤组织无包膜，呈巢状、片团状、结节状浸润性生长，间质内可见残存的肾小球、肾小管，主要（95%）呈筛网状排列，局部（5%）可见管囊状结构，少数囊内有乳头形成。高倍镜下，癌细胞体积大，多边形，胞质丰富、嗜酸性，边界不清，多数癌细胞胞质内可见大小不等的透亮空泡，空泡密集融合形成筛网状，个别癌细胞胞质内可见大的红染玻璃样小球，核圆形或不规则，染色质均匀，可见明显的大核仁[世界卫生组织（WHO）/国际泌尿病理学会（ISUP）Ⅲ级]及核仁周围空晕，间质脉管内查见癌栓（病例 34 图 2）。

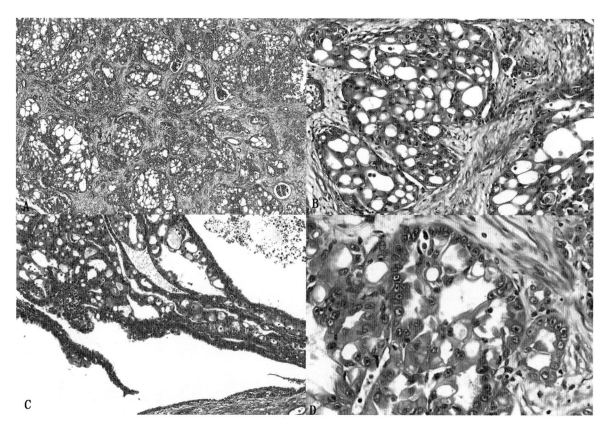

病例 34 图 2 典型 H&E 图像

注：A：瘤组织呈明显浸润性生长，间质内可见残存的肾小球；B：瘤组织主要呈筛网状排列；C：局部可见管囊状结构；D：癌细胞体积大，多边形，胞质丰富、嗜酸性，核圆形或不规则，核仁较明显

免疫组化显示：Vimentin、EMA、CK19、P504S 弥漫强阳性，PAX-8 弥漫中等阳性，S100A1 斑片状阳性，其余抗体阴性（病例 34 图 3，病例 34 表 1）。

病例 34 表 1　免疫组化表达情况

抗体名称	表达情况
Vimentin	弥漫强（＋）
EMA	弥漫强（＋）
CK19	弥漫强（＋）
P504S	弥漫强（＋）
S100A1	斑片状（＋）
PAX－8	中等（＋）
CD117	（－）
CD10	（－）
CAⅨ	（－）
CK7	（－）
RCC	（－）
Ksp－cad	（－）
CK34βE12	（－）
TFE3	（－）
FH	（－）

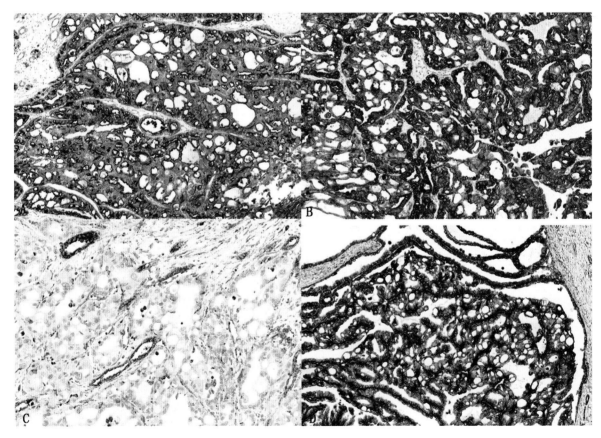

病例 34 图 3　免疫组化图像

注：A：EMA；B：CK19；C：FH；D：Vimentin

五、诊断及鉴别诊断

1. 诊断　延胡索酸水合酶缺陷型肾细胞癌（fumarate hydratase － deficient renal cell carcinoma，

FH – RCC）。

2. 鉴别诊断

（1）Ⅱ型乳头状肾细胞癌：通常有纤维性假包膜，瘤组织构成于广泛的乳头状结构，筛网状结构很少见，免疫组化 CK7、CD10、P504S、FH 均强阳性有助于两肿瘤鉴别。

（2）肾髓质癌：通常发生于具有镰状红细胞性血液病的年轻人，大体肿瘤位于肾脏中央。免疫组化与 FH – RCC 表型相反，表现为 FH 阳性和 INI – 1 缺失。

（3）集合管癌：与延胡索酸水合酶缺陷型肾细胞癌形态学具有很大程度的相似性，Ohe 等提出集合管癌的诊断只有在排除肾髓质癌和 FH – RCC 后才能诊断，集合管癌 UEA – 1、mucin 和 FH 阳性，与 FH 缺陷型肾细胞癌相反。

（4）管状囊性癌：管囊状结构在 FH – RCC 很常见，但与管状囊性癌不同，FH – RCC 常表现为管囊状结构与其他多种结构的混合，或管囊状结构伴有低分化灶。免疫组化 FH/2SC 染色有助于两种肿瘤的鉴别。

（5）浸润性高级别尿路上皮癌：大体检查肿瘤主体位于肾盂，异型明显的癌组织主要呈实性巢团状排列，而筛网状、管囊状结构很少见，广泛取材往往可以见到尿路上皮异型增生或原位癌改变，以及免疫组化染色 P63、CK7、GATA – 3 阳性，而 PAX – 8、Vimentin 阴性可与 FH 缺陷型肾细胞癌鉴别。

六、小结

FH 缺陷型肾细胞癌是一种与 FH 基因突变及 HLRCC 综合征密切相关的肾细胞癌。患者以年轻人居多，发病年龄 11 ~ 90 岁（平均 41 岁），好发于男性，男女比例为 1.9∶1.0 ~ 3.1∶1.0，大多数无症状，少数病例也可表现为血尿、腰痛、腹部可触及的肿块。

肿瘤体积通常较大，平均直径 8.5cm（3 ~ 18cm），切面以实性为主，边界不清，常见肾盂、肾窦、肾周脂肪侵犯，肾静脉或下腔静脉内癌栓，也可直接侵犯或转移至肾上腺。

组织学上：①肿瘤组织排列形式多样，常表现为多种结构的混合，包括管囊状、乳头状、筛状及与集合管癌有交叉的管状结构等；②肿瘤细胞胞质丰富，嗜酸性或双嗜性，部分病例可见胞质内透明空泡；③几乎所有的病例均可见多少不一具核周空晕包绕的病毒包涵体样嗜酸性大核仁，核仁周围空晕明显是其非常显著的特点（WHO/ISUP 核分级Ⅲ级或Ⅳ级）。

免疫组化：特征性 FH 缺失和 2SC 高表达，PAX – 8 阳性，不表达 CK7、CK20、P63，CD10 偶尔在个别病例呈灶状胞质阳性。

（海军第九七一医院 张 伟）

（青岛大学附属医院 王 晗）

病例 35 琥珀酸脱氢酶缺陷相关性肾细胞癌

一、临床病史及实验室检查

患者，男，38 岁，查体发现左肾占位性病变 4 天，实验室检查未见明显异常。

二、影像学检查

CT 显示，左肾上极类圆形团块影，边界清，大小约 3.6cm×3.5cm，内见脂肪密度影，增强示明显不均匀强化，脂肪密度未见强化。双侧肾上腺未见明显异常。诊断：左肾上极占位，考虑肾血管平滑肌脂肪瘤可能性大（病例 35 图 1）。

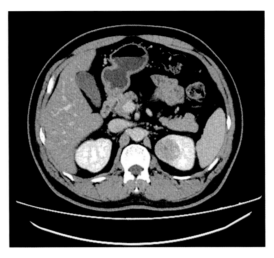

病例 35 图 1　影像学所见

三、手术中所见

术中见左肾上极肿物,突出于肾脏表面,大小约 6cm×5cm,行左肾部分切除术。

四、病理所见

大体:左肾部分切除标本,大小 5.5cm×4.7cm×4.5cm,切面见一结节状肿物,大小 4.5cm×4cm×4cm,高出肾被膜表面 1.5cm,灰白、灰红、质软,界尚清,紧邻肾断端切缘。

镜下:低倍镜下,瘤组织无包膜,边界清楚,边缘可见少量陷入的肾小管,瘤组织主要呈弥漫实性片状排列,局部可见假腺泡状、小囊状结构,间质稀少,可见多量纤细的薄壁毛细血管,少部分呈血窦样扩张。瘤组织内散在大小不等、细胞稀少的水肿区,瘤组织被分割成巢团状。高倍镜:瘤细胞中等大小,胞质丰富、浅嗜酸细颗粒样,部分胞质内可见透明空泡,细胞之间有不甚清楚的细胞边界,核圆形、规则、染色质均匀,核仁不明显(病例 35 图 2)。

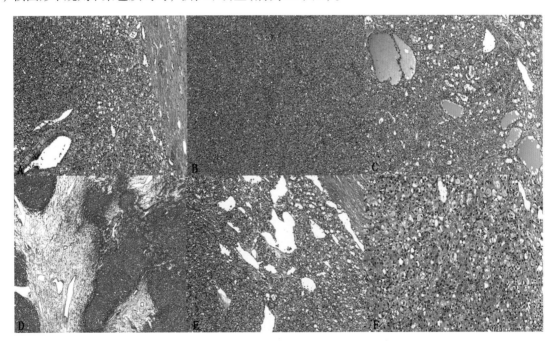

病例 35 图 2　镜下病理所见

注:A:瘤组织边界清楚,边缘可见少量陷入的肾小管;B:瘤组织实性片状排列,间质稀少,可见多量纤细的薄壁毛

细血管;C:局部瘤组织呈假腺泡状、小囊状排列;D:瘤组织被细胞稀少的水肿区分割成巢团状;E:间质毛细血管呈血窦样扩张;F:瘤细胞中等大小,胞质丰富、浅嗜酸,胞质内可见透明空泡,细胞之间有不甚清楚的细胞边界

免疫组化显示:SDHB 阴性,CK、EMA 弥漫强阳性,Ksp – cad、PAX – 8 弥漫中等阳性,CyclinD1 灶状阳性,FH 无缺失,Ki67 指数约 5%(病例 35 图 3,病例 35 表 1)。

病例 35 表 1　免疫组化表达情况

抗体名称	表达情况
CK	弥漫强(+)
EMA	弥漫强(+)
Ksp – cad	弥漫中等(+)
PAX – 8	弥漫中等(+)
SDHB	(–)
CK7	(–)
S100A1	(–)
Vimentin	(–)
CD10	(–)
CAⅨ	(–)
P504S	(–)
CD117	(–)
Claudin7	(–)
TFE3	(–)

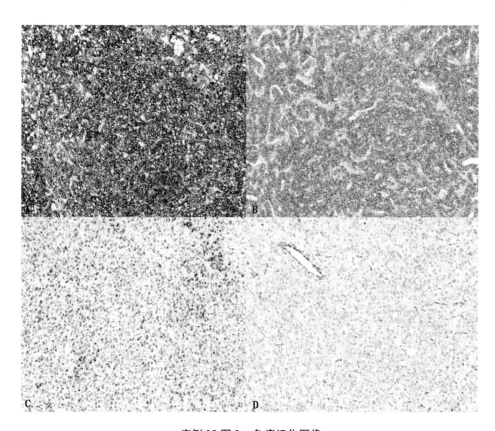

病例 35 图 3　免疫组化图像

注：A：CK；B：EMA；C：Ksp – cad；D：SDHB

五、诊断及鉴别诊断

1. 诊断　琥珀酸脱氢酶缺陷相关性肾细胞癌(succinate dehydrogenase - deficient renal cell carcinoma, SDH - RCC)。

2. 鉴别诊断

(1)嗜酸性嫌色细胞癌：瘤细胞具有丰富的嗜酸性胞质, 细胞间有边界、核不规则有皱褶(葡萄干样), 免疫组化 CK7 和 CD117 弥漫强阳性, 而无 SDHB 的缺失有助于鉴别。

(2)嗜酸细胞瘤：形态一致的小圆形嗜酸性瘤细胞巢团状排列, 间质显著水肿, 细胞间界限不清是该肿瘤最典型的形态学特征。瘤细胞胞质嗜酸性, 而无浅染的絮状物质或空泡状有助于鉴别。免疫组化 CD117 和 SDHB 均阳性有助于鉴别。

(3)杂合性嗜酸细胞 - 嫌色细胞肾肿瘤：是一种同时具有嗜酸细胞瘤和嫌色细胞癌两种形态特点瘤细胞混合组成的肾肿瘤, 可见两种组织学改变, 一种由典型的嗜酸细胞瘤区域与嫌色细胞癌样区域混合组成, 两种细胞成分间有移行、过渡, 另一种排列成腺泡状, 嗜酸性瘤细胞核圆形、偶见双核并具有核周空晕, 而无葡萄干样核。免疫组化 SDHB 强阳性表达可相鉴别。

六、小结

琥珀酸脱氢酶缺陷型肾细胞癌是一种与 SDH 基因突变相关的罕见肾肿瘤, 占所有肾癌的 0.05% ~0.2%, 为 2016 年 WHO 泌尿和男性生殖器官肿瘤分类中新增的肾细胞癌类型。绝大多数患者存在 SDH 亚单位基因的胚系突变, 其中最常见的是 SDHB, 少数为 SDHC, 而 SDHA 和 SDHD 突变非常罕见。

肿瘤好发于青年男性, 平均年龄 38 岁, 男女比约 1.8:1。通常因体检或其他疾病检查时偶然发现。

肿瘤一般为单侧, 约 30% 的病例多灶或双侧发生。直径 0.7~9cm, 边界清楚, 切面实性, 灰红棕红色, 可伴囊性变。

组织学特点：①瘤组织多呈实性、巢状排列；②瘤细胞中等大小, 胞质丰富, 轻度嗜酸或絮状, 可见空泡；③细胞核规则, 染色质细腻, 核分级较低；④偶尔也可见到透明细胞癌、乳头状肾细胞癌等形态。

免疫组化：SDHB 表达缺失, PAX - 8 和 Ksp - cad 阳性, 少数病例 CK 阳性, CK7 绝大多数为阴性, CD117 及神经内分泌标志物 CgA、Syn 均阴性。

分子遗传学：患者存在 SDH 基因突变失活, SDHA、SDHB、SDHC 或 SDHD 基因都可能发生突变。

(海军第九七一医院　张　伟)

(青岛大学附属医院　王　晗)

病例 36　Xp11.2 易位/TFE3 基因融合相关性肾细胞癌

一、临床病史及实验室检查

患者, 男性, 3 岁, 发热伴腹痛 1 个月, B 超检查显示右肾占位。实验室检查未见明显异常。

二、影像学检查

CT 显示, 右肾类圆形异常强化密度影, 大小约 2.8cm×2.6cm×3.1cm, 动脉期明显强化, 门脉期、平衡期呈低密度影, 腹膜后未见明显肿大淋巴结影。诊断：右肾占位性病变, 恶性肿瘤可能性大(病例 36 图 1)。

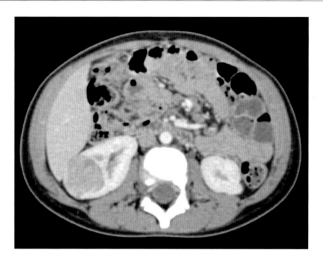

病例 36 图 1　影像学所见

三、手术中所见

术中见肿瘤位于右肾中下部,约 5cm×4cm×3cm 大小,质地硬,行右肾根治性切除术。

四、病理所见

大体:右肾根治性切除标本,大小 8cm×5cm×3cm,于肾下极偏中央见一结节,大小 3.5cm×2.5cm,切面灰白、灰红,质脆,肿物中央似有坏死,未侵及肾被膜。

镜下:低倍镜下,瘤组织呈体积大而不规则的腺泡状、粗大乳头状排列,多灶状侵及肾实质,局部有小囊腔形成,间质内散在砂砾体样钙化,局部可见宽阔的结缔组织分隔,内含残存的肾小球和肾小管。高倍镜下,瘤细胞体积较大,多边形,有边界,胞质丰富,透明或双嗜性,粗颗粒状,核大圆形、有明显异型、核仁清晰可见(WHO/ISUP 核分级 Ⅲ 级),未见坏死(病例 36 图 2)。

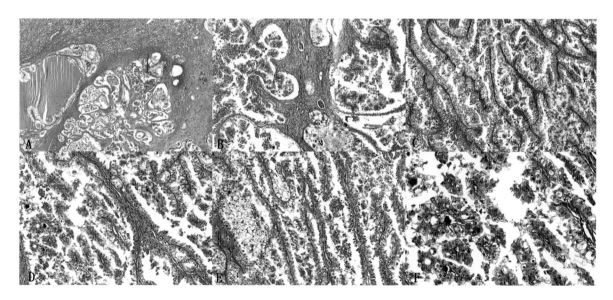

病例 36 图 2　典型 H&E 图像

注:A:瘤组织多灶状侵及肾实质;B:宽阔的结缔组织间质伴多量炎细胞浸润,其内可见残存的肾小球和肾小管;C:体积大而不规则的腺泡状结构;D:粗大的乳头状结构;E:腺泡状和实性透明灶混合存在;F:癌细胞胞质透明或双嗜性颗粒样,核异型性显著

免疫组化显示：CD10、RCC、TFE3、P504S 弥漫强阳性，CAIX灶状阳性，Ki67 指数约5%，其余抗体阴性（病例 36 图 3，病例 36 表 1）。

病例 36 表 1　免疫组化表达情况

抗体名称	表达情况
CD10	弥漫强（＋）
RCC	弥漫强（＋）
TFE3	弥漫强（＋）
P504S	弥漫强（＋）
CAIX	灶状（＋）
Vimentin	（－）
CK	（－）
EMA	（－）
CK7	（－）
CD117	（－）
CK34βE12	（－）
HMB45	（－）
Melan－A	（－）

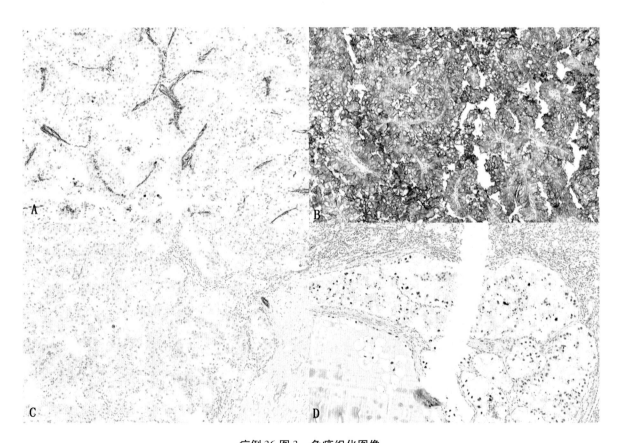

病例 36 图 3　免疫组化图像

注：A：Vimentin；B：CD10；C：EMA；D：TFE3

五、诊断及鉴别诊断

1. 诊断　Xp11.2 易位/TFE3 基因融合相关性肾细胞癌（renal cell carcinoma associated with Xp11.2 translocation/TFE3 gene fusions）。

2. 鉴别诊断

（1）透明细胞性肾细胞癌：通常发病年龄较大，组织学上缺乏明显的乳头状结构，很少有砂砾体形成。免疫组化 CD10、Vimentin、EMA 和 CAⅨ通常强阳性，TFE3 阴性。Xp11.2 易位/TFE3 基因融合相关性肾细胞癌多见于年轻人，常可见明显的粗大乳头状结构，免疫组化特征性表达 TFE3，而上皮性标志物 CK 和 EMA 通常阴性或灶状阳性。

（2）Ⅱ型乳头状肾细胞癌：通常具有广泛的乳头状结构，乳头表面衬覆假复层嗜酸性癌细胞，而少见胞质透明异型明显的单层癌细胞，免疫组化 TFE3 阴性有助于鉴别。

六、小结

Xp11.2 易位/TFE3 基因融合相关性肾细胞癌是一种好发于儿童及年轻成人的罕见肾细胞癌亚型，所有肿瘤均存在含有 Xp11.2 的不同染色体易位，最终导致 TFE3 基因融合。目前已知的融合基因类型有 ASPL - TFE3、PRCC - TFE3、PSF - TFE3、NONO - TFE3 等。

临床上，女性患者多见。可伴有血尿或腰疼症状。肿瘤一般为单侧，直径 2～13cm，界限清楚，切面实性，灰白灰黄，可见出血。

组织学特点，可能和融合基因亚型有关。①ASPL - TFE3 型：主要由透明或嗜酸性癌细胞构成乳头状结构伴较多间质内砂砾体和玻璃样变的结节；②PRCC - TFE3 型：多呈实性巢状结构，瘤细胞胞质丰富透明，核仁不明显，砂砾体少见；③PSF - TFE3 型：可见具有鞋钉样的多形性瘤细胞；④NONO - TFE3 型：表现为"分泌期子宫内膜样腺体"与片状上皮样细胞混合存在，间质常见砂砾体，并可见透明变性、出血和含铁血黄素沉积；⑤RBM10 - TFE3 型：常出现双相结构，即腺泡状、管状和（或）乳头状结构与"假菊形团样"结构混合存在，胞质空泡化以及表达色素标记是这类肿瘤的重要特点。

免疫组化：TFE3 弥漫强阳性是诊断该类型肾癌的特征性标志物，其敏感性和特异性可分别高达97.5%和99.6%。通常不表达或仅局灶性表达上皮标志物，如CKpan和上皮膜抗原（EMA），约50%的病例表达波形蛋白，而始终表达 RCC 和 CD10，CK7、CD117 阴性。

分子遗传学：所有 Xp11.2 易位/TFE3 基因融合相关性肾细胞癌包含多种情况：t（X；1）（p11.2；q21）、t（X；17）（p11.2；q25）、t（X；1）（p11.2；p34）、inv（X）（p11；q12），t（X；17）（p11.2；q23）可分别导致 PRCC、ASPL（即 ASPSCR1）、PSF、NONO（即 p54nrb）、CLTC 与 TFE3 基因融合，尤以前两种常见。

（海军第九七一医院　张　伟）

（青岛大学附属医院　王　晗）

病例 37　ALK 重排相关性肾细胞癌

一、临床病史及实验室检查

患者，男性，49 岁，体检发现左侧肾占位 10 天。实验室检查未见明显异常。

二、影像学检查

CT 显示，左肾上极实质内可见大小约 5.3cm×4.7cm 类圆形异常密度影，边缘较清，密度不均，皮质期明显不均匀性强化，髓质期低于肾实质密度，挤压左肾盂上部，双侧肾盏无扩张；腹膜后未见明显淋巴结肿大。诊断：左肾癌可能性大（病例37图1）。

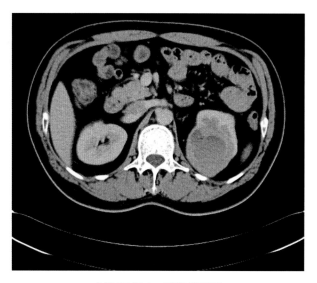

病例37图1　影像学所见

三、手术中所见

术中见左肾上极肿物侧突出于肾脏表面，大小约6cm×5cm，行左肾根治性切除术。

四、病理所见

大体：左肾根治性切除标本，大小13cm×6cm×4.5cm，于肾上极见一结节状肿物，切面积6.0cm×5.0cm，切面灰白、灰褐色，侵及局部肾被膜（病例37图2）。

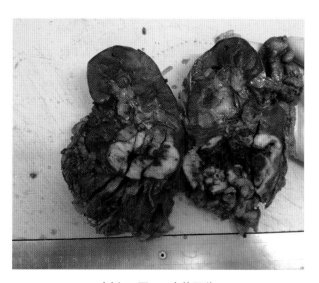

病例37图2　大体图像

镜下：低倍镜下，瘤组织无包膜，侵及肾实质。高倍镜下，瘤组织由3种形态的瘤细胞组成：①弥漫排列：体积巨大，多边形，胞质丰富、嗜酸性，部分胞质内可见大空泡，核不规则、深染、偏位，异型明显的单核或多核瘤巨细胞；②团索状、腺泡状排列：中等大小，胞质丰富，嗜酸性，核圆形，核仁可见，边界不清，部分合体状的瘤细胞，腺泡腔内含有液体样物；③灶状分布、束状排列的长梭形平滑肌样细胞。瘤组织间质稀少，局灶可见大量淋巴细胞灶状聚集（病例37图3）。

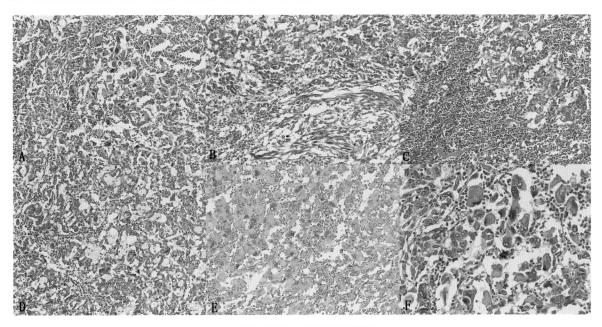

病例 37 图 3 镜下病理所见

注：A：瘤细胞弥漫排列，体积巨大、多边形、胞质丰富、嗜酸性；B：瘤组织内灶状分布、束状排列的长梭形平滑肌样细胞；C：局灶间质内可见大量淋巴细胞灶状聚集；D：癌组织呈团索状、腺泡状排列，腺泡腔内含液体样物；E：瘤细胞胞质丰富、嗜酸性，合体状；F：瘤细胞体积巨大，胞质较丰富，强嗜酸性，核染色质粗颗粒状，异型性显著

免疫组化显示：ALK（D5F3）、Vimentin、CK、EMA、PAX－8、PAX－2 和 CyclinD1 均弥漫强阳性，TFE3 和 S100A1 弥漫中等阳性，其余抗体阴性（病例 37 图 4A 至病例 37 图 4E，病例 37 表 1）。

荧光原位杂交（FISH）显示：ALK 基因易位（ALK 分离探针，红色和绿色信号分离）（病例 37 图 4F）。

病例 37 表 1　免疫组化表达情况

抗体名称	表达情况
Vimentin	弥漫强（＋）
CK	弥漫强（＋）
EMA	弥漫强（＋）
CyclinD1	弥漫强（＋）
ALK（D5F3）	弥漫强（＋）
INI－1	弥漫强（＋）
PAX－8	弥漫强（＋）
PAX－2	弥漫强（＋）
TFE3	弥漫中等（＋）
S100A1	弥漫中等（＋）
CK7	（－）
CD10	（－）
CAⅨ	（－）
P504S	（－）
CD117	（－）
RCC	（－）
CK34βE12	（－）
CD68	（－）
SMA	（－）
S－100	（－）
HMB45	（－）
Melan－A	（－）

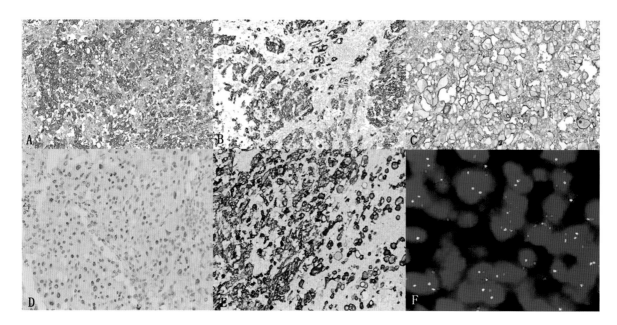

病例 37 图 4　免疫组化及 FISH 图像

注：A：Vimentin；B：CK；C：EMA；D：TFE3；E：ALK（D5F3）；F：FISH

五、诊断及鉴别诊断

1. 诊断　ALK 重排相关性肾细胞癌（ALK rearragement – associated RCC，ALK – RCC）。

2. 鉴别诊断

（1）肾脏原发性肉瘤：比较罕见，多起源于肾被膜。免疫组化：瘤细胞表达相应组织起源的免疫标志物（如平滑肌、横纹肌、恶纤组、滑膜、神经源性等），偶尔 CK、EMA 弱阳性或灶状阳性，但肾细胞源性标志物 PAX – 8、PAX – 2 阴性，ALK 免疫组化染色有助于诊断。

（2）肉瘤样肾细胞癌（未分类的肾细胞癌）：肿瘤组织由不同类型的肾细胞癌和肉瘤样成分组成，两者比例不一，肉瘤样成分主要表现为梭形细胞和多形性细胞，呈束状、编织状或弥漫排列，似纤维肉瘤、平滑肌肉瘤或恶性纤维组织细胞瘤样。免疫组化肉瘤样成分同时表达上皮（CK、EMA）和间叶性标志物（Vimentin），充分取材往往总能找到典型的肾细胞癌区域，有助于其诊断和鉴别诊断。

（3）上皮样血管平滑肌脂肪瘤：是一种少见的具有恶性潜能的间叶性肿瘤，瘤组织主要由上皮样细胞组成，瘤细胞可有显著的多形性，但瘤细胞与血管壁关系密切，充分取材可见散在的厚壁血管以及少量脂肪组织，免疫组化瘤细胞同时表达肌源性标志物（SMA）和黑色素标志物（HMB45 和 Melan – A），有助于鉴别诊断。

（4）透明细胞性肾细胞癌（嗜酸性变异型）：癌细胞大小不一，异型明显，核分级为高级别，广泛取材往往可见到多少不一的典型透明细胞癌区域有助于诊断。免疫组化：癌细胞 Vimentin、CD10、CAⅨ阳性，而 ALK 阴性，有助于两肿瘤的鉴别。

（5）肾横纹肌样瘤：通常发生于 2 岁以内的儿童，成人很罕见。瘤细胞片状排列，黏附性差，胞质丰富、嗜酸性，可见玻璃样包涵体，核偏位，染色质泡状，核仁显著。免疫组织化学 Vimentin 和 EMA 均阳性，而 INI – 1 阳性是该肿瘤的免疫表型特点，ALK 阴性可以排除。

六、小结

间变性淋巴瘤激酶重排相关性肾细胞癌是最近几年才被认识的一种非常罕见的肾细胞癌亚型，截至目前文献共有 10 例报道。

ALK-RCC 约占所有肾细胞癌<1%和乳头状肾细胞癌的2%。大多数病例因体检或其他疾病检查时偶然发现，少数有肉眼血尿或腰疼症状。

组织学特点，主要表现为两种形态：一种呈未分类的肾细胞癌形态，主要发生在儿童及青少年，部分是镰状细胞病的一种少见但独特的并发症，常发生 VCL 与 ALK 基因的融合。形态学上瘤细胞显著异型，多形性明显；另一种形态类似于乳头状肾细胞癌，瘤组织构成于广泛的乳头状结构，主要发生在成人，常发生原肌球蛋白3（TPM3）和 ALK 基因融合，或棘皮动物微管相关蛋白样4（EML4）和 ALK 基因融合。

免疫组化染色：两种组织形态的肾癌均表现为上皮性标记（AE1/AE3、EMA）和间叶性标记（Vimentin）同时表达，并强阳性表达肾源性标记（PAX-8、PAX-2），少数病例也可表达 TFE3，但应用 TFE3 基因的 FISH 检测，却并未发现该基因分离现象，推测 MITF 基因激活或上调的机制不仅仅是通过易位，也有可能是 ALK 和 MITF 同时激活。

分子遗传学显示：荧光原位杂交（FISH）表现为 ALK 基因易位。

（海军第九七一医院　张　伟）

（青岛大学附属医院　于文娟）

病例 38　获得性囊性肾病相关性肾细胞癌

一、临床病史及实验室检查

患者，男，46 岁，肾萎缩 11 年，体检发现右侧肾实性占位 5 天。患者 11 年前突发恶心、呕吐、乏力，于当地医院查 CT 示肾萎缩，行血液透析治疗至今。实验室检查：血钾 5.9mmol/L，血钠 144mmol/L，尿素氮 21.5mmol/L，肌酐 1129.2μmol/L。

二、影像学检查

CT 显示，双肾萎缩，双肾可见多发类圆形长 T_1 长 T_2 信号影，反相位局部信号减低。右肾上极可见斑片状等短 T_1 长短 T_2 信号影，DWI 内部信号不高，边缘略高信号。左肾盂内见结节状低信号。腹腔及腹膜后未见明显肿大淋巴结影。诊断：右肾上极占位；双肾多发囊肿、双肾萎缩；左肾结石可能性大（病例 38 图 1）。

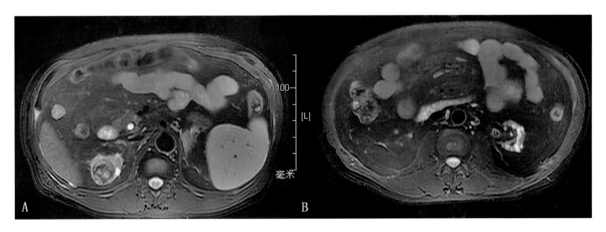

病例 38 图 1　影像学所见

三、手术中所见

术中见右肾上极肿物累及右侧肾上腺，将右肾及右侧肾上腺一并切除。

四、病理所见

大体：右肾根治性切除标本，大小8cm×4cm×3.8cm，剖开肾皮质内见一结节样肿物，直径2.5cm，切面五彩状，紧邻肾被膜。

镜下：低倍镜下，瘤组织无包膜，与周围肾组织紧邻，边界清楚，呈不规则的腺泡状排列，局部可见多量乳头状结构，乳头轴心内可见多量泡沫状巨噬细胞聚集，部分瘤细胞胞质内可见多量大小不等的空泡，呈"筛网状"改变；高倍镜下，瘤细胞胞质丰富、嗜酸性，边界不清，核圆形、核仁多见，局部瘤细胞透明、泡沫样，部分胞质内可见含铁血黄素沉积，局部有出血、坏死、囊性变，间质稀少，腺泡腔及瘤细胞空泡内可见多量草酸盐结晶（病例38图2）。

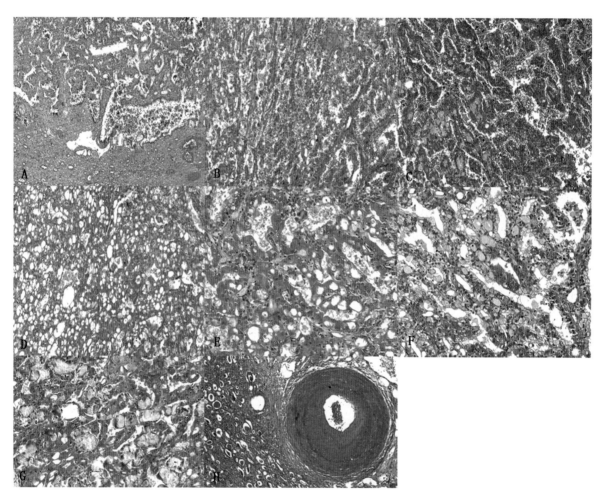

病例38图2　典型H&E图像

注：A：瘤组织边界清楚，与周围肾组织紧邻；B：瘤组织呈不规则的腺泡状排列；C：可见多量乳头状结构，乳头轴心内多量泡沫状巨噬细胞聚集；D：瘤细胞胞质内可见多量大小不等的空泡，呈"筛网状"改变；E：瘤细胞胞质丰富、嗜酸性，边界不清，核圆形、核仁多见；F：局部瘤细胞胞质丰富、泡沫样；G：腺泡腔及瘤细胞空泡内可见多量草酸盐结晶；H：肾小动脉内膜纤维性增厚，肾小管甲状腺型萎缩

免疫组化显示：瘤细胞呈P504S、RCC、PAX－8、S100A1均弥漫强阳性，CAⅨ弥漫中等阳性，Vimentin、CD10、CK7部分阳性，其余抗体阴性（病例38图3，病例38表1）。

病例 38 表 1　免疫组化表达情况

抗体名称	表达情况
P504S	弥漫强（＋）
RCC	弥漫强（＋）
PAX－8	弥漫强（＋）
S100A1	弥漫强（＋）
CAⅨ	弥漫中等（＋）
CK7	部分中等（＋）
CD10	部分（＋）
Vimentin	部分（＋）
CD117	（－）
HMB45	（－）
Melan－A	（－）

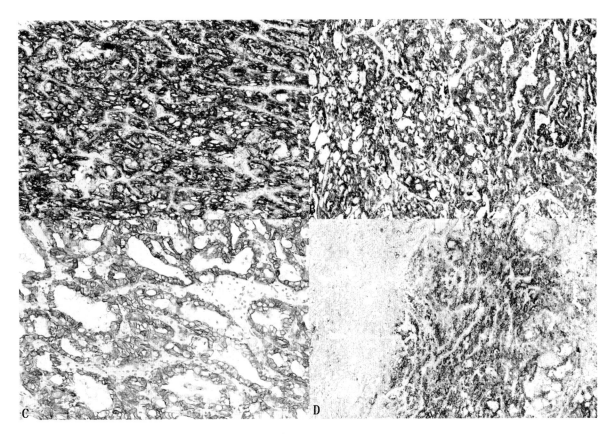

病例 38 图 3　免疫组化图像

注：A：RCC；B：P504S；C：CK7；D：CD10

五、诊断及鉴别诊断

1. 诊断　获得性囊性肾病相关性肾细胞癌（acquired cystic kidney disease － associated renal cell carcinoma，ACKD － RCC）。

2. 鉴别诊断　获得性囊性肾病相关性肾细胞癌的诊断主要依靠患者有慢性肾衰竭和（或）长期血液透析的病史，以及其特有的病理学特点。大体检查为终末期肾病的特征，可见肾萎缩、肾皮质内弥漫性的小囊肿使肾皮、髓质界限不清。需要鉴别的肿瘤主要有：

（1）嗜酸型透明细胞性肾细胞癌：患者无慢性肾衰竭和（或）长期血液透析的病史，形态学上很少见到筛状或微囊状结构，间质常缺乏草酸盐结晶沉积。免疫组化染色CAⅨ弥漫强阳性，P504S多为阴性或灶状阳性有助于两种肿瘤的鉴别。

（2）Ⅱ型乳头状肾细胞癌：乳头粗大，被覆假复层胞质丰富、嗜酸或透明、异型明显的柱状细胞，间质缺乏草酸盐结晶沉积。

六、小结

获得性囊性肾病相关性肾细胞癌是终末期肾病最常见的肾细胞癌类型，由于该肿瘤具有独特的形态学特征，2016版WHO肾脏肿瘤分类将其作为新增的5种肾细胞癌的亚型之一。大多数患者有血液透析的病史，临床上男性明显多见，常因体检发现，少数病例以囊肿出血或感染引起腰痛、血尿为主要表现。

肿瘤一般为单发，≥20%的病例为双侧性或多发性。瘤体大小不一，平均直径3cm，境界清楚，体积较大的肿瘤可有纤维性假包膜，切面实性，灰褐、灰白或棕红色，可有出血、坏死。

组织学一般具有以下特点：瘤组织排列方式多样，可呈筛状、微囊、乳头、腺泡或实性片状等多种结构，其中筛状结构是最典型的组织特征，瘤细胞较大，胞质丰富、嗜酸性，可见大小不等的空泡，核大而圆或轻度不规则，核仁明显（WHO/ISUP核分级Ⅲ级），部分病例瘤细胞胞质透明或泡沫样，个别病例可出现肉瘤样分化或横纹肌样特征。54%~79%的肿瘤可见多少不一的草酸盐结晶沉积。免疫组化通常强阳性表达CD10、RCC、P504S、CAM5.2，CK7阴性或灶状阳性，Vimentin、EMA不同程度表达，而CAⅨ、CD117、TFE3多不表达。

分子遗传学：常见第3、第16、第7和第17号染色体的获得以及性染色体的异常，而第3号和第16号染色体的异常可能与肿瘤的发生密切相关。第9、第14号染色体的缺失可能与肿瘤出现侵袭性更高的肉瘤样特征有关。

（海军第九七一医院　张　伟）

（青岛大学附属医院　于文娟）

病例39　肾嗜酸性实性囊性肾细胞癌

一、临床病史及实验室检查

患者，女，52岁，查体发现左肾占位40余天。实验室检查未见明显异常。

二、影像学检查

CT显示，左肾见团块状软组织低密度影，边界不清，突出于肾实质轮廓外，其内密度不均，见多发斑片状密度影，大小约为4.7cm×5.6.cm×2.7cm，增强扫描皮质期呈明显不均匀强化，排泄期强化程度减低，低于肾实质。右肾大小形态未见明显异常。双侧腹股沟区见多发增大淋巴结影，左侧为著。诊断：左肾占位性病变，考虑肿瘤（肾癌？）（病例39图1）。

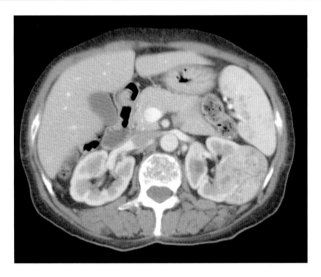

病例 39 图 1　影像学所见

三、手术中所见

术中见左肾上极占位，行左肾根治切除术。

四、病理所见

大体：左肾根治性切除标本，大小 12cm×9cm×5cm，于肾脏上极见一灰白肿物，大小 7cm× 6cm×5cm，切面灰白质软，累及局部肾被膜。

镜下：低倍镜下，瘤组织无包膜，与周围肾组织直接相邻，边界清楚，呈实性片状、腺泡状排列，局部散在大小不等的囊腔，囊内含粉红染物；高倍镜下，瘤细胞胞质宽阔，嗜酸性，边界不清，部分胞质内含粗大的嗜酸或嗜碱性颗粒物，核圆形或不规则，大小不等，个别细胞可见小核仁，局部瘤组织散在少量多核瘤细胞，部分细胞质内可见大的透明空泡，未见核分裂象（病例 39 图 2）。

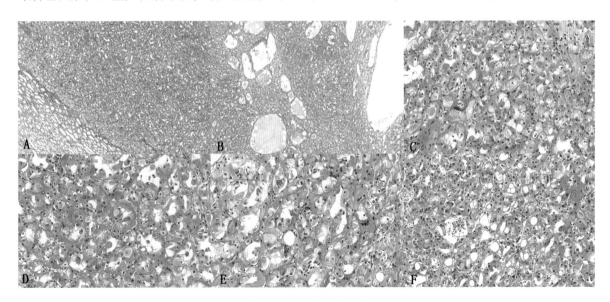

病例 39 图 2　镜下病理所见

注：A：瘤组织与周围肾组织直接相邻，边界清楚；B：实性片状、腺泡状排列，散在大小不等的囊腔；C：瘤细胞胞质宽阔，嗜酸性，部分胞质内含粗大的嗜酸或嗜碱性颗粒物；D：个别细胞可见小核仁；E：散在少量多核瘤细胞；F：部分瘤细胞质内可见大的透明空泡

免疫组化显示：Vimentin、RCC、S100A1 均弥漫强阳性，CK20 斑片状阳性、CD10 散在阳性，SDHB 弥漫阳性，Ki67 指数 3%，其余抗体阴性(病例 39 图 3，病例 39 表 1)。

病例 39 表 1　免疫组化表达情况

抗体名称	表达情况
Vimentin	弥漫强(+)
CK20	斑片状(+)
RCC	弥漫强(+)
S100A1	弥漫强(+)
CD10	散在强(+)
PAX – 8	弥漫中等(+)
SDHB	弥漫强(+)
Ki67	3%
CK7	(–)
CAⅨ	(–)
P504S	(–)
CD117	(–)
TFE3	(–)
ALK(D5F3)	(–)
Ksp – cad	(–)
HMB45	(–)
Melan – A	(–)

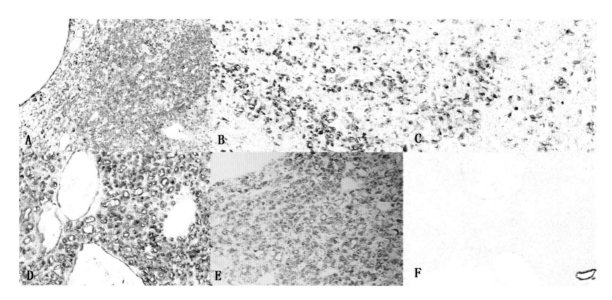

病例 39 图 3　免疫组化显示

注：A：Vimentin；B：CK20；C：CD10；D：RCC；E：SDHB；F：CK7

五、诊断及鉴别诊断

1. 诊断　肾嗜酸性实性囊性肾细胞癌(eosinophilic solid and cystic renal cell carcinoma, ESC – RCC)。

2. 鉴别诊断

（1）SDH 缺陷型肾细胞癌：瘤细胞形态一致，胞质轻度嗜酸性，常呈空泡状或絮状，核 1 级或 2 级，核仁不明显。免疫组化：SDHB 表达缺失，以及 CK20 阴性有助于鉴别诊断。

（2）嗜酸性嫌色细胞癌：多为实性生长，很少有囊性结构，瘤细胞胞质嗜酸，其内不见颗粒状物，核皱缩，核周空晕明显是其重要的形态学特征。免疫组化：CD117、CK7 阳性，而 CK20 阴性。

（3）具有管囊状结构的嗜酸细胞瘤：瘤细胞形态一致，胞质内无粗大的嗜酸/嗜碱性颗粒，核圆形规则，无明显的核仁，且有显著疏松水肿的间质。免疫组化：CD117 阳性，CK7 及 CK20 阴性。而嗜酸性实性囊性肾细胞癌为实性、囊状排列，不具有腺管状结构，而胞质内含粗大的颗粒或絮状物，且 CD117 阴性，CK20 阳性有助于鉴别。

（4）上皮样血管平滑肌脂肪瘤：瘤细胞弥漫实性排列，囊性结构很少见，瘤细胞胞质丰富、多形性明显，间质内有厚壁血管以及广泛取材可见少量成熟的脂肪组织。免疫组化：肌源性标记 SMA 以及黑色素性标记 HMB45、Melan - A 阳性，而 CK20 不表达有助于鉴别诊断。

六、小结

嗜酸性实性囊性肾细胞癌（eosinophilic solid and cystic renal cell carcinoma，ESC - RCC）是一种具有独特临床病理表现的惰性肾肿瘤，临床上伴或不伴有结节性硬化症。常见于女性，发病年龄 32 ~ 79 岁，中位年龄 55 岁。大部分是 pT_1 期。

肿瘤多为单侧单灶性，偶可见多灶，直径 1.2 ~ 13.5cm，平均 4 ~ 5cm，切面灰黄、囊实性。

组织学一般具有如下特点：①实性和囊性混合的生长结构；②肿瘤细胞胞质丰富嗜酸性，可见嗜酸性或嗜碱性颗粒状物，以及嗜酸性小球；③核圆形或卵圆形，局部可见核仁，相当于 WHO/ISUP 核分级Ⅲ级；④常可见多核瘤细胞脱落在囊内。

免疫组化特征：CK20 斑片状阳性，CK7 阴性，PAX - 8 阳性，AE1/AE3、CK8/18、CD10 及 Vimentin 多呈阳性或局灶阳性，CD117 常阴性。

分子遗传学：常存在 TSC1/TSC2 基因突变。

（海军第九七一医院　张　伟）

（青岛大学附属医院　王　晗）

病例 40　甲状腺样滤泡性肾细胞癌

一、临床病史

患者，女，35 岁，查体 CT 发现左肾占位半个月，无自觉症状。5 年前卵巢畸胎瘤病史，甲状腺未发现占位性病变。

二、影像学检查

CT 平扫显示左肾皮质局限性向外突出软组织样密度影，与肾皮质近等密度。增强扫描示肾皮质明显强化，病灶轻微强化，边缘较清晰。诊断：左侧肾脏结节，乏血供性肾癌可能性大，平滑肌瘤不完全排除。

肾脏 B 超显示，双肾大小形态正常，实质厚度正常，左肾中下部实质内探及一实性结节。体积约 2.8cm×2.7cm×2.7cm，边界尚清，形态尚规则，内回声不均，向肾轮廓外突起，结节内可见点条状血流信号，皮髓质分界清晰，集合系统无分离。诊断：符合左肾实质性肿瘤，不排除肾癌。

三、手术中所见

术中见肾中部偏腹侧肿物，大小约 3cm×3cm，突出于肾表面，切除肿瘤及部分肾脏。

四、病理所见

大体：肿物及部分肾组织，肿物体积 3cm×2.5cm×1.6cm，剖开，肿物切面棕黄，与周围肾组织界尚清。

镜下：低倍镜下，肿瘤由大小不等的甲状腺样滤泡结构组成，完全缺乏乳头结构。肿瘤与周围正常肾脏组织之间边界清晰。高倍镜下，滤泡样结构内含致密粉色甲状腺滤泡胶质样物质沉积，其内可见充满泡沫的组织细胞。肿瘤细胞呈立方体状，染色质内可见空泡。细胞核仁不明显，有丝分裂少见（病例40 图1）。

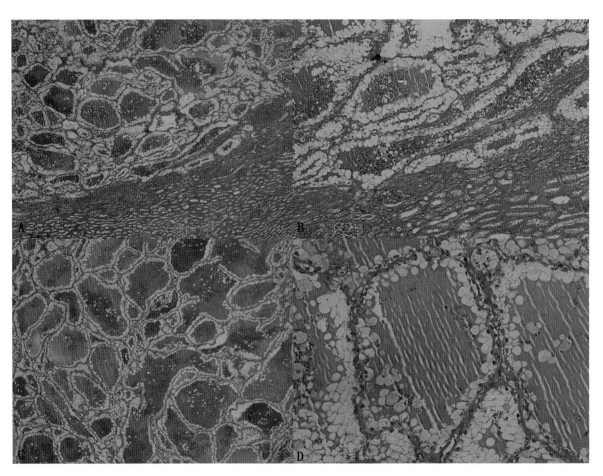

病例40 图1　典型 H&E 图像

注：A、B：瘤组织边界清楚，与周围肾组织界限清楚；C、D：肿瘤由甲状腺滤泡样实质构成，滤泡中充满胶质样物沉积，胶质中可见充满泡沫的组织细胞

免疫组化显示：瘤细胞 EMA、WT-1、PAX-8 均弥漫阳性，CK19 部分阳性，TTF-1、甲状腺球蛋白（thyroglobulin，TG）、CK7、CD10、CD117、P504S、E-cad 及 CK34βE12 抗体阴性（病例40 表1，病例40 图2）。

病例 40 表 1　　免疫组化表达情况

抗体名称	表达情况
EMA	弥漫（＋＋）
WT－1	弥漫（＋＋）
PAX－8	弥漫（＋＋）
CK19	部分（＋）
TTF－1	（－）
Thyroglobulin	（－）
CK7	（－）
CD117	（－）
P504S	（－）
CD10	（－）
CK34βE12	（－）
E－cad	（－）

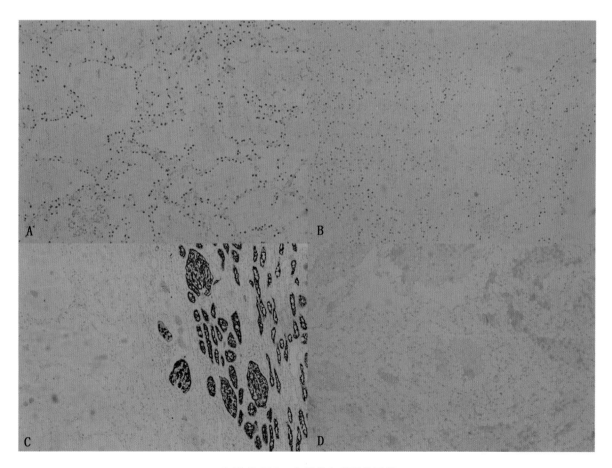

病例 40 图 2　　典型的免疫组化图像

注：A：瘤细胞弥漫强阳性表达 WT－1；B：瘤细胞 PAX－8 阳性表达；C：瘤细胞 CD10 为阴性表达；D：瘤细胞 CK34βE12 为阴性表达

五、诊断及鉴别诊断

1. 诊断　　（肾）甲状腺样滤泡性肾细胞癌（thyroid－like follicular renal cell carcinoma，TLFRCC）。

2. 鉴别诊断 甲状腺样滤泡性肾细胞癌的诊断主要依靠其典型的形态学特点,具有甲状腺样滤泡样结构,免疫组化无特征性的表达,Thyroglobulin 及 TTF-1 的阴性表达具有一定的诊断价值。需要鉴别的主要有:

(1)甲状腺滤泡癌或乳头状癌肾转移:甲状腺滤泡癌或乳头状癌转移至肾极少见,但两者形态学特点极相似,甲状腺样滤泡性肾细胞癌的诊断首先要排除甲状腺滤泡癌或乳头状癌的肾转移,需结合病史及甲状腺的相关影像学及实验室检查综合判断。免疫组化有一定的鉴别意义。TG 及 TTF-1 在甲状腺滤泡癌或乳头状癌中阳性表达,而甲状腺样滤泡性肾细胞癌均阴性。

(2)伴甲状腺样特征的乳头状肾细胞癌:该亚型肾细胞癌通常由两个组织学区域构成,在乳头状区域和类甲状腺样区域之间逐渐过渡。免疫组化染色和细胞遗传学特征在两个区域均一致。肿瘤细胞具有第 17 或第 7 号染色体的扩增,并且 CK7 和 P504S 阳性染色,所有这些都是伴甲状腺样特征的乳头状肾细胞癌的显著特征。

(3)管状囊性肾细胞癌:部分管状囊性肾细胞癌可具有类似甲状腺滤泡样的结构,但是管状囊性肾细胞癌的核通常突起于管腔,形成靴钉样结构。此外大多数管状囊性肾细胞癌表达 CD10 及 P504S,而甲状腺样滤泡性肾细胞癌通常不表达 CD10 及 P504S。

六、小结

甲状腺样滤泡性肾细胞癌是较罕见的肾细胞癌类型,目前完整的病例报道少于 30 例,对该肿瘤的病理特征及临床特点尚需更多认识。该肿瘤具有独特的形态学特征,2016 版 WHO 肾脏肿瘤分类将其作为暂定的肾细胞癌的亚型之一。大多数患者预后较好,偶见淋巴结转移及肺转移。

肿瘤一般为单发,切面实性,棕褐色。组织学一般具有以下特点:肿瘤完全由甲状腺样的实质构成,具有滤泡样结构及甲状腺胶质样物质沉积。免疫组化通常无特异性的染色,但是 TG 及 TTF-1 均不表达。

部分病例报道中偶见甲状腺样滤泡性肾细胞癌存在乳头样结构,但是目前的诊断共识认为,甲状腺样滤泡性肾细胞癌的诊断应严格限制为完全由甲状腺样滤泡结构组成的肿瘤。

(山东大学齐鲁医院 韩 博 胡 菁)

(济南艾迪康医学检验中心 尤淑玲)

病例 41 膀胱浆细胞样尿路上皮癌

一、临床病史及实验室检查

患者,男,55 岁,无痛性肉眼血尿 1 天。实验室检查未见明显异常。

二、影像学检查

CT 显示,膀胱充盈欠佳,膀胱后壁局限性增厚并呈肿块改变,大小约 2.2cm×1.5cm,其内 CT 值约 34HU。前列腺大小、形态正常,密度均匀,未见明确异常密度影。诊断:膀胱后壁软组织肿块,考虑膀胱癌可能。

三、手术中所见

膀胱三角区底部有一直径约 2cm×1.5cm 新生物,带蒂,表面光滑,未见出血,双侧输尿管开口正常,未受累及,行膀胱部分切除术。

四、病理所见

大体：不规则肿物 1 个，体积 2.5cm×1.5cm×1.5cm，表面部分光滑，切面实性，灰白色，质软，易碎。

镜下：低倍镜下，瘤组织位于上皮下，呈弥漫密集浸润性生长，局部侵及膀胱壁固有肌层间质稀少；高倍镜下，瘤细胞中等大小，胞质丰富，嗜酸性、核偏位，浆细胞样，核卵圆形或不规则，有异型，核分裂易见，散在的巨核细胞，少数癌细胞内可见透明空泡，个别瘤细胞印戒样。间质可见灶状密集的淋巴细胞、浆细胞浸润（病例 41 图 1）。

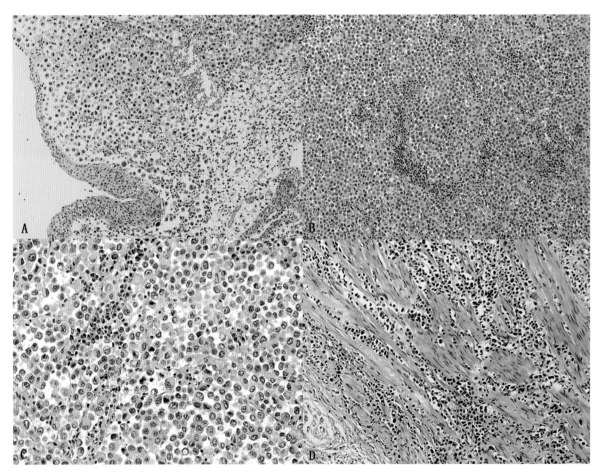

病例 41 图 1 典型 H&E 图像

注：A：瘤组织位于上皮下，弥漫排列；B：瘤细胞排列紧密，间质内可见灶状密集的淋巴细胞、浆细胞；C：瘤细胞中等大小，胞质丰富，嗜酸性、核偏位，似浆细胞样；D：瘤组织侵及膀胱壁固有肌层

免疫组化显示：瘤细胞 CK、EMA、CK18、CK7、CD138 及 P53 均弥漫强（＋），Uroplakin Ⅲ、CK20 及 CEA 灶状（＋），其余抗体阴性（病例 41 图 2，病例 41 表 1）。

病例 41 表 1　免疫组化表达情况

抗体名称	表达情况
CK	弥漫强（ + ）
EMA	弥漫强（ + ）
CK18	弥漫强（ + ）
CK7	弥漫强（ + ）
CD138	弥漫强（ + ）
P53	弥漫强（ + ）
Uroplakin Ⅲ	灶状（ + ）
CK20	灶状（ + ）
CEA	灶状（ + ）
Vimentin	（ - ）
P63	（ - ）
E - cadherin	（ - ）
S - 100	（ - ）
Actin	（ - ）
CD30	（ - ）
CD117	（ - ）
HMB45	（ - ）
Melan - A	（ - ）
MyoD1	（ - ）
Myogenin	（ - ）

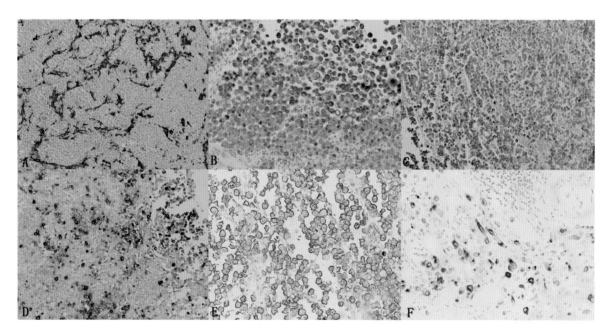

病例 41 图 2　免疫组化图像

注：A：Vimentin；B：EMA；C：CK7；D：CEA；E：CD138；F：Uroplakin Ⅲ

五、诊断及鉴别诊断

1. 诊断　膀胱浆细胞样尿路上皮癌（plasmacytoid urothelial carcinoma，PUC）。

2. 鉴别诊断

（1）浆细胞瘤：浆细胞样尿路上皮癌形态上与浆细胞瘤非常相似，且浆细胞标志物 CD138 阳性，很容易被误诊为浆细胞瘤，但免疫组化瘤细胞上皮性标志物阳性，而造血系统标志物反应阴性可鉴别。

（2）印戒细胞癌：膀胱原发性纯粹的印戒细胞癌非常罕见，组织形态上常伴有典型腺癌成分。印戒细胞是印戒细胞癌的主要成分，而浆细胞样尿路上皮癌印戒细胞成分较少，所占比例 <5% 或接近 15%，散在或灶状分布。

（3）伴有横纹肌样特征的尿路上皮癌：癌细胞较 PUC 体积更大，胞质更丰富，嗜酸性强，核大，核仁明显。

（4）源于胃或乳腺的转移性癌：弥漫型胃癌或乳腺浸润性小叶癌以膀胱转移为首发症状者少见，患者往往有胃癌或乳腺癌的病史且其他部位广泛转移。癌组织内伴有尿路上皮癌成分有助于浆细胞样尿路上皮癌的诊断。

（5）恶性黑色素瘤：多为转移性，膀胱原发性者极罕见。瘤细胞常有明显异型性，核仁较显著。S - 100、HMB45、Melan - A 阳性易与本肿瘤鉴别。

（6）横纹肌肉瘤：最常见于儿童，平均发病年龄 5 岁。显微镜下瘤组织由间质水肿的细胞稀疏区和深染的小细胞区构成，大部分瘤细胞较小，但可见散在的胞质丰富、强嗜酸性、偶尔可见横纹的横纹肌母细胞。免疫组化肌源性标志物 MyoD1 和 Myogenin 阳性，上皮标志物阴性易于鉴别。

六、小结

浆细胞样尿路上皮癌由于癌细胞具有偏位的胞核和嗜酸性的胞质与浆细胞相似，故而得名。该肿瘤为非常少见的尿路上皮癌变异型，多发生于中老年人，年龄 45 ~ 89 岁。大多数患者诊断时为晚期。临床上有非常明显的男性倾向，绝大多数患者表现为肉眼血尿，少数伴有尿痛、尿急、排尿困难等症状。

肿瘤可呈菜花状、无蒂或广基的息肉状、结节状、扁平状，弥漫浸润生长而使膀胱壁凹凸不平，可继发溃疡，有时肿瘤不明显，仅见膀胱黏膜皱襞粗糙，膀胱壁增厚、变硬，甚至膀胱挛缩或广泛硬化，呈革囊，切面灰白色，实性，质软或韧。

组织学一般具有以下特点：①瘤细胞排列方式多样，可呈条索状、巢状、片状或者弥漫生长；②肿瘤细胞大小较一致，小至中等大小，细胞核深染、偏位，偶尔可见双核，胞质丰富、透亮至嗜酸性，核仁不明显。

免疫组化通常上皮性标志物 CK、EMA、CK7、CK18 阳性；还可表达 P63、Uroplakin Ⅲ、CD138、CK20，而 Vimentin、E - cad、S - 100、HMB45、Melan - A、SMA 及 Desmin 均阴性。

分子遗传学显示频繁出现 CDH1 丧失功能突变，拷贝数变化分析表明，CDH1 的杂合缺失是浆细胞样尿路上皮癌缺失的潜在机制。

（海军第九七一医院　张　伟）

（青岛大学附属医院　何　冰）

病例 42　膀胱肾源性腺瘤

一、临床病史

患者，女，65 岁，因"尿频、尿急、尿痛 10 年余"入院。

二、影像学检查

CT 检查示膀胱充盈差，壁厚毛糙，内壁明显强化且厚薄不均（病例 42 图 1）。

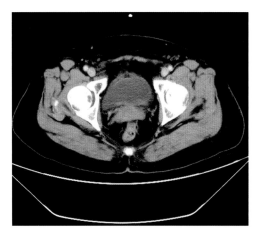

病例 42 图 1　影像学所见

三、手术中所见

膀胱镜所见:膀胱黏膜可见点状及片状充血区,膀胱前壁可见两处滤泡样肿物,大者约 0.4cm×0.3cm。

四、病理所见

大体:灰白小组织一块,直径 0.1cm。

镜下:低倍镜下,瘤组织排列呈管状、囊状,可见少量淋巴细胞浸润;高倍镜下,小管、囊腔及乳头表面衬覆立方或者低柱状上皮,胞质稀少。约 70% 的病例中,小管和囊腔内表面衬覆靴钉样细胞,大的囊腔表面可衬覆少许印戒样细胞;细胞异型性轻微,缺乏多形性;间质水肿、淋巴细胞及浆细胞浸润(病例 42 图 2)。

免疫组化显示:瘤细胞呈 CK、PAX-8、P504S、CK34βE12 阳性,CD31 血管阳性,Ki67 指数约 2%(病例 42 图 3,病例 42 表 1)。

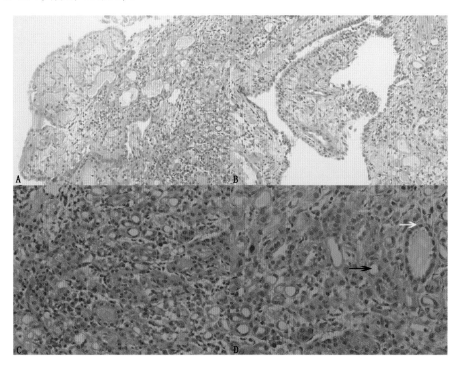

病例 42 图 2　典型 H&E 图像

注:A:瘤组织排列呈管状、管囊状;B:瘤组织排列呈囊状,囊内衬单层扁平、立方或靴钉样细胞;C:间质可见

肉芽组织及淋巴细胞、浆细胞浸润；D：查见少数印戒样细胞（黑色箭头所示），部分管腔内含嗜伊红染分泌物，类似甲状腺滤泡样结构（白色箭头所示）

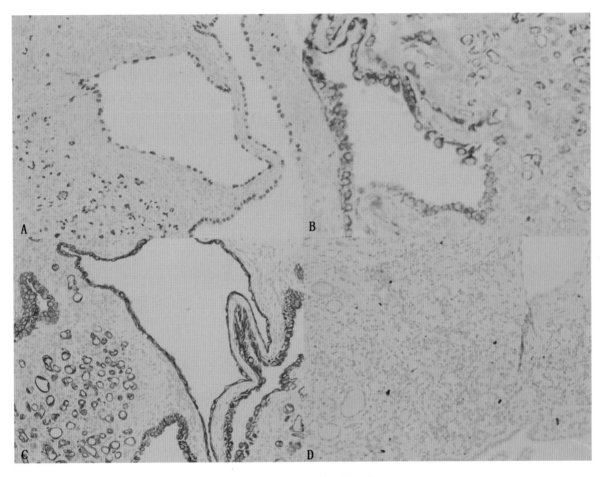

病例 42 图 3　免疫组化图像

注：A：PAX－8；B：P504S；C：CK；D：Ki67

五、诊断及鉴别诊断

1. 诊断　膀胱肾源性化生（肾源性腺瘤）（nephrogenic adenoma）。

2. 鉴别诊断

（1）透明细胞腺癌：女性好发，肿瘤常很大，细胞重度异型，大量透明细胞；坏死、显著核分裂象；P53 强阳性，Ki67 指数较高。PSA、PSAP、PAX－2 表达阴性。

（2）前列腺腺癌：男性发生，PSA 或（和）PASP 阳性，缺乏管乳头状成分（前列腺导管腺癌除外），PAX－2 阴性。显著的细胞异型性/核分裂象。

（3）伴腺样分化的尿路上皮癌：肾源性腺瘤中增生的小管可能让人担心为伴有腺样分化的尿路上皮癌，但细胞缺乏明显的异型性和核分裂活性，间质水肿伴有炎细胞浸润。免疫表型上表达 PAX－8、PAX－2，不表达 GATA－3。这些特征有助于鉴别诊断。

六、小结

肾源性化生（肾源性腺瘤）多发生于成年人（90%），大多数患者有手术史或者遇到多种刺激因素存在如结石、创伤、膀胱炎或结核。肾源性腺瘤可能不是新生物，而是尿路上皮对某种刺激的化生性适应（肾源性化生），此种病变常与各种病原微生物对黏膜的刺激有关。典型的肾源性化生常常为单个直径不超过 1cm 的病灶。肾源性化生可与鳞状化生和腺性化生并存。其上皮为二倍体，黏膜伴有大量的肥大细胞，与 IgE 介导的变态反应有关。

病变主要由小管组成，也可以为乳头状、管状、囊状、管囊状、息肉样或者罕见的弥漫片状。同一病变常可见多种生长模式混合存在。其乳头状成分看起来像尿路上皮肿瘤，但是乳头表面衬覆单层立方，小管为小而圆的中空腺管，类似于肾小管。小管常可扩张呈囊性，管腔常含有嗜酸性或嗜碱性分泌物呈弱的卡红染色。大部分小管、囊腔及乳头表面衬覆的是立方或者低柱状上皮，胞质稀少。约 70% 的病例中小管和囊腔内表面衬覆靴钉样细胞，大的囊腔表面可衬覆扁平细胞，偶可见印戒样细胞。

组织学特征：①细胞异型性轻微（仅限于非典型肾源性腺瘤，可有核大/深染、核仁明显），缺乏多形性；②间质水肿、炎细胞浸润，罕见核分裂象；③局限性生长，局限于黏膜固有层；④缺乏坏死，少有透明胞质。

免疫组化：P53 局灶阳性（非典型肾源性腺瘤可达 20%）；PAX-8、PAX-2 阳性，PSA 阴性，Ki67 指数小于 7%。

（山东大学齐鲁医院　韩　博　戚　美）

病例 43　前列腺上皮内肿瘤样导管腺癌

一、临床病史及实验室检查

患者，男，77 岁，因右肺上叶占位手术时发现前列腺肥大，后转入泌尿外科进行治疗。实验室检查：血总前列腺特异性抗原（prostate specific antigen，PSA）4.720ng/ml，游离前列腺特异性抗原 0.734ng/ml，游离/总前列腺特异性抗原 15.55ng/ml。

二、影像学检查

前列腺磁共振示：前列腺增生，前列腺不均匀弥散受限，局部出血；右精囊腺出血，原膀胱内血块基本吸收，盆腔及双侧腹股沟多发淋巴结肿大，盆腔部分骨质信号欠均匀，左股骨头异常信号（病例 43 图 1）。

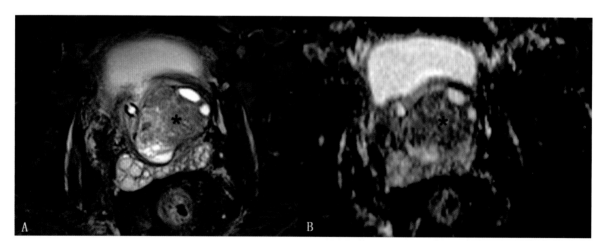

病例 43 图 1　MRI 图像

注：A：磁共振 T_2WI 图像示前列腺左前部不规则形低信号结节（＊）；B：磁共振 ADC 图像示前列腺左前部不规

则形结节扩散受限，呈低信号（＊）

三、手术中所见

术中见前列腺约Ⅲ度大，两侧叶及中叶增生明显，以突入膀胱为主，电切除前列腺增生组织，见前列腺局部成囊性改变。

四、病理所见

大体：灰白色碎组织一堆，总体积 4cm×1.5cm×0.5cm，灰白，灰黄，条索状，部分呈囊性改变。

镜下：低倍镜下，腺体呈密集排列，通常为囊状扩张的结构，类似于高级别的前列腺上皮内瘤样病变，内衬着假复层柱状上皮。腺体的大小与前列腺增生的腺体相似，部分腺体可以较大，腺体密集，腺体主要由高柱状非典型细胞构成，大部分为平坦型，部分为簇状或细乳头型；高倍镜下：细胞核位于基底部，胞质嗜碱性或嗜双色，上皮细胞排列成假复层，细胞核深染（病例43 图2）。

免疫组化显示：瘤细胞呈 PSA、雄激素受体（androgen receptor，AR）弥漫强（＋），Ki67 指数约 10%，P504S、P63、SATB2、PAX-8、CDX-2 等（-）（病例43 图3）。

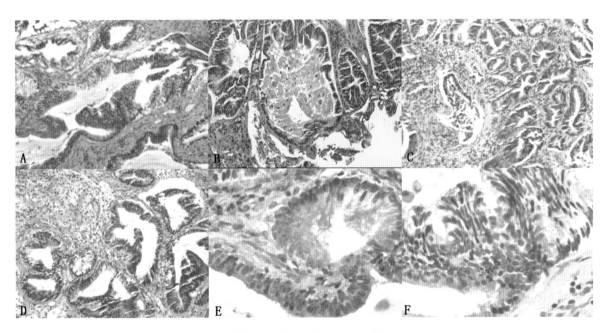

病例 43 图 2　典型 H&E 图像

注：A：大腺体形态，囊性扩张的腺体，腺体排列拥挤，腔内细乳头结构，不规则轮廓；B：囊性扩张的腺体，腔内乳头状生长，腺腔内含有嗜酸性物质；C：小腺体形态，腺泡状生长，核呈杆状；D：腺体大小不一，囊性扩张；E：细胞核呈柱状，假复层，伴有核异型性；F：癌性腺体内衬细乳头状异型细胞，细胞核增大

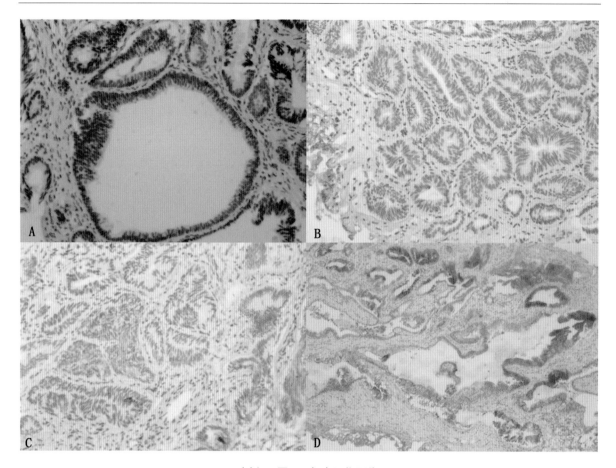

病例 43 图 3　免疫组化图像

注：A：AR 细胞核阳性；B：P504S 阴性；C：P63 阴性；D：PSA 胞质阳性

五、诊断及鉴别诊断

1. 诊断　前列腺上皮内肿瘤样导管腺癌（prostatic intraepithelial neoplasia – like ductal adenocarci-noma）。

2. 鉴别诊断　前列腺上皮内肿瘤样导管腺癌主要特点是腺体以中等大小或大腺泡为主，腺体排列密集、部分囊状扩张。细胞呈高柱状、假复层排列，大部分为平坦型，部分为簇状或细乳头型；胞质嗜碱性或嗜双色，细胞核位于基底部。需要鉴别的肿瘤主要有：

（1）高级别前列腺上皮内瘤变（high – grade prostatic intraepithelial neoplasia，HGPIN）：与 HGPIN 相比，上皮内瘤变样型前列腺癌细胞一般无突出的核仁，缺乏基底细胞层，CK34βE12 和（或）P63 染色阴性。P504S 的表达对于两种病变的区分没有帮助。

（2）腺泡腺癌：乳头状结构是诊断前列腺上皮内肿瘤样导管腺癌重要的特征，其次是柱状核、细乳头结构、假复层、高柱状上皮等。上述特征在腺泡腺癌中较为少见。

（3）普通型导管腺癌：可以看到几种结构模式，包括乳头状结构、筛状结构和实体结构，乳头状结构具有纤维血管轴心的真乳头，是最有价值的诊断特征。前列腺上皮内肿瘤样导管腺癌胞异型性比普通型导管腺癌要小，没有明显的核仁、筛状结构和坏死。

（4）导管内癌：其两个形态特征是具有不典型细胞的扩张腺体，形成大而致密的筛状或实体结构。高级别异型细胞位于导管内或腺泡内，基底细胞存在。

（5）结肠腺癌：前列腺上皮内肿瘤样导管腺癌与转移的结肠腺癌非常相似，可以通过免疫组化

CDX－2、Villin(结肠癌)和 P504S、PSA、PSAP、NKX3.1(前列腺癌)加以鉴别。

(6)乳头状尿路上皮癌：尿路上皮癌细胞核呈多形性和多角形。免疫组化 PSA 和 PSAP 阴性，尿路上皮的标志物阳性。

六、小结

前列腺上皮内肿瘤样导管腺癌少见，平均发病年龄在 70 岁，1967 年 Melicow 和 Pachter 首次报道，2008 年 Tavora 和 Epstein 系统总结了 28 例前列腺上皮内肿瘤样导管腺癌的临床病理学特征。在2016 版 WHO 泌尿及男性生殖系统肿瘤分类中，新增该类型肿瘤为导管腺癌的一种特殊亚型。

前列腺上皮内肿瘤样导管腺癌好发于前列腺尿道部和尿道周围的前列腺组织，组织学一般具有以下特点：拥挤的、中等或大的腺体组成，部分腺体囊状扩张，腺体呈扁平状、簇状或细乳头状，内衬着假复层柱状上皮。腺上皮呈高柱状，细胞核位于基底部，胞质嗜碱性或嗜双色，细胞核深染，大部分没有明显核仁，有时胞质内腺腔内出现黏液分泌或嗜酸性颗粒状分泌物。免疫组化：肿瘤细胞PSA、P504S、AR 弥漫强阳性，基底细胞标志物 P63 和 CK34βE12 阴性。该类型预后较好，Gleason 评分多为 6 分(3＋3)。

(山东大学齐鲁医院　韩　博)

(山东省立医院　程显魁)

病例 44　假增生型前列腺癌

一、临床病史及实验室检查

患者，男，73 岁，1 年余前无明显诱因出现尿频、尿急、排尿困难、淋漓不尽；3 个月前上述症状加重。PSA 示：血清总 PSA：29.29ng/ml，游离 PSA：2.92ng/ml。直肠指诊：前列腺Ⅱ度增大，质韧，表面光滑，中央沟变浅，未触及结节。

二、影像学检查

前列腺 MRI 示：前列腺增生，前列腺结节(病例 44 图 1)。

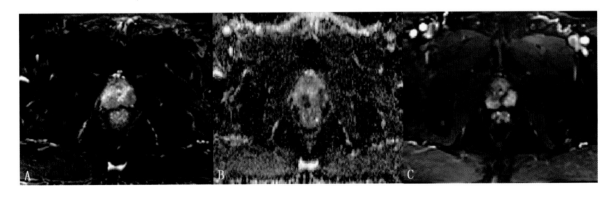

病例 44 图 1　影像学图像

注：A：磁共振 T_2WI 示前列腺周围带多发结节样低信号灶；B：磁共振 ADC 图示前列腺癌结节扩散受限，呈低信号；C：磁共振增强扫描示癌结节呈明显强化

三、手术中所见

手术分离前列腺周围组织,将前列腺及双侧精囊腺切除。

四、病理所见

大体:前列腺组织及精囊腺总体积:5.5cm×4.5cm×3cm,前列腺组织切面灰白、灰黄、质软,其中查见一肿物,切面积:3.5cm×3cm,灰黄、灰白、质中,与周围组织分界不清。

镜下:低倍镜下,由大或中等大小的拥挤腺体组成,局部背靠背排列,形态似良性增生的腺体,腺体之间的间质较少,有的腔缘平直或波浪状的内部轮廓,部分出现复杂分支的乳头状结构,与增生腺体相似;高倍镜下肿瘤细胞呈柱状,胞质淡染,细胞核位于基底部,核轻度异型,染色深或淡染,部分区域可见突出的大核仁,腺腔内可见无定形粉红色分泌物、嗜酸性结晶体(病例44图2)。

免疫组化显示:瘤细胞呈 P504S、PSA(+),P63、CK34βE12 抗体(−)(病例44图3)。

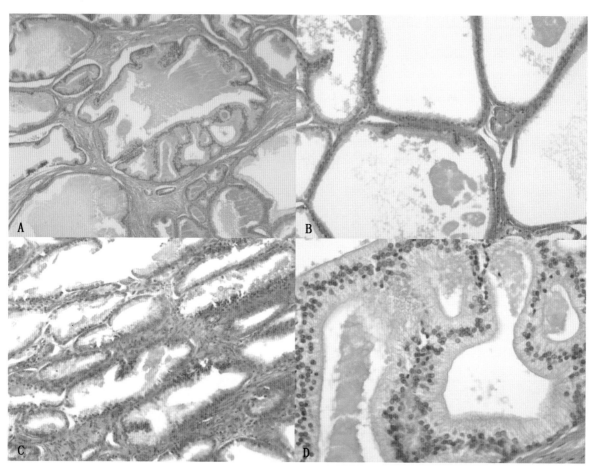

病例44 图2 典型 H&E 图像

注:A:腺泡有分支伴腔内乳头形成,腺泡结构复杂,腺体排列紧密,腔内有嗜酸性分泌物;B:腺体呈微囊性扩张,腺体排列紧密,腔缘平直,缺乏乳头结构,上皮细胞呈高柱状,部分腺体内有小的乳头结构;C:腺体拉长,腔缘呈波浪状,胞质嗜双色或透亮,部分腔内有矮的乳头;D:高倍镜下,细胞呈柱状,核位于基底部,核小,染色深,胞质丰富,淡染

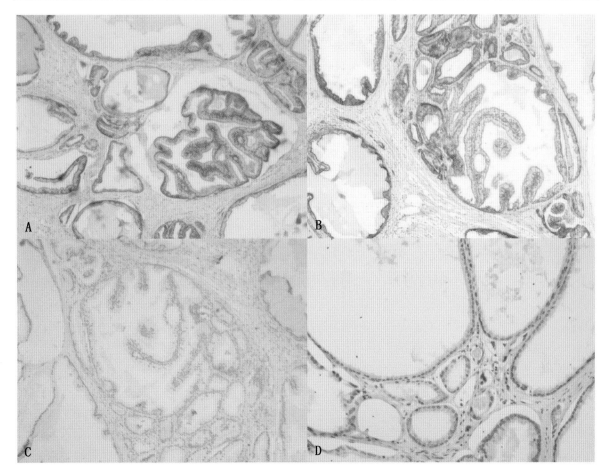

病例 44 图 3　免疫组化图像

注：A：P504S 胞质阳性；B：PSA 胞质弥漫强阳性；C：CK34βE12 基底细胞阴性；D：P63 基底细胞阴性

五、诊断及鉴别诊断

1. 诊断　假增生型前列腺癌（pseudohyperplastic prostatic adenocarcinoma，PHPA）。

2. 鉴别诊断　假增生型前列腺癌的诊断主要由大或中等大小的拥挤腺体组成，主要有 3 种结构：①腺体拉长呈波浪状；②腺腔内形成复杂分支的乳头状结构；③微囊性扩张，有少量分支乳头或乳头消失。高倍镜下肿瘤细胞呈柱状，胞质淡染，细胞核位于基底部，核轻度异型，染色深或淡染，但总能找到增大的核仁，腺腔内可见无定形粉红色分泌物、嗜酸性结晶体。需要鉴别的肿瘤主要有：

（1）Gleason 3～5 分普通型大腺泡结构的腺癌：无复杂的乳头状、分支状、微囊状、波浪状大中腺泡，表现为筛状、肾小球样或粉刺样腺泡结构；高倍镜下细胞不表现为柱状。

（2）正常或前列腺增生：细胞不呈柱状、细胞质嗜双色或淡染，细胞核无异型性，不出现核仁，免疫组化染色示基底细胞存在。

（3）HIPIN：肿瘤性腺体不呈巢状聚集在一起，而是在前列腺组织内多中心分布的田野效应。免疫组化显示腺泡周围有连续或间断的基底细胞层。

六、小结

假增生型前列腺癌是一种组织学表现类似良性增生或腺瘤的癌，对这种看似良性的前列腺癌，Epstein 曾经做过详细描述。2016 年世界卫生组织的分类确认了 4 种看似良性的前列腺腺泡腺癌的组织学变异型：萎缩型、泡沫腺型、微囊型和假增生型。

假增生型前列腺癌发生在外周带和移行带，大多和普通型前列腺癌混合存在，假增生型前列腺癌组织学特点是以大、中腺泡增生为主，腺体排列拥挤，背靠背，间质较少。腺体形态包括：复杂分支的腔内乳头结构；腺泡内正常乳头消失的微囊性结构；腺体的拉长，腔缘呈波浪状结构。肿瘤性上皮细胞呈柱状，胞质清晰、淡染、丰富或嗜双色性，细胞核小且呈深染，位于基底部，细胞排列有极性，部分可见大核仁。腺腔内常见嗜酸性结晶体和嗜酸性颗粒状无定型物质。

假增生型前列腺癌免疫组化显示基底细胞消失（P63、CK5/6、CK34βE12 阴性），但 PSA、P504S 阳性，多数学者认为假增生型前列腺癌归为 Gleason 3 级。

（山东大学齐鲁医院　韩　博）

（山东省立医院　程显魁）

病例 45　前列腺部分性萎缩

一、临床病史及实验室检查

患者，男，67 岁，尿频 2 年，夜间明显，伴有排尿等待、尿线细而无力、尿不尽感等排尿困难症状。PSA 示：血清总 PSA：6.74ng/ml，游离 PSA：5.86ng/ml。直肠指诊：前列腺 I 度肿大，质韧，表面光滑，未触及结节，中央沟消失。

二、影像学检查

彩超检查：前列腺体积增大，大小约 5.6cm×4.9cm×4.4cm，局部向膀胱内突出，内回声欠均质，伴有强回声斑，排尿后膀胱内测约 16ml 尿液残留。

三、手术中所见

对患者行穿刺活检术。

四、病理所见

大体：略。

镜下：穿刺组织中查见良性增生腺体和囊性扩张的单纯性萎缩腺体，良性增生腺体具有乳头状内折及腺腔内淀粉样小体。在这些良性腺体旁观察到簇状增生的小腺体，排列拥挤，排列不规则，界限相对清楚。部分小腺体腔面轻微内折，细胞质淡染，核较小，核仁不清楚，核间距较周围增生的腺体增宽（病例 45 图 1）。

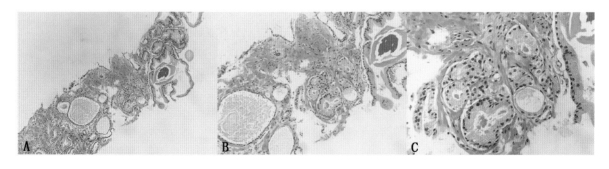

病例 45 图 1　典型 H&E 图像

注：A：穿刺组织中查见良性增生腺体和伴囊性扩张的单纯性萎缩腺体，并见拥挤排列的小簇状腺体；B：簇状

腺体小叶状分布,界限清楚;C:胞质淡染,核间距增宽,无明显核仁,部分腺体腔面轻微内折

免疫组化:簇状小腺体除个别腺体外,大部分均缺乏 CK34βE12 及 CK5/6 的表达,并呈 P504S 中－强表达;周围良性腺体也呈不连续的 CK34βE12 及 CK5/6 表达,弱－中等程度表达 P504S(病例45 图2)。

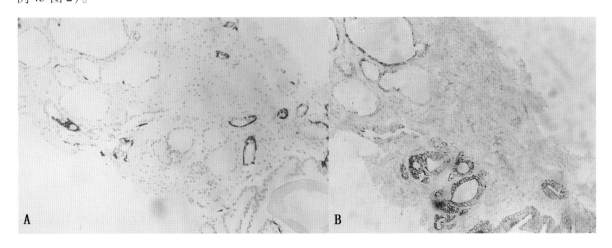

病例 45 图 2　免疫组化图像

注:A:CK34βE12 染色示簇状小腺体及周围良性腺体均呈不连续的、局灶性着色;B:簇状小腺体中－强表达 P504S,周围良性腺体弱－中表达 P504S

五、诊断及鉴别诊断

1. 诊断　(前列腺穿刺)良性增生的前列腺组织伴部分性萎缩(partial atrophy)。

2. 鉴别诊断　本例主要的鉴别诊断是分化良好的前列腺癌。与前列腺癌不同的是,本例簇状小腺体呈小叶状生长,界限清楚,缺乏前列腺癌的浸润性生长;胞质淡染,部分腺体具有轻微的乳头状内折,旁边可见单纯性萎缩的腺体;细胞核间距增宽,核无明显增大,无明显核仁;免疫组化染色虽然显示 P504S 阳性表达,但个别腺体周围仍存在基底细胞标志物 CK34βE12 及 CK5/6 的表达。

六、小结

部分性萎缩是前列腺局灶性萎缩的一种亚型。前列腺萎缩可以是弥漫性的,也可以是局灶性的。局灶性萎缩被分为 4 个不同的亚型:①单纯萎缩;②单纯萎缩伴囊肿形成;③萎缩后增生;④部分性萎缩。部分性萎缩被认为是一种独特的萎缩模式,至今仍是病理学家的诊断难题,也是基层医院最常申请会诊的前列腺病变之一。由于部分性萎缩不仅形态学表现为小腺体排列拥挤、不规则,核浆比增高,偶尔可见核仁,而且免疫组化可表现为基底细胞标志物缺失和 P504S 阳性等癌的特征,容易误诊为前列腺腺癌,部分性萎缩可以具有类似前列腺癌的免疫组化染色特点,因此,认识部分性萎缩的形态学特征仍然是防止误诊的关键因素。与前列腺癌比较,部分性萎缩低倍镜下多保留小叶状结构,通常缺乏单个非典型小腺体在良性腺体之间的浸润性生长,至少部分腺体具有乳头状内折的腔缘,无嗜碱性或嗜双色的细胞质,细胞极少出现较大的红核仁。同时另一个关键特征是,由于部分性胞质减少,部分细胞核可位于细胞质的顶端。前列腺癌则以浸润性生长、腺体僵直、胞质嗜碱性或嗜双色和核仁显著为特征。基底细胞标志物在部分性萎缩病灶中可能呈不连续的着色,部分腺体着色,甚至完全阴性。P504S 通常认为是前列腺癌的特征性标志物,但它在部分性萎缩中也可以表达,多数表现为弱到中等程度的着色,少数病例表现为强着色。

(山东大学齐鲁医院　韩　博)

(滨州市人民医院　李新军)

病例46 精子肉芽肿

一、临床病史

患者，男，46岁，自觉左侧外阴部位疼痛2个月。5年前有输精管结扎术病史。专科检查见左侧附睾部位触及硬结，直径约1.5cm。

二、影像学检查

超声检查提示左侧附睾头部有直径1.6cm的界清结节，低回声。

三、手术中所见

术中见肿物位于附睾头部，直径约1.6cm，质硬，界限清，切除附睾组织及肿物。

四、病理所见

大体：附睾组织1件，附睾头部见结节1枚，体积1.7cm，切面灰白、实性、质中、界不清。

镜下：病变表现为以附睾管为中心的小结节样改变（病例46图1A），附睾管上皮及基底膜被炎细胞破坏，部分附睾管上皮细胞胞质透亮，核轻度增大，可见核仁，但仍然保持附睾管结构轮廓（病例46图1B），间质显著纤维化并大量炎细胞浸润，部分区域可见典型的肉芽肿改变，其中散在多核巨细胞（病例46图1C）。部分组织细胞胞核具有非典型性改变，核增大，染色质略粗糙，可见红核仁，部分组织细胞胞质内可见吞噬物质，伴有淋巴细胞、浆细胞和中性粒细胞浸润（病例46图1D）。

免疫组化：病变组织内含有大量CD68阳性的组织细胞（病例46图2A），CD34血管阳性，EMA及SMA阴性（病例46图2B），Ki67在组织细胞和淋巴细胞中表达，阳性率10%。

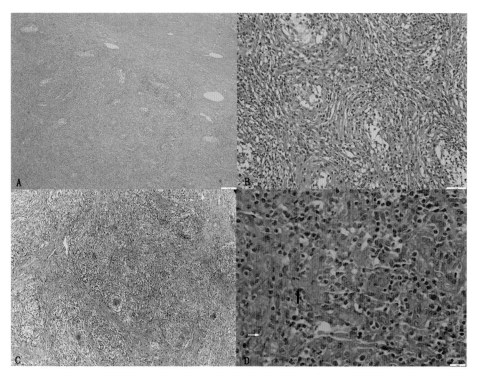

病例46图1 典型H&E图像

注：A：病变以附睾管为中心，间质纤维化明显；B：附睾管上皮被炎细胞破坏，上皮细胞核轻度异型，结构轮廓

尚在；C：部分区域查见显著的肉芽肿，可见多核巨细胞；D：附睾管间见轻度非典型性的组织细胞浸润，个别细胞内可见吞噬物（黑色箭头）及色素（白色箭头），并见淋巴细胞和分叶核细胞浸润

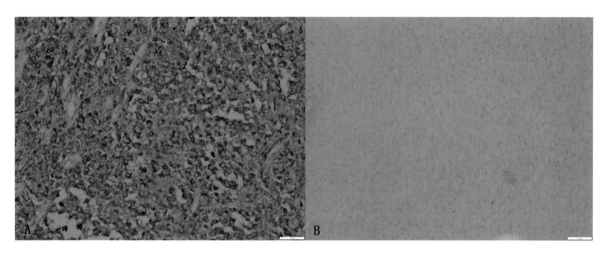

病例46 图2　免疫组化图像

注：A：免疫组化示病变内含有大量 CD68 阳性的组织细胞；B：免疫组化示 EMA 阴性

五、诊断及鉴别诊断

1. 诊断　（附睾）精子肉芽肿（spermatic granuloma）。

2. 鉴别诊断　本例需要考虑的鉴别诊断有非特异性附睾炎、附睾结核、淋巴瘤及分化差的癌等。

（1）非特异性附睾炎：该病由淋球菌、衣原体、大肠杆菌或其他微生物感染所引起，组织学表现为非特异性炎症，常常有脓肿形成。非特异性附睾炎中组织细胞增生并见吞噬精子的现象不明显，可与精子肉芽肿相鉴别。

（2）附睾结核：典型地表现为肉芽肿性炎伴干酪样坏死，抗酸染色或结核杆菌荧光 PCR 检测到结核杆菌可以明确诊断；而精子肉芽肿是在聚集的精子周围可见的肉芽肿反应，没有干酪样坏死，也查不到结核杆菌。

（3）淋巴瘤和分化差的癌：精子肉芽肿破坏附睾管结构并组织细胞显著增生时，由于附睾管上皮细胞核增大伴有核仁时，或组织细胞有非典型性时，可误诊为淋巴瘤或分化差的癌。免疫组化染色示无淋巴细胞标志物表达可以鉴别淋巴瘤。被破坏的附睾上皮细胞无明显的异型性，无分裂象，免疫组化染色显示附睾管基本结构轮廓存在，这些特点与分化差的癌不同。

六、小结

精子肉芽肿（spermatic granuloma）又称为结节性附睾炎，是一种异物巨细胞对渗出的精子的强烈反应，在输精管结扎后高达42%的患者和常规尸检的2.5%的患者中会发生。患者经常出现附睾上极、精索的疼痛和肿胀症状，偶尔出现睾丸疼痛，也可没有症状。精子肉芽肿类似于睾丸或精索肿瘤。

精子肉芽肿大体表现为单个黄色结节或直径达3cm的硬结。组织学表现为异物型肉芽肿，早期坏死，晚期出现进行性纤维化。这种病变被认为是由炎症或创伤导致的附睾管上皮和基底膜损伤所致，伴有精子外溢到组织间质。从附睾管内渗出的精子通常大量存在，但很快就会被巨噬细胞（称为噬精细胞）吞噬，最终消失。黄褐色的蜡样色素是精子的一种脂质降解产物，可能会持续存在。实验性注射蜡样色素可产生肉芽肿炎症，提示精子的破坏启动了这一过程。

精子肉芽肿在临床或组织学上可与一系列的病变相混淆，例如附睾结核、淋巴瘤或分化差的癌。镜下观察到与精子密切相关的组织细胞反应，结合特殊染色、免疫组化等辅助手段可以明确诊断。

（山东大学齐鲁医院　韩　博）

（滨州市人民医院　李新军）

病例 47　尿道 Müller 腺肉瘤

一、临床病史及实验室检查

患者，男，20 岁，3 年前排尿时发现肿物突出于尿道口，隧就诊于某医院并行手术治疗，术后病理考虑肌周细胞瘤。数日前，排尿时再次发现肿物突出于尿道口，自行剪断送病理检查。实验室检查未见明显异常。

二、病理所见

大体：灰白灰红息肉样物一块，表面光滑，体积约 2cm × 1.5cm × 1cm，切面灰白质中。

镜下：肿瘤由良性腺体成分和肉瘤样间叶成分构成，腺体呈不规则的分支状，间叶成分的肿瘤细胞在腺体周围密集呈套袖样聚集，远离腺体区域的肿瘤细胞较稀疏，并伴胶原化及玻璃样变，显现分叶排列的特征。腺体成分为分化良好的 Müller 腺上皮，呈立方、柱状及靴钉样，部分可见纤毛被覆，部分腺体受压呈裂隙状或乳头状。高倍镜下，肿瘤细胞较幼稚，胞质稀少，染色质粗糙，可见核沟及小核仁，轻至中度异型，并查见散在核分裂象（大于 2 个/10HPF）（病例 47 图 1）。

免疫组化：CD10(+)、AR 腺体(+)、S - 100 间质弱(+)、ER(-)、PR(-)、Vimentin(-)、SMA(-)、Desmin(-)、Ki67 指数约 20%（病例 47 图 2）。

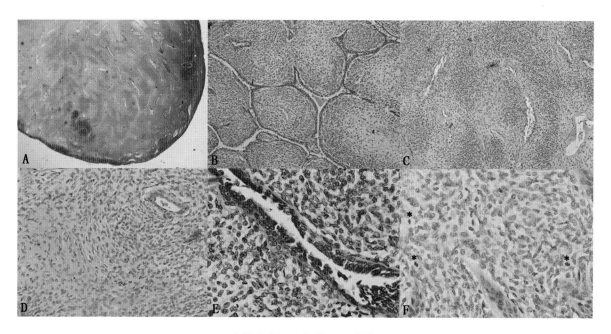

病例 47 图 1　典型 H&E 图像

注：A：息肉样外观；B：乳头状、分叶状结构；C、D：套袖样的生长方式及远离腺体区域的胶原化、玻璃样变；

E：Müller 腺上皮；F：＊标记核分裂象

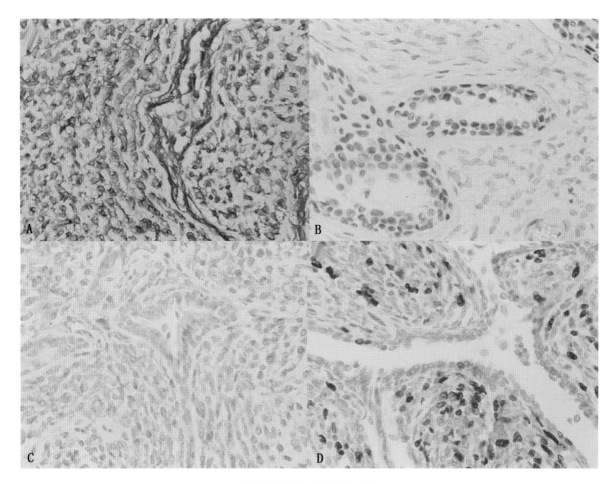

病例 47 图 2　免疫组化图像

注：A：CD10；B：AR；C：S－100；D：Ki67

三、诊断及鉴别诊断

1. 诊断　Müller 腺肉瘤（Müller adenosarcoma）。

2. 鉴别诊断

（1）腺纤维瘤：上皮成分和子宫颈管和子宫内膜间质成分相似，间质成分为良性的纤维性间质，富于细胞，但无细胞的非典型性，且核分裂象小于 2 个/10HPF。

（2）癌肉瘤：上皮和间叶成分均为为恶性，癌的成分可表现为任何类型的 Müller 上皮特征。

（3）纤维上皮性息肉：可为先天性（先天性后尿道息肉），也可为获得性，多见于男性，常见于 3～9 岁儿童。息肉被覆尿路上皮，轴心由血管和疏松的纤维组织构成。

四、小结

Müller 腺肉瘤主要发生于子宫，子宫外多见于卵巢，常发生在子宫内膜异位的基础上，某些病例与服用他莫昔芬相关。在泌尿系统，有报道其发生于膀胱，但也是发生于子宫内膜异位的基础上。而 Müller 腺肉瘤在男性罕见，已有报道发现 Müller 腺肉瘤原发于精囊腺、睾丸及前列腺，但是发生机制并未阐述，理论猜测可能来自 Müller 管的残留或者上皮的 Müller 上皮化生。

Müller 腺肉瘤是一种双向分化的肿瘤，由良性的上皮成分和恶性的间叶成分构成，最常见的腺上皮为子宫内膜样上皮，还可以为黏液性、浆液性、鳞状上皮或透明细胞，间叶成分常为同源性的，如纤维肉瘤、子宫内膜间质肉瘤,少数肿瘤含有异源性的间叶成分,如横纹肌肉瘤、软骨肉瘤、骨肉瘤或脂肪肉瘤。

本病例的形态学图像为典型的 Müller 腺肉瘤,但是发生于男性且部位特殊,容易漏诊或误诊。经文献检索,未见原发于男性尿道 Müller 腺肉瘤的报道。

（山东大学齐鲁医院　王　昊）

（山东中医药大学附属医院　王春海）

病例48　黄色肉芽肿性肾盂肾炎

一、临床病史及实验室检查

患者,女,71 岁,左肾积水 1 年余,1 年多前行彩超检查发现双肾积水,无腰背部疼痛,无肉眼血尿,未进行任何治疗。半年前 CT 检查考虑左侧肾盂、左侧输尿管上段恶性占位,左侧肾盂扩张伴周围淋巴结转移;行输尿管镜探查并取活检示慢性炎改变;ECT 检查结果示左肾综合清除功能重度受损,右肾中度受损;左肾 GFR 重度减低,右肾 GFR 轻度减低。

二、影像学检查

腹部 CT 显示左侧肾盂积水扩张并管壁毛糙,考虑炎症,结核不除外(病例 48 图 1A)。

三、手术所见

左肾输尿管与周围组织粘连明显,肾实质萎缩,肾盂明显扩张,内含黄色脓性分泌物,肾盂内多灶黄色结节样物(病例 48 图 1B)。

四、病理所见

大体:肾周脂肪囊易剥离,切面见肾盂扩张,直径约 4.2cm,扩张肾盂及部分输尿管管腔内充满多灶黄色结节样物,黏膜略粗糙;肾实质萎缩,厚 0.7～1.5cm,肾实质切面灰红灰黄质中(病例 48 图 1C)。

镜下:肾脏正常结构破坏、肾实质萎缩、肾小球和肾小管大部消失,残存肾小球及肾小管萎缩、玻璃样变性。病灶区纤维结缔组织增生、小动脉玻璃样变性,可见多量炎症细胞(淋巴细胞、浆细胞及纤维母细胞等),特别是大量泡沫样巨噬细胞聚集。此外可见输尿管慢性炎症,管腔狭窄,管壁衬覆尿路上皮完全被泡沫细胞替代(病例 48 图 2)。

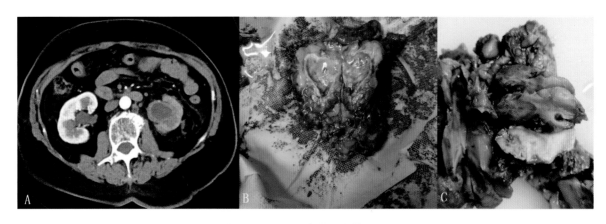

病例 48 图 1　影像学及大体所见

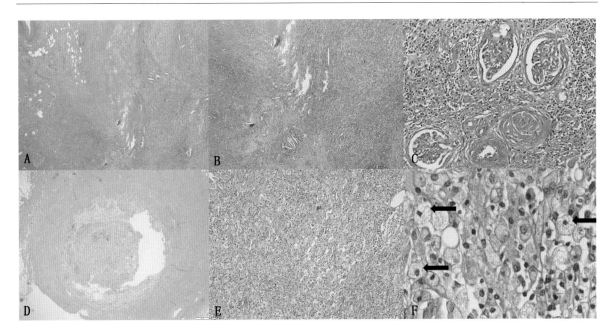

病例48 图2 典型 H&E 图像

注：A - C：病灶区与肾实质分界不清，肾实质萎缩，肾小球、肾小管数目减少，小动脉玻璃样变性，淋巴滤泡形成，并可见胆固醇结晶；D：输尿管管腔狭窄，衬覆上皮被泡沫样细胞完全取代；E - F：病灶区炎症背景上大量泡沫样细胞聚集，箭头所示泡沫样细胞，胞质丰富透明或半透明状，充满淡粉染物质，核淡染，多偏位

免疫组化：病灶区泡沫样细胞弥漫强阳性表达 CD68 和 Lysozyme，病灶区 T 细胞 CD3 阳性表达，透明细胞肾细胞癌相关标记 CAIX、CD10 均为阴性。上皮标记 CK 阴性，局灶表达 CD38 和 Vimentin。PAX - 8 染色显示残存肾小管阳性表达，而病灶区表达阴性（病例48 图3）。

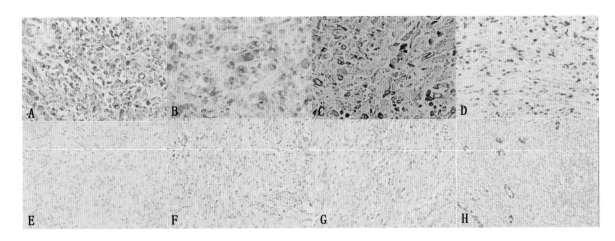

病例48 图3 免疫组化图像

注：A：病灶区 CD68 组织细胞表达阳性：B：Lysozyme；C：Vimentin；D：CD3；E - G：CAIX、CK、CD10 均为阴性；H：残存肾小管阳性表达 PAX - 8，病灶区表达阴性

五、诊断及鉴别诊断

1. 诊断 （左肾）黄色肉芽肿性肾盂肾炎（xanthogranulomatous pyelonephritis，XGP）。

2. 鉴别诊断

（1）透明细胞性肾细胞癌：黄色肉芽肿性肾盂肾炎可见大量胞质透明的泡沫细胞，特别是快速病理，易与透明细胞性肾细胞癌混淆，但其细胞成分多种多样，主要表现为炎症背景上大量泡沫细胞，大体观察病变呈鲜亮黄色结节亦是重要提示，免疫组化 CD68 组织细胞阳性。透明细胞性肾细胞癌呈巢片状和腺泡状结构，间质为纤细的薄壁血管网，细胞成分单一，缺乏瘤细胞间炎细胞浸润。免疫组化染色 CAIX、CD10、Vimentin、CK 阳性，而 CD68 阴性，可与之鉴别。

（2）肉瘤样癌（癌肉瘤）：具有上皮和间叶分化的形态学特征，但细胞明显异型，上皮标记 CK、EMA 表达阳性，而 CD68 表达阴性，大体观察肿瘤不会呈黄色结节样改变。

（3）软斑病：慢性非特异性肉芽肿性疾病，好发于膀胱。组织学特征是黏膜下层大量巨噬细胞聚集，缺乏大量炎细胞浸润，且胞质内出现嗜碱性同心圆钙化小体（M－G 小体），PAS 染色强阳性。本例大体与组织学特征与软斑病非常相似，两者免疫组化均 CD68 阳性。软斑病诊断性特征是胞质内查见 M－G 小体，但 M－G 小体少见并且一般难以分辨，电镜观察可见病程发展中各期的 M－G 小体，有助于鉴别诊断。

（4）肾脓肿继发慢性炎症：病变可发生于肾实质和肾脏周围的任何位置，小脓肿周围可见组织细胞、泡沫细胞聚集，泡沫样组织细胞聚集在灶性嗜中性粒细胞周围，并伴有肉芽组织和纤维组织增生，背景细胞以急慢性炎症为主。

六、小结

黄色肉芽肿性肾盂肾炎是慢性肾盂肾炎的一个特殊类型，女性多见。本病是一种少见的慢性肉芽肿性炎症疾病，于 1916 年由 Schlagenhaufer 等人首次报道。其临床和影像学特征与其他炎症性和肿瘤性肾脏疾病如肾细胞癌、平滑肌肉瘤、肾结核、会阴脓肿和巨细胞间质性肾炎等相似，被誉为"伟大的模仿者"，极易误诊，术前诊断率为 22%～30%，近一半病例术前影像诊断为肾细胞癌。临床治疗首选患侧肾脏切除，大多数患者预后良好。

病变多为单侧，大体表现为肾实质（肾髓质为主）内肿瘤样黄色结节，与周围界限不清。病变主要由成堆的泡沫样细胞、巨噬细胞、淋巴细胞、浆细胞等构成；肾实质萎缩，结构破坏，肾小球及肾小管数目减少，玻璃样变性。肾间质纤维组织增生、毛细血管增生、扩张、充血。无异型性，无病理性核分裂象。免疫组化泡显示沫样细胞及组织细胞溶菌酶、CD68 和 Vimentin 表达阳性。

本病病因尚不清楚，但与慢性阻塞和感染有关。尿石症和阻塞性疾病如输尿管骨盆连接综合征，双侧集合管系统和膀胱肿瘤及慢性间质性肾炎等易发生此病。罕见情况下本病可与肿瘤共存。有报道发现同一肾脏疾病患者患有肾细胞癌和尿路上皮癌，并伴有黄色肉芽肿性肾盂肾炎，免疫组化有助于诊断和鉴别诊断。

（山东大学齐鲁医院 戚 美）

（审 校 韩 博 张 伟）

参 考 文 献

［1］Petersson F，Síma R，Grossmann P，et al. Renal small cell oncocytoma with pseudorosettes A histomorphologic，immuno-histochemical，and molecular genetic study of 10 cases. Hum Pathol，2011，42（11）：1751－1760

［2］Priti PT，Kriplan Divya i，Gami Amisha，et al. Small cell variant of renal oncocytoma with liver metastases：a case report. International Journal of Surgical Pathology，2013，21（6）615－617

［3］Wei Zhang，Wenjuan Yu，Qiang Wang，et al. The clinicopathological，ultrastructural，genetic features and diagnosisof small cell variant Renal oncocytoma. Acta Histochemica，2015，117（6）：505－511

［4］Nonaka D，Rodriguez J，Rosai J. Extraneural hemangioblastoma：a report of 5 cases. Am J Surg Pathol，2007，31（10）：p1545－1551

［5］ ZengXiang Xu，Min Xie，Xiaomin Li. Clinicopathological and Genetic Study of an Atypical Renal Hemangioblastoma. Chin Med Sci J，2017，32（3）：p206 – 210

［6］ Bingbing Hou，Chaozhao Liang. Sporadic renal hybrid oncocytic/chromophobe tumor in a young man：A case report. Medicine（Baltimore），2019，98（33）：e16641

［7］ Roncati L，Barbolini G，Maiorana A. Diagnostic accuracy for hybrid oncocytic/chromophobe renal cell tumors by exploiting an immunohistochemical and histochemical combined panel. Diagnosis（Berl），2017，4（2）：109 – 110

［8］ Pires – Luis A，Montezuma D，Vieira J，et al. Hybrid oncocytic/chromophobe renal cell tumor：An integrated genetic and epigenetic characterization of a case. Exp Mol Pathol，2018，105（3）：352 – 356

［9］ Merino MJ，Linehan WM. Hereditary leiomyomatosis and renal cellcarcinoma – associated renal cell carcinoma［M］// Moch H，HumphreyPA，Ulbright TM，Reuter VE. WHO classification tumorsof the urinary system and male genital organs. Lyon：IARC Press，2016：25 – 26

［10］ Trpkov K，Hes O，Agaimy A，et al. Fumarate hydratase – deficient renal cell carcinoma is strongly correlated with fumarate hydratase mutation and hereditary leiomyomatosis and renal cell carcinoma syndrome. Am J Surg Pathol，2016，40（7）：865 – 875

［11］ 张伟，褚菁，邹玉伟，等. 延胡索酸水合酶缺陷型肾细胞癌的临床病理学特征. 中华病理学杂志，2019，48（2）：120 – 126

［12］ Gill AJ，et al. Succinate dehydrogenase（SDH）– deficient renal carcinoma：a morphologically distinct entity：a clinicopathologic series of 36 tumors from 27 patients. Am J Surg Pathol，2014，38（12）：p1588 – 1602

［13］ Mehra R，et al. Somatic Bi – allelic Loss of TSC Genes in Eosinophilic Solid and Cystic Renal Cell Carcinoma. Eur Urol，2018，74（4）：483 – 486

［14］ Tsai TH，Lee WY. Succinate Dehydrogenase – Deficient Renal Cell Carcinoma. Arch Pathol Lab Med，2019，143（5）：p643 – 647

［15］ Trpkov K，Hes O. New and emerging renal entities：a perspective post – WHO 2016 classification. Histopathology，2019，74（1）：p31 – 59

［16］ Cheng X，et al. Clinical characteristics of XP11. 2 translocation/TFE3 gene fusion renal cell carcinoma：a systematic review and meta – analysis of observational studies. BMC Urol，2016，16（1）：40

［17］ Xu ZY，et al. Xp11. 2 translocation/TFE3 gene fusion renal cell carcinoma with a micropapillary pattern：cases report and literature review. Am J Transl Res，2019，11（1）：p327 – 339

［18］ Kuroda N，et al. Review of renal carcinoma associated with Xp11. 2 translocations/TFE3 gene fusions with focus on pathobiological aspect. Histol Histopathol，2012，27（2）：p133 – 140

［19］ Sukov WR，Hodge JC，Lohse CM，et al. ALK alterations in adult renal cell carcinoma：frequency，clinicopathologic features and outcome in a large series of consecutively treated patients. Modern Pathology，2012，25（11）：1516 – 1525

［20］ Smith NE，Deyrup AT，Mariño – Enriquez A，et al. VCL – ALK Renal Cell Carcinoma in Children With Sickle – cell Trait：The Eighth Sickle – cell Nephropathy？ Am J Surg Pathol，2014，38（6）：858 – 863

［21］ Wenjuan Yu，Yuewei Wang，Yanxia Jiang，et al. Genetic analysis and clinicopathological features of ALK – rearranged renal cell carcinoma in a large series of resected Chinese renal cell carcinoma patients and literature review. Histopathology，2017，71（1）：53 – 62

［22］ Moch H，Humphrey PA，Ulbright TM，et al. WHO classification of tumours of the urinary system and male genital organs. Lyon：IARC Press，2016：39

［23］ 张伟，徐丽丽，于文娟，等. 获得性囊性肾病相关性肾细胞癌临床病理学观察. 中华病理学杂志，2018，47（5）：366 – 371

［24］ Ahn S，Kwon GY，Cho YM，et al. Acquired cystic disease – associated renal cell carcinoma：further characterization of the morphologic and immunopathologic features. Med Mol Morphol，2013，46（4）：225 – 232

［25］ Ohe C，Kuroda N，Pan CC，et al. A unique renal cell carcinoma with features of papillary renal cell carcinoma and thyroid – like carcinoma：a morphological，immunohistochemi – cal and genetic study. Histopathology，2010，57（3）：494 – 497

［26］ Congcong Li，Hongyan Dong，Weiwei Fu，et al. Thyroid – like Follicular Carcinoma of the Kidney and Papillary Renal

Cell Carcinoma with Thyroid – like Feature：Comparison of Two Cases and Literature Review. Ann Clin Lab Sci, 2015, 45(6)：707 – 712

[27] Moch H, Cubilla AL, Humphrey PA, et al. The 2016 WHO Classification of Tumours of the Urinary System and Male Genital Organs – Part A：Renal, Penile, and Testicular Tumours. Eur Urol, 2016, 70(1)：93 – 105

[28] Al – Ahmadie HA, Iyer G, Lee BH, et al. Frequent somatic CDHlloss – of – function mutations in plasmacy variant bladder cancer. Nat Genet, 2016, 48(4)：356 – 358

[29] Gonzalez RR, Nguyen M, Gokden N, et al. Plasmacytoid carcinoma of the bladder：a urothelial carcinoma variant with a predilection for intraperitoneal spread. J Urol, 2012, 187(3)：852 – 855

[30] 张伟, 蒋艳霞, 刘燕, 等. 膀胱浆细胞样尿路上皮癌 16 例临床病理特征和预后分析. 中华病理学杂志, 2013, 42(7)：433 – 437

[31] Venyo AK. Nephrogenic Adenoma of the Urinary Bladder：A Review of the Literature. Int Sch Res Notices, 2015：704982

[32] Doluoglu OG, Acarer EY, Yavuz A, et al. ephrogenic adenoma of the ureter. Rare Tumors, 2012, 4(2)：e28

[33] Melicow MM, Pachter MR. Endometrial carcinoma of prostatic utricle(uterus masculinus). Cancer, 1967, 20(10)：1715 – 1722

[34] Tavora F, Epstein JI. High – grade prostatic intraepithelial neoplasia like ductal adenocarcinoma of the prostate：a clinicopathologic study of 28 cases. Am J Surg Pathol, 2008, 32(7)：1060 – 1067

[35] Epstein JI. Precursor lesions to prostatic adenocarcinoma. Virchows Arch, 2009, 454(1)：1 – 16

[36] Humphrey PA, Kaleem Z, Swanson PE, et al. Pseudohyperplastic prostatic adenocarcinoma. Am J Surg Pathol, 1998, 22(10)：1239 – 1246

[37] Arista – Nasr J, Martinez – Benitez B, Valdes S, et al. Pseudohyperplastic prostatic adenocarcinoma in transurethral resections of the prostate, Pathol Oncol Res, 2003, 9(4)：232 – 235

[38] Wang W, Sun X, Epstein JI. Partial atrophy on prostate needle biopsy cores：a morphologic and immunohistochemical study. Am J Surg Pathol, 2008, 32(6)：851 – 857

[39] Przybycin CG, Kunju LP, Wu AJ, et al. Partial atrophy in prostate needle biopsies：a detailed analysis of its morphology, immunophenotype, and cellular kinetics. Am J Surg Pathol, 2008, 32(1)：58 – 64

[40] Jayaram N, Ramaprasad AV, Chethan M, et al. Tumours and tumour – like conditions of the para – testicular region – a study of morphological features. Indian J Pathol Microbiol, 1998, 41(3)：287 – 295

[41] Divani S, Alexopoulou E, Demetriadis I. Spermatic granulomas resembling testicular neoplasia. Cytopathology, 1998, 9(5)：354 – 355

[42] Pinto A, Howitt B. Uterine Adenosarcoma. Arch Pathol Lab Med, 2016, 140(3)：286 – 290

[43] Sanfrancesco J, Williamson SR, Kum JB, et al. Müllerian Adenosarcoma of the Urinary Bladder：Clinicopathologic and Immunohistochemical Features With Novel Genetic Aberrations. Clin Genitourin Cancer, 2017, 15(6)：e1007 – e1014

[44] Fleshman RL, Wasman JK, Bodner DG, et al. Mesodermal adenosarcoma of the testis. Am J Surg Pathol, 2005, 29(3)：420 – 423

[45] Clement PB, Scully RE. Mullerian adenosarcoma of the uterus：a clinicopathologic analysis of 100 cases with a review of the literature. Hum Pathol, 1990, 21(4)：363 – 381

[46] El – Asmar JM, Ghanem R, Ghandour R, et al. Postpartum xanthogranulomatous pyelonephritis：A case report. Case Rep Womens Health, 2019, 22：e00112

[47] Kundu R, Baliyan A, Dhingra H, et al. Clinicopathological Spectrum of Xanthogranulomatous Pyelonephritis. Indian J Nephrol, 2019, 29(2)：111 – 115

[48] Moss BF, Potter L, Cliff A, et al. Xanthogranulomatous pyelonephritis with associated renal cell carcinoma. BMJ Case Rep, 2019, 12(10)：e232097

[49] Trpkov K, et al. Eosinophilic, Solid, and Cystic Renal Cell Carcinoma：Clinicopathologic Study of 16 Unique, Sporadic Neoplasms Occurring in Women. Am J Surg Pathol, 2016, 40(1)：60 – 71

[50] Argani P. A Molecular Marker for Eosinophilic Solid and Cystic Renal Cell Carcinoma. Eur Urol, 2018, 74(4)：487 –

488

［51］Palsgrove DN，et al. Eosinophilic Solid and Cystic（ESC）Renal Cell Carcinomas Harbor TSC Mutations：Molecular A-nalysis Supports an Expanding Clinicopathologic Spectrum. Am J Surg Pathol，2018，42（9）：1166 – 1181

［52］Trpkov K，et al. Eosinophilic Solid and Cystic Renal Cell Carcinoma（ESC RCC）：Further Morphologic and Molecular Characterization of ESC RCC as a Distinct Entity. Am J Surg Pathol，2017，41（10）：1299 – 1308

第五章 女性生殖系统

病例 49 宫颈胃型腺癌

一、临床病史及实验室检查

患者，女，50 岁，发现腹腔积液 5 个月，宫腔镜探查术后 4 个月，子宫颈腺癌化疗 5 次后入院。妇科检查示：宫颈后唇糜烂，质硬。实验室检查 CA199 显著升高(323.9U/ml)，非小细胞相关抗原升高(16.02ng/ml)，HPV 检测阴性。

二、影像学检查

B 超显示：绝经后子宫，子宫内膜略厚；右侧卵巢囊肿；左侧卵巢切除术后，盆腔积液。CT 示：宫颈强化，密度不均；盆腔少量积液；腹膜增厚并多发结节影，考虑转移。

三、病理所见

大体：送检为子宫加右卵巢标本。子宫体积7cm×5cm×3cm，宫腔深5.2cm，内膜菲薄，子宫肌壁厚1.5～1.8cm。宫颈管长约2.5cm，宫颈明显肥大，横径约3.5cm。宫颈切面灰白质硬，略呈半透明，质硬区累及宫颈全层，并累及宫体，切面积约5.5cm×2.8cm(病例49图1)。

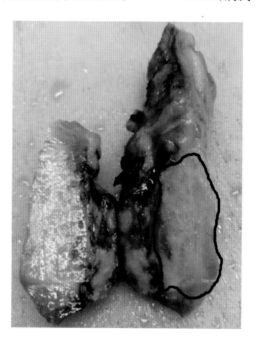

病例 49 图 1　宫颈标本肉眼观

宫颈增粗,切面灰白质硬,侵及宫颈近全层。右卵巢增大,呈囊性,体积4cm×3cm×2.7cm,囊性区直径约3.3cm,内容淡黄色黏稠液体,局部可见子囊。大网膜组织呈饼状,体积11cm×8cm×3.5cm,切面灰黄质硬,略呈半透明状。

镜下:宫颈壁全层可见大小不一、形态不规则的腺体弥散分布,腺腔内可见较多黏液,部分腺体腺腔内可见坏死及微脓肿形成。间质内可见中性粒细胞、淋巴细胞等炎细胞浸润。部分腺体周围可见纤维化(病例49 图2A)。高倍镜下,大部分细胞排列较整齐,细胞界限清晰,胞质透明或嗜酸,细胞核位于基底部,胞质内含有较多黏液,核浆比例轻中度增大,似胃小凹或幽门腺上皮(病例49 图2B)。部分区域细胞似泡沫细胞。子宫体全层可见类似病变。

肿瘤累及右卵巢、肠壁、网膜。淋巴结内查见转移癌(病例49 图2C)。

免疫组化显示:CK7、MUC-5AC 及 CEA 弥漫(+),P16(-),P53、MUC-6、WT-1、CK20、CDX-2 及 Villin 部分(+),ER、PR 阴性,Ki67 指数约40%(病例49 图2D 至病例49 图2F)。

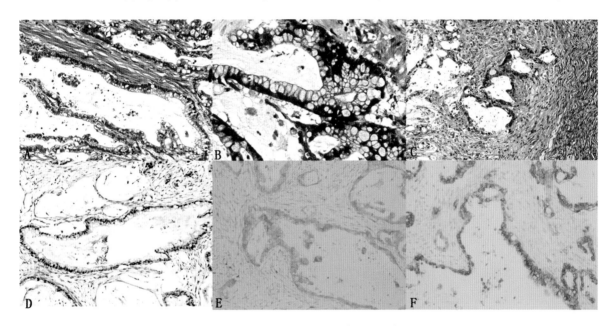

病例49 图2 H&E 及免疫组化图像

注:A:低倍镜可见大量异型腺体弥漫浸润子宫颈间质,腺腔内可见大量黏液;B:高倍镜可见细胞界限尚清,细胞质内含有大量黏液空泡,部分细胞似杯状细胞,细胞核浆比例轻中度增大,细胞核形态不规则;C:卵巢病灶;D:免疫组化 P53 阳性;E:P16 阴性;F:MUC-6 阳性

四、诊断及鉴别诊断

1. 诊断 子宫颈黏液腺癌,胃型。肿瘤累及卵巢及大网膜。

2. 鉴别诊断

(1)子宫颈腺癌(普通型):普通型宫颈腺癌通常细胞异型性明显,核浆比例高,腺体结构复杂,可见凋亡。子宫颈普通型腺癌多与 HPV 感染相关,免疫组化通常 P16 阳性。该例 HPV 检测阴性,免疫组化 P16 阴性。

(2)子宫颈透明细胞癌:是非 HPV 相关性肿瘤,且细胞胞质透亮,容易与胃型腺癌混淆。但透明细胞癌通常核浆比例高,核仁明显;部分区域细胞可呈靴钉样形态。间质常呈玻璃样变性。该例细胞异型性小,核浆比例小,细胞排列整齐,似胃小凹或胃幽门腺腺体,可排除透明细胞癌诊断。

(3)子宫内膜样腺癌(分泌型):分泌型子宫内膜样腺癌胞质透明,细胞核往往呈长杆状,可位于细胞中央或基底;但腺体结构往往复杂;免疫组化 ER、PR 阳性。该例 ER、PR 均阴性,可排除诊断。

（4）胃癌转移：该例患者无胃癌病史，因此可排除。

五、小结

子宫颈胃型腺癌是2014版女生生殖系统WHO分类新增的一类腺癌。该类型由日本学者最先提出，大多HPV感染阴性，临床上常表现为大量阴道排液或无症状，触诊表现为子宫颈增粗或无明显体征，因此临床极易漏诊，往往发现时即为晚期，并常伴有卵巢等盆腔脏器的转移。病理分型大多为内生浸润型，切面灰白、质脆或黏液样，部分病例可表现为多囊状，似子宫颈Nabot囊肿。显微镜下肿瘤由黏液性腺体组成，浸润宫颈管间质，腺体大小不等，结构简单，常有成角的囊性腺体，并有一些实性区域和向内折叠的乳头状结构。肿瘤细胞通常含有丰富的透明、淡染或嗜酸性胞质，细胞边界清楚，可含有多少不一的杯状细胞。细胞核通常增大、不规则、深染，核分裂象通常较少。免疫组化常表达MUC-6和HIK1083，并表达CK7、CEA、P53及CAIX，P16通常阴性或局灶弱阳性。形态学需与分泌型子宫内膜样腺癌或透明细胞癌鉴别。

此外，微偏腺癌（恶性腺瘤）也归为子宫颈胃型腺癌，该类肿瘤分化极高，细胞质丰富，细胞核浆比例不高，细胞核位于基底部，似正常幽门腺（病例49图3），深部浸润是其重要诊断依据。

子宫颈胃型腺癌往往伴有非典型小叶状宫颈腺体增生（lobular endocervical gland hyperplasia，LEGH），该病变免疫组化常MUC-6和HIK1083阳性，P16阴性，分子遗传学检测显示染色体3p获得、1p缺失，这种异常与微偏腺癌相同，被认为胃型腺癌的潜在癌前病变（病例49图4）。

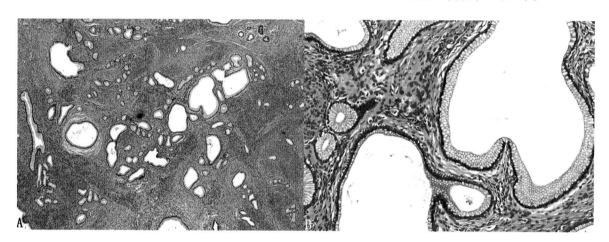

病例49 图3　微偏腺癌（H&E）

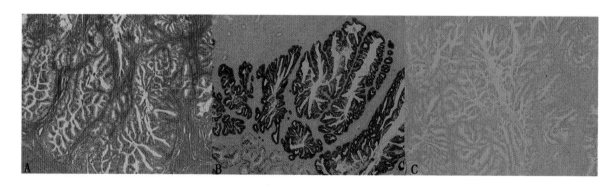

病例49 图4　非典型小叶状宫颈腺体增生（LEGH）

注：A：H&E；B：MUC-6；C：P16

（山东大学齐鲁医院　张晓芳）

病例 50　复层产生黏液的浸润性癌

一、临床病史及实验室检查

患者，女，47 岁，查体发现子宫颈病变 1 周。妇科检查示宫颈增粗，外口质硬，累及全层。TCT 查见异常细胞。HPV16 型阳性。实验室检查示：鳞状细胞癌相关抗原 2.8ng/ml（正常值 0～1.5ng/ml），癌胚抗原 31.51ng/ml（正常值 0～5ng/ml），CA－153：33.79ng/ml（正常值 0～25ng/ml），CA125：245.50ng/ml（正常值 0～35ng/ml）。阴道镜活检病理诊断：鳞状细胞癌，非角化型。

二、影像学检查

彩超检查示宫颈探及大小 2.7cm×1.7cm 低回声包块，边界欠清，内部血流信号较丰富。

三、手术中所见

子宫前位，正常大小，双侧附件未见明显异常，左右盆腔淋巴结明显肿大，大者直径约 1cm，遂行腹腔镜下广泛子宫切除、双附件切除术、盆腔及腹主动脉旁淋巴结清扫。

四、病理所见

大体：子宫体积 9cm×7cm×4cm，临床已沿前壁剖开，宫颈管长 2.5cm，外口周径 7.5cm。外口黏膜灰白暗红稍糜烂，以前唇正中为 12 点，于 8～12 点查见内生浸润型肿物，切面灰白质硬，切面积约 5cm×2.3cm，几乎累及子宫颈全层，向上累及子宫颈及子宫体交界处。

镜下：肿瘤组织排列呈巢状，侵袭性生长，浸润宫颈间质接近全层，于脉管内查见癌栓。部分区域肿瘤细胞排列呈栅栏状，细胞体积较小，核浆比例较高，细胞核染色深，类似基底细胞癌；肿瘤细胞巢周边细胞体积较小，呈栅栏状排列，中央区域细胞体积较大，细胞质丰富红染或透明，核浆比例较低，细胞核空泡状，核膜清楚，可见明显核仁，核分裂象较多，但在细胞巢内部分细胞质内似可见黏液；部分细胞巢中央可见黏液（病例 50 图 1）。细胞巢内见瘤细胞凋亡，癌巢周围可见纤维结缔组织增生，间质中可见中性粒细胞、淋巴细胞浸润。

免疫组化：似基底细胞癌区域肿瘤 P63、P40、CK5/6 和 CK7 阳性；两种细胞成分区域 P63 和 P40 细胞巢周边基底样细胞阳性，细胞巢中央细胞 CK7 阳性。CEA、P16 阳性，Ki67 指数约 45%（病例 50 图 2，病例 50 图 3）。PAS 显示两种细胞成分区域可见细胞内黏液（病例 50 图 4）。

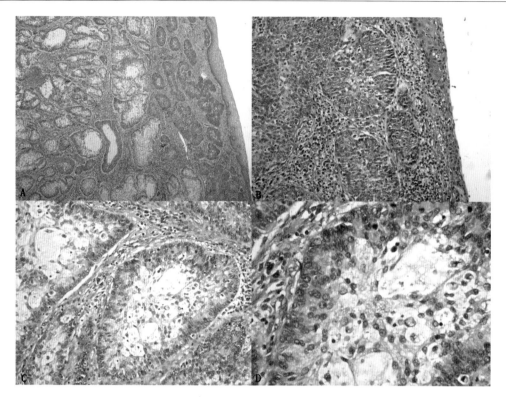

病例 50 图 1　典型 H&E 图像

注：A：低倍镜下可见肿瘤呈巢状分布；B：部分区域肿瘤细胞似高级别鳞状上皮内病变，外周细胞呈栅栏状，细胞核浆比例高；C：部分区域似黏液表皮样癌，外周细胞呈栅栏状，中央细胞体积增大，部分细胞内含有黏液；D：高倍镜下，可见细胞巢中央及细胞质内含有黏液

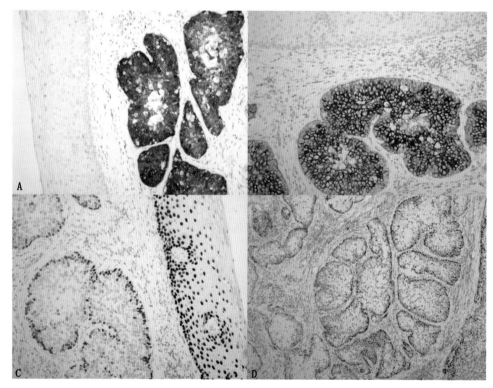

病例 50 图 2　免疫组化图像 – HSIL 样区域

注：A：P16；B：CK7；C：P63；D：P40

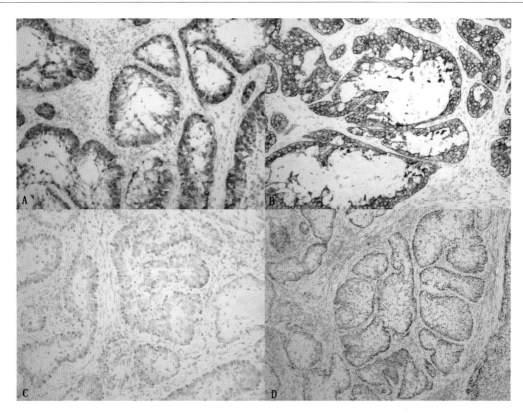

病例 50 图 3　免疫组化图像 - 黏液表皮样癌样区域

注：A：P16；B：CK7；C：P63；D：P40

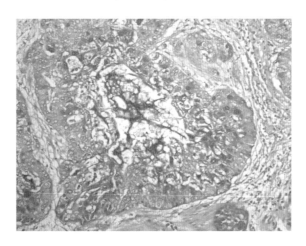

病例 50 图 4　组织化学染色图像 - PAS

五、诊断及鉴别诊断

1. 诊断　复层产生黏液的浸润性癌（invasive stratified mucin - producing carcinoma，iSMILE）。

2. 鉴别诊断

（1）低分化鳞状细胞癌：该肿瘤部分区域似低分化鳞状细胞癌，但低分化鳞状细胞癌往往 CK5/6、P63 或 P40 在癌巢中不同程度散在阳性，本例 CK5/6、P63 或 P40 大部分在癌巢周边阳性，癌巢中央 CK7 阳性，可排除鳞状细胞癌诊断。

（2）腺鳞癌：同时含有鳞状细胞癌和腺癌成分，2014 版 WHO 女性生殖系统肿瘤分类中认为诊断腺鳞癌应该有足够的腺癌分化成分，包括组织学可辨认的腺体。该例中未见明显腺癌成分。

（3）浸润性腺癌：往往有腺腔形成，低分化腺癌可呈实性细胞巢，但腺癌往往 CK5/6、P63 或 P40 阴性。

（4）黏液表皮样癌：是涎腺常见肿瘤，在宫颈发病率极低，2014 版 WHO 女性生殖系统肿瘤分类中将之归为腺鳞癌的特殊类型，认为其含有 3 种细胞类型（表皮样、产生黏液的细胞和中间型细胞），本例形态学含有 3 种细胞类型，但黏液表皮样癌往往伴有 t(11,19) 染色体异位相关的 CRTC1－MAML2 基因融合。为了鉴别诊断，我们进行了 FISH 检测，本例未发现 MAML2 基因断裂（病例 50 图 5）。

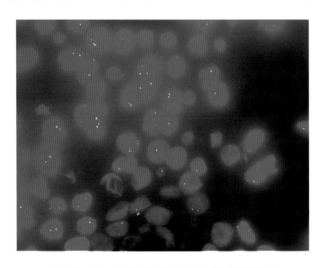

病例 50 图 5　FISH 检测 MAML2 基因断裂阴性

六、小结

2000 年 Park 等学者首次描述了一种类似 CIN 但是伴有黏液产生的癌前病变，并将其命名为产生黏液的复层上皮内病变（stratified mucin－producing intraepithelial lesion，SMILE）。2014 版 WHO 女性生殖系统肿瘤分类中将之归为原位腺癌的一种特殊类型。其形态学特点为复层细胞，具有栅栏样排列，类似 HSIL 累腺，但是在上皮的任意部位可以见到黏液空泡；核异型、深染、核分裂和凋亡小体常见。通常 P16 阳性，Ki67 指数较高。在诊断时需与高级别上皮内病变累腺鉴别，后者通常全层不同程度表达 P63、P40、CK5/6 等鳞状上皮标志物，一般不含黏液；而 SMILE 通常表达腺癌的标志物，鳞状上皮标志物表达较少，或仅限于栅栏样结构区域，癌巢中含有多少不等的黏液。

2016 年 Lastra RR 等对 15 例具有 SMILE 特征的宫颈腺癌进行了研究，其中 8 例为浸润癌，遂将之命名为复层产生黏液的浸润性癌。2018 年 IECC 对宫颈腺癌进行重新分类，依据 HPV 感染情况，将宫颈腺癌分为 2 大类：HPV 感染相关性腺癌和非 HPV 感染相关性腺癌，而 iSMILE 为 HPV 感染相关性腺癌，IECC 将之定义为具有外周栅栏样排列和不同数量的胞质内黏液的复层柱状细胞的浸润性腺癌，为 SMILE 的浸润性病变。他们对 21 例腺鳞癌进行了研究，发现其中 12 例部分具有 iSMILE 的特点，9 例全部具有 iSMILE 的特点，其预后与同级别的 HPV 感染相关的腺癌无明显差异。部分研究显示：该肿瘤 P16、CAM5.2、CK7 可弥漫强阳性，可部分表达 P63、P40、Vimetin、ER、PR、MUC－6、CAIX、HNF－1α 和 Napsin A。与 SMILE 相比，其浸润更深，往往超过 7mm，但是目前对于 SMILE 和 iSMLIE 的界定尚无统一意见。

总之，iSMILE 属于 HPV 相关性宫颈腺癌，具有以下形态学特点：①柱状细胞巢；②外周栅栏样排列；③数量不等的细胞内黏液；④往往伴有凋亡；⑤癌巢内可伴有中性粒细胞浸润。免疫组化 CK7 和 P16 弥漫强阳性。

（山东大学齐鲁医院　张晓芳）

病例51　宫颈中肾管癌

一、临床病史及实验室检查

患者,女,33岁,因"接触性出血1年余,阴道流出水样分泌物4个月余"就诊。妇科检查显示外阴发育正常,已婚经产式,宫颈形态改变,增大,质韧,接触性出血阳性;子宫前位,正常大小,活动度好;双附件区无异常。实验室检查未见明显异常。

二、细胞与病理学检查

TCT提示良性反应性改变,阴道镜下活检提示为"腺癌"。

三、术中所见

术中见子宫如妊娠40天大小,宫颈形态改变,粗大,双侧附件外观无异常,左侧盆腔淋巴结肿大。

四、病理所见

大体:子宫体积7cm×6.5cm×4cm,于宫颈管内查见一内生浸润型肿物,切面积2.8cm×2cm,侵及全层,并达宫颈内口。双侧附件未见异常。

镜下:肿瘤大部分呈小管或扩张的腺管状结构,衬覆细胞为立方状上皮,多为单层,少数为多层,细胞核多为中低级别,细胞核略空泡状,染色质粗糙,核仁不明显,可见核分裂象,大部分管腔内可见红染的嗜酸性分泌物(病例51图1A,病例51图1B)。少数区域形成乳头、筛孔以及几个细胞构成的实性细胞巢,部分腺体衬覆单层或多层高柱状上皮,似子宫内膜样癌,管腔内仍能查见嗜酸性分泌物,并可见坏死细胞碎片(病例51图1C,病例51图1D)。间质反应不明显(病例51图1E)。宫颈表面上皮完好,肿瘤细胞浸润宫颈全层(病例51图1F)。

免疫组化:CK(+),CK7灶性(+),Vimentin(+),PAX-8(+),Calretinin(CR)(+),CD10(+),P53(野生型),CEA(-),P63(-),CK5/6(-),CK20(-),CDX-2(-),ER(-),PR(-),WT-1(-),P16(-),Ki67指数50%(病例51图2)。

特殊染色:PAS(+)。

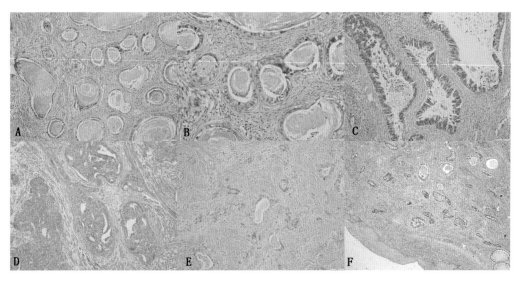

病例51图1　宫颈中肾管腺癌

注:A:肿瘤大部分区域呈扩张的小管或分支的腺管结构,管腔内容特征性嗜酸、红染的玻璃样物质;B:肿瘤细

胞立方状，轻－中度异型，核略呈空泡状，染色质粗糙，核仁不明显；C：部分腺管内形成乳头结构，肿瘤细胞高柱状，似子宫内膜样癌，管腔内仍可见玻璃样物质；D：局灶形成实性结构；E：腺体周围间质反应不明显；F：宫颈表面鳞状上皮完好

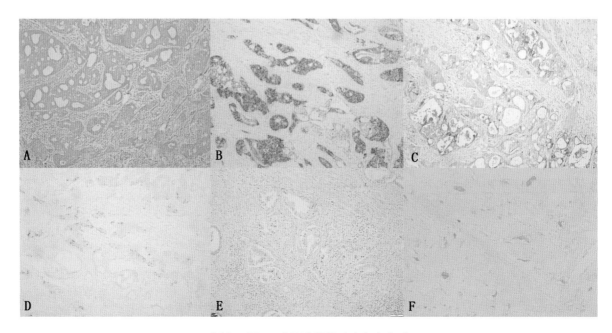

病例51 图2　宫颈中肾管腺癌免疫表型

注：A：Vimentin 呈弥漫阳性；B：PAX－8 局灶阳性；C：CR 阳性；D：CD10 部分细胞阳性；E：CEA 阴性表达；F：管腔内容 PAS 阳性分泌物

五、诊断及鉴别诊断

1. 诊断　宫颈中肾管腺癌（mesonephric adenocarcinoma）。

2. 鉴别诊断

（1）中肾管残留或增生：中肾管残余表现为中肾小管呈单个或聚集的小叶样结构，位于宫颈侧壁深层，与周围界限清楚，小管被覆单层立方或矮柱状上皮，无纤毛，胞质缺乏糖原或黏液，管腔内含有均匀的嗜酸性物质（病例51 图3）。中肾管残余有时可以增生，但通常仍位于宫颈深部，保留小叶结构，少数情况腺体弥漫增生，分布于整个宫颈。弥漫型的中肾管增生由于小叶状结构消失，易被误认为中肾管腺癌。与中肾管残留或增生相比较，中肾管腺癌腺体结构拥挤、杂乱，呈浸润性生长，腺腔内有坏死细胞碎片，细胞有异型性，核分裂易见，缺乏小叶状结构。

（2）透明细胞癌：中肾管腺癌在形态学上与透明细胞癌相似，以往常与透明细胞癌混淆。两者肿瘤细胞均常为立方状，腺腔内可见红染的透明物质。透明细胞癌主要由呈胞质内充满糖原的透明细胞构成，核大，常见突向管腔（鞋钉样细胞），形成微囊、乳头、管状或实性结构，乳头轴心常有玻璃样变（病例51 图4）。只有肿瘤位于宫颈壁深部、宫颈黏膜未被累及，排除透明细胞癌可能后才能诊断为中肾管腺癌。

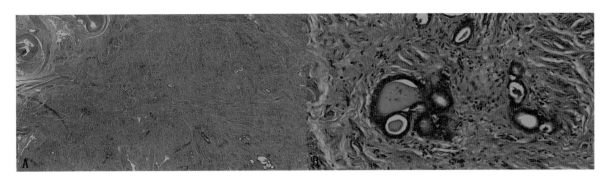

病例 51 图 3　宫颈中肾管残余

注：A：中肾小管呈单个或小叶状分布，延伸至宫颈深部，管腔内含有嗜伊红染的分泌物；B：小管被覆立方上皮，缺乏纤毛，胞质内无糖原或黏液，细胞温和，无异型性，管腔内含有特征性均匀红染的嗜酸性物质

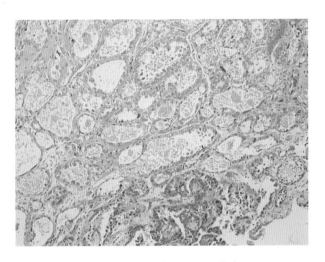

病例 51 图 4　宫颈透明细胞癌

注：肿瘤形成典型微囊性结构，腔内见嗜酸红染的分泌物，腺体被覆单层立方上皮，胞质透明，部分上皮呈鞋钉样，下方可见乳头状结构，乳头轴心有玻璃样变性

（3）宫颈普通型腺癌：中肾管腺癌与普通型腺癌相比，形态相对单一，以管状结构为主，缺乏普通型腺癌的黏液分泌，可见特征性腔内含有嗜酸红染的玻璃样分泌物。免疫组化可以帮助鉴别。

六、小结

中肾管腺癌非常罕见，起源于中肾残余，因此多位于宫颈上 1/3 侧壁或后壁深部，通常不侵犯累及宫颈黏膜。与其他类型宫颈腺癌相比，更常累及子宫下段。发生与 HPV 感染无关，发病年龄广泛。组织学上形态多样，可形成密集的腺管、小管状、筛状、分支状或裂隙状结构，最常见的是异型的细胞形成圆形腺管状或小管结构，可有腔内乳头形成，腺腔内含有嗜酸性、透明样分泌物是其特点。肿瘤细胞立方状，胞质少，不产生黏液和糖原，细胞核形态较一致，圆形或卵圆形，染色质开放，可见核沟。在肿瘤周围找到中肾管残件有助于确诊。中肾管腺癌除 CK、EMA 外，常表达 CR、Vimentin、CD10、GATA-3，通常不表达 ER、PR、CEA，仅灶性表达 PAX-8、P16、TTF-1。由于病例极少，中肾管腺癌的临床预后并不确定，Silver 等人报道了 11 个病例，显示总体预后不佳，该例患者有 1 枚盆腔淋巴结发生转移。

（山东大学齐鲁医院　李　丽）

病例 52　外阴肌上皮瘤样肿瘤

一、临床病史及实验室检查

患者,女,43 岁,1 年前发现外阴无痛性肿物,未行处理;后逐渐增大,遂行肿物切除术。实验室检查示:鳞状细胞癌相关抗原 1.9ng/ml(正常值 0～1.5ng/ml),神经元特异性烯醇 25.20ng/ml(正常值 0～20ng/ml)。

二、病理所见

肉眼所见:肿物 1 枚,体积 3.2cm×2.6cm×2.3cm,切面灰白质地中等,局部可见黄绿色区域,与周围组织分界清楚。

镜下:肿瘤包膜完整,与周围组织分界清楚(病例 52 图 1A)。大部细胞丰富;部分区域细胞稀疏,可见黏液样背景或软骨样基质。肿瘤间质血管丰富(病例 52 图 1B)。高倍镜下,瘤细胞体积大,呈多角形或梭形,胞质丰富嗜酸或透明,核膜清晰,可见大核仁。部分细胞胞质内可见空泡,似脊索瘤细胞或脂肪母细胞(病例 52 图 1C 至病例 52 图 1F)。

免疫组化:INI－1 缺失,EMA、ER、MSA、Vimetin 弥漫(＋),广谱 CK 灶(＋),HMB45、S－100、CD34、H－caldesmon、P63、CD10、Desmin 均(－),Ki67 指数约 30%(病例 52 图 2)。

基因检测:FISH 检测 EWSR1 和 PLAG1 基因,未发现两者有基因断裂(病例 52 图 3)。

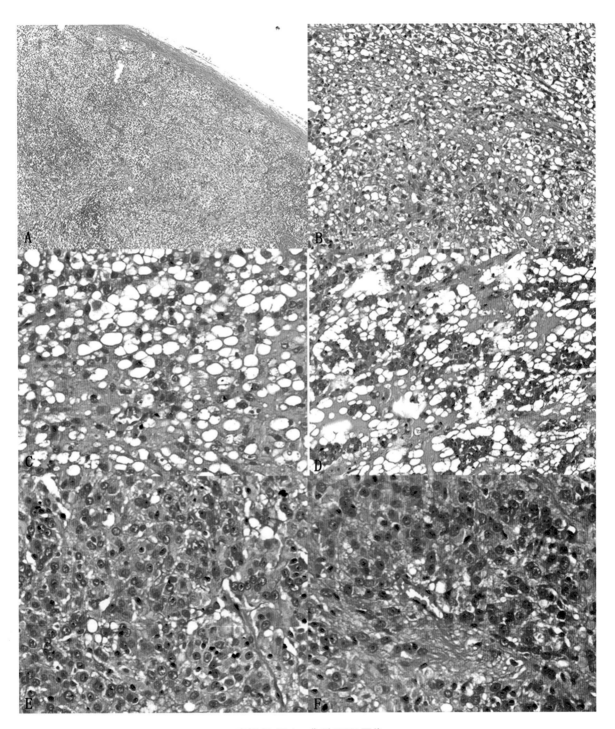

病例 52 图 1　典型 H&E 图像

注：A：低倍镜可见肿瘤包膜完整，与周围组织界限清楚；B：局灶细胞稀疏，丰富的黏液样背景，血管丰富；C、D：高倍镜可见部分细胞呈多角形，胞质丰富透亮，个别细胞胞质内可见多个空泡，似脂母细胞；E、F：高倍镜细胞呈多角形，胞质丰富红染，核膜清楚，可见清晰核仁

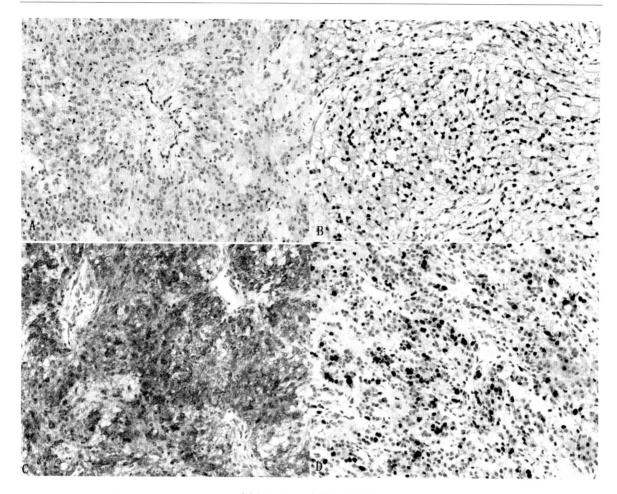

病例 52 图 2　免疫组化图像

注：A：INI－1；B：ER；C：EMA；D：Ki67

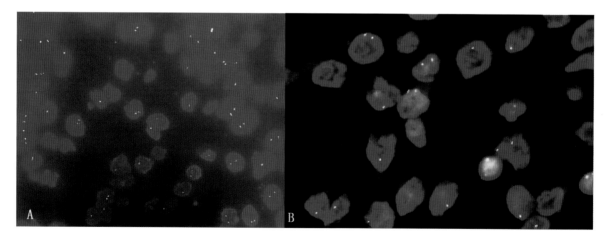

病例 52 图 3　FISH 检测 EWSR1 基因(A)和 PLAG1(B)断裂阴性(200×)

三、诊断及鉴别诊断

1. 诊断　外阴部位肌上皮瘤样肿瘤(myoepithelioma－like tumors of the vulvar region)。

2. 鉴别诊断

(1)软组织肌上皮瘤/肌上皮癌：软组织肌上皮瘤又称为混合瘤，类似于涎腺的混合瘤，通常由上皮细胞和肌上皮细胞构成，可见黏液样背景和软骨样基质。肌上皮细胞通常形态较单一，细胞圆形或卵圆形，部分细胞可胞质透明，似脊索瘤；上皮样细胞可呈巢状、网格状或条索样排列，通常胞质丰富嗜酸、细胞核偏位。肌上皮癌细胞异型性较大，可见明显的核仁，可见坏死。免疫组化通常 S－100、P63、Calponin 等肌上皮标志物阳性。本例均阴性。约 50% 肌上皮瘤具有 EWSR1 基因重排，部分肌上皮瘤（混合瘤）伴有 PLAG1 基因重排，本例 FISH 检测未查见 EWSR1 基因和 PLAG1 基因断裂，故可排除。

（2）软组织透明细胞肉瘤：以往被称为软组织恶性黑色素瘤，细胞形态多样，往往可见大核仁。通常 S－100、HMB45 和 Melan－A 阳性，伴有 t(12;22)(q13;q12) 染色体以往，产生 EWSR1－ATF－1 基因融合。本例 S－100、HMB45 和 Melan－A 均阴性，且未查见 EWSR1 基因断裂，可排除。

（3）黏液表皮样癌：通常含有 4 种细胞：产生黏液的细胞、中间型细胞、鳞状细胞和透明细胞。级别越高，黏液细胞越少。通常表达 EMA、CK7、CK14、CK20 阴性。肌上皮标志物阴性。约 1/3 黏液表皮样癌因染色体易位 t(11;19)(q21;p13) 而致 CRTC1 与 MAML2 基因融合。但不伴有 INI－1 缺失。本例 INI－1 缺失可排除。

四、小结

外阴部位肌上皮瘤样肿瘤是日本学者 Yoshida A 首先命名的一组肿瘤。多见于 24~65 岁成年女性，直径 2.0~7.7cm，境界清楚，局部有包膜，分叶状。该肿瘤形态学类似于软组织肌上皮瘤，可见黏液性背景，细胞呈梭形或上皮样，呈巢状、梭形或单行排列，胞质丰富嗜酸或透明，胞质细腻，似涎腺混合瘤。但细胞核膜清楚，核仁大而明显。间质往往含有较多的血管。免疫组化 CK、EMA、Vimetin、ER 阳性，INI－1 通常缺失，所有报道的肿瘤 S－100、GFAP 和 CD34 阴性。该例肿瘤大多数为上皮样细胞，但细胞形态典型。免疫组化结果也支持该诊断。形态学需与肌上皮瘤/肌上皮癌、软组织透明细胞肉瘤、黏液表皮样癌鉴别。前两者均可有 EWSR1 的基因断裂融合，该例未检测到。

报道的 9 例肿瘤中均经过手术治疗，有 3 例肿瘤在病灶切除后复发，但所有 9 例患者在平均 66 个月随访时间内均无发生转移而存活。

（山东大学齐鲁医院　张晓芳）

病例 53　阴道梭形细胞上皮瘤

一、临床简史及实验室检查

患者，女，36 岁，发现阴道壁无痛性结节 1 个月于 2018 年 7 月入院。患者 1 个月前自行扪及阴道壁肿物，伴外阴瘙痒。专科检查：阴道后壁下缘近处女膜处触及一实性肿物，直径约 3cm，无压痛，光滑，质中，活动，宫颈光滑。自发病以来病患处表皮色泽正常，无溃疡形成。术中见肿物位于阴道下段近处女膜处黏膜下，呈实性，边界较清，与表面上皮无粘连，行完整黏膜下肿瘤剥除。

二、病理所见

大体观察：灰白色实性结节一个，大小 1.8cm×1.7cm×1cm，无包膜，结节表面未见被覆上皮，切面灰白，质韧，界清。

镜下：病变主要由两种成分组成，一种呈梭形间叶性分化，另一种呈巢状上皮性及类上皮样成分分化（病例 53 图 1A），两种成分之间可见移行。间叶性分化区域瘤细胞疏密不一，呈束状、编织状或星网状排列，肿瘤细胞显示肌纤维母样细胞分化，细胞丰富区肿瘤细胞密集，细胞呈梭形、卵圆形或圆形，胞质嗜酸性或嗜双色性，核质比增加，可见核仁，间质内可见黏液样成分及红细胞外渗(病例53图1B)，未见核分裂及坏死。细胞稀疏区域间质明显胶原化。上皮性区域主要由分化较成熟的鳞状上皮组成大小不一的上皮巢状结构，上皮细胞胞质丰富，嗜酸性，核呈轻度固缩性改变，可见细胞间桥，部分巢状中央可见角化，其间伴有腔样结构形成。鳞状上皮巢周围可见少量呈巢状排列的类上皮样细胞，细胞呈卵圆形，胞质嗜酸性，细胞核空泡状，类上皮样细胞与周围间叶组织可见移行(病例53图1C)。

免疫组化：CK、P40、P63在上皮及类上皮样区域呈强阳性。间叶性区域呈斑驳状阳性(病例53图1D)，SMA、Calponin间叶区域灶性阳性表达，CD10(病例53图1E)、ER、PR上皮及间叶两种成分均呈强阳性表达，Calretinin及WT-1(病例53图1F)两种成分呈灶性弱阳性。

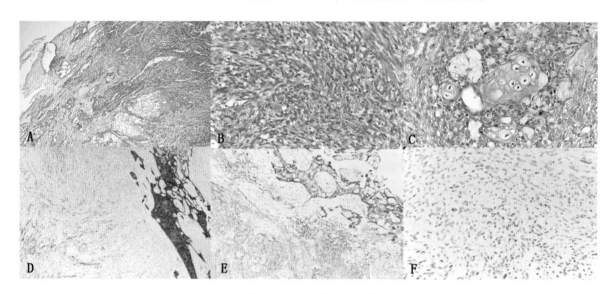

病例53图1 典型H&E图像

注：A：成熟鳞状上皮及梭形细胞混合，肿瘤表面无被覆上皮；B：梭形细胞密集，可见红细胞外渗；C：肿瘤中央可见成熟性鳞状上皮巢及周围类上皮样细胞，与周围间质细胞有移行，H&E高倍放大；D：CK在上皮分化区域呈强阳性。间叶分化区域呈斑驳状阳性；E：CD10在两种成分中均呈阳性；F：WT-1呈强弱不一阳性

三、诊断与鉴别诊断

1. 诊断 阴道梭形细胞上皮瘤(阴道混合瘤)(spindle cell epitheliomas of vagina，SCEV)。

2. 鉴别诊断

(1)阴道平滑肌瘤：较少见，临床与SCEV具有相似的体征及大体特点，尤其当SCEV上皮性区域主要呈鳞状分化时，需与黏膜鳞状上皮脚下延进入平滑肌瘤内鉴别。与上皮脚下延所致的上皮与肿瘤分界不清相比，SCEV位于黏膜下，与表面上皮有明确的疏松胶原纤维分隔，临床易于剥离，镜下SCEV中的上皮巢散在分布于梭形间叶组织之间，同时与平滑肌瘤的肌源性免疫标记(如SMA、Desmin等)呈强阳性表达不同，SCEV肌源性标记多数呈灶性弱阳性表达，而CD10、ER、PR等免疫标记在SCEV中呈强阳性表达，在平滑肌瘤中呈阴性表达，可与之鉴别。

(2)肉瘤样鳞状细胞癌：临床多呈溃疡性改变，且肉瘤样区域肿瘤细胞具有明显异型性，包括核深染、核分裂易见及肿瘤性坏死等，SCEV临床多为界限清楚的实性黏膜下肿物，镜下观察间叶及上皮性组织均形态温和，无或具有轻度异型性，无肿瘤性坏死，无或罕见核分裂。

(3)皮肤附件源性肿瘤：女性外阴或阴道内偶可发生汗腺、皮脂腺或毛源性肿瘤，汗腺瘤可呈双相性分化，当梭形细胞上皮瘤的上皮性区域呈腺性分化时较难鉴别，汗腺瘤肌源性免疫标记阴性，梭形细胞上皮瘤肌源性标记呈灶性阳性可与之鉴别，皮脂腺和毛源性肿瘤均具有皮脂腺及毛源性肿瘤分化特点，形态学较易鉴别。

（4）血管肌纤维母细胞瘤：肿瘤细胞呈上皮样或梭形细胞形态，围绕血管排列，可见丰富的薄壁小血管，免疫组化上皮性标记通常阴性。

四、小结

阴道梭形细胞上皮瘤亦称阴道混合瘤，是一种罕见的良性病变，目前大约有 50 例英文文献报道，肿瘤主要由上皮样或高分化上皮细胞及梭形细胞组成，上皮性成分可以呈腺样或鳞状特征，梭形细胞无或具有轻度异型性，间质胶原化。

阴道梭形细胞上皮瘤起源仍不清楚，主要存在如下几种学说：①肌上皮起源：这一学说主要集中于阴道梭形细胞上皮瘤的一些早期研究报道，一些学者依据梭形间叶性成分可同时表达上皮性标记（如 CK、EMA 等）和肌源性/肌上皮源性标记（如 SMA、Caldesmon 等），认为肿瘤起源于肌上皮。但是，发生于涎腺等常见部位混合瘤中的肌上皮细胞多呈浆细胞样、透明细胞样或短梭形细胞形态，间质多见软骨黏液样成分，而阴道梭形细胞上皮瘤中的梭形细胞呈胞质较丰富嗜酸性的肌纤维母细胞样分化，同时有研究发现，阴道梭形细胞上皮瘤中的梭形细胞不表达 S－100 等肌上皮标记，在梭形细胞区域亦未见软骨黏液样基质等成分，这些均与涎腺等部位的混合瘤不同。Branton 等进一步通过电镜观察，阴道梭形细胞上皮瘤的梭形细胞成分中未见在肌上皮中通常存在的基膜样物质和胞饮空泡等，这一发现更排除了肌上皮来源的可能；②胚胎残留学说：阴道梭形细胞上皮瘤主要发生于阴道下段处女膜部位，在阴道胚胎发育起源研究中，早期理论认为阴道下 1/3 起源于苗勒管，而上 2/3 起源于泌尿生殖窦，因此一些学者认为阴道梭形细胞上皮瘤起源于泌尿生殖道的苗勒管和泌尿生殖窦的残留。但近期一些胚胎学家通过回顾性研究及动物模型实验，已证明阴道主要起源于苗勒管，或由苗勒管和午非管混合起源。近期 Etinne 等根据阴道胚胎起源的研究结果，并结合阴道梭形细胞上皮瘤的免疫组化特点和发病年龄特点，认为阴道梭形细胞上皮瘤更可能起源于苗勒管残余；③多潜能干细胞或子宫内膜间质起源：这一学说主要由 Jeremie 等基于对 2 例阴道梭形细胞上皮瘤免疫标记结果的研究后提出，他们根据肿瘤细胞均表达 Calretinin 和 WT-1，认为阴道内梭形细胞上皮瘤可能起源于多潜能干细胞，依据肿瘤细胞 WT-1 和 CD10 均呈强阳性表达，认为肿瘤可能与子宫内膜间质肿瘤或伴有上皮样分化的子宫内膜间质结节有关，但因仅有 2 例研究报道，尚缺乏更多病例研究支持上述起源学说的成立。在本例中，Calretinin 呈灶性弱阳性，与文献报道一致，与 Jeremie 等所研究的 2 例梭形细胞上皮瘤 WT-1 均呈弥漫强阳性不同，本例 WT-1 仅呈局灶弱阳性，也无法支持多潜能干细胞或子宫内膜间质来源。

阴道梭形细胞上皮瘤是一种较少见的良性肿瘤，单纯切除后预后良好，统计 54 例文献报道随访资料，临床随访 6 个月至 16 年，其中 3 例局部复发，分析复发病例，可能与肿瘤未完全切除有关，尚无肿瘤转移报道。

（青岛市城阳区人民医院　解建军）

病例 54　上皮样滋养细胞肿瘤

一、临床病史及实验室检查

患者，女，37 岁，3 个月前因"停经 45 天后阴道不规则流血"在当地医院就诊，血 β－HCG 为 130.19mIU/ml，怀疑"宫外孕"行保守治疗。2 个月前，发现双侧盆腔包块，复查 β－HCG：

287.13mIU/ml，血 CA125：11.9U/ml，遂行刮宫术，术后病理示"分泌状态子宫内膜，未查见胎盘绒毛"。末次妊娠为 8 年前，足月分娩。

二、影像学检查

盆腔 CT 示右附件区大小约 11cm×8.2cm 囊实性包块，内部可见不规则实性结节；左宫角上方见约 6.1cm×4.8cm 囊性低密度影。

三、术中所见

子宫增大，约 4 个半月妊娠大小，后壁宫角部囊实性病灶，约 15cm×10cm，部分呈葡萄样。

四、病理所见

大体：子宫壁样组织一块，查见一灰红、灰黄、菜花样肿物，体积 4.5cm×3cm×2.6cm，表面可见细密的水泡样结构，切面灰黄、质软，似侵及宫壁。

镜下：肿瘤主要向宫腔内生长，息肉状（病例 54 图 1A）。上皮样的肿瘤细胞形态一致，呈巢状或条索状分布（病例 54 图 1B），胞核圆形或椭圆形，略呈空泡状，可见小核仁，核膜增厚、粗糙，可见少数核分裂象，细胞巢之间及肿瘤细胞之间可见丰富的红染的玻璃样或纤维素样物质沉积，并见淋巴细胞、浆细胞浸润（病例 54 图 1C，病例 54 图 1D）。常见大片坏死，残存肿瘤组织与不规则坏死区交错排列，呈地图状（病例 54 图 1E）；肿瘤细胞常常以血管为中心生长（病例 54 图 1F）。周围子宫内膜、颈管内膜表面被覆上皮乃至下方腺体上皮被复层肿瘤细胞取代，酷似高级别鳞状上皮内病变（病例 54 图 2）。

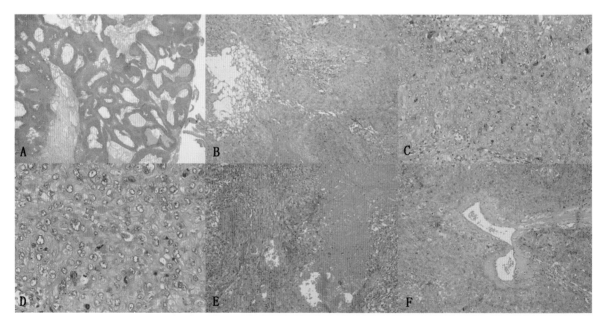

病例 54 图 1　上皮样滋养细胞肿瘤

注：A：肿瘤呈息肉状突向宫腔，细胞呈巢状排列；B：肿瘤细胞呈巢状或片状生长，似角化性鳞状细胞癌，细胞巢周围淋巴细胞浸润；C、D：肿瘤细胞为相对单一的单核细胞，核圆形或椭圆形，略呈空泡状，可见小核仁，核膜增厚、粗糙；瘤巢及肿瘤细胞之间多量红染的玻璃样或纤维素样物质沉积；E：常见特征性地图状坏死；F：肿瘤细胞围绕血管生长，但并不侵犯血管

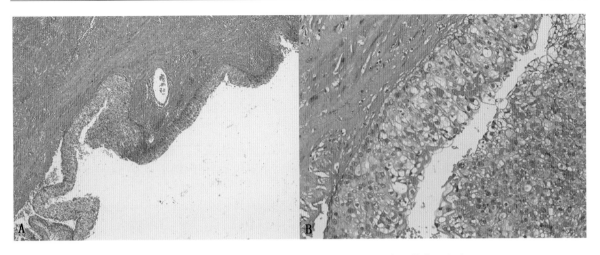

病例 54 图 2　上皮样滋养细胞肿瘤，肿瘤细胞取代宫颈管表面上皮

肿瘤细胞取代宫颈管表面上皮，酷似高级别鳞状上皮内病变，但仍可见细胞外玻璃样物质产生。

免疫组化：CK 弥漫（ + ），CK7 弱（ + ），P63 弥漫（ + ），HCG 片状（ + ），HPL 个别（ + ），α - in-hibin（ - ），CK5/6（ - ），ER（ - ），PR（ - ），PAX - 8（ - ），Ki67 指数 40%（病例 54 图 3）。

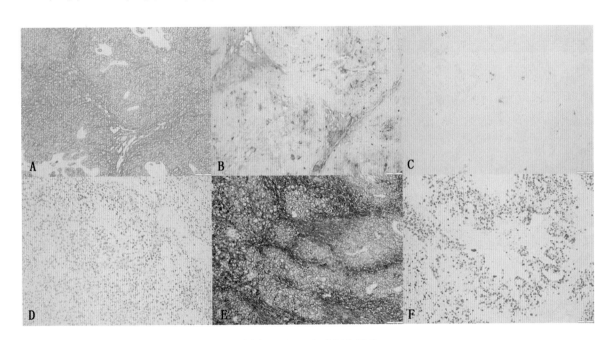

病例 54 图 3　免疫组化图像

注：A：ETT 弥漫表达广谱 CK；B：灶性表达 HCG；C：仅个别细胞表达 HPL；D：肿瘤细胞弥漫表达 P63；E：ETT 弥漫表达 CD10；F：Ki67 指数约 40%

五、诊断及鉴别诊断

1. 诊断　上皮样滋养细胞肿瘤（epithelial trophoblastic tumor，ETT）。

2. 鉴别诊断

（1）胎盘部位滋养细胞肿瘤（placental site trophoblastic tumor，PSTT）：起源于种植部位中间型滋

养细胞，多见于妊娠和流产后，临床特征与 ETT 无法鉴别。镜下肿瘤细胞单一，多角形或圆形，中间型滋养细胞样，胞质丰富，体积较 ETT 肿瘤细胞大；肿瘤细胞在肌层呈单个细胞或束状浸润，并常见血管侵犯，可以与 ETT 进行鉴别。ETT 弥漫表达 P63，灶性表达 HPL、CD146，而 PSTT 弥漫表达 HPL、CD146，不表达 P63，Ki67 指数 10% ~30%。

（2）胎盘部位结节（placental site nodule，PSN）：通常为在诊刮、宫颈搔刮或活检、子宫切除标本中偶然发现的结节状病变，较小（1 ~14mm），边界清楚，由绒毛膜型中间滋养细胞呈单个、小簇状和条索样排列，细胞密度低，细胞核增大、深染污浊样，核分裂罕见，中央是透明变性、红染的细胞外基质。细胞增生指数较低（Ki67 指数 <8%）。上述特点可以与 ETT 鉴别（病例 54 图 4）。

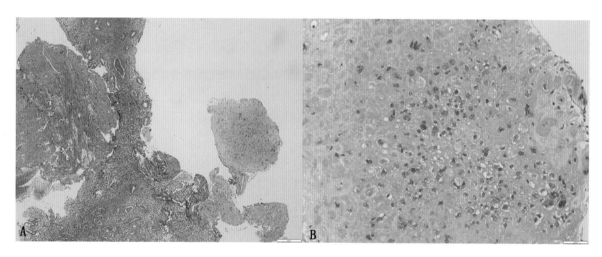

病例 54 图 4　胎盘部位结节

注：40 岁女性，因阴道不规则流血行刮宫术，偶然发现镜下可见的结节。A：少许平滑肌和增生期状态子宫内膜之间查见一结节，直径约 4mm，边界清楚；B：绒毛膜型中间滋养细胞单个或条索状分布在嗜酸红染、玻璃样变性的细胞外基质中，细胞数量少，无核分裂象

（3）胎盘部位超常反应（exaggerated placental site，EPS）：特点是肿瘤细胞与种植部位滋养细胞相似，细胞核不规则，可见大量多核的种植部位中间型滋养细胞，缺乏核分裂象；广泛浸润子宫内膜和肌层，不形成结节，无坏死和组织结构破坏，无红染的玻璃样物质。肿瘤细胞免疫表型同种植部位滋养细胞，Ki67 指数为 0 或接近 0。

（4）绒毛膜癌：患者血清 β – HCG 通常较高（> 10 000mIU/ml）。肿瘤由合体滋养细胞、中间滋养细胞和细胞滋养细胞组成，合体滋养细胞分割、包绕单核肿瘤细胞，形成特征性的双相型细胞。细胞异型显著，核分裂多见，较 ETT 出血坏死更为明显（病例 54 图 5）。合体滋养细胞呈 HCG、hPL、HSD3B1 和 SALL – 4 阳性，有助于与 ETT 鉴别。绒毛膜癌细胞增生活性明显增强，Ki67 指数通常较高（>40%，常高达 90%）。

（5）低分化癌：ETT 常发生于宫体下段和宫颈管，并呈上皮细胞样，嗜酸性物质类似于角化物，需要与宫颈鳞状细胞癌以及宫颈毛玻璃样细胞癌鉴别。ETT 地图状的结构、缺乏鳞状上皮分化、患者血清 β – HCG 升高以及免疫组化标记有助于区分。

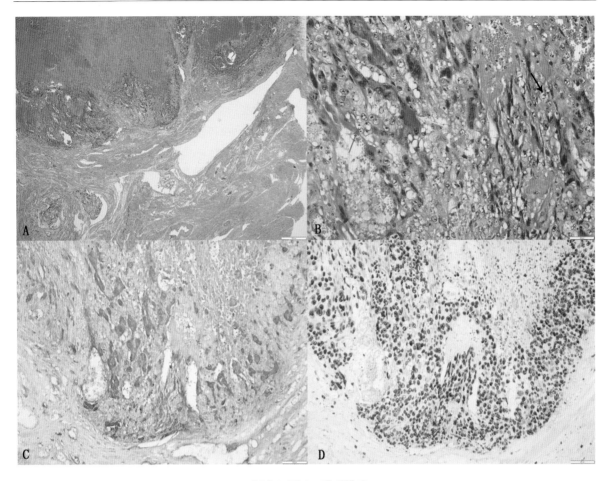

病例 54 图 5 绒毛膜癌

注：A：肿瘤浸润肌层并侵犯血管，大片出血、坏死；B：肿瘤由双相型细胞组成，包括合体滋养细胞（黄色箭头）、细胞滋养细胞（红色箭头）和中间滋养细胞（黑色箭头），肿瘤细胞呈片状生长，异型显著，核分裂易见；C：合体滋养细胞呈 HCG 阳性；D：肿瘤细胞显示高增殖活性

六、小结

ETT 罕见，是滋养细胞肿瘤里最为少见的类型，起源于平滑绒毛膜中间型滋养细胞。ETT 发病年龄为 15～48 岁，平均 38 岁，也有绝经后患者的报道，与前次妊娠的间隔时间平均 76 个月。血清 β－HCG 水平较低，80% 的患者低于 2500mIU/ml，也有报道显示 β－HCG 可高达 100 000mIU/ml，这类病例多合并其他类型滋养细胞肿瘤。该患者术后 HCG 曾高达 190 000mIU/ml，但原发灶与转移灶均未查见其他类型肿瘤成分。大多数患者表现为阴道不规则流血。50% 的 ETT 发生于子宫颈或子宫体下段，30% 发生于子宫体，其余见于肺、卵巢、阴道、小肠、膀胱等宫外器官。肉眼肿瘤边界清楚，直径为 0.5～4cm，肉质样、黄褐色或棕色，可呈息肉样，浸润宫体或宫颈深层。组织学兼有滋养细胞肿瘤和癌的特征，与其他滋养细胞肿瘤相比，形态更接近于癌。肿瘤细胞为单相，圆形，胞质透明，界限清楚，较 PSTT 肿瘤细胞小，表现为轻至中度异型，核分裂通常 0～9 个/10HPF。细胞呈巢团或片状排列，镶嵌在平滑肌组织间，常见特征性的地图样坏死；肿瘤细胞巢之间及肿瘤细胞之间可见嗜伊红染的玻璃样或纤维素样物质以及坏死碎片，嗜酸性的红染物质貌似角化物，因此易误认为鳞状细胞癌。肿瘤内部的血管通常保留，缺乏 PSTT 常见的血管浸润。肿瘤周边有时能见到蜕膜样间质细胞。肿瘤细胞常取代子宫内膜或颈管表面上皮形成肿瘤性衬覆上皮，在所有滋养细胞肿瘤里，仅 ETT 有此表现。此外，钙化在 ETT 常见，而 PSTT 与绒毛膜癌罕见。ETT 的免疫标记与绒毛膜

型中间滋养细胞一致，广谱 CK、CK8/18、EMA 等上皮标志物呈弥漫强阳性表达，同时肿瘤还弥漫表达 P63、CD10、α-inhibin，灶性或很少细胞表达 hPL、CD146，增生指数通常在 10%~30%。基因表达同胎盘部位结节相似，提示 ETT 与胎盘部位结节相对应。该肿瘤对化疗耐药，首选治疗为子宫切除。无宫外累及的患者切除子宫后生存率近 100%，约 1/4 ETT 发生转移，甚至死亡。

　　该患者术后因血 β-HCG 升高行 PE 方案化疗 4 周期，之后血 β-HCG 一直高于正常水平(28.4~190130.19mIU/ml)。随访 33 个月后，因突发晕厥就诊发现颅脑转移，行右颞枕脑膜转移灶切除后予以全脑放疗；1 个月后发现右肺、肝脏多发转移，后陆续行 EMA-CO、TP-TE、FAEV 等方案化疗，最近 1 次血清 β-HCG：43.10mIU/ml。脑部转移灶肿瘤形态与原发灶相同(病例 54 图 6)。

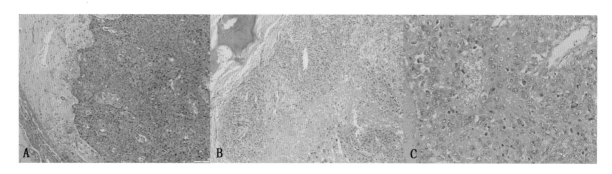

病例 54 图 6　ETT 颅骨和脑转移

　　注：A：脑组织中查见呈巢状或片状生长的肿瘤细胞；B：肿瘤侵犯脑膜及颅骨，并可见特征性地图样坏死；C：肿瘤细胞之间及细胞巢之间特征性嗜酸性玻璃样物质沉积

（山东大学齐鲁医院　李　丽）

病例 55　胎盘部位滋养细胞肿瘤

一、临床病史及实验室检查

　　患者，女，28 岁，查体发现子宫内异常回声 18 天就诊，既往月经规律，6 年前剖宫产 1 女，近 4 年月经不规律，周期延长；2 年前妊娠 1 次，近 1 年未避孕未孕。血 β-HCG：323.3mIU/ml，行米非司酮和米索前列醇等药物保守治疗，HCG 下降不理想，然后给予甲氨蝶呤治疗，HCG 仍下降不明显，前来我院就诊。

二、影像学检查

　　妇科彩超示，子宫右后壁探及 5.4cm×3.5cm×3.3cm 不均质回声区，内部见不规则暗区，暗区为流动光点，内部及周边血流丰富，可见动静脉瘘样血流，后壁宫腔线形态不规则。盆腔磁共振：子宫后壁信号异常，不除外异位妊娠或滋养细胞疾病。

三、术中所见

　　首次手术：宫腔内肌壁间妊娠组织突起，予以电切。

　　1 周后行腹腔镜下子宫＋双侧输卵管切除术，术中见子宫增大，后壁饱满，质软，宫旁见迂曲血管，左卵巢表面 0.5cm 结节，左输卵管和右附件未见明显异常。

四、病理所见

大体：子宫加双侧输卵管切除标本：子宫体积 9.5cm×9.5cm×4.5cm，于子宫后壁查见一灰红粗糙区，面积 5cm×4.5cm，切面灰红，切面积 5cm×1.3cm，边界不清，肌壁深部灰白灰黄伴点灶状出血，右侧宫旁组织灰红粗糙，似有出血。双侧输卵管未见异常。

镜下：肿瘤细胞呈浸润性生长，在平滑肌纤维和肌束之间呈单个细胞、条索状或片状穿插、浸润（病例 55 图 1A，病例 55 图 1B），内膜内肿瘤细胞呈片状，似黄素化的间质细胞，内膜腺体萎缩（病例 55 图 1C）。瘤细胞圆形、多边形，上皮样，浸润肌层或血管的肿瘤细胞以梭形居多。胞质丰富，透明、嗜酸或嗜双色性。大部分细胞为单核，可见合体滋养细胞样的多核滋养细胞。细胞核不规则、增大，染色质呈粗颗粒状，部分细胞核扭曲、深染，出现程度不等的异型性，核仁不明显或有小的核仁，部分细胞可见核沟、核内假包涵体（胞质内陷所致）（病例 55 图 1D），查见少数核分裂象，约 3 个/10HPF，可见病理性核分裂。肿瘤出现灶性凝固性坏死，细胞产生大量细胞外红染的纤维素样物质（病例 55 图 1E），浸润甚至取代血管壁（病例 55 图 1F），血管壁同样查见纤维素样物质，间质内见少量淋巴细胞浸润。子宫切除标本显示内膜大部分出血、坏死，肿瘤细胞广泛浸润肌层，深达近浆膜处。瘤细胞形态如前所述，单个细胞、条索状、片状于平滑肌之间穿插、分隔。未查见胎盘绒毛。

免疫组化：CK(+)，CK7(+)，HCG(少数细胞+)，hPL(局灶+)，α-inhibin(-)，P63(-)，CK5/6(-)，Ki67 指数约 15%（病例 55 图 2）。

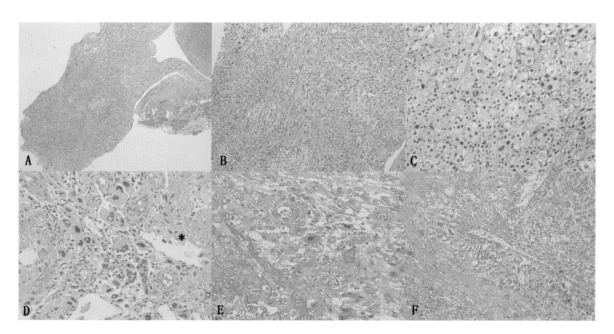

病例 55 图 1　胎盘部位滋养细胞肿瘤

注：A：肿瘤细胞呈条索状、片状于肌层内浸润、穿插；B：条索状、片状分布的肿瘤细胞浸润肌层；C：胞质透亮的肿瘤细胞呈圆形、多边形、上皮样，细胞核不规则，深染；D：肿瘤细胞多边形，细胞丰富，嗜双色性，可见多核细胞及核内假包涵体（箭头），可见灶性坏死（星号）；E：肿瘤细胞之间纤维素样物质沉积，并少数淋巴细胞浸润；F：梭形肿瘤细胞浸润并取代血管壁

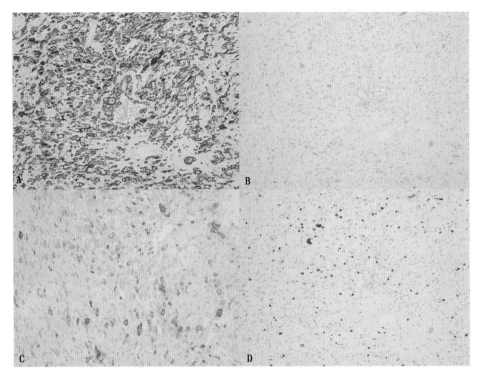

病例 55 图 2　胎盘部位滋养细胞肿瘤免疫表型

注：A：广谱 CK 弥漫阳性；B：P63 阴性表达；C：hPL 大部分细胞阳性；D：Ki67 指数约 15%

五、诊断及鉴别诊断

1. 诊断　胎盘部位滋养细胞肿瘤（PSTT）。

2. 鉴别诊断

（1）上皮样滋养细胞肿瘤（ETT）：详见 ETT 部分。

（2）胎盘部位超常反应（EPS）：PSTT 与 EPS 鉴别最为困难，两者都表现为大量种植部位中间滋养细胞增生，细胞有异型性，浸润性生长，且两者免疫表型一致。中间型滋养细胞随着细胞分化，增生活性降低，因此 EPS 几乎不表达 Ki67。无肉眼可见肿块、无核分裂象、细胞增生指数低、不破坏正常结构、数量较多的多核滋养细胞、混有蜕膜和胎盘绒毛提示 EPS（病例 55 图 3）。而形成肿块、滋养细胞成片状或巢状聚集、有核分裂象、细胞增生活性较高（>5%）、无绒毛、患者近期无妊娠史、血清 β-HCG 轻度升高等特点支持 PSTT 的诊断。

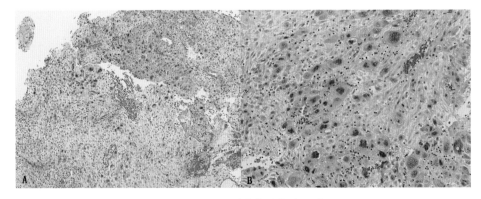

病例 55 图 3　胎盘部位超常反应

注：A：种植部位中间型滋养细胞过度增生，浸润子宫内膜，并浸润、取代小动脉；B：可见大量多核的中间滋养细胞，无核分裂象

（3）绒毛膜癌：肿瘤细胞为双相型，而 PSTT 由单相型细胞组成。绒毛膜癌中的合体滋养细胞为拉长的形态，排列方式为交织状，常位居癌巢的周边；而 PSTT 中的多核中间型滋养细胞一般呈多边形或圆形。PSTT 弥漫表达 hPL，局灶表达 β–HCG（多为多核细胞阳性），中间型滋养细胞的 Ki67 指数也明显低于绒毛膜癌，前者多 <30%，后者常 >40%。

（4）上皮样平滑肌瘤：有时需要与浸润至肌层的 PSTT 进行鉴别。PSTT 的血管浸润、细胞外纤维素样沉积物、单个细胞在平滑肌之间浸润等形态学特点有助于鉴别。此外，免疫组化标记可将两者明显区分。

六、小结

PSTT 起源于种植部位中间型滋养细胞，少见，发生在育龄期妇女，多见于妊娠和流产后，发病距上次妊娠时间从数月到二十年不等。子宫体积增大伴阴道不规则流血是最常见的症状，患者血清 β–HCG 多低于 1000mIU/ml（5～26 000mIU/ml）。肉眼：肿瘤呈外生性生长，息肉状，或肌层内浸润形成出血性结节，常累及子宫内膜，直径 1～10cm。镜下：肿瘤细胞类似于妊娠早期胎盘种植部位中间型滋养细胞，在子宫内膜和肌层中浸润。PSTT 组织学有以下几个特点：①PSTT 细胞相对单一，为单相型，因此可与绒毛膜癌双相型肿瘤细胞区分；②肿瘤细胞体积较大（较 ETT 细胞大），呈多角形或圆形，胞质丰富，细胞核不规则、深染，核异型一般较显著，可含有合体滋养细胞样多核细胞，实质为多核的种植部位中间型滋养细胞；③围绕肿瘤细胞巢有纤维素样、玻璃样物质沉积，并常见特征性血管侵犯（肿瘤细胞浸润并取代血管壁，包括内皮细胞），该特点提示胎盘种植部位中间型滋养细胞来源，并可与 ETT 进行鉴别；④肿瘤呈浸润性生长，往往浸润肌层深部甚至侵透浆膜，肿瘤细胞在肌层呈单个细胞或束状浸润并分隔平滑肌，不破坏平滑肌；⑤肿瘤细胞免疫表型同种植部位中间型滋养细胞，如弥漫表达 CK，至少部分细胞表达 hPL，Mel–CAM 和 α–inhibin 阳性，不表达或仅多核细胞表达 HCG，不表达 P63，Ki67 阳指数为 10%～30%。此外，少数病例可以出现绒毛膜癌、ETT 等滋养细胞肿瘤成分。PSTT 在刮宫标本中诊断困难，查见细胞外纤维素样物质，侵血管现象，胎盘部位出现有增殖活性的中间型滋养细胞，要考虑 PSTT 的诊断。

该肿瘤与 ETT 一样，对化疗耐药，因此多采取子宫切除术。大多数患者行单纯子宫切除即可治愈。PSTT 生物学行为很难评估，大部分病例显示良性经过，而 10%～15% 的患者术后复发或发生远处转移，临床表现为恶性。一般来说，胞质透明、肿瘤广泛坏死、细胞核异型性大、核分裂计数高（>5 个/10HPF）或 Ki67 指数高（>50%）提示恶性可能。

（山东大学齐鲁医院　李　丽）

病例 56　子宫内膜间质结节

一、临床病史及实验室检查

患者，女，66 岁，患者 1 年前查体发现子宫壁一囊实性肿物，未行处理。实验室检查未见明显异常。

二、影像学所见

超声示：子宫前位，体积 12.5cm×10.3cm×9.5cm，形态饱满，宫壁回声尚均匀。前壁探及 8.0cm×7.8cm 囊性包块，边界尚清，内透声差，充满细密光点回声。囊内见范围约 5.3cm×2.4cm 偏强回声结节，结节内未见明显血流信号。包块明显挤压子宫内膜。宫壁内另探及多个偏强回声光团,边界清,大者 1.9cm×1.2cm.内膜受压后约 0.3cm。

三、病理所见

肉眼所见:子宫体积 13cm×10cm×9.5cm,宫腔内见一灰白色粗糙区,面积 1.5cm×1.2cm。子宫肌壁间见一巨大肌瘤样物,体积 9cm×8cm×6cm,与周围肌壁界限尚清。切面部分区域呈囊性,囊性区切面积约 6cm×5cm,囊内含灰红色坏死物,实性区切面灰白色质韧(病例 56 图 1A)。

光镜表现:肿瘤无明显包膜,与周围组织分界清楚(病例 56 图 1B),挤压周围平滑肌组织和子宫内膜。大多数区域细胞丰富,局灶细胞稀疏。部分区域明显囊性变。肿瘤间质含有较多厚壁小血管,似螺旋动脉(病例 56 图 1C,病例 56 图 1D)。部分区域可见间质明显玻璃样变性(病例 56 图 1C)。细胞体积小,呈短梭形或卵圆形,胞质透亮,核膜清晰,未见明显核仁,似正常增殖期子宫内膜间质细胞(病例 56 图 1D)。

免疫组化:CD10 局灶强阳性(病例 56 图 2A),PR 弥漫强阳性(病例 56 图 2B),P53、Caldesmon、P16 阴性(病例 56 图 2C),Ki67 指数约 3%(病例 56 图 2D)。

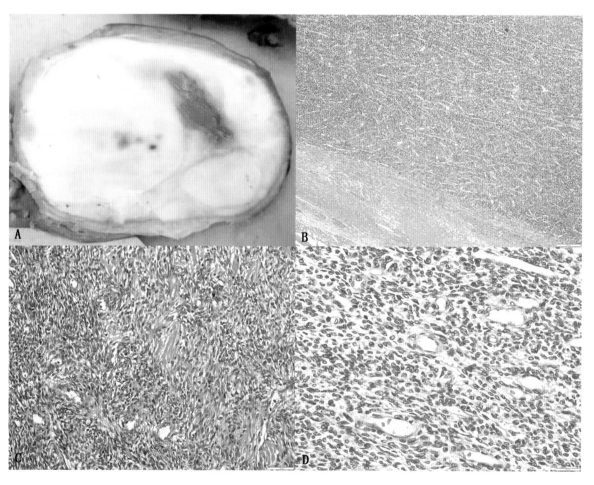

病例 56 图 1 大体图像及 H&E 图像

注:A:大体可见肿瘤无包膜,与周围组织界限尚清,囊实性,实性区灰白质韧,囊性区灰红;B:低倍镜下可见肿瘤细胞丰富,无包膜,与周围平滑肌组织分界清楚;C:局灶可见肿瘤间质玻璃样变性,肿瘤内可见厚壁小动脉;D:高倍镜可见局灶细胞呈短梭形或卵圆形,胞质透亮,核膜清晰,似正常增殖期子宫内膜间质细胞

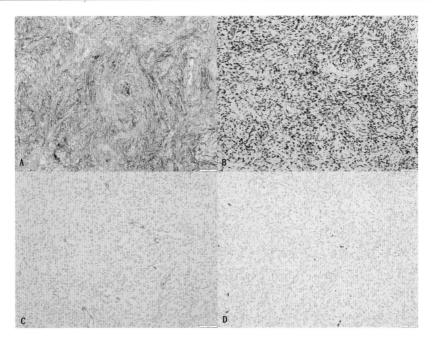

病例56图2　免疫组化染色图像

注：A：CD10局灶强阳性；B：PR弥漫强阳性；C：Caldesmon阴性；D：Ki67指数极低

四、诊断及鉴别诊断

1. 诊断　子宫内膜间质结节（endometrial stromal nodule，ESN）。

2. 鉴别诊断

（1）低级别子宫内膜间质肉瘤：该肿瘤镜下细胞形态类似于子宫内膜间质结节，但肿瘤为浸润性生长，常浸润周围平滑肌组织或伴有脉管侵犯。切面灰黄、鱼肉样。镜下可见肿瘤呈舌状浸润周围平滑肌（病例56图3）。

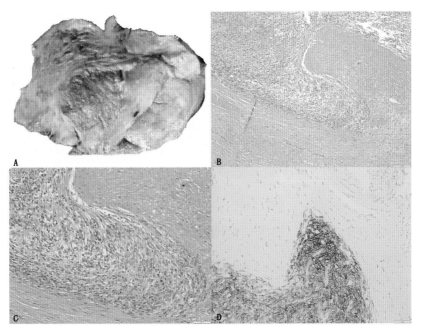

病例56图3　子宫内膜间质肉瘤大体及镜下图像

注：A：子宫内膜间质肉瘤大体表现：肿瘤灰黄、质软，与周围组织界限不清，局灶呈粗颗粒状（蠕虫样）；B：低

倍镜下，可见肿瘤细胞呈舌状浸润周围平滑肌组织（H&E）；C：高倍镜下，可见细胞似正常增殖期子宫内膜间质细胞（H&E）；D：免疫组化显示 CD10 阳性

（2）富于细胞性平滑肌瘤：常缺乏普通平滑肌瘤的长梭形细胞，细胞密度较大，细胞呈短梭形或卵圆形，可弥漫分布，有时缺乏典型平滑肌瘤的束状或漩涡状排列的特征，且界限可不清，似浸润性生长，因而需与子宫内膜间质肿瘤鉴别。常见厚壁小动脉或裂隙状小动脉。但平滑肌瘤通常 SMA、Caldesmon、HDAC8 阳性，40% 富于细胞性平滑肌瘤 CD10 阳性。若 CD10 和 SMA 均阳性，需与混合性子宫内膜间质和平滑肌肿瘤相鉴别，后者通常伴有明显的平滑肌分化区域和子宫内膜间质成分区域，且伴有子宫内膜间质肿瘤特征性 t(7；17)(p15；q21) 易位。本例 Caldesmon 阴性可排除平滑肌肿瘤。

五、小结

子宫内膜间质结节是一种罕见的子宫内膜间质良性肿瘤，预后极好，可见于 23~86 岁女性。直径可达 22cm。通常位于黏膜下或肌壁间，可呈实性或囊实性，与周围组织界限清楚。切面通常灰白或灰褐色，可见钙化。

镜下肿瘤通常界限清楚，无明显包膜，但边缘光滑，呈推挤性。多数肿瘤细胞丰富，细胞体积小，细胞圆形或卵圆形，胞质透亮，核仁不明显，似增殖期子宫内膜间质细胞。核分裂象多少不等。间质内可见厚壁小血管，似螺旋动脉。偶可见胶原带、泡沫细胞。通常可表达 CD10、ER、PR、Vimentin、SMA 等，一般不表达 Caldesmon、HDAC8、CyclinD1、P53 等。多数肿瘤可伴有 t(7；17)(p15；q21)，导致 JAZF1 和 SUZ12 基因融合，此遗传学改变与低级别子宫内膜间质肉瘤相同，故不能用于两者的鉴别。因此为了明确诊断，必须充分取材，以除外浸润性生长和淋巴管侵犯。

Tavassoli 教授和 Norris 教授 1981 年提出 ESN 可伴有少数浸润灶，但数目应 <3 个，且距离主病灶 <3mm，不伴有血管浸润，并将之命名为伴有有限浸润的 ESN。郑文新教授在《妇产科病理学》一书中提出，ESN 伴有限浸润是指局部出现不规则的分叶状或指状突起突向邻近肌层，但突起数目 <3 个，宽度和深度均小于 3mm，没有血管浸润。但近期 Moore M 等的研究显示少数该类肿瘤可出现远处转移，因此建议更名为伴有有限浸润的低级别子宫内膜间质肉瘤。但目前认识尚不统一，建议可以在备注中注明该肿瘤具有潜在转移的可能，密切随访观察。

（山东大学齐鲁医院　张晓芳）

病例 57　子宫内膜肾母细胞瘤

一、临床病史

患者，女，60 岁，绝经 10 余年，20 余天前无明显诱因出现阴道不规则流血，量少，色鲜红。

二、影像学检查

B 超显示，子宫体积增大，肌层回声欠均匀，宫腔内探及一囊实性包块，大小约 6.2cm×5.3cm×3.9cm，边界尚清，回声不均，可见数个液性暗区；双侧附件区未见明显异常回声光团及液性暗区（病例 57 图 1）。

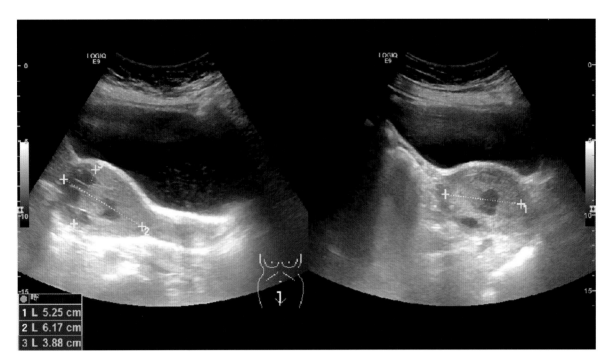

病例 57 图 1　超声图像

注：宫腔内可见探及囊实性包块，内可见数个液性暗区

三、手术中所见

宫腔镜手术：宫腔镜见内膜不均质增厚，局部突出，质软且脆，行吸宫术，吸出组织约25g。

四、病理所见

大体：宫腔镜标本：送检灰白灰红碎组织一堆，总体积8.0cm×6.0cm×1.0cm，质软。

镜下：肿瘤侵袭性生长伴坏死，主要由两种细胞成分组成(病例57图2A)。一种为小的原始细胞，实性巢片状排列，细胞体积较小，细胞核圆形或卵圆形，胞质稀少，核染色质粗糙深染，核分裂象多见(病例57图2B)；另见上皮样成分，上皮样细胞呈紧密排列的管状结构(病例57图2C)，或呈菊形团样排列(病例57图2D)，局部可见不典型乳头状类原始肾小球结构(病例57图2E)，高倍镜下此类细胞胞质略丰富，细胞核深染，圆形、柱状或椭圆形。除了以上两种主要成分，还可见到少量梭形的间叶样细胞(病例57图2F)。

免疫组化显示：WT-1和CD56弥漫强阳性，CK肿瘤细胞弥漫弱阳性，Vimentin实性区肿瘤细胞阳性，Ki67指数约70%，CD99上皮结构局灶阳性，CD10阴性，ER、PR等其余抗体阴性(病例57图3，病例57表1)。

荧光原位杂交(FISH)WT-1缺失探针检测阳性(病例57图4)。

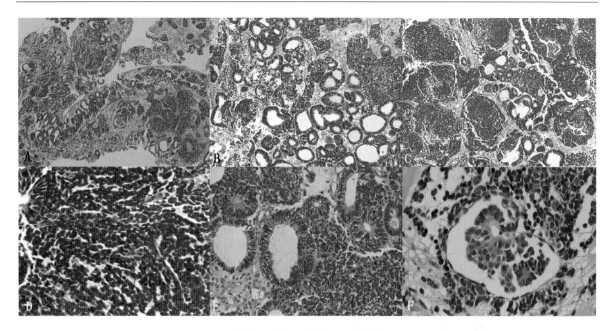

病例 57 图 2　典型 H&E 图像

注：A：低倍镜下病变由两种成分组成；B：上皮样成分多呈管状结构；C：未分化胚芽样细胞原始细胞；D：原始细胞成分高倍镜视野；E：管状和菊形团样结构；F：原始肾小球样结构

病例 57 表 1　免疫组化表达情况

抗体名称	表达情况
WT – 1	弥漫强（ + ）
CD56	弥漫强（ + ）
PAX – 8	弥漫强（ + ）
CK	弥漫弱（ + ）
CD99	管样结构局灶（ + ）
Vimentin	实性区（ + ）
CD10	（ – ）
CK20	（ – ）
CK7	（ – ）
Desmin	（ – ）
ER	（ – ）
PR	（ – ）
NSE	（ – ）
SMA	（ – ）

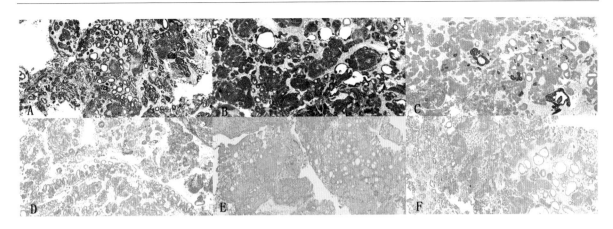

病例 57 图 3　免疫组化图像

注：A：WT－1；B：CD56；C：CK；D：CD99；E：Vimentin；F：CD10

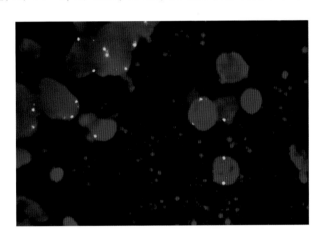

病例 57 图 4　荧光原位杂交（FISH）WT－1 缺失探针检测

注：计数 100 个细胞，1R2G 占比例为 16%，1R1G 占比例为 31%，2R1G 占比例为 2%

五、诊断与鉴别诊断

1. 诊断　（子宫内膜）肾母细胞瘤（nephroblastoma）。

2. 鉴别诊断

（1）子宫内膜样腺癌：肿瘤由异型增生的腺样结构组成，排列方式为密集的腺管，腺管背靠背、融合搭桥，呈筛状与迷路样结构，低分化肿瘤可有大片实性区，其结构特点和本瘤有相似之处，但肿瘤细胞往往具有不同程度分化，不会呈现原始未分化的胚芽样细胞和菊形团及肾小球样结构。免疫组化 CK7 阳性，绝大多数表达 ER 与 PR，WT－1 阴性。

（2）子宫内膜间质肿瘤：肿瘤细胞类似正常增殖期子宫内膜的间质细胞，可以出现性索样结构、子宫内膜样腺体以及平滑肌分化，免疫组化 CD10 弥漫阳性。该例 CD10 阴性，组织形态和免疫组化和本瘤有明显不同。

（3）神经母细胞瘤：发生于婴幼儿，肿瘤由巢状或小叶状分布的神经母细胞组成，可有节细胞分化，有的可见神经纤维网及菊形团结构，免疫组化 NSE 弥漫强阳性，CD56 阳性，Vimentin 阴性；发生于子宫的神经母细胞瘤亦非常罕见，目前仅有 2 例发生于成人的病例报道。本病例组织学上除了出现原始细胞成分之外，还出见上皮样分化，并且原始细胞成分 NSE 阴性，Vimentin 阳性，荧光原位杂交 WT－1 缺失探针检测阳性，可排除神经母细胞瘤。

（4）滑膜肉瘤：是一种具有间叶和上皮双向性分化的恶性肿瘤，间叶分化多为梭形成纤维细胞样细胞，差分化小细胞型由分化差的小圆形细胞构成，但是滑膜肉瘤不表达 WT‑1，无原始未分化的胚芽样细胞。

（5）PNET：原始神经外胚叶肿瘤，肿瘤细胞体积小、核浓染、为缺乏分化特点的一致型细胞，呈无结构成片分布，细胞核不相互重叠，常见坏死及囊性变，免疫组化 CD99 呈胞膜阳性，WT‑1 阴性。本例肿瘤具有肾小管和肾小球样分化，CD99 阴性，WT‑1 弥漫阳性，可基本排除。

六、小结

肾母细胞瘤又称 Wilms 瘤，是来源于肾胚基细胞的恶性胚胎性肿瘤，主要见于婴幼儿，90% 出现于 6 岁以前，也可出现于青春期和成年人。肾母细胞瘤主要发生于单侧肾脏，亦可双肾同时发生，目前有报道的发生于肾外的肾母细胞瘤包括腹膜后、骶尾部、睾丸、子宫、腹股沟管以及纵隔。发生于子宫的肾母细胞瘤非常罕见，目前可检索到的文献报告有 10 例，极易误诊为子宫内膜样腺癌。

肿瘤多数为单个实性瘤块，边界较清楚，质较软，大小不等。肿瘤可有出血、坏死及囊性变。

组织学特点：肿瘤主要由 3 种基本成分组成：①未分化胚芽组织：大量小的圆形或卵圆形原始细胞聚集，伴少量细腻透明胞质，可呈弥漫性、结节状、缎带状或基底细胞样排列；②间胚叶性间质：一般为梭形的成纤维细胞样细胞，也可向平滑肌、横纹肌等其他类型细胞分化；③上皮成分：其形态类似胚胎期正常发育的后肾组织肾小管和肾小球样结构，可表现为小圆形呈菊形团样排列，也可为单层细胞管状排列。多数肾母细胞瘤 3 种成分同时存在，但各自比例可有不同；有的主要有两种成分；也有以一种成分为主，形成单形态类型。

免疫组化：胚芽组织表现为 Vimentin 阳性，间胚叶成分显示与其形态特点相一致的免疫组化表达，上皮成分 CK、EMA 等阳性。分子遗传学显示该肿瘤通常具有 WT‑1 或 WT‑2 基因的突变。

（山东大学第二医院　杨京彦　滕国鑫）

病例58　卵巢室管膜瘤

一、临床病史及实验室检查

患者，女，45 岁，左下腹包块半年。既往 20 年前因"左侧卵巢癌"行左侧卵巢切除，术后病理不详，术后曾化疗 1 周期。实验室检查未见明显异常。

二、影像学检查

B 超显示，右附件区见大小 12.9cm×11.5cm×10.3cm 囊实性包块。宫颈区及宫颈后方探及见数个无回声、低回声区，较大者约 5.2cm×3.4cm（病例58 图1）。

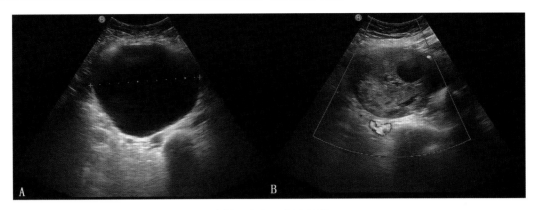

病例 58 图 1 超声图像

注：右附件区见大小 12.9cm×11.5cm×10.3cm 囊实性包块，边界尚清，囊性部分内透声可，实性部分内回声欠均质。CDFI：囊性部分内未见血流信号，实性部分内可见少许血流信号

三、手术中所见

右附件区粘连重，查见肿物多个，大者约 15cm，其余 2～3cm，盆腔、腹膜散在粟粒样结节若干。

四、病理所见

大体：盆腔肿物：组织多块，体积 14cm×10cm×8cm，切面囊实性，实性区灰白色、质脆，细腻。囊性区壁厚 0.2～0.3cm。

镜下：肿瘤形态多样，呈实性、小梁状或囊性筛孔样改变，部分呈假乳头结构或乳头结构。由大小较一致的肿瘤细胞组成，瘤细胞围绕血管排列成乳头状及假菊形团结构，可见血管周无核区。高倍镜下，肿瘤细胞立方或圆形，胞质淡红色或透明。细胞核圆形或椭圆形，核仁不明显。局部肿瘤细胞密度明显增高，细胞体积增大，核浆比例明显增加。部分区域呈高级别核，细胞核深染、体积显著增大，可见明显的核仁，并见核分裂象（病例 58 图 2），未见典型坏死。

免疫组化：胶质原纤维酸性蛋白（GFAP）、NSE、ER、PR、PAX－2、PAX－8 弥漫阳性，CK 局灶阳性，CD56 局灶阳性，S－100 局灶阳性，Ki67 指数约 10%，其余抗体阴性（病例 58 图 3，病例 58 表 1）。

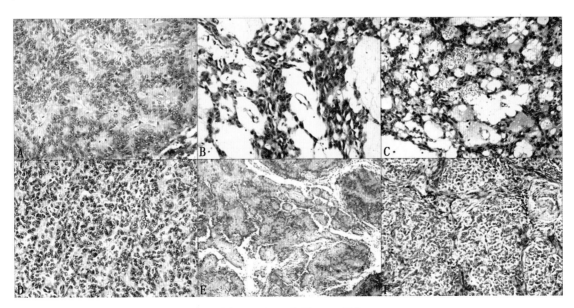

病例 58 图 2 典型 H&E 图像

注：镜下由大小较一致的肿瘤细胞组成，瘤细胞围绕血管排列成乳头状及假菊形团结构（A），可以见到血管周无核区结

构。肿瘤形态多样,可见囊性变或微囊变(B)、筛孔状结构(C)、小梁状(D)、假乳头结构或乳头结构(E)和实性区(F)

病例58 表1　免疫组化表达情况

抗体名称	表达情况
GFAP	(＋)
PAX－2	(＋)
PAX－8	(＋)
NSE	(＋)
ER	(＋)
PR	(＋)
Vimentin	(＋)
CK	局灶(＋)
P16	局灶(＋)
CD56	局灶(＋)
S－100	局灶(＋)
Ki67	(＋,约10%)
GPC－3	(－)
SALL－4	(－)
CD117	(－)
CD34	(－)
Dog－1	(－)
CD30	(－)
Syn	(－)
CgA	(－)
α－inhibin	(－)
Demin	(－)
SMA	(－)
CD10	(－)
HMB45	(－)

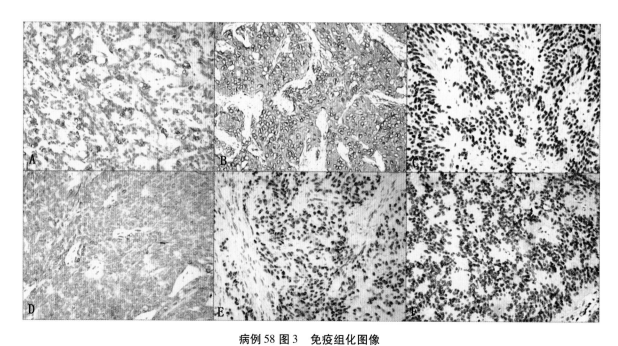

病例58 图3　免疫组化图像

注:A:CK;B:Vimentin;C:PAX－8;D:GFAP;E:ER;F:PR

五、诊断及鉴别诊断

1. 诊断　（卵巢）室管膜瘤（ependymoma），部分区域为间变性室管膜瘤。

2. 鉴别诊断

（1）卵巢上皮来源的肿瘤：例如浆液性或子宫内膜样肿瘤等，肿瘤无假菊形团结构及血管周围的无核区。免疫组化 CK 阳性，S-100 阴性，GFAP 阴性。

（2）卵巢粒层细胞瘤：肿瘤细胞界线不清，胞质稀少，细胞核圆形、卵圆形，部分细胞核淡染、空泡状、隐约可见核仁，部分细胞核深染，可见核沟。虽然 Call-Exner 小体的细胞核也呈离心性排列，但小体中央缺乏血管，且由于颗粒细胞胞质稀少，无明显的无核细胞区出现。幼年性粒层细胞瘤的胞质较丰富，核染色深，核分裂象易见，核沟不明显，肿瘤可形成大小不等的滤泡样囊腔，囊内充有黏液。免疫组化显示 α-inhibin 阳性、GFAP 阴性；室管膜瘤 S-100 阳性、GFAP 阳性、α-inhibin 阴性。

（3）卵巢生殖细胞肿瘤：包括胚胎性癌、卵黄囊瘤、精原细胞瘤、混合性生殖细胞肿瘤等，但该病例相关的免疫组化均阴性，可排除。

（4）卵巢神经内分泌癌：可有菊形团结构，免疫组化表达神经内分泌标志物 Syn、CgA，但不表达 GFAP。

（5）卵巢未成熟型畸胎瘤：虽然未成熟畸胎瘤可有室管膜瘤的成分，但肿瘤细胞复杂多样，含有人体外胚叶、中胚叶和内胚叶多种不同的组织成分。

六、小结

患者发病年龄 13~72 岁（中位年龄 36 岁），肿瘤一般为单侧，大小不一，直径 2~20cm，多为囊实性，部分患者在第一次手术时出现了腹膜、肝或横膈的种植结节。

组织学一般具有以下特点：镜下肿瘤形态多样，有实性区、囊性变或微囊变、假乳头结构或乳头结构、小梁状和筛孔状结构。在不同的病例往往以上述结构中的一种表现占主要部分，但常可见到其余的结构。尽管肿瘤的结构和细胞形态多变，但几乎所有的病例都可以见到血管周无核区。

肿瘤细胞质淡红色或透亮，立方状或圆形。细胞核圆形或椭圆形，一般不易见到核仁，但在高级别核的病例中可见到明显的核仁。

免疫组化通常 GFAP、NSE、PAX-2 及 PAX-8 弥漫阳性，CK 局灶阳性，CD56 局灶阳性，S-100 局灶阳性，Ki67 指数约 10%；还可表达 ER 和 PR。成人脑脊髓外室管膜瘤通常弥漫强表达 ER、PR。其他抗体如 GPC-3、SALL-4、CD117、CD34、Dog-1、CD30、Syn、CgA、α-inhibin、Desmin、SMA、CD10、HMB45 则阴性。

卵巢室管膜瘤是低度恶性肿瘤。本例患者术后 2018 年 10 月至 2019 年 1 月给予紫杉醇＋顺铂 4 周期化疗，2018 年 12 月发现肝周多发占位并累及肝脏。后用 PD1 抑制药治疗及中药治疗，随访 13 个月，目前带瘤生存。

据文献报道，多数患者术后辅助给予化疗、放疗，其预后效果较好。该肿瘤在停止治疗后易复发，即使多次复发也可以长期生存，其预后优于发生于颅内者。

（济南市中心医院　杨　飞　高　薇）

病例 59   微囊性间质瘤

一、临床病史及实验室检查

患者，女，40 岁，发现左侧卵巢占位 1 年。实验室检查未见明显异常。

二、手术中所见

术中见左卵巢有 1 枚直径 8cm 大小的肿瘤，遂行肿瘤剥离术，可见肿瘤呈囊性，表面光滑，灰红色。左侧输卵管和右侧附件正常。

三、病理所见

大体：术中冰冻见椭圆形肿物 1 枚，体积 8cm×5.5cm×2.5cm，表面光滑灰红色，切面囊性，多房，内容物流失，囊壁厚 0.2~1cm，内壁灰红，略粗糙，囊壁灰白色，质地韧。

镜下：低倍镜可见肿瘤组织界限清楚，表面为被挤压的卵巢组织构成的假包膜，呈膨胀性生长，未见浸润。肿瘤组织被玻璃样变性的纤维组织分隔成清楚或模糊的大小不一的小叶状结构，肿瘤小叶由富于细胞的实性区及大小不一的微囊状结构构成。微囊呈圆形或椭圆形，局部相互吻合呈筛状结构，微囊内液弱嗜碱性或透亮。高倍镜下，瘤细胞大小较一致，细胞界限不清，胞质较丰富，弱嗜酸性，部分细胞质内有空泡，细胞核圆形或椭圆形，染色质细腻，未见核沟，核仁不明显，核分裂未见（病例 59 图 1）。

免疫组化：CD10 和 Vimentin 弥漫阳性，β-catenin 和 CyclinD1 弥漫核阳性，WT-1 核部分弱阳性。Calretinin、α-inhibin、ER、PR、CK 和 EMA 均阴性（病例 59 图 2）。

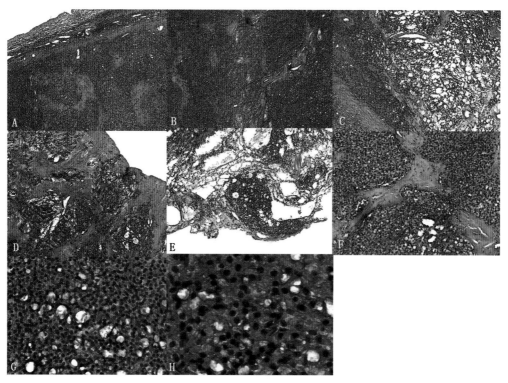

病例 59 图 1   典型 H&E 图像

注：A：肿瘤边界清楚，无浸润，呈膨胀性生长，表面为受压迫的卵巢组织；B：肿瘤组织被纤维组织分隔成富于

细胞的小叶结构；C：肿瘤小叶内可见富于细胞区及微囊结构；D：玻璃样变性的纤维组织将肿瘤分隔成小叶状；E：肿瘤小叶内大小不一的微囊结构；F：被玻璃样变性的纤维组织分隔，而形成的富于细胞的实性小叶结构；G：微囊内液弱嗜碱性或透亮；H：肿瘤细胞核圆形或椭圆形，染色质细腻，大小较一致，核仁不明显，未见核分裂，胞质较丰富，弱嗜酸性，细胞界限不清，部分细胞有胞质内空泡

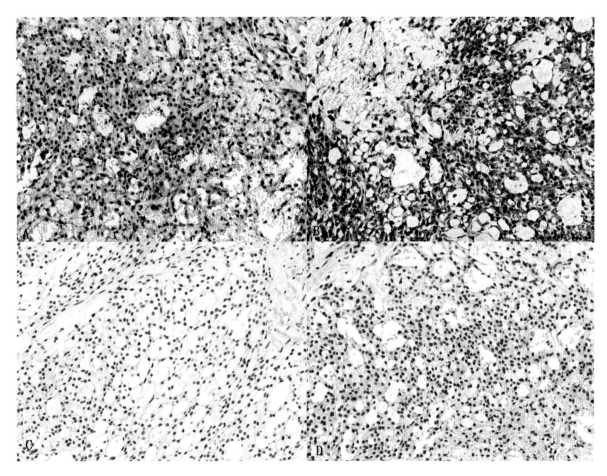

病例 59 图 2　免疫组化图像

注：A：CD10；B：β-catenin；C：EMA；D：Calretinin

四、诊断及鉴别诊断

1. 诊断　卵巢微囊性间质瘤（microcystic stromal tumor）。

2. 鉴别诊断

（1）卵泡膜细胞瘤：亦有纤维硬化区域，且肿瘤细胞丰富红染，但微囊性间质瘤的小叶结构及微囊结构，为卵泡膜细胞瘤所不具备。卵泡膜细胞瘤 Calretinin、α-inhibin、ER、PR 一般阳性，不表达 CD10、缺乏 β-catenin 核的表达。

（2）成人型粒层细胞瘤：结构多样，可见岛样、微滤泡及大滤泡结构，类似微囊性间质瘤的小叶结构及微囊结构，但肿瘤细胞呈卵圆形，具有核沟，表达 α-inhibin 及 Calretinin，缺乏 β-catenin 核的表达。

（3）幼年型粒层细胞瘤：瘤内肿瘤细胞片块状分布，其内见大小不一的滤泡，肿瘤细胞胞质丰富红染，无核沟，易与微囊性间质瘤混淆。但幼年型粒层细胞瘤罕见于 30 岁以上患者，核分裂一般活跃，表达 α-inhibin 及 Calretinin。

（4）硬化性间质瘤：表现为富于细胞的细胞岛被细胞稀少的水肿组织分离，形成假小叶结构，富于细胞区由空泡状细胞、成纤维细胞及丰富的薄壁血管混合构成。无微囊结构、表达 α - inhibin 及 Calretinin，可与微囊性间质瘤鉴别。

（5）腺瘤样瘤：其实性结构、腺腔、小囊结构可能会与微囊性间质瘤混淆。但间皮标记 CK5/6、Calretinin 等阳性，可与微囊性间质瘤鉴别。

（6）卵巢实性假乳头状肿瘤：有实性区及微囊结构，并且 CD10 及 β - catenin 核阳性。但微囊性间质瘤无假乳头状结构及核沟，并且 CD56 阴性，WT - 1 阳性，可以与实性假乳头状肿瘤鉴别。

五、小结

2009 年，Irving 和 Young 首先报道了卵巢微囊性间质瘤。微囊性间质瘤是一种罕见的卵巢间质肿瘤，因为具有特殊的组织学特征，2014 版 WHO 女性生殖器官肿瘤分类作为一种新的性索间质肿瘤类型正式提出。该瘤临床经过良性，发生于成年女性（26 ~ 63 岁），平均年龄 45 岁，大部分为非功能性肿瘤，约 15% 的患者有雌激素升高的症状。

肿瘤表现为盆腔包块，单侧发生，平均直径为 9cm，肿瘤多为囊实性、实性或单纯囊性，实性区灰白、质硬。

卵巢微囊性间质瘤具有 β - catenin（CTNNB1）3 号外显子基因突变。

本例从年龄、临床表现、大体形态、组织病理及免疫组化均具有微囊性间质瘤的典型特点，组织病理表现为：肿瘤由 3 种不同成分构成，即微囊，富于细胞的实性区及玻璃样变纤维性间质。具体表现为：①肿瘤被玻璃样变性的纤维组织分隔成小叶状；②肿瘤组织由富于细胞实性区及微囊构成；③微囊显著存在，为圆形或椭圆形小囊腔，局部互相吻合；④肿瘤细胞核圆形或椭圆形，大小较一致，胞质中等量，弱嗜酸性，部分胞质内有空泡形成，核分裂罕见；⑤文献报道微囊性间质瘤免疫组化表达情况：CD10 和 Vimentin 强阳性，β - catenin 核阳性，CyclinD1、WT - 1、FOXL2、SF - 1 阳性。CKpan 大约 1/4 病例阳性，Calretinin 和 α - inhibin 阴性或弱阳性，CD56、雌激素受体（ER）、孕激素受体（PR）、EMA 阴性或个别局灶阳性。本例免疫组化表达与文献报道一致。文献报道 60% 病例局部可见奇异细胞，本例未见奇异细胞。

该例肿瘤经随访 6 年无复发。

（滨州市人民医院　张　建）

病例60　硬化性间质瘤伴显著异型

一、临床病史及实验室检查

患者，女，26 岁，左宫旁发现包块 2 个月。实验室检查 CA125 略高（12U/ml）。

二、影像学检查

B 超显示，宫体后方探及大小 6.7cm × 6.0cm 低回声包块，边界尚清，形态欠规则，紧贴左卵巢，与宫体分界尚清，内可探及稀疏血流（病例 60 图 1）。

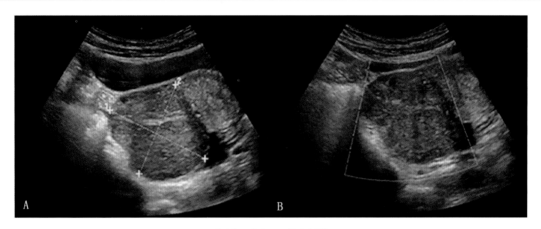

病例 60 图 1　超声图像

三、手术中所见

术中见左卵巢一大小 7cm×6cm×6cm 的肿瘤,遂行肿瘤剥离术,可见肿瘤实性,灰白色,质脆。

四、病理所见

大体:左卵巢体积 5.3cm×3cm×1.5cm,切面见一囊腔,直径约 4cm,内壁不规则,厚 0.5～0.7cm,局部附暗红色结节。

镜下:肿瘤细胞被纤维结缔组织分隔成结节状,以梭形细胞为主,侵袭性生长,期间可见扩张的薄壁血管。结节区域细胞排列密集,呈漩涡状;部分区域,细胞稀疏,局灶可见水肿。高倍镜下,大部分细胞短梭形或胖梭形,胞浆丰富红染,细胞核圆形或卵圆形,核膜清楚,可见清晰核仁。部分细胞似印戒细胞样。局部肿瘤细胞异型性显著,细胞体积增大,形态不规则,核浆比例明显增大。可见较多奇异型细胞核,细胞核深染、不规则、体积显著增大,可见明显增大的核仁。部分细胞质内可见玻璃样小滴。但核分裂象,尤其是病理性核分裂象罕见(<1 个/10 个高倍镜视野)(病例 60 图 2)。

免疫组化显示:Calretinin、Desmin 和 CD10 局灶阳性,PR 和 CyclinD1 弥漫强阳性,TFE3 弥漫阳性,Ki67 指数 5%～8%,其余抗体阴性(病例 60 图 3,病例 60 表 1)。

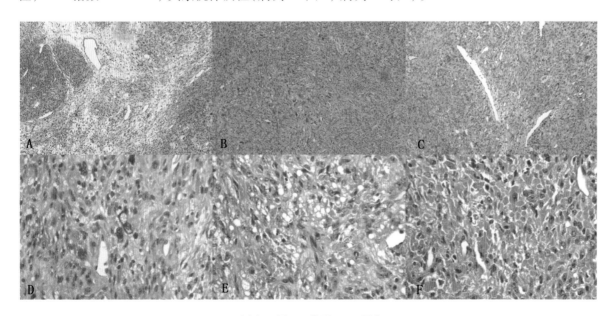

病例 60 图 2　典型 H&E 图像

注:A:低倍镜下,肿瘤细胞排列呈小叶状结构,部分区域细胞排列密集,部分区域细胞稀疏;B、C:低倍镜下,

细胞巢内可见薄壁血管，可见少数异型明显细胞；D：高倍镜下，可见局灶细胞大小不一，呈梭形或多角形，个别细胞异型性明显，可见大红核仁；E：局灶区域可见印戒样细胞；F：局灶细胞呈多角形，体积大，胞质丰富嗜酸

病例 60 表 1　免疫组化表达情况

抗体名称	表达情况
Calretinin	局灶（＋）
Desmin	局灶（＋）
CD10	局灶（＋）
PR	弥漫强（＋）
CyclinD1	弥漫强（＋）
TFE3	弥漫（＋）
α – inhibin	（－）
ER	（－）
CD117	（－）
CD34	（－）
EMA	（－）
Dog – 1	（－）
S – 100	（－）
SMA	（－）
CK	（－）
CD31	（－）
CD99	（－）

荧光原位杂交（FISH）：显示 12 号染色体三倍体（病例 60 图 3）。

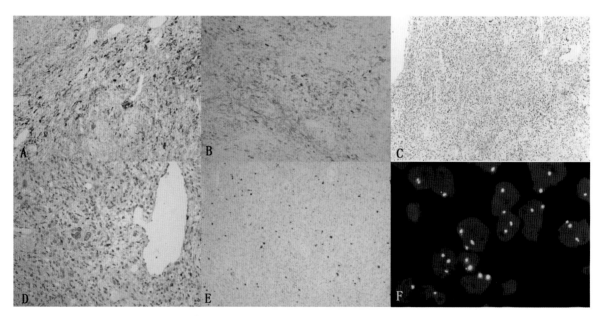

病例 60 图 3　免疫组化及 FISH 图像

注：A：肿瘤细胞 CR 局灶阳性；B：Desmin 阳性；C：PR 弥漫强阳性；D：TFE3 弥漫阳性；E：细胞增生指数较低（Ki67）；F：FISH 检测 12 号染色体三体

五、诊断及鉴别诊断

1. 诊断　硬化性间质瘤（sclerosing stromal tumour）。

2. 鉴别诊断

（1）卵巢纤维卵泡膜细胞瘤：纤维卵泡膜细胞瘤通常年龄较大，往往伴有雌激素升高的表现。镜下，细胞梭形、形态温和、内含脂质、弥漫性生长，无分叶状结构，与本瘤有明显区别。

（2）胃肠间质瘤：通常 CD117、DOG－1、CD34 至少有一项指标强阳性，但该病例均阴性，可基本排除。

（3）孤立性纤维性肿瘤：通常 CD34、BCL－2 阳性，本病例阴性。

（4）神经鞘瘤或者恶性外周神经鞘瘤：神经鞘瘤可以有疏密相间的结构，但通常 S－100 阳性，本病例阴性。

（5）恶性纤维组织细胞瘤：通常细胞形态多样复杂，异型性明显，病理性核分裂象多见，尽管本例有较多显著异型性的细胞，但核分裂罕见。

六、小结

硬化性间质瘤是一种少见的、良性卵巢单纯间质肿瘤，多见于 20～30 岁的育龄女性，通常无性激素水平的改变。

肿瘤一般为单侧，直径通常小于 10cm，切面实性，灰白灰黄，质韧或软。

本例中肿瘤虽然细胞异型性较大，且弥漫分布于肿瘤实质内，但仍然具有硬化性间质瘤的典型特点，即：①肿瘤有富于细胞的假小叶和少细胞的硬化带或水肿带构成；②假小叶内含有丰富的薄壁血管和间质细胞；③瘤细胞为梭形或圆形，胞质嗜酸或空泡状，可含有不同比例的印戒细胞或玻璃样小滴。免疫组化 Calretinin 阳性及 FISH 显示 12 号染色体三体均支持其为性索间质肿瘤。近期有文献报道，硬化性间质瘤 TFE3 可阳性，而其他性索间质肿瘤阴性，本例 TFE3 阳性，与文献报道一致。

该例肿瘤经随访 2 年后无复发，可基本排除恶性纤维组织细胞瘤或其他软组织肉瘤。

（山东大学齐鲁医院　张晓芳）

病例 61　性腺母细胞瘤

一、临床病史及实验室检查

患儿，女，13 岁，因"查体发现盆腔包块 4 天"入院。患者于 2 年前月经初潮，鲜红色，量少，后持续至今未来月经，无其他不适。染色体检查：46，XY。

二、影像学检查

超声检查示：子宫前位，5.2cm×2.9cm×1.7cm（提示体积偏小），形态规则，宫壁回声尚均匀，内膜厚度 0.2cm；左卵巢 2.9cm×1.7cm，显像模糊；右附件区探及 4cm×2.5cm 混合回声包块，边界尚清，内回声不均，见多发强回声光点，血流信号不明显。

三、病理所见

大体：左卵巢肿物：灰白结节状肿物 2 枚，其中 1 枚体积 1.2cm×0.7cm×0.3cm，切面灰白质稍韧；另 1 枚体积 1.3cm×0.8cm×0.3cm，质软韧。右卵巢肿物：不规则组织 2 块，总体积 3.7cm×

3.2cm×1.0cm，表面附包膜，肿物已破碎，切面灰黄质细腻。

镜下：卵巢肿物肿瘤细胞呈巢状分布，细胞巢之间由纤维结缔组织分隔，局部可见钙化灶（病例61图1A，病例61图1B）。肿瘤细胞主要由两种细胞构成。一种细胞形态似粒层细胞，可见核沟，形成滤泡样结构，滤泡中央含有红染无结构物质，似Call-exner小体。另一种细胞胞质透亮，细胞核位于中央，可见核仁，似无性细胞（病例61图1C，病例61图1D）。右卵巢肿物部分似左卵巢肿物，局灶可见无性细胞瘤样区域，细胞体积较大，细胞质透亮，细胞核较小、圆形，位于细胞中央，可见大核仁。肿瘤细胞内部及周边可见较多淋巴细胞（病例61图1E，病例61图1F）。

免疫组化：性索间质细胞α-inhibin强阳性、D2-40弥漫强阳性，生殖细胞SALL-4、Oct-4、PLAP、CD117阳性，CK、EMA及CD30阴性，Ki67指数约10%，其余抗体阴性。

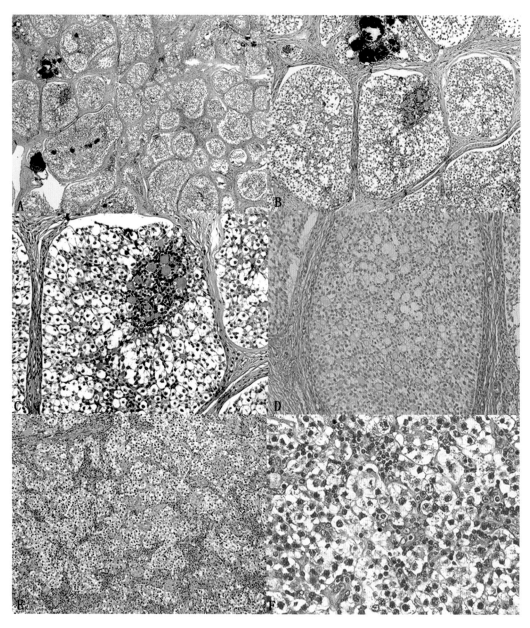

病例61图1　典型H&E图像

注：A：低倍镜下，肿瘤细胞巢状分布；B：细胞巢之间可见纤维结缔组织分隔，局灶可见钙化；C：高倍镜可见部分肿瘤细胞胞质透亮，细胞核较小，似无性细胞；部分肿瘤细胞似粒层细胞，可见核沟，细胞形成滤泡样结构，似

Call - exner 小体，中间可见无性细胞；D：典型似 Call - exner 小体结构；E：右卵巢肿瘤可见局灶呈无性细胞瘤样改变；F：高倍镜显示无性细胞瘤样结构

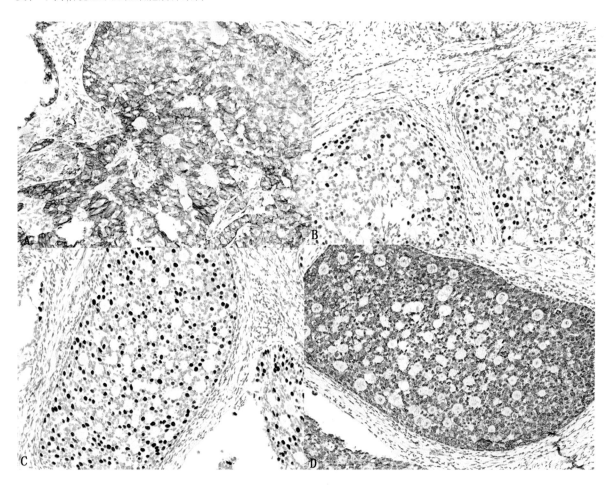

病例 61 图 2　部分免疫组化图像

注：A：性索间质细胞 α - inhibin 强阳性；B：生殖细胞表达 Oct - 4；C：生殖细胞表达 SALL - 4；D：D2 - 40 弥漫强阳性

四、诊断及鉴别诊断

1. 诊断　（左卵巢）性腺母细胞瘤，（右卵巢）性腺母细胞瘤伴无性细胞过度生长。

2. 鉴别诊断

（1）成年型粒层细胞瘤：粒层细胞瘤为纯性索肿瘤，通常无生殖细胞成分。本例中明显含有无性细胞成分，且免疫组化该成分表达 SALL - 4、CD117、Oct - 4 等生殖细胞标记，可除外成年型粒层细胞瘤。

（2）Sertoli 细胞肿瘤：也是纯性索肿瘤，细胞可排列呈小管状结构或腺泡样结构，但不表达生殖细胞标志物。

（3）环状小管性索瘤：为一种罕见的性索肿瘤，肿瘤细胞可形成简单或复杂的环状小管状结构。肿瘤细胞巢由透明嗜酸性物质围绕。该肿瘤不含有生殖细胞成分。

（4）类癌：为卵巢常见神经内分泌肿瘤。可形成管状结构，但通常表达神经内分泌标志物，如 CgA、Syn、CD56、NSE 等。

五、小结

性腺母细胞瘤是属于生殖细胞－性索－间质肿瘤的一种，通常见于表型女性伴性腺发育异常和染色体异常的年轻患者，少数患者身材矮小，且伴有特纳综合征的表现。本例患者 13 岁，继发闭经，且子宫体积较小，染色体检查为 46，XY，为性腺母细胞瘤患者的最常见表型。其次为 45，X/46 XX。40% 的性腺母细胞瘤为双侧。研究认为，该肿瘤的发生与 TSPY 基因相关。

大体检查性腺母细胞瘤通常体积较小，直径通常为 2～3cm，切面常有砂砾感。

镜下肿瘤细胞呈圆形巢状，有纤维间质分隔。肿瘤细胞主要由两种成分构成：①性索细胞：通常为粒层细胞，细胞形成滤泡结构，并围绕原始生殖细胞，或者中央为红染无结构物质，似 Call - exner 小体；②原始生殖细胞：通常为无性细胞，细胞体积较大，胞质丰富透亮，细胞核较小，位于中央，如恶变为无性细胞瘤，则细胞核浆比例增大，核仁明显。部分可见 Leydig 细胞。

性腺母细胞瘤可伴有其他生殖细胞肿瘤，如无性细胞瘤（常见）、卵黄囊瘤、胚胎性癌等。

生殖细胞成分可表达 PLAP、OCT-4、CD117、CD30、D2-40 和 SALL-4 等；性索间质细胞可表达 α-inhibin、Calretinin、WT-1、FOXL2 和 SF-1 等，不表达 SOX9。

目前认为性腺母细胞瘤为"原位"恶性生殖细胞肿瘤，为一种良性肿瘤。如伴有其他恶性生殖细胞肿瘤的成分，则其预后由其他成分决定。本例即为性腺母细胞瘤伴有无性细胞成分过度生长，为低度恶性肿瘤。

（山东大学齐鲁医院　张晓芳）

（审　校　张晓芳）

参 考 文 献

[1] Kurman RJ, Carcangiu ML, Herrington CS, et al. WHO Classification of Tumors of Female Reproductive Organs, 4th ed. Lyon：IARC Press, 2014

[2] Carleton C, Hoang L, Sah S, et al. A Detailed Immunohistochemical Analysis of a Large Series of Cervical and Vaginal Gastric - type Adenocarcinomas. Am J Surg Pathol, 2016, 40(5)：636 - 644

[3] Gotoh T, Kikuchi Y, Takano M, et al. An extremely rare case of adenoma malignum with large cystic tumor which resulted in urinary obstruction. Gynecol Oncol, 2002, 84(2)：339 - 343

[4] Yamanoi K, Ishii K, Tsukamoto M, et al. Gastric gland mucin - specific O - glycan expression decreases as tumor cells progress from lobular endocervical gland hyperplasia to cervical mucinous carcinoma, gastric type. Virchows Arch, 2018, 473(3)：305 - 311

[5] Park JJ, Sun D, Quade BJ, et al. Stratified mucin - producing intraepithelial lesions of the cervix：adenosquamous or columnar cell neoplasia？ Am J Surg Pathol, 2000, 24(10)：1414 - 1419

[6] Kurman RJ, Carcangiu ML, Herrington CS, et al. WHO Classification of Tumors of Female Reproductive Organs, 4th ed. Lyon：IARC Press, 2014

[7] Onishi J, Sato Y, Sawaguchi A, et al. Stratified mucin - producing intraepithelial lesion with invasive carcinoma：12 cases with immunohistochemical and ultrastructural findings, Human Pathology, 2016, 55：174 - 181

[8] Stolnicu S, Barsan I, Hoang L, et al. International Endocervical Adenocarcinoma Criteria and Classification(IECC)：A New Pathogenetic Classification for Invasive Adenocarcinomas of the Endocervix. Am J Surg Pathol, 2018, 42(2)：214 - 226

[9] Park KJ. Cervical adenocarcinoma：integration of HPV status, pattern of invasion, morphology and molecular markers into classification. Histopathology, 2020, 76(1)：112 - 127

[10] Pors J, Cheng A, Leo JM, et al. A Comparison of GATA3, TTF1, CD10, and Calretinin in Identifying Mesonephric and

Mesonephric – like Carcinomas of the Gynecologic Tract. Am J Surg Pathol, 2018, 42(12): 1596 – 1606

［11］Silver SA, Devouassoux – Shisheboran M, Mezzetti TP, et al. Mesonephric adenocarcinomas of the uterine cervix: a study of 11 cases with immunohistochemical findings. Am J Surg Pathol, 2001, 25(3): 379 – 387

［12］Yoshida A, Yoshida H, Yoshida M, et al. Myoepithelioma – like Tumors of the Vulvar Region: A Distinctive Group of SMARCB1 – deficient Neoplasms. Am J Surg Pathol, 2015, 39(8): 1102 – 1113

［13］Brown CE. Mixed epithelial tumor of the vagina. Am J Clinpathol, 1953, 23(3): 237 – 240

［14］Nivedita K, Sowmya, Shanthini F. Spindle cell epithelioma: a rare vaginal tumor—a clinico pathologic report. J Clin Diagn Res, 2013, 7(8): 1743 – 1744

［15］Jeremie Berdugo MD, Philippe Gauthier MD, Diane Provencher MD. Spindle Cell Epithelioma of the Vagina: Report of Two Cases, Literature Review, and New Immunohistochemical, Markers. Am J Surg Pathol, 2015, 23(8): 677 – 681

［16］Robert J. Kurman, Lora Hedrick Ellenson, Brigitte M. Ronnett. 薛德彬, 译. Blaustein 女性生殖道病理学(第六版). 北京: 北京科学技术出版社, 2014: 1092

［17］Neil S, Horowitz, Donald P, et al. Placental site trophoblastic tumors and epithelioid trophoblastic tumors: Biology, natural history, and treatment modalities. Gynecologic Oncology, 2017, 144(1): 208 – 214

［18］Zhang T, Zeng X, Xu H, et al. Clinical characteristics and outcomes of extrauterine epithelioid trophoblastic tumors. Arch Gynecol Obstet, 2019, 300(3): 725 – 735

［19］Davis MR, Howitt BE, Quade BJ, et al. Epithelioid trophoblastic tumor: A single institution case series at the New England Trophoblastic Disease Center. Gynecol Oncol, 2015, 137(3): 456 – 461

［20］Pei Hui. Gestational Trophoblastic Tumors: A timely review of diagnostic pathology. Archives of Pathology & Laboratory Medicine, 2019, 143(1): pp65 – 74

［21］Kao CS, Ulbright TM, Idrees MT. Gonadoblastoma: an immunohistochemical study and comparison to Sertoli cell nodule with intratubular germ cell neoplasia, with pathogenetic implications. Histopathology, 2014, 65(6): 861 – 867

［22］Horowitz NS, Goldstein DP, Berkowitz RS. Placental site trophoblastic tumors and epithelioid trophoblastic tumors: Biology, natural history, and treatment modalities. Gynecol Oncol, 2017, 144(1): 208 – 214

［23］Dionigi A, Oliva E, Clement PB, et al. Endometrial stromal nodules and endometrial stromal tumors with limited infiltration: a clinicopathologic study of 50 cases. Am J Surg Pathol, 2002, 26(5): 567 – 581

［24］Ferreira J, Félix A, Lennerz JK, et al. Recent advances in the histological and molecular classification of endometrial stromal neoplasms. Virchows Arch, 2018, 473(6): 665 – 678

［25］Tavassoli FA, Norris HJ. Mesenchymal tumours of the uterus. VII. A clinicopathological study of 60 endometrial stromal nodules. Histopathology, 1981, 5(1): 1 – 10

［26］郑文新, 沈丹华, 郭东辉. 妇产科病理学. 北京: 科学出版社, 2013

［27］Moore M, McCluggage WG. Uterine Endometrial Stromal Tumors With Limited Infiltration: First Report of a Case Series Indicating Potential for Malignant Behavior. Int J Gynecol Pathol, 2020, 39(3): 221 – 226

［28］Shimada C, Todo Y, Okamoto K, et al. Central type primitive neuroectodermal tumor/neuroblastoma of the uterus: a case report. J Obstet Gynaecol Res, 2014, 40(10): 2118 – 2122

［29］He Y, Yao M, Zhang X, et al. A very rare adult case of cervical neuroblastoma. Int J Clin Exp Pathol, 2017, 10(8): 8746 – 8750

［30］Pinto A, Huang M, Castillo RP, et al. Wilms Tumor of the Uterus. Int J Gynecol Pathol, 2019, 38(4): 335 – 339

［31］Akiyama N, Tanaka H, et al. Anaplastic ependymoma arising from the lower segment of the uterine corpus: Case report and literature review. J Obstet Gynaecol Res, 2019, 45(7): 1418 – 1422

［32］Onishi S, Yamasaki F, Nakano Y, et al. RELA fusion – positive anaplastic ependymoma: Molecular characterization and advanced MR imaging. Brain Tumor Pathol, 2018, 35: 41 – 45

［33］罗荣奎, 柳菊, 侯英勇, 等. 腹盆腔原发性室管膜瘤1例并文献复习. 临床与实验病理学杂志, 2013, 29(9): 996 – 1000

［34］沈丹华, 崔玉敏, 刘艳丽, 等. 卵巢室管膜瘤1例报道及文献复习. 诊断病理学杂志, 2001, 8(4): 210 – 212

［35］Irving JA, Young RH. Microcystic stromal tumor of the ovary: report of 16 cases of a hitherto uncharacterized distinctive ovarian neoplasm. Am J Surg Pathol, 2009, 33(3): 367 – 375

[36] Irving JA, Lee CH, Yip S, et al. Microcystic Stromal Tumor: A Distinctive Ovarian Sex Cord – Stromal Neoplasm Characterized by FOXL2, SF – 1, WT – 1, Cyclin D1, and β – catenin Nuclear Expression and CTNNB1 Mutations. Am J Surg Pathol, 2015, 39(10): 1420 – 1426

[37] Young RH. Ovarian sex cord – stromal tumours and their mimics. Pathology, 2018, 50(1): 5 – 15

[38] Zekioglu O, Ozdemir N, Terek C, et al. Clinicopathological and immunohistochemical analysis of sclerosing stromal tumours of the ovary. Arch Gynecol Obstet, 2010, 282(6): 671 – 676

[39] Goebel EA, McCluggage WG, Walsh JC, et al. Mitotically active sclerosing stromal tumor of the ovary: report of a case series with parallels to mitotically active cellular fibroma. Int J Gynecol Pathol, 2016, 35(6): 549 – 553

[40] Park CK, Kim HS. Clinicopathological Characteristics of Ovarian Sclerosing Stromal Tumor with an Emphasis on TFE3 Overexpression. Anticancer Res, 2017, 37(10): 5441 – 5447

[41] Kurman RJ, Carcangiu ML, Herrington CS, et al. WHO Classification of Tumors of Female Reproductive Organs, 4th ed Lyon: IARC Press, 2014

[42] Lau YF, Li Y, Kido T. Gonadoblastoma locus and the TSPY gene on the human Y chromosome. Birth Defects Res C Embryo Today, 2009, 87(1): 114 – 122

第六章　头颈部

病例 62　IgG4 相关性甲状腺炎

一、临床病史及实验室检查

患者，女，66 岁，术前半年因颈部疼痛就诊于当地医院，患者无怕热多汗、消瘦、易激惹、无声音嘶哑、呼吸困难、食欲无明显改变，后就诊于我院。行甲状腺功能检测，考虑甲状腺功能亢进，给予口服赛治(甲巯咪唑片)治疗，后出现乏力、低热等不适。于术前 1 个月就诊于我院内分泌科，行甲状腺功能检测，提示甲状腺功能减退症，行细胞学检查示：Bethesda Ⅴ 级，可疑甲状腺乳头状癌。

二、影像学检查

B 超检查示：甲状腺炎，甲状腺双侧叶结节。

三、手术中所见

甲状腺弥漫性肿大，右叶可及直径 3cm 实性肿物，包膜完整，边界清。

四、病理所见

大体：右侧甲状腺切除标本：甲状腺组织一块，体积：7.5cm×4.5cm×2cm，临床已先行剖开，切面见灰黄结节 1 枚，直径 2cm，界尚清，质稍韧，其余切面灰白、灰黄、质韧。

镜下：低倍镜可见，巢片状的炎细胞浸润以及显著的间质纤维化，甲状腺滤泡结构萎缩或消失，HE 切片较难辨认正常的滤泡结构(病例 62 图 1A)。间质内浸润的炎细胞以淋巴细胞和浆细胞为主，并可见淋巴滤泡形成(病例 62 图 1B，病例 62 图 1C)。高倍镜下，间质内及滤泡上皮之间均可见大量的浆细胞浸润。胶原化的纤维结缔组织伸入滤泡之间。甲状腺滤泡结构零乱，滤泡上皮胞质嗜酸性变，细胞核增大，细胞核轮廓不规则、淡染，可见小核仁，部分可见核沟，但并非甲状腺乳头状癌之细胞核特征(病例 62 图 1D，病例 62 图 1E)。部分区域甲状腺滤泡腔内及间质内可见数量不等的组织细胞或多核巨细胞(病例 62 图 1F)。

免疫组化显示：CD3、CD20、CD38、CD138、IgG、Kappa、Lambda 阳性，证实甲状腺组织内伴大量淋巴浆细胞浸润，并证实了浆细胞为多克隆性增生。同时 IgG 阳性浆细胞(热点区域约 70 个/HPF)，部分显示 IgG4 阳性(热点区域约 30 个/HPF)，IgG4 阳性/IgG 阳性浆细胞比例大于 40%。甲状腺滤泡上皮细胞 CK 及 CD56 阳性(病例 62 图 2)。

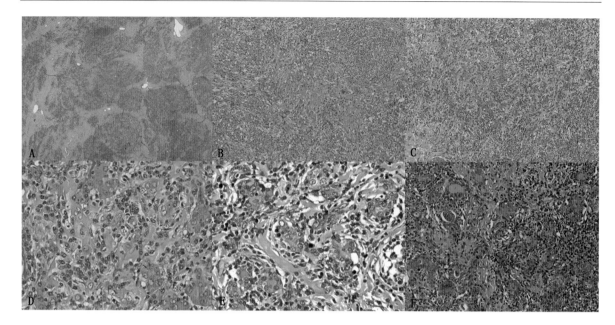

病例 62 图 1　典型 H&E 图像

注：A：弥漫性间质纤维化及大量炎细胞浸润；B、C：甲状腺滤泡显著萎缩，间质内可见淋巴滤泡形成；D、E：淋巴浆细胞浸润、间质纤维化，滤泡上皮伴嗜酸性变及非典型性；F：组织细胞及多核巨细胞浸润

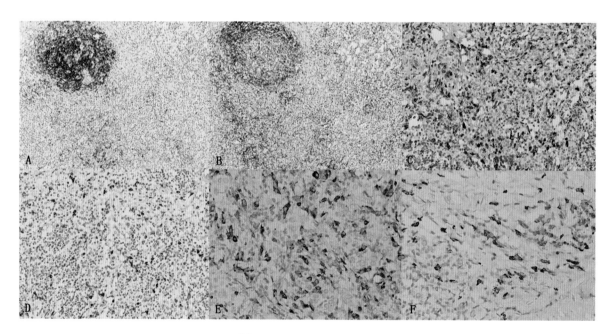

病例 62 图 2　免疫组化图像

注：A：CD20 标记；B：CD3 标记；C：Kappa 标记；D：Lambda 标记；E：IgG 标记；F：IgG4 标记

五、诊断及鉴别诊断

1. 诊断　桥本甲状腺炎，IgG4 亚型。

2. 鉴别诊断

（1）Riedel 甲状腺炎：又称侵袭性纤维性甲状腺炎，是一种病因不明的罕见疾病。与桥本甲状腺炎不同的是，Riedel 甲状腺炎主要表现为累及甲状腺外的侵袭性纤维化、甲状腺腺叶的消失、滤泡上皮嗜酸性变不明显，以及伴有闭塞性静脉炎。在 Riedel 甲状腺炎中也可查见较多 IgG4 阳性浆细胞的浸润，并且有研究显示 Riedel 甲状腺炎与系统性 IgG4 相关性疾病有关。

（2）亚急性肉芽肿性甲状腺炎：患者多因发热和颈部疼痛而就诊。C - 反应蛋白和血沉常常升高，而甲状腺球蛋白抗体和甲状腺过氧化物酶抗体呈一过性升高。镜下表现为以甲状腺滤泡的破坏，形成上皮样巨噬细胞和数量不等的多核巨细胞、淋巴细胞、浆细胞、程度不等的纤维化组成的慢性肉芽肿性病变。可见嗜酸性粒细胞、中性粒细胞浸润，并可伴有微脓肿形成。一般不伴有 IgG4 阳性浆细胞的增多。

（3）甲状腺淋巴瘤：原发性甲状腺淋巴瘤占所有甲状腺恶性肿瘤的 5%，以 B 细胞性淋巴瘤为主，其中又以弥漫性大 B 细胞淋巴瘤和黏膜组织相关 B 细胞淋巴瘤最为常见。有研究表明，桥本甲状腺炎患者发生淋巴瘤的风险增高 6 ~ 7 倍。低度恶性黏膜组织相关 B 细胞淋巴瘤的组织学特征表现为：滤泡上皮细胞显著破坏、异型增生的 B 细胞以及 B 细胞性淋巴上皮病变。免疫组化检测免疫球蛋白轻链的单克隆性增生以及 PCR 法检测免疫球蛋白重链基因重排可以帮助鉴别诊断。

（4）甲状腺乳头状癌：桥本甲状腺炎炎症区域的滤泡上皮细胞可呈现明显的反应性改变，如细胞质的嗜酸性变，细胞核增大、染色质透明，甚至可见轻度的细胞核轮廓不规则及核沟，在细针穿刺细胞学检查中容易被误诊为甲状腺乳头状癌。需把握乳头状癌细胞核特征的判定标准以及注意检查是否具有淋巴细胞性背景。

六、小结

2009 年，我们的研究组首先报道了在少数桥本氏甲状腺炎患者的甲状腺组织中发现大量 IgG4 阳性浆细胞的浸润，且占所有 IgG 阳性浆细胞的 30% 以上。这部分患者在组织学上表现为弥漫性淋巴细胞/浆细胞浸润，显著的间质纤维化以及明显的甲状腺滤泡上皮变性。而多数的桥本氏甲状腺炎中仅有零星的 IgG4 阳性浆细胞出现，且占 IgG 阳性浆细胞的比例小于 30%，并且上述组织学改变轻微或缺失。基于上述发现，我们提出了一个新的分类，即桥本氏甲状腺炎可分为两个亚型:IgG4 亚型(IgG4 thyroiditis,IgG4 - positive plasma cell - rich group) 和非 IgG4 亚型(non - IgG4 thyroiditis,IgG4 - positive plasma cell - poor group);并建议将"每高倍镜视野下 IgG4 阳性浆细胞大于 20 个,且 IgG4 阳性浆细胞占 IgG 阳性浆细胞比例大于 30%"作为判定标准。相比较非 IgG4 亚型,桥本氏甲状腺炎的 IgG4 亚型在临床特征、实验室检查以及超声学检查等方面呈现出截然不同的特征。IgG4 亚型表现为接受手术治疗时患者较为年轻,发病速度较快,自身免疫性抗体滴度较高,较多呈现出甲状腺功能减退状态,以及超声学检查多表现为弥漫性低回声信号。在临床实践过程中,我们发现部分桥本甲状腺炎 IgG4 亚型患者因甲状腺弥漫性增大而被认为是恶性肿瘤而接受了不必要的手术治疗,给患者的身心造成了痛苦。了解和认识 IgG4 亚型的特征,对正确认识、诊断和治疗这一部分桥本甲状腺炎患者具有重大意义。

（上海交通大学附属第六人民医院　刘志艳）

（山东省立医院　李亚琼）

病例63　甲状腺转移性癌

一、临床病史

患者，女，49 岁，右腿间断性疼痛 1 个月，发现颈部无痛性肿块 3 天。

二、影像学检查

颈部彩超示双侧甲状腺叶弥漫增大/肿块形成及钙化，双侧颈部及锁骨上多发淋巴结肿大。胸部 CT 示左肺下叶多发转移瘤，左肺门、纵隔、右腋窝多发淋巴结转移，胸骨转移（病例 63 图 1）。

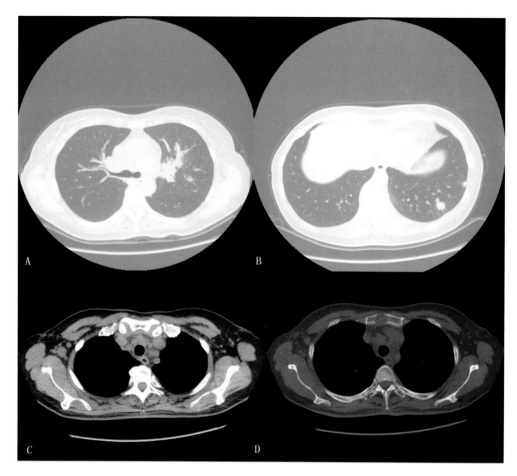

病例 63 图 1　胸部 CT 图像

注：胸部 CT 示左肺门影增大（A）、左肺下叶多发结节影（B，图像仅显示 2 枚）、纵隔、右腋窝多发肿大淋巴结影（C）、胸骨软组织结节影（D），考虑左肺下叶多发转移瘤，左肺门、纵隔、右腋窝多发淋巴结转移，胸骨转移

三、手术中所见

临床考虑甲状腺癌，肺、淋巴结、骨多发转移，行全甲状腺叶切除和双侧颈部淋巴结清扫。术中见双侧甲状腺弥漫性肿大、质脆，且双侧均可触及多个质硬结节，双侧中央区可见多处质硬淋巴结，双侧颈部 2、3、4 区见多个淋巴结肿大成簇状，向下延续至锁骨下，最大者 3cm×1.5cm。

四、病理所见

大体：右甲状腺叶及峡部大小为 5cm×4cm×2cm，切面灰红灰白、质实；左甲腺叶大小为 4.5cm×4cm×2cm，切面灰白灰红、质实；左中央区淋巴结 1 枚，3.5cm×2cm×1.5cm；右中央区淋巴结 3 枚，大小 1.2～2.2cm；左颈淋巴结数十枚，最大者 1.8cm×1.6cm×1.2cm；右颈淋巴结十数枚，最大者 2cm×1.5cm×1.5cm。

镜下：低倍镜下，肿瘤细胞在甲状腺滤泡之间弥漫性浸润，其间夹杂正常滤泡结构，部分癌细胞排列成实性片状，部分癌细胞形成微乳头状结构；高倍镜下，癌细胞卵圆形或多角形，胞质丰富浅嗜酸，细胞核圆形或卵圆形，浅染，可见小核仁，核分裂象易见；可见广泛脉管内癌栓（病例 63 图 2）。

免疫组化显示：癌细胞弥漫表达 CK7、CK19、TTF-1、NapsinA，而 PAX-8、TG、BRAF V600E 阴性（病例 63 图 3）。

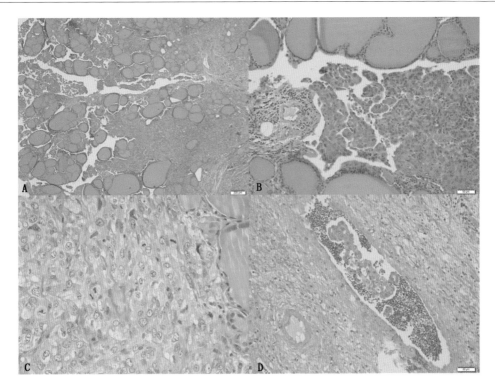

病例 63 图 2 典型 H&E 图像

注：A：低倍镜下，肿瘤细胞在甲状腺滤泡之间弥漫性浸润，其间夹杂正常滤泡结构；B：部分癌细胞排列成实性片状，部分癌细胞形成微乳头状结构；C：高倍镜下，癌细胞卵圆形或多角形，胞质丰富浅嗜酸，核圆形或卵圆形，浅染，可见小核仁，核分裂象易见；D：可见广泛脉管内癌栓

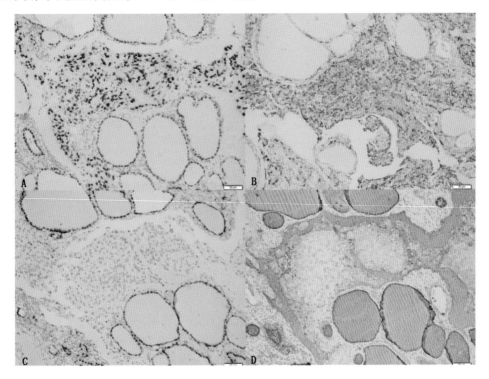

病例 63 图 3 免疫组化图像

注：癌细胞阳性表达 A：TTF - 1；B：NapsinA；C：PAX - 8；D：TG 仅在甲状腺滤泡上皮阳性表达，而癌细胞阴性（200 ×）

五、诊断及鉴别诊断

1. 诊断　肺腺癌甲状腺转移。

2. 鉴别诊断

（1）甲状腺原发低分化癌：呈毁损性浸润甲状腺组织，癌细胞呈岛状、实性、片状、梁状排列，细胞相对小而一致、深染，细胞异型性不明显，可见少量核分裂象，常可见数量不等的发育不良的小滤泡结构。经广泛取材，常可以找到少量分化型癌（乳头状癌或滤泡癌）。癌细胞常表达 PAX-8、TTF-1，TG 主要在发育不良的小滤泡结构中呈阳性表达。本例形态及免疫表型均不考虑甲状腺原发低分化癌。

（2）甲状腺原发未分化癌（间变性癌）：甲状腺原发未分化癌细胞异型性明显，核分裂象易见，免疫组化除了偶可表达 PAX-8 外，基本不表达 TTF-1 和 TG（分化型成分除外），与转移性差分化癌难以鉴别。两者鉴别主要可以从以下 5 点进行分析：①浸润方式：原发未分化癌呈毁损性破坏甲状腺组织，而本例肿瘤细胞在滤泡间间隙内弥漫浸润性生长；②肿瘤成分：经广泛取材，原发未分化癌常可找到或多或少的分化型癌区域，而本例经广泛取材未找见典型的甲状腺分化型癌；③脉管侵犯方式：原发未分化癌浸润血管壁、侵入并阻塞血管腔（病例63 图4），而本例可见大量薄壁血管/淋巴管内癌栓（病例63 图2D）；④免疫组化：本例 TTF-1、NapsinA 弥漫阳性，而 PAX-8、TG 阴性（病例63 图3）；⑤临床检查：本例 CT 显示肺有肿块。因此，综合分析本例，甲状腺原发未分化癌可排除。

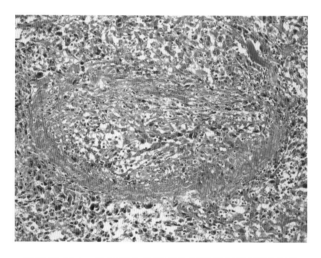

病例63 图4　甲状腺未分化癌血管侵犯典型 H&E 图像

注：甲状腺原发未分化癌浸润血管壁、侵入并阻塞血管腔（200×）

六、小结

甲状腺转移癌罕见，其发生率在手术切除的甲状腺恶性肿瘤中不到0.2%，但也有文献报道在因恶性肿瘤死亡的尸检病例中高达24%。在尸检病例中，甲状腺转移癌最常见的原发部位是肺，而在临床工作中，肾癌转移至甲状腺则更为常见，其他多种恶性肿瘤均可以发生甲状腺转移，如乳腺癌、胃癌、肠癌、恶性黑色素瘤、肉瘤等。大部分转移癌患者既往有肿瘤病史，诊断应该不困难，但在实际工作中，还是很容易被误诊，尤其是在无既往病史、以甲状腺肿瘤为首发表现时。

甲状腺血供丰富，理论上，血液中的循环肿瘤细胞有较多机会在此处停留形成转移灶，但事实上甲状腺转移癌却并不多见。研究者们认为，这可能是由于甲状腺具有快速血流动力学、富氧和高碘的环境造成的，这种微环境不利于转移癌细胞锚定及生长。转移癌常出现在已有病变的甲状腺组织内，譬如桥本甲状腺炎、结节性甲状腺肿、滤泡性腺瘤等，这些基础病变导致甲状腺微环境的改变，可能为转移癌细胞的生长创造了有利条件。

甲状腺转移癌一般具有以下组织学特点：①癌细胞在甲状腺滤泡间间隙内浸润性生长；②可见大量微血管/淋巴管内癌栓；③癌细胞通常异型性较明显。

甲状腺转移癌通常表达原发癌免疫标志物，例如本例表达肺腺癌标记 TTF-1、NapsinA；不表达甲状腺滤泡上皮标记 PAX-8、TG。由于免疫标志物具有不同的敏感性和特异性，如 NapsinA 阳性多提示肺腺癌，但也可以在甲状腺原发癌中表达。因此，建议最好选择一组标志物联合检测并谨慎分析结果，做出判断。另外，来源不同的肿瘤具有其独特的分子遗传学改变，如肺腺癌常显示 EGFR、ALK、ROS1 等突变，而甲状腺原发癌多为 BRAF、RAS、TERT、TP53、PIK3CA 等突变。

甲状腺转移癌的诊断具有一定挑战性，需要特别强调的是，除了对 HE 形态的仔细观察外，还要注重对临床病史的了解和影像学发现的分析，选择一组合适的免疫标志物，尽可能避免误诊。

（上海交通大学附属第六人民医院　刘志艳）
（湖北省肿瘤医院　王满香）

病例64　伴上皮分化的嗅母细胞瘤

一、临床病史
患者，男，42岁，查体发现左侧鼻腔嗅裂处可见白色乳头状荔枝肉样新生物。

二、影像学检查
CT 显示左侧筛窦、额窦炎。

三、手术中所见
术中见左侧鼻腔嗅裂区灰白色乳头样新生物，质脆，触之易出血，中鼻甲受压外移变薄，肿物根部位于鼻中隔后端，根基较广，充满左侧筛窦腔并累及嗅丝及筛顶骨质，额隐窝未受累，切除左侧钩突，开放左侧上颌窦、额窦及蝶窦，见窦内黏膜完整，未见明显新生物。

四、病理所见
大体：术中冰冻见灰白略灰粉息肉样物2块，总体积1.5cm×1.0cm×0.3cm，质软，稍脆；术后送检灰白小组织2块，体积2.0cm×1.3cm×0.5cm，切开切面灰白灰红，质稍脆。

镜下：低倍镜下，肿瘤细胞呈分叶状、巢团状分布，周围被纤维结缔组织分隔，间质富含血管。高倍镜下，肿瘤细胞呈圆形或卵圆形，形态一致，胞质稀少，核深染，染色质呈椒盐样分布，核分裂象散在。局部可见细胞周神经纤维细丝及菊形团形成。多数细胞巢团周围覆盖分化良好的假复层纤毛柱状上皮，并见小灶性鳞状上皮或黏液样分化。部分区域假复层纤毛柱状上皮呈乳头样结构，乳头宽大，形态似肺纤毛黏液结节样乳头状肿瘤，乳头间质少量小蓝细胞提示嗅神经母细胞瘤分化。肿瘤细胞位于黏膜下，由基底向表面黏膜浸润生长，表面黏膜完好（病例64图1）。

免疫组化显示：CD56（+）、NSE（+）、Syn（+）、CgA 弱（+）、CK 部分（+）、CK5/6 部分（+）、S-100 肿瘤细胞周围（+）、NeuN（-）、P63（-）、CD99（-）、MyoD1（-）、Myogenin（-）、LCA（-）、P53（-）、Ki67 指数约60%（病例64图2）。

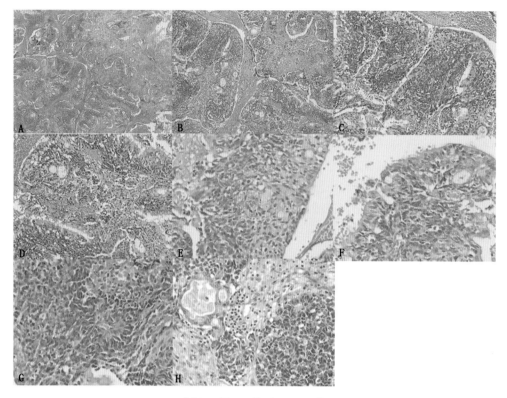

病例 64 图 1　典型 H&E 图像

注：A - D：宽大的乳头状结构，肿瘤细胞呈巢团状；E：被覆黏液样上皮；F：被覆纤毛柱状上皮；G：菊形团结构；H：左上可见鳞状上皮分化，右侧可见菊形团结构

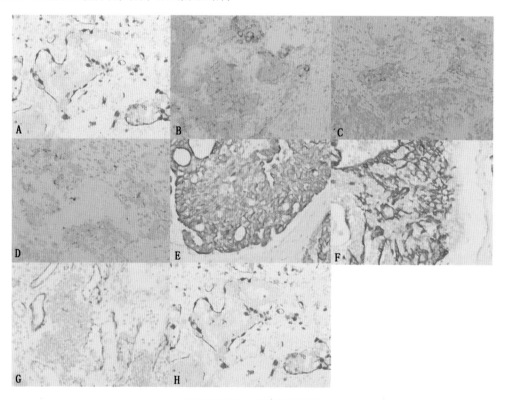

病例 64 图 2　免疫组化图像

注：A：CD56；B：Syn；C：NSE；D：CgA；E：CK；F：CK5/6；G：CD31；H：S - 100

五、诊断及鉴别诊断

1. 诊断 伴上皮分化的嗅神经母细胞瘤(2级)。

2. 鉴别诊断

(1)内翻性乳头状瘤:黏膜上皮增生于黏膜下结缔组织内形成乳头状结构,乳头较粗短,含有毛细血管结缔组织形成的乳头轴心,周围被覆移行上皮,无异型性,且基底膜完整。本例除假复层纤毛柱状上皮分化外,尚可见分化差的小细胞,提示嗅神经母细胞的可能。

(2)黏液表皮样癌:由黏液样细胞、表皮样细胞和中间细胞组成。黏液样细胞分化成熟时亦可呈杯状或柱状。瘤细胞形成不规则的实质性上皮巢团,细胞异型,可见核分裂,存在 EGFR 基因突变和 ALK 基因重排。缺乏小蓝细胞的神经母细胞分化,是其主要鉴别点。

(3)神经内分泌癌:肿瘤细胞染色质呈椒盐样,核仁不明显,胞质少,核分裂多见(＞10 个/10HPF),常见挤压的人工假象、坏死及血管、神经侵犯,罕见菊形团结构和上皮样分化;CK、CAM5.2、EMA 呈弥散核旁点状阳性,Syn、CgA、NSE、CD56 至少有一个阳性表达。

(4)Ewing 肉瘤:肿瘤由小圆细胞构成,细胞弥散呈片状生长,或小叶状分布,可形成以血管为中心的假菊形团,染色质呈椒盐样或凝聚深染,胞质透明或淡染;CD99 弥散强阳性,FLI1、ERG 常常阳性;FISH EWSR1 分离探针可以帮助鉴别。

(5)横纹肌肉瘤:主要是胚胎性及腺泡状横纹肌肉瘤需要与之鉴别,肿瘤细胞呈巢团状分布,周围纤维血管分隔,可见胞质红染的肌母细胞,Desmin、MyoD1、Myogenin、ALK 呈强阳性表达。

(6)异位垂体腺瘤:肿瘤细胞形态一致,无非典型性,核分裂罕见,纤维血管间质丰富,无血管及神经侵犯;CK、CAM5.2、CgA、Syn 及垂体激素阳性。

(7)结外 NK/T 细胞淋巴瘤(鼻型):以肿瘤细胞的血管中心性和血管破坏性浸润为特征,存在不同程度和范围的凝固性坏死;原位杂交 EBER 阳性,免疫组化 CD56、CD45RO、TIA - 1、EBER 阳性。

六、小结

嗅神经母细胞瘤主要发生于鼻中隔的上 1/3、筛状板和上鼻甲,来源于嗅上皮的不成熟神经元。发病年龄为 2～90 岁,发病高峰为 50～60 岁,无明显性别差异。临床常常表现为单侧鼻腔堵塞及出血。

大体表现为息肉样肿物,灰红,质软,表面黏膜完整;切面灰褐、粉红色,富于血管。

分化好的嗅神经母细胞瘤呈分叶状生长,周围间质有明显的神经原纤维,可见假菊形团结构形成,无坏死及核分裂象。随着肿瘤级别升高,肿瘤细胞异型性明显,并有真菊形团形成,坏死及核分裂象多见。免疫组化 Syn 及其他神经内分泌标记阳性表达,角蛋白、黑色素瘤、淋巴瘤及肌源性标记均为阴性;周围支持细胞 S - 100 阳性表达;约有 1/3 的嗅神经母细胞瘤可以表现为角蛋白的局部阳性;Ki67 指数在 2%～50%。

比较基因组分析显示,在高级别的嗅神经母细胞瘤中常有 13q、20q 获得及 Xp 缺失。

嗅神经母细胞瘤除了神经上皮成分外,可有上皮和间叶的分化,以上皮分化多见。本病例显示明显的上皮分化,甚至乳头状纤毛柱状上皮掩饰了嗅神经母细胞瘤成分,容易误诊为乳头状瘤或黏液样表皮样癌。查见上皮下神经母细胞样的小细胞,是诊断的主要线索。

(山东大学齐鲁医院 王 昊)

病例 65　柱状细胞型甲状腺乳头状癌

一、临床病史及实验室检查

患者，女，43 岁，发现甲状腺右下叶实性无痛结节 3 周，无疼痛。伴有恶心呕吐。甲状腺功能检查结果：FT_3：8.93pmol/L，FT_4：56.69pmol/L，TSH：< 0.014μIU/ml；甲状腺球蛋白 164.7ng/ml；TPO：24.95U/ml；甲状腺球蛋白抗体 < 10.00U/ml。血清 β - hCG：2800μg/L。

二、影像学检查

甲状腺超声显示右叶甲状腺实性结节，边界不清，大小 40cm×23cm×23cm。

三、病理所见

右叶甲状腺内可见一大小 4.1cm×2.3cm×2.3cm 的肿瘤，边界不清，切面灰白质硬。

镜下：低倍镜下，肿瘤呈多结节状、巢团状浸润性生长（病例 65 图 1A）。高倍镜下，肿瘤细胞排列成细乳头状，乳头轴心细长，可见丰富的毛细血管；细胞呈卵圆形或长梭形，细胞胞质嗜双色性、略透明，细胞核呈雪茄样、复层排列，未见明显、核分裂象、核内包涵体和核沟，细胞巢团周围可见纤维素性坏死（病例 65 图 1B）。肿瘤细胞阳性表达 TTF - 1、PAX - 8，点状阳性表达甲状腺球蛋白，不表达神经内分泌标志物及降钙素。P53 阴性表达，提示肿瘤细胞 TP53 无义突变。Ki67 指数 1% ~ 3%（病例 65 图 2）。

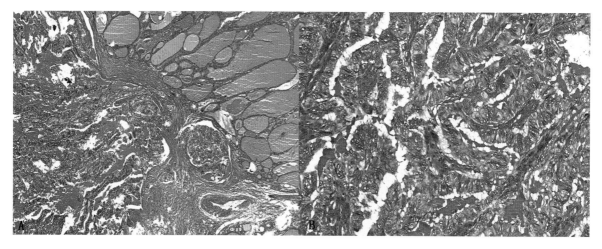

病例 65 图 1　典型 H&E 图像

注：A：低倍镜；B：高倍镜

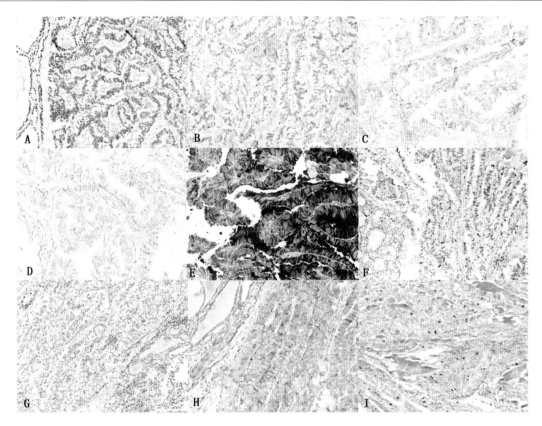

病例 65 图 2　免疫组化图像

注：A、B：TTF-1、PAX-8 阳性表达于肿瘤细胞核；C：甲状腺球蛋白：点状阳性；D：肿瘤细胞不表达降钙素；E：肿瘤细胞弥散阳性表达 β-hCG；F：CyclinD1 阳性表达于肿瘤细胞核；G：肿瘤细胞不表达 P53；H：肿瘤细胞弱阳性表达 BCL-2；I：Ki67 指数 1%~3%

四、分子检测

未查见 BRAF V600E 基因突变（病例 65 图 3）。

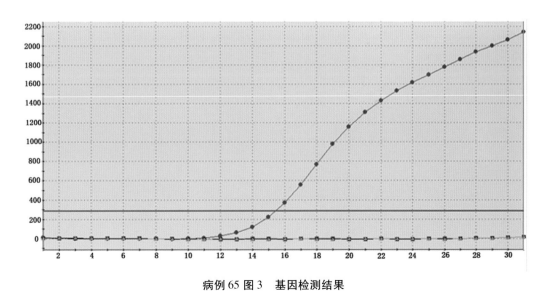

病例 65 图 3　基因检测结果

注：BRAF V600E 野生型（ARMS 法）

五、诊断及鉴别诊断

1. 诊断　甲状腺乳头状癌伴 β-hCG 分泌,柱状细胞型。

2. 鉴别诊断

(1)甲状腺乳头状癌(高细胞型):高细胞型的诊断标准为超过 30% 的细胞具有高细胞型形态学特征,即细胞的高/宽比超过 2:1~3:1。其细胞核通常具有经典型 PTC 细胞核典型特点,即细胞核卵圆形、空泡状、毛玻璃核、核膜不规则(含核沟、核内包涵体)。在柱状细胞型中,典型 PTC 细胞核特点不明显(病例 65 表 1)。

病例 65 表 1　柱状细胞亚型和高细胞亚型的鉴别

	柱状细胞亚型	高细胞亚型
发病率	0.2%(极其罕见)	3.2%~19%
发病年龄	任何年龄	儿童和青年人少见
高/宽比	4:1~5:1	2:1~3:1
细胞间排列方式	栅栏状、假复层	单层柱状
毛玻璃样核和核内假包涵体	缺乏或少见	常见
细胞核的位置	柱状	中央或基底

(2)转移的子宫内膜样腺癌和肠腺癌:柱状细胞型具有拉长的、相互重叠的、复层的细胞核核位于核上、核下的空泡,与转移性子宫内膜样腺癌或肠腺癌相似,依靠免疫表型区别三者有困难。2/3 柱状细胞型 PTC 可表达 ER,55% 可表达 CDX2。

(3)甲状腺髓样癌:可呈典型乳头状结构,但起源于甲状腺滤泡旁细胞,表达神经内分泌标志物和降钙素。TTF-1 阳性表达,但通常弱于周围甲状腺组织。肿瘤细胞黏附性略差,可见典型椒盐核、核内包涵体,缺乏毛玻璃核。免疫组化染色有助于其鉴别诊断。

(4)筛状型桑葚型甲状腺乳头状癌:该型可伴有柱状细胞型 PTC 细胞核特点,但形态学除乳头状结构外多伴有筛状结构、筛孔内无或罕见甲状腺胶质,有时可见典型桑葚体、但也可缺乏(病例 65 图 4A)。少数肿瘤呈实性、脑膜瘤样。柱状肿瘤细胞间可见散在细胞质透亮的亮细胞。免疫表型 β-catenin 异常表达于肿瘤细胞核,但不表达于亮细胞和桑葚体(病例 65 图 4B);TG 阴性表达(病例 65 图 4C)、TTF-1 阳性表达,可与柱状细胞型进行鉴别。同时,该型特异性阳性表达 ER 和 PR(病例 65 图 4D)。

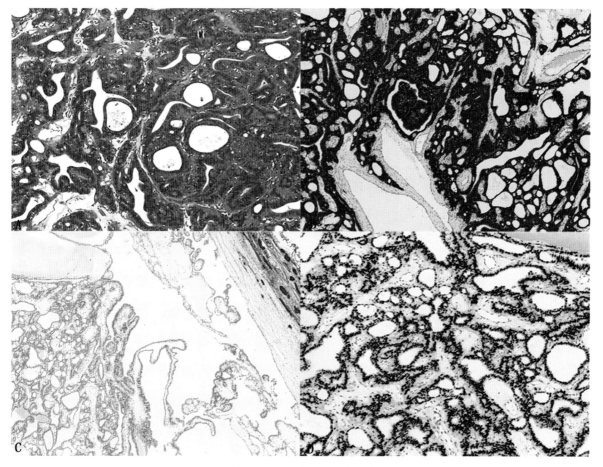

病例 65 图 4　典型组织学图像

注：A：柱状肿瘤细胞呈筛孔状、乳头状排列，筛孔内少、或无胶质。肿瘤细胞间散在亮细胞。右侧可见桑葚体；B：免疫组化 β-catenin 异常表达于肿瘤细胞核；C：免疫组化 TG 阴性表达；D：免疫组化肿瘤细胞特异性表达 PR，但桑葚体和亮细胞不表达

六、小结

柱状细胞亚型 PTC 为罕见的甲状腺癌（约占 PTC 的 0.2%），特点为细胞核拉长浓染、假复层排列，典型 PTC 的细胞核特点不常见。结合临床症状、既往病史和总体细胞特点，与高细胞亚型 PTC、转移性子宫内膜样腺癌和结直肠癌以及污染的呼吸道上皮细胞不难鉴别。

副肿瘤综合征，是指由于肿瘤的产物（包括异位激素的产生）、异常的免疫反应（包括交叉免疫、自身免疫和免疫复合物沉着等）或其他不明原因，引起内分泌、神经、消化、造血、骨关节、肾脏及皮肤等系统发生病变，出现相应的临床表现。这些表现不是由原发肿瘤或转移灶所在部位直接引起的而是通过上述途径间接引起，故称为副肿瘤综合征。常见副肿瘤综合征包括异常分泌甲状旁腺激素、胰岛素、雌激素等，但伴有 β-hCG 分泌的肿瘤相对少见。膀胱癌可伴有 β-hCG 异常分泌，且形态学上多伴有滋养叶细胞分化，或可为肿瘤去分化的一种形态学特点。目前已报道的甲状腺滤泡上皮细胞起源的癌伴副肿瘤综合征者少见，而伴有 β-hCG 分泌者尤为罕见，包括 1 例筛状型 PTC、1 例柱状细胞型 PTC（本例）和 5 例间变性甲状腺癌。

血清中 hCG 水平升高可导致性早熟、男性乳腺发育、闭经和呕吐、偶尔可造成甲状腺功能亢进。hCG 包括 α、β 两个亚基。α 亚基与其他垂体激素相似，包括 TSH。β 亚基在氨基酸和糖类合成上与其他激素不同，因而发挥不同生物学作用。hCG 和 TSH 前 114 个氨基酸相似，因此可以激活

TSH 受体导致甲状腺功能亢进。本例中周围甲状腺组织大致正常，因此 β - hCG 分泌过高可能为患者发生甲亢的原因。同时，本例为典型柱状细胞型 PTC，并无去分化形态学特征，提示 β - hCG 异常表达与肿瘤分化不相关。同时，患者预后好，迄今无复发和转移；Becker 等报道 1 例伴 β - hCG 异常表达的间变性甲状腺癌预后好、而伴 β - hCG 异常表达的筛状型 PTC 预后差，提示有关伴 β - hCG 异常表达与甲状腺癌生物学行为之间的关系尚未明了。

既往认为柱状细胞亚型 PTC 较经典型 PTC 侵袭性更高。近期的研究表明柱状细胞亚型 PTC 的行为学特征多与肿瘤大小和甲状腺外累及情况相关，而与其组织学亚型相关性较小。肿瘤体积小、边界清楚或者包裹性肿瘤、年轻女性患者预后较好。同经典型 PTC 相似，约 1/3 的柱状细胞亚型 PTC 具有 BRAF V600E 基因突变。对该亚型肿瘤的预后和生物学行为尚需进一步研究。

（上海交通大学附属第六人民医院　刘志艳）

病例 66　弥漫硬化型甲状腺乳头状癌

一、临床病史

患者，女，11 岁，发现颈部肿物 3 天，伴触痛。

二、影像学检查

甲状腺右叶大小形态尚可，左叶体积增大，大小约 4.6cm×2.7cm×2.3cm，表面尚光滑，右叶实质回声尚均匀，左叶回声增强，回声欠均匀，内见大小约 1.9cm×1.4cm 低回声结节，边界清，形态规则，回声欠均匀，其内见丰富血流信号（病例 66 图 1）。CDFI：实质内未见明显异常血流信号。

左侧颈部均可探及多个异常淋巴结回声，边界清，形态尚规则，髓质回声明显增强，皮质回声不均匀，血流信号稍丰富，大者约 1.6cm×1.5cm，位于颈部 Ⅱ 区。右侧颈部未见明显异常。

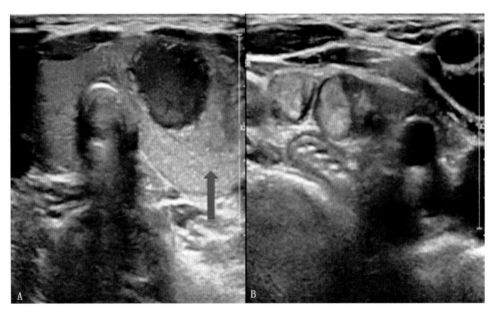

病例 66 图 1　甲状腺超声

注：右叶实质回声尚均匀，左叶回声增强，回声欠均匀，内见大小约 1.9cm×1.4cm 低回声结节，边界清，形态

规则，回声欠均匀，其内见丰富血流信号。箭头处甲状腺组织内可见散在点状钙化

三、甲状腺细针穿刺细胞学所见

低倍镜下，穿刺物为乏胶质的血性背景，富于细胞，主要由巢团状及散在细胞组成，背景中可见较多小淋巴细胞及砂砾体（病例66图2）；高倍镜下，成团的细胞排列拥挤，成乳头状状或三维立体结构，细胞界清，核膜不规则，核沟及核内假包涵体多见（病例66图3A），染色质细腻，可见小核仁（病例66图3B），瘤细胞胞质丰富略嗜酸，成泡沫状，无颗粒感，部分细胞质出现鳞状上皮化生（病例66图3C），表现为细胞质从周边向中间逐渐致密。成团细胞及片状细胞内部或者背景中散在分化成熟的小淋巴细胞，同时可见较多砂砾体。

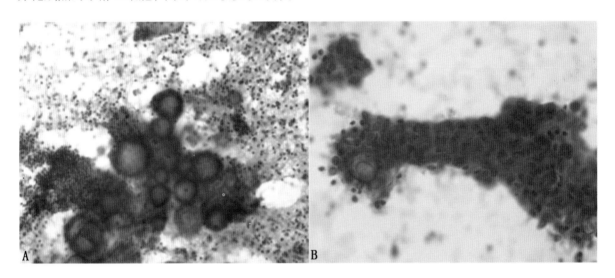

病例66 图2 细针穿刺细胞涂片

注：低倍镜：肿瘤细胞排列成巢片状或散在分布，背景中较多砂砾体及小淋巴细胞

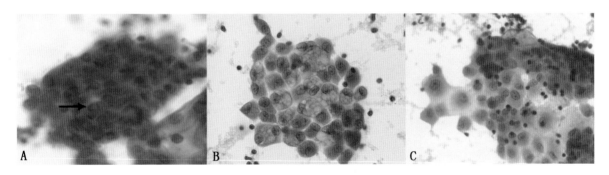

病例66 图3 细针穿刺细胞涂片

注：高倍镜下所见：A：肿瘤细胞排列拥挤，核膜不规则，核沟及核内假包涵体（箭头）可见，细胞团表面可见散在小淋巴细胞分布；B：肿瘤细胞胞质泡沫状，核染色质细腻，可见小核仁；C：肿瘤细胞出现鳞状上皮化生，表现为细胞质从周边向中间逐渐致密，背景中散在小淋巴细胞

四、病理所见

大体：灰红甲状腺组织一块，大小3cm×2.8cm×1.4cm，切开距甲状腺被膜0.5cm见一肿物，大小1.9cm×1.4cm，肿物切面灰白质硬，界不清，周围甲状腺组织灰红色，较正常甲状腺组织略淡。

镜下：低倍镜下，病变呈桥本氏甲状腺炎背景。肿瘤细胞成浸润性生长，主体肿瘤呈巢团状、乳头状、实性排列。周围多数淋巴管内可见癌栓及大量砂砾体，鳞状上皮化生可比较明显，也可缺乏。高倍镜下，肿瘤细胞排列拥挤或松散，乳头状癌细胞核特点可有或不典型，但鳞化的细胞巢多缺乏乳头状癌细胞核特征。部分肿瘤细胞极性消失或失黏附，呈鞋钉样细胞特点（病例66 图4）。

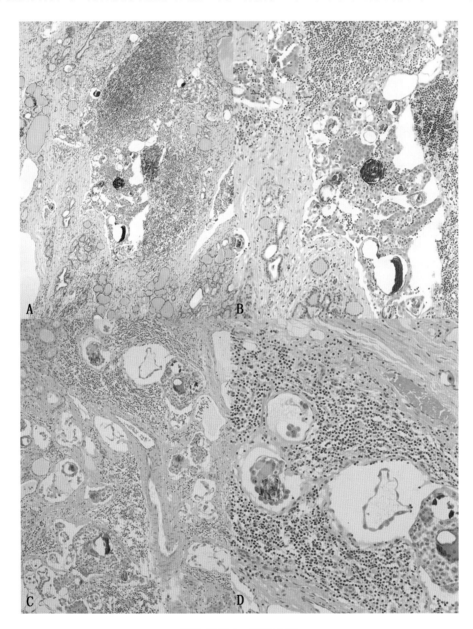

病例66 图4　H&E 图像

注：桥本氏甲状腺炎背景，淋巴管内可见大量癌栓、砂砾体，砂砾体周围可伴有异物巨细胞反应。部分肿瘤细胞极性消失或失黏附，呈鞋钉样细胞特点

五、诊断及鉴别诊断

1. 诊断　甲状腺乳头状癌，弥漫硬化亚型。

2. 鉴别诊断

（1）甲状腺乳头状癌合并桥本氏甲状腺炎：细针穿刺多中等或富于细胞，为血性背景，缺乏胶质，背景中可见较多的淋巴浆细胞浸润，瘤细胞胞质丰富嗜酸，且具有典型的乳头状癌细胞核特点，但一般砂砾体及鳞状上皮化生少见。彩色多普勒超声提示甲状腺弥漫性增大，周围甲状腺组织成网格状改变，表现为典型的桥本氏甲状腺炎的背景。而弥漫硬化亚型的乳头状癌，甲状腺虽弥漫性增大，但超声可见显著的弥漫点状强回声，呈"暴风雪"样改变。

（2）甲状腺乳头状癌(Warthin 瘤样亚型)：细针穿刺与甲状腺乳头状癌合并桥本氏甲状腺炎很难区分，两者均表现为大量淋巴浆细胞浸润，但如果穿刺物中见到较多乳头状结构内有大量淋巴浆细胞填充，而非仅背景中存在淋巴浆细胞，则支持 Warthin 瘤样亚型。

（3）恶性淋巴瘤：甲状腺原发性淋巴瘤较少见，大约占所有甲状腺恶性肿瘤的5%，主要发生于中老年女性，常常伴有桥本氏甲状腺炎病史，几乎均为 B 细胞起源。结外边缘区 B 细胞淋巴瘤是甲状腺最常见的淋巴瘤之一，穿刺细胞涂片细胞丰富，以淋巴细胞为主，小至中等大小，细胞形态单一，不成熟，大小淋巴细胞染色质一致淡染，可见小核仁。仅小灶性嗜酸性变的甲状腺滤泡上皮细胞。甲状腺多不均匀增大，呈多结节状。显微镜下，结节由大小不等的淋巴细胞构成，可见淋巴上皮病变，部分甲状腺滤泡内充满肿瘤性淋巴细胞。

（4）伴有鳞状上皮化生的慢性淋巴细胞性甲状腺炎：是一种良性病变，细针穿刺涂片背景中可见大量淋巴浆细胞浸润，滤泡上皮细胞核增大，可不规则，但缺乏典型甲状腺乳头状癌细胞核特征。

六、小结

弥漫硬化亚型是乳头状癌的一种少见亚型，占所有乳头状癌的0.7% ~6.6%，一般女性比男性多见，发病年龄较轻，多为10~30岁，被认为是年龄20岁以下最常见的乳头状癌亚型，最常见的表现为双侧或单侧甲状腺弥漫性增大，而非单个显著的结节，但是也可出现伴有显著结节的单侧叶的弥漫性增大。本例患者11岁，表现为左侧甲状腺弥漫增大，同时见一显著的结节。弥漫硬化亚型组织学镜下主要表现为：①弥漫累及甲状腺单侧叶或双侧叶；②广泛纤维化；③显著的淋巴浆细胞浸润；④大量砂砾体；⑤鳞化。细针穿刺能明确诊断乳头状癌，对于亚分型也相对简单，在典型乳头状癌细胞核特征的基础上，同时具备显著的淋巴浆细胞浸润、大量砂砾体及鳞化，则支持弥漫硬化亚型，而细胞质成泡沫状具有提示作用，后者可能是因为退变导致，泡沫状细胞也可见于囊性甲状腺乳头状癌。超声对于该亚型具有较高的敏感度，单侧或双侧甲状腺弥漫性增大，以及典型的"暴风雪"样改变使得超声和临床医师均能提高警惕。

(上海交通大学附属第六人民医院　刘志艳)

(济宁医学院附属医院　张春燕)

(聊城市人民医院　张学东)

病例67　甲状腺伴胸腺样分化的梭形细胞肿瘤

一、临床病史

患者，女性，32 岁，查体发现甲状腺右叶占位2周余，无明显其他不适症状。

二、影像学检查

B 超显示，右侧甲状腺内实性占位，大小约3.5cm×3.0cm×2.5cm，双侧颈部淋巴结肿大；ECT扫描为"冷结节"。

三、手术中所见

术中见右侧甲状腺内见一直径 3.5cm 的质硬肿物，遂行右侧峡部甲状腺及肿瘤切除术。

四、病理所见

大体：灰红色不规则甲状腺组织一块，大小体积 6.2cm×4.0cm×3.5cm，切面见一肿物，大小体积 3.3cm×3.0cm×2.5cm，肿物切面灰白色及灰红色，质韧，边界尚清，未累及甲状腺被膜。

镜下：低倍镜下肿瘤无明显包膜，部分区域向周围甲状腺组织内浸润。肿瘤以梭形细胞为主，由玻璃样变性的纤维组织分割成小叶状结构，梭形肿瘤细胞内可见散在分布的腺管状结构。梭形细胞较致密，局部区域呈束状及交织状排列。高倍镜下梭形瘤细胞胞质少，核呈梭形及短梭形，染色质细，核仁不明显，核分裂象偶见(0~2 个/50HPF)，腺样成分呈小管状、索状、淡染的小岛和有上皮衬覆的囊腔，腺样结构中腺上皮扁平或内衬单层立方上皮及纤毛上皮，其中一些管腔囊性扩张，其内见可红染的分泌物。间质纤维组织增生并玻璃样变性，小血管增生显著，部分区域间质可见散在的少量淋巴细胞浸润(病例 67 图 1)。

免疫组化显示：肿瘤腺样成分弥漫表达 CK 和 EMA，梭形细胞胞质 CK、Vimentin(+)，部分区域梭形细胞及腺样细胞表达 TTF-1、部分区域梭形细胞表达 SMA，Ki67 指数约 20%。其余抗体均阴性(病例 67 图 2，病例 67 表 1)。

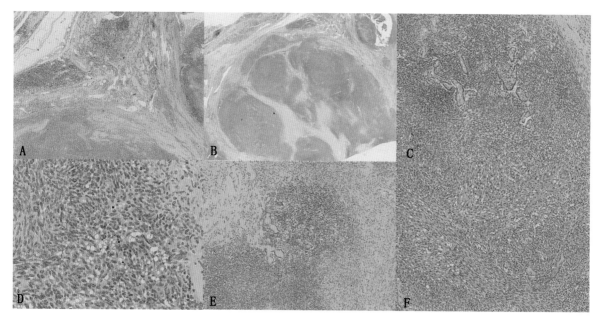

病例 67 图 1　H&E 图像

注：A：淋巴细胞性甲状腺炎背景，肿瘤无明显包膜，边界相对清楚，部分区域向周围甲状腺组织内浸润；B：梭形瘤细胞由玻璃样变性的纤维组织分割成小叶状结构；C：肿瘤以梭形细胞为主，其内见散在分布的腺管状结构；D：间质可见极少数散在的淋巴细胞浸润；E：梭形细胞较致密，部分区域呈束状及交织状排列；玻璃样变性梭形细胞较弥散；可见黏液变性；F：瘤细胞呈梭形及短梭形，细胞较温和，染色质细，核仁不明显

病例 67 表 1　免疫组化表达情况

抗体名称	表达情况
CK	弥漫强（＋）
EMA	弥漫强（＋）
Vimentin	梭形细胞弥漫强（＋）
TTF－1	局灶（＋）
SMA	局灶弱（＋）
TG	（－）
CT	（－）
S－100	（－）
Calcitonin（降钙素）	（－）
CEA	（－）
CD56	（－）
CD99	（－）
BCL－2	（－）
CD34	（－）
CD5	（－）

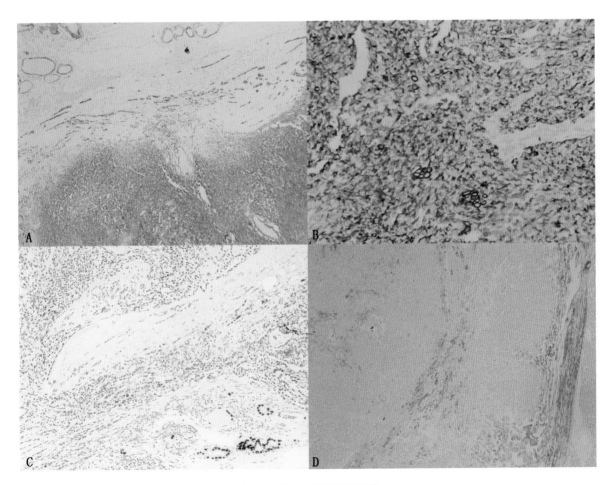

病例 67 图 2　免疫组化图像

注：A：梭形瘤细胞及腺上皮 CK 阳性；B：梭形瘤细胞及腺上皮 EMA 阳性；C：梭形细胞及腺上皮细胞局灶 TTF －1 阳性；D：梭形细胞局灶 SMA 阳性

五、诊断及鉴别诊断

1. 诊断　甲状腺伴胸腺样分化的梭形细胞肿瘤。

2. 鉴别诊断

（1）甲状腺未分化癌：多见于老年人，属于高度侵袭性肿瘤，大体检查肿瘤与周围甲状腺分界不清，肿瘤也可浸润周围骨骼肌，临近脂肪组织和其他甲状腺外结构。组织学上呈现出多样的形态学改变，常表现为梭形细胞和巨细胞组成的双相性混合性形态，形态怪异的恶性巨细胞及高度恶性的未分化的大细胞，常能见到大量核分裂象和非典型核分裂象、广泛的地图样坏死，坏死周围常常能见到炎细胞的浸润。可见破骨细胞样巨细胞，免疫组化证实其来源于单核/组织细胞系。也可见到肿瘤性成骨和成软骨现象，免疫组化通常具有较高的增生指数。

（2）甲状腺梭形细胞型髓样癌：该肿瘤为显示 C 细胞分化的恶性肿瘤，梭形细胞在髓样癌中不常见，但有些髓样癌几乎全部由排列不规则的束状和捆状的梭形细胞组成，其中间质可见一些淀粉样物质沉积，免疫组织染色降钙素和神经内分泌标记强阳性，肿瘤超微结构中瘤细胞胞质内可见成簇或散在分布的神经内分泌颗粒。

（3）双相型滑膜肉瘤：其梭形细胞形态一致，呈束状排列，核两端尖细，胞质淡染，核异型性较明显，核分裂象常见，其间含有多少不等的腺样结构，腺腔由分化好的立方或柱状上皮衬覆，腺腔内可见嗜伊红色分泌样物。也可见到呈鹿角状分支血管的血管外皮瘤样区域及钙化骨化，梭形细胞间可见到肥大细胞。免疫表型瘤细胞表达 CK 广谱、EMA、CAM5.2 和 Vimentin，细胞遗传学提示肿瘤具有特异性的 t（X；18）（p11；q11）染色体异位，并产生 SYT – SSX 融合基因。

（4）甲状腺显示胸腺样分化的癌：属于起源于甲状腺内常见的异位胸腺组织或起源于甲状腺内鳃囊发育的残留组织，肿瘤常呈膨胀实性生长，被厚薄不一的纤维组织分割成实性细胞巢或条索，间质伴淋巴细胞浸润。肿瘤细胞呈鳞状或合体样，胞核淡染空泡样，核仁易见，轻至中度异型，核分裂少见，生长方式和细胞形态类似鳞状细胞癌。肿瘤以实性上皮成分为主，伴淋巴细胞浸润。上皮成分排列成小管状、乳头状、条索状和实性巢状，可有散在的腺腔。上皮细胞呈立方形到柱状，可有黏液和纤毛，偶见小灶鳞状上皮化生。肿瘤细胞呈广谱 CK、CD5、CD117 和 P63 弥散阳性。

（5）异位错构瘤型胸腺瘤：组织学上肿瘤由梭形细胞、上皮细胞和成熟的脂肪细胞 3 种成分混合组成，梭形细胞成分形态上类似成纤维细胞，多呈束状、编织状或席纹状排列。上皮细胞成分以角化性鳞状上皮成分为主，可呈实性的小岛屿状、类似成釉细胞瘤的条索状和扩张的囊肿样排列，部分区域显示腺样分化，可见腺管形成，上皮细胞和梭形细胞在形态上有移形。免疫组化标记显示上皮细胞表达 CK 广谱、CK7、CK8 和 EMA，梭形细胞除表达 CK 广谱外，还表达 Vimentin、CD10 和 CD34，并部分表达 SMA 和 Calponin。

六、小结

甲状腺伴胸腺样分化的梭形细胞肿瘤是一种罕见的甲状腺恶性肿瘤。该肿瘤主要发生于儿童和年轻成人，也有发生老年人的报道。临床上常表现为孤立性有边界的甲状腺肿块，也可表现为肿块迅速增大，出现压痛，气管压迫和弥散性甲状腺增大类似甲状腺炎。影像学检查常表现为"冷结节"。关于 SETTLE 的起源目前多数学者认为起源于异位胸腺或第 4、第 5 对腮囊残留组织，并保留了向胸腺分化的潜能。其中良性型为发生在甲状腺内的颈部异位胸腺，其组织学类型与发生于纵隔的胸腺瘤一致；恶性包括甲状腺伴胸腺样分化的梭形细胞肿瘤和甲状腺伴胸腺样分化的癌。

组织学上一般具有以下特点：①富于细胞的双相性分化的肿瘤，由单独梭形细胞或腺样结构组成。典型的双相性分化表现为不同程度的纤维化伴梭形细胞成分；②梭形细胞呈致密交织或网状微妙地混入管状乳头状腺体中，梭形细胞无明显异型性，细胞核呈短梭形，部分较纤细，染色质细腻，核仁不清楚，核分裂象罕见，并可见灶状梭形细胞区域黏液样变性；③腺样成分形成小管状、乳头状、索状、淡染的小岛和有上皮衬覆的囊腔，腺管上皮细胞呈立方形至柱状，也可以转变成黏液样或有纤毛；④间质淋巴细胞一般很少，可见血管侵犯。

免疫组化梭形细胞和腺样细胞通常表达广谱 CK 和 EMA，罕见情况下梭形细胞可向肌上皮分化，肿瘤细胞不表达 TG、CT、CEA、S－100 蛋白和 CD5。超微结构观察，梭形细胞的上皮性质已为张力丝、桥粒和基底膜所证实。

（胜利油田中心医院　岳振营）

病例68　鼻硬结病

一、临床病史及实验室检查

患者，男，38 岁，双侧鼻干及鼻堵 3 年，伴鼻部隆起，鼻前庭及鼻中隔前缘可见红肿、溃烂，局部有脓性分泌物及结痂，右侧鼻翼有缺失，右鼻孔可见息肉样物堵塞（病例68 图1）。实验室血常规检查未见异常。

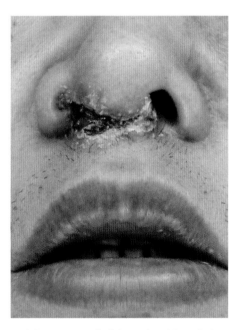

病例68 图1　鼻前部红肿、溃烂、结痂

二、病理所见

大体：取右侧鼻前庭处少许息肉样组织。

镜下：黏膜被覆鳞状上皮增生，其内可见中性粒细胞浸润，上皮下黏膜固有层内可见以浆细胞为主的慢性炎症细胞浸润，其间分布有胞质透亮的吞噬细胞（Mikülicz 细胞），细胞直径 10～200μm。Mikülicz 细胞胞质内可见细颗粒状及细丝状物质（病例68 图2）。

特殊染色结果：Warthin－Starry（WS）银染色在 Mikülicz 细胞胞质内可见呈黑褐色的短棒状鼻硬结杆菌（病例68 图3）。Giemsa 染色菌体呈红色。PAS 染色时，细菌呈空心状，不如 WS 及 Giemsa 染色明显。各种染色方法鼻硬结杆菌均在油镜下观察的较为清楚。

免疫组化染色结果：Mikülicz 细胞 CD68 胞质阳性（病例68 图4），S－100 阴性。

透射电镜观察结果：在 Mikülicz 细胞内可见大小不等的吞噬泡，其内可见多个鼻硬结杆菌菌体断面，细胞核和细胞器被水肿液挤至细胞边缘，可见肿胀的线粒体和粗面内质网（病例68图5），溶酶体不发达。细胞外也可见菌体。

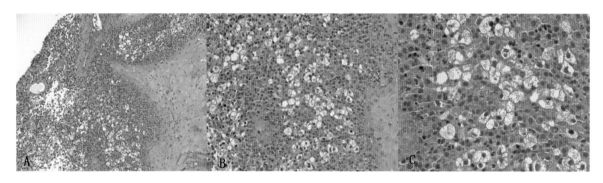

病例68图2　HE 染色

注：A、B：黏膜固有层内可见较多胞质透亮的 Mikülicz 细胞，间杂较多淋巴浆细胞浸润，形成肉芽肿；C：胞质透亮的 Mikülicz 细胞，高倍

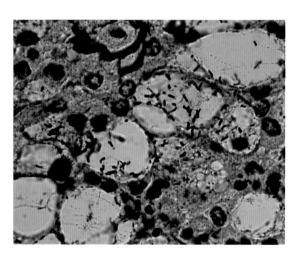

病例68图3　WS 银染色

注：Mikülicz 细胞透亮的胞质内较多鼻硬结杆菌，呈黑色，颗粒状，×1000

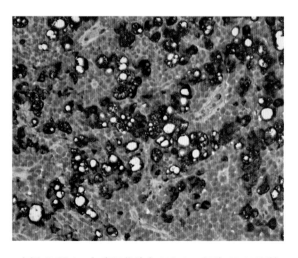

病例68图4　免疫组化染色 Mikülicz 细胞 CD68 阳性

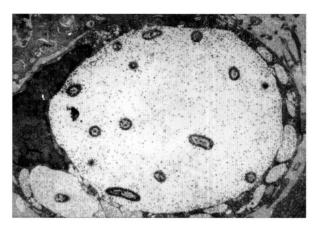

病例 68 图 5 透射电镜观察

注：Mikülicz 细胞胞质内一大的吞噬泡，细胞核和细胞器被挤于一侧；吞噬泡内可见多个鼻硬结杆菌断面，杆菌呈短棒状，无鞭毛，长 1 ~ 3μm，菌壁为双层荚膜，外层有电子密度较高的粗颗粒。TEM × 8000

三、诊断及鉴别诊断

1. 诊断 鼻硬结病。

2. 鉴别诊断 鼻硬结症的肉芽肿主要由 Mikülicz 细胞、组织细胞及其他慢性炎症细胞组成，一般无类上皮细胞肉芽肿。肉芽肿期病变出现典型的 Mikülicz 细胞，WS 银染色在其内找到鼻硬结杆菌时，即可确定诊断。当淋巴浆细胞浸润明显，而缺乏 Mikülicz 细胞时，需与下列疾病鉴别。

（1）黏膜 Rosai – Dorfman 病：病变区可见淋巴浆细胞（深染区）与胞质空亮的组织细胞（淡染区）相间存在，组织细胞内可见淋巴细胞等的"深入现象"；组织细胞免疫组化染色 S – 100 强阳性，CD68 弱阳性；其内无鼻硬结杆菌。

（2）NK/T 细胞淋巴瘤：有时病变内可见散在的胞质空亮的组织细胞，需与鼻硬结病早期改变鉴别。免疫组化染色 NK/T 细胞淋巴瘤标志物（CD3、CD56、EBER 等）阳性有助于鉴别诊断。

（3）结核：可见干酪样坏死性类上皮细胞肉芽肿，抗酸染色常可查见抗酸杆菌。

（4）黏膜梅毒：黏膜内可见大量浆细胞及组织细胞浸润，应考虑与鼻硬结症鉴别。但黏膜梅毒的黏膜上皮内可见明显的中性粒细胞浸润及微脓肿，固有膜内可见小血管炎，WS 染色在上皮细胞间及微脓肿内可见梅毒螺旋体，梅毒血清学检查阳性。

（5）麻风病：明显的组织细胞及上皮样细胞成团形成肉芽肿，抗酸染色可见麻风杆菌。

（6）组织胞浆菌病、芽生菌病、副球孢子菌所致的真菌感染：需结合临床及病理改变、真菌特殊染色及真菌培养。

（7）利什曼病：真皮浅层的组织细胞内外可见利什曼原虫。

（8）系统性肉芽肿病如结节病：可见非干酪样类上皮细胞肉芽肿。

（9）肉芽肿性多血管炎（Wegener 肉芽肿）：可见纤维素样坏死性肉芽肿性小动脉、小静脉及毛细血管炎，簇状中性粒细胞浸润及散在的小多核巨细胞。

四、小结

鼻硬结病（rhinoscleroma）是一种慢性进展性上呼吸道肉芽肿性感染性病变，由克雷伯鼻硬结杆菌（klebsiella rhinoscleromatis，KR）引起，该菌为革兰染色阴性。女性多见，多发生于十几至二十几岁的年轻人，也可发生于老年人。可同时累及呼吸道的多个部位，鼻受累者占95% ~ 100%，可在鼻腔形成息肉样肿块、溃疡及结痂；咽及喉部受累者占半数左右，但单独喉受累者少见；其他受累部位可见腭、咽鼓管、鼻窦、中耳、口、眼眶、气管（12%）及支气管（2% ~ 7%）；受累黏膜附近的皮肤例如上唇、鼻背皮肤亦可受累。

病变分为 3 个阶段：渗出期、增生期及瘢痕期。3 期可互相重叠。渗出期以急性或慢性活动性炎症为特征，可见鳞状上皮化生及假上皮瘤样增生，黏膜内可见大量的浆细胞、淋巴细胞及中性粒细胞浸润，偶见胞质空亮的 Mikuliz 细胞。增生期特点是黏膜内以密集的淋巴细胞质细胞浸润为特征，伴成群、成簇或成片的 Mikülicz 细胞。此期在细胞内最易查到病原菌。瘢痕期受累组织广泛致密瘢痕化、玻璃样变、Mikülicz 细胞罕见，克雷伯杆菌难以检见，可导致病理诊断困难。找到鼻硬结杆菌为明确诊断的金标准，多采用 WS 银染色方法，亦可采用透射电镜观察。

（首都医科大学附属北京同仁医院　刘红刚）

病例 69　甲状腺 NUT 癌

一、临床病史

患者，男，38 岁。2019 年 5 月，因声带嘶哑于当地医院行喉肿物切除术，病理：中－低分化鳞状细胞癌。2019 年 6 月复查显示甲状腺占位。

二、影像学检查

B 超：左侧甲状腺 3.8cm×2.7cm 不均质低回声结节，边缘欠光滑，形态不规则，部分相邻前被膜，显像模糊，内见多个点状强回声（病例 69 图 1）。

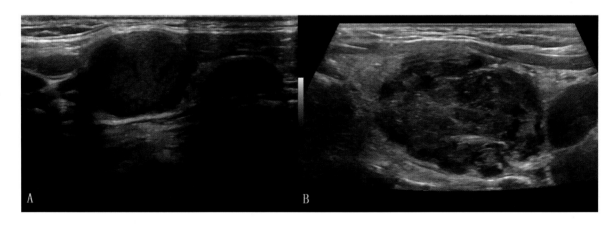

病例 69 图 1　超声图像

三、手术中所见

术中见左侧甲状腺背面直径约 4cm×3cm 鱼肉样肿物，质脆，无包膜，边界不清，包绕喉返神经，与食管黏膜粘连紧密，遂行甲状腺全切。

四、病理所见

大体：甲状腺一叶，体积 5.5cm×4.5cm×3cm，部分已剖开，切面见一灰白灰红鱼肉样结节，部分质软，部分质中，切面积 4.2cm×3.3cm，界欠清，紧邻被膜。

镜下：低倍镜可见，肿瘤细胞呈片状、巢状分布，在甲状腺组织中呈浸润性生长（病例 69 图 2A，病例69图2B)，常见凝固性坏死(病例69图2C)，可见突现的成熟鳞状上皮巢并且与肿瘤细胞间无过渡的典型 NUT 癌形态(病例69图2D，病例69图2E)，未见角化珠。高倍镜下，肿瘤细胞形态单一，少量或中等量的胞质，从透明、弱嗜酸性至嗜碱性；未见典型细胞间桥；细胞核大小相对一致，核膜不规则，染色质较粗、淡染，可见核仁，常见核分裂及单个凋亡小体；间质内见淋巴细胞及中性粒细胞浸润(病例69图2F 至病例69图2H)。

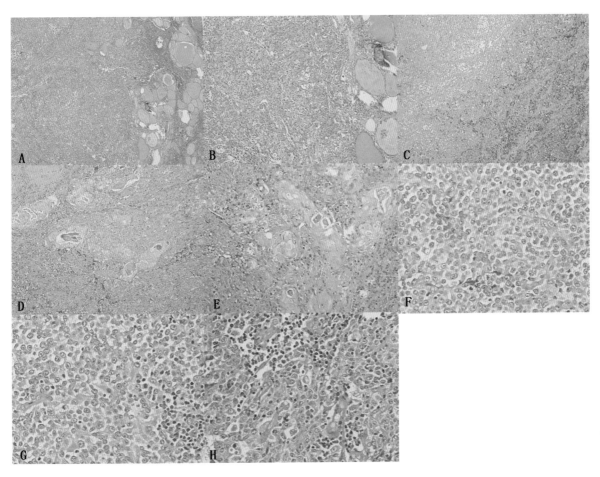

病例69图2 典型 H&E 图像

注：A、B：低倍镜可见，肿瘤细胞呈片状、巢状浸润至周围甲状腺组织；B：肿瘤组织内可见凝固性坏死；D、E：肿瘤巢团中可见突现的成熟鳞状上皮巢、且与肿瘤细胞间无过渡；F、H：高倍镜下，肿瘤细胞形态单一，细胞核大小相对一致，核膜不规则，染色质较粗、淡染，可见核仁，常见核分裂及单个凋亡小体；少量或中等量的胞质，从透明、弱嗜酸性至嗜碱性；H：间质内见淋巴细胞及中性粒细胞浸润(F-H)

免疫组化显示：NUT(+)，TTF-1(+)，EMA(+)，CK19灶(+)，P53(散在细胞+)，PAX-8(-)，TG(-)，CD30(-)，CD5(-)，ALK(-)，Ki67 指数60%(病例69图3)。

荧光原位杂交(FISH)：显示 NUT 基因断裂(病例69图3)。

全基因组测序：BRD4-NUTM1 融合。

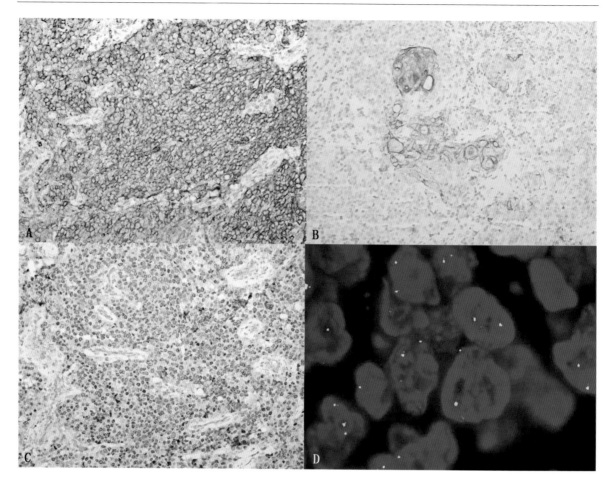

病例 69 图 3　免疫组化及 FISH 图像

注：A：肿瘤细胞质弥漫阳性表达 EMA；B：CK19 阳性表达于鳞状细胞巢团，周围肿瘤细胞表达罕见；D：NUT 抗体弥漫强阳性表达于肿瘤细胞核；D：荧光原位杂交显示 NUT 基因断裂（10×）

五、诊断及鉴别诊断

1. 诊断　NUT 癌。

2. 鉴别诊断

（1）低分化或分化差的鳞状细胞癌：NUT 癌伴有鳞状分化且局部表达鳞状细胞标志物，两者组织学形态相似，最易误诊为鳞状细胞癌。从形态上，NUT 癌异型性明显、分化差，罕见分化好的区域，多可见凝固性坏死，病理性核分裂象易见无鳞状细胞癌中的角化珠及细胞间桥。鳞状细胞癌分化多具有异质性，形态多样，分化程度不等，高分化者多可见角化珠及细胞间桥。NUT 免疫组化染色及荧光原位杂交用于两者的鉴别诊断。

（2）原始神经外胚层肿瘤（primitive neuroectodermal tumor，PNET）：两者均呈片状或小叶状分布，细胞大小较一致，核质比较高，核分裂象及凝固性坏死常见。PNET 无鳞状上皮分化，核仁多不明显。免疫组化染色示：肿瘤细胞 CD99 弥散强阳性膜表达，FLI1 为核表达，NUT 抗体标记阴性。FISH 或 RT – PCR 检测 EWSR1 基因易位。

（3）高级别淋巴瘤：淋巴瘤组织学形态无突然出现的鳞状上皮分化、背景中多有不等量不同成熟谱系的淋巴细胞存在，细胞核染色质淡染、空亮。免疫组化染色在鉴别诊断中有重要作用，表达淋巴细胞免疫表型，NUT 抗体标记阴性。

（4）小细胞性无色素性黑色素瘤：形态学上缺乏 NUT 癌的特异性鳞化，肿瘤细胞表达 S – 100、

HMB45、Melan - A、SOX - 10 等黑色素细胞免疫标志物。

（5）嗅神经母细胞瘤：分化差的嗅神经母细胞瘤可见核异型明显，间质内神经纤维稀少或阙如，核分裂象及坏死易见，假菊型团结构少见。但肿瘤细胞表达 NSE、Syn 等神经组织标志物，支持细胞表达 S - 100。结合病变部位及免疫组化染色可鉴别两者。

六、小结

NUT（nuclear protein in testis 睾丸核蛋白）癌是位于 15q14 染色体上的 NUT（也称为 NUTM1）基因发生重排的恶性肿瘤，该肿瘤多见于鼻腔、纵隔、肺等中线部位，因此又称 NUT 中线癌。NUT 癌罕见且分化差，易误诊为其他类型的低分化肿瘤。

组织学：低倍镜下，肿瘤细胞片状及巢团状分布，可见坏死。高倍镜下，肿瘤细胞为 2~3 倍淋巴细胞大小，界限不清，核卵圆形，空泡状，核仁明显，核分裂象多见，核浆比高，细胞质较少，散在无胞质的裸核。在形态相对一致的低分化或未分化肿瘤细胞背景上出现突然的鳞状分化且无过渡形态，是该肿瘤的特征性表现。

免疫组化：肿瘤细胞会弥散表达 CK - pan 及 EMA，局灶表达 P40、P63、CK19，部分病例中约 50% 的肿瘤细胞会出现 TTF - 1 弱阳性表达。NUT 免疫组化诊断该肿瘤的特异性为 100%，敏感性约为 87%；大于 50% 的肿瘤细胞细胞核弥漫阳性，高倍镜下呈斑点状阳性模式。

遗传学：NUT 基因发生重排，目前研究数据表明，约 2/3 的病例出现经典的 t（15；19）（q14；p13.1）易位，NUT 基因的 3 号外显子与 BRD4 基因的 11 号外显子融合，形成 BRD4 - NUT 融合基因并编码 BRD4 - NUT 蛋白。约 30% 的病例，NUT 与 BRD3、NSD3、ZNF532 或其他未知基因融合。融合蛋白均通过抑制鳞状细胞分化的基因表达，阻断细胞分化并维持肿瘤干细胞增生。对形态学可疑但免疫组化 NUT 阴性的病例，可以用 FISH、RT - PCR、基因测序等分子实验检测辅助诊断。

（山东大学齐鲁医院　张　慧）

（上海交通大学附属第六人民医院　刘志艳）

病例 70　伴结节性筋膜炎样间质的甲状腺乳头状癌

一、临床病史及实验室检查

患者，女，46 岁，2 个月前查体发现甲状腺肿物。实验室检查：甲状腺球蛋白 206.00ng/ml（正常参考范围 0.73~84.00ng/ml），余甲状腺功能标志物正常。

二、影像学检查

B 超显示，甲状腺体积增大，形态失常，回声不均匀。CDFI：腺体内血流信号增多。甲状腺右侧叶中部深面探及大小约 0.75cm×0.69cm×0.58cm 低回声结节，边界不清，形态不规则，回声均匀，纵横比大于 1，CDFI：内未见明显血流信号。甲状腺左右侧叶散在分布大量囊实性结节，边界尚清，形态尚规则，CDFI：腺体内未探及异常血流信号，右侧叶大者约 1.4cm×1.4cm；左侧叶大者约 1.4cm×1.0cm。双侧颈部各区未见明显有意义肿大淋巴结及异常包块回声（病例 70 图 1A）。

三、手术中所见

甲状腺双侧叶内多发囊实性结节，右侧叶大者直径约 1.5cm，左侧叶大者约 1cm，均包膜完整，边界清楚。另见右侧叶中份深面一直径约 0.8cm 质硬结节，无包膜，边界不清。

四、病理所见

大体: 灰红色甲状腺组织一块,大小 5cm×5cm×2cm,表面呈结节状,切面见多个灰黄结节,大小不等,直径 0.4～2cm,质软,结节内见一灰白硬化区,直径 0.6cm,边界欠清楚。

镜下: 低倍镜可见,肿瘤由上皮和间质两种成分组成,间质成分构成肿瘤主体,约占 80%,由梭形细胞和胶原纤维组成,可见红细胞外渗,上皮成分约占 20%,呈小灶性巢状或腺管状分布于梭形细胞间质之间。高倍镜下,梭形细胞区细胞呈束状或编织状排列,胞质丰富,粉染,细胞边界不清,核染色质稀疏或呈空泡状,可见小核仁,未见明显异型性;上皮细胞成分具有甲状腺乳头状癌核特征,细胞核排列拥挤、呈毛玻璃样,可见核沟。间质和上皮成分核分裂象均罕见(<1 个/10 个高倍镜视野)(病例 70 图 1B 至病例 70 图 1F)。

免疫组化显示: 梭形细胞表达 Vimentin 和 SMA,细胞核和细胞质表达 β–catenin,不表达 CK(AE1/AE3)、TTF–1、PAX–8、Galectin–3、CK19、TG、CD34;上皮细胞表达 CK(AE1/AE3)、TTF–1、PAX–8、Galectin–3、CK19、TG,细胞膜表达 β–catenin,上皮细胞和梭形细胞 Ki67 指数均小于 5%(病例 70 图 2)。

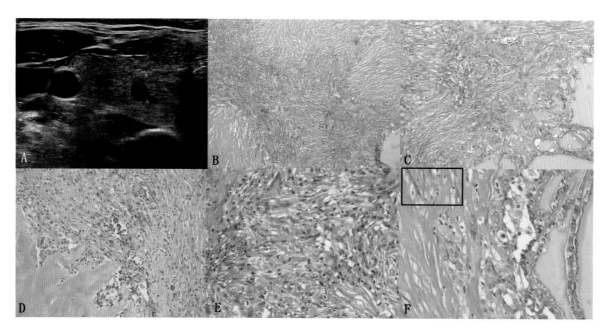

病例 70 图 1 典型 H&E 图像

注:A:B 超显示甲状腺右侧叶中部深面探及大小约 0.75cm×0.69cm×0.58cm 低回声结节,边界不清,形态不规则;B:结节为纤维化及玻璃样变背景;C:肿瘤由上皮和间质两种成分构成,上皮成分呈小灶状或腺管样分布在梭形间质之间;D:间质成分由梭形细胞和胶原纤维组成,可见红细胞外渗,梭形细胞呈束状排列;E:梭形细胞胞质丰富,粉染,细胞边界不清,核染色质稀疏或呈空泡状,可见小核仁;F:上皮细胞排列拥挤,细胞核呈毛玻璃样,可见核沟,偶见核分裂(左上框内)

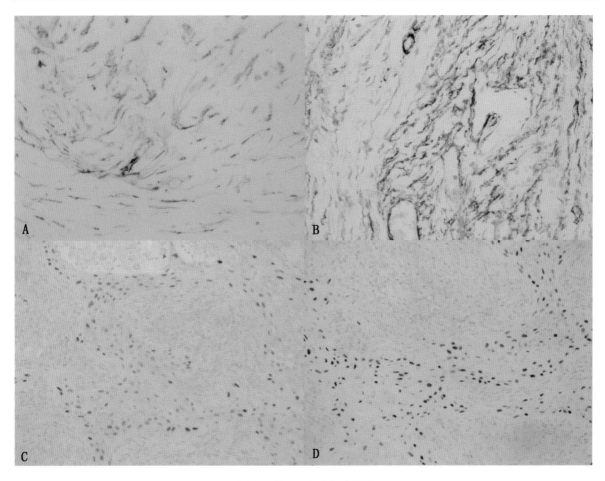

病例 70 图 2 免疫组化图像

注：A：β-catenin；B：SMA；C：PAX-8；D：TTF-1。间质梭形细胞 β-catenin 和 SMA 阳性表达，β-catenin 为胞质/胞核阳性，上皮细胞 PAX-8 和 TTF-1 胞核阳性表达，Max Vision 法

五、诊断及鉴别诊断

1. 诊断 伴有纤维瘤病样/结节性筋膜炎样间质的甲状腺乳头状微小癌。

2. 鉴别诊断

（1）经典型甲状腺乳头状癌：常伴有纤维间质或瘢痕反应，但这些反应性的间质均不会形成瘤性结节，且增生的梭形间质细胞 β-catenin 为胞膜阳性而非胞质/胞核阳性。

（2）甲状腺未分化癌：甲状腺未分化癌细胞的异型性大，核分裂象十分明显，伴有纤维瘤病样/结节性筋膜炎样间质的甲状腺乳头状癌中上皮及间质成分形态温和，核分裂象罕见。

（3）甲状腺炎：包括 Riedel 甲状腺炎、纤维型桥本甲状腺炎。甲状腺炎中纤维化常见，但其特征性的形态学表现有助于鉴别诊断，例如腺叶弥散硬化，常累及周围组织为 Riedel 甲状腺炎，出现灶性嗜酸性细胞及淋巴细胞支持纤维型桥本甲状腺炎，且甲状腺滤泡上皮不具备乳头状癌细胞核的特征。

（4）甲状腺软组织肿瘤：发生于甲状腺的梭形细胞软组织种类繁多，除表达相应的免疫标志物，其周围的甲状腺滤泡为良性甲状腺组织，无典型乳头状癌的形态。

（5）梭形细胞型甲状腺乳头状癌：少见情况下，甲状腺乳头状癌表现为局灶梭形细胞化生，可占主体肿瘤 5%~95%，多不伴有出血。这些细胞本质为上皮细胞，阳性表达上皮标志物 CK 和 TTF-1。Ki67 指数低，可以与甲状腺低分化癌相鉴别。

六、小结

甲状腺乳头状癌是最常见的甲状腺恶性肿瘤，它具有多个亚型，根据 WHO 2017 版甲状腺肿瘤分类，伴有纤维瘤病样/结节性筋膜炎样间质的甲状腺乳头状癌为其罕见的甲状腺乳头状癌亚型，发生率约占乳头状癌的 0.1%。该肿瘤主要发生于 19~82 岁成人，平均年龄约 44 岁，女性较男性好发，男女比例约 1:3，临床表现主要为无意发现的颈部肿块、颈部不适、呼吸困难、吞咽困难、声音嘶哑等，B 超和 CT 检查均可显示肿块，手术发现肿块与正常甲状腺分界不清，无纤维包膜。

肿瘤一般为单侧，直径通常小于 10cm，切面实性，灰白色，质硬。

组织学一般具有以下特点：①肿瘤由上皮及间质两种成分构成，间质成分占肿瘤成分的 60% 以上，上皮成分较少且主要位于肿瘤的外围；②上皮细胞具有甲状腺乳头状癌的细胞特征，排列呈乳头状、滤泡状或腺管状，部分腺管上皮细胞向腔内增生成微乳头或簇状，少数病例仅见上皮细胞索，细胞排列拥挤，核呈毛玻璃样，可见核沟及核内假包涵体等；③间质成分主要由丰富的梭形细胞构成，排列呈束状或编织状，细胞呈长梭形，细胞边界不清，胞质丰富，粉染，核呈长杆状或卵圆形，核染色质稀疏或呈空泡状，可见小核仁，核分裂罕见，少数情况下可见细胞核轻度非典型性。

免疫组化通常梭形细胞成分 Vimentin 和 SMA 阳性，还可表达 Desmin 和 MSA。近期有文献报道伴有纤维瘤病样/结节性筋膜炎样间质的甲状腺乳头状癌的间质梭形细胞细胞质和细胞核异质性表达 β-catenin，有 CTNNB1 基因突变，认为间质成分为纤维瘤病间质，而非结节性筋膜炎间质。值得注意的是该病变肿瘤间质成分为主体，上皮成分较少，常在周边部位，或被间质成分挤压成小巢状，此时应在诊断过程中（尤其是术中快速病理诊断）仔细观察上皮成分细胞核的特征，避免漏诊和误诊。

[山东大学齐鲁医院(青岛)　姜慧峰　李秋尧]

病例71　鼻腔鼻窦畸胎癌肉瘤

一、临床病史及实验室检查

患者，男，38 岁，间断性右侧鼻腔出血，伴鼻塞、嗅觉减退 2 个月就诊。曾于当地医院取活检，病理诊断"嗅神经母细胞瘤"，实验室检查未见特殊。

二、影像学检查

外院 MR 显示右侧鼻腔顶部占位性病变，符合嗅神经母细胞瘤。

三、手术所见

行鼻内镜下右侧鼻腔肿物切除术，术中见"右侧鼻腔暗红色新生物，质软，边界不清，触之易出血，肿瘤起源于筛骨水平板，侵及右侧中鼻甲、鼻中隔及上颌窦额突，瘤体后部随筛窦后壁侵入蝶窦"。

四、病理所见

大体：不规则组织 1 堆，大小 5.5cm×5cm×2.5cm，切面灰白灰红色，质软。

镜下：病变由不同成熟度的多种组织学成分组成。肿瘤大部分区域为原始幼稚小圆细胞或短梭形细胞，细胞质稀少，核圆形或卵圆形，染色质细腻、深染，核仁不明显，核分裂象多见，并可见菊形团样结构，类似嗅神经母细胞瘤样结构（病例71 图1A，病例71 图1B）。在幼稚的小圆细胞背景中出现良性或恶性的腺管结构和鳞状上皮巢。腺管样结构部分类似消化道或呼吸道的上皮；鳞状上皮大部分为非角化、未成熟的透明鳞状细胞巢(病例 71 图 1C 至病例 71 图 1E)。间质成分从较成熟的、富于胶原的间质到幼稚的黏液样富于梭形细胞的区域，局灶可见骨、软骨分化，以及黑色素成分(病例 71 图 1F 至病例 71 图 1H)。

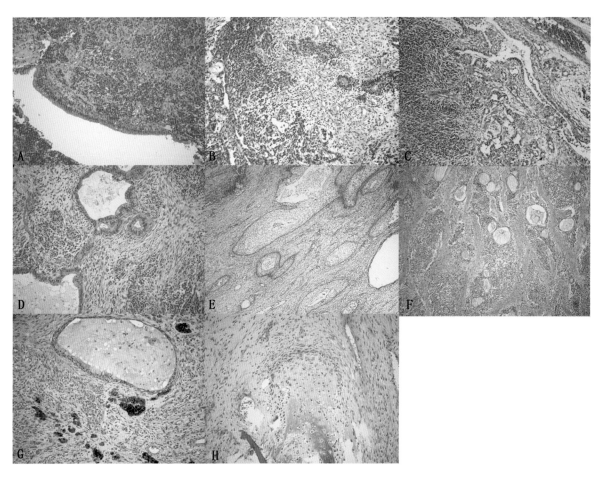

病例 71 图 1　典型 H&E 图像

注：A：原始幼稚小圆细胞或短梭形细胞；B：可见菊形团样结构；C：幼稚小细胞周围可见腺癌成分；D：分化较好的腺样成分；E：非角化的透明鳞状细胞巢；F：小细胞及腺管周围较成熟的间质成分；G：幼稚的富于梭形细胞的间质，并见黑色素成分；H：骨、软骨分化

免疫组化：原始幼稚小圆细胞表达 Syn、NSE、S‑100、CD56、CD99；上皮成分 CKAE1/AE3、CK7、CK5/6 阳性；间叶源性成分 Vimentin 标记阳性。CgA、Desmin 阴性；Ki67 指数 30% ~40%(病例 71 图 2)。

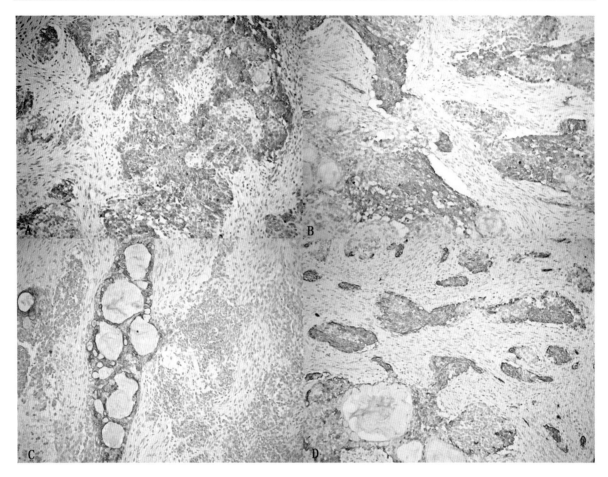

病例 71 图 2　免疫组化图像

注：A：Syn 小圆细胞 +；B：NSE 小圆细胞 +；C：CK7 腺上皮 +；D：CK5/6 +

五、诊断及鉴别诊断

1. 诊断　（鼻腔）鼻腔鼻窦畸胎癌肉瘤。

2. 鉴别诊断

（1）嗅神经母细胞瘤：肿瘤发展较慢，起病较为隐匿，镜下可见深染的小圆细胞及真、假菊形团样结构，患者的预后相对较好；而鼻腔鼻窦畸胎癌肉瘤发病较迅速，恶性程度高，镜下肿瘤成分复杂，除了有神经上皮成分外，还混有不同分化程度上皮和间叶成分。

（2）小细胞癌：在鼻腔鼻窦畸胎癌肉瘤中，原始的神经上皮细胞或幼稚的鳞状上皮细胞均可能表现为卵圆形或短梭形，呈菊形团状排列，其细胞核染色质细腻，核仁不明显，形态学上具有神经内分泌癌的特征，并且免疫表型也与神经内分泌癌相近。因此充分取材，全面的组织学检查在鉴别诊断中至关重要。明显具有恶性特征的间叶成分，肿瘤成分中同时存在的鳞状上皮、腺上皮等其他成分及类似畸胎瘤的不同胚层组织，均是排除神经内分泌癌诊断的重要线索。

（3）未成熟畸胎瘤：多发生于婴幼儿，在肿瘤内一般无腺癌及肉瘤样癌的区域；但鼻腔鼻窦畸胎癌肉瘤绝大多数发生于中老年男性，肿瘤内常可见腺癌及梭形细胞肉瘤样癌的区域，一般没有生殖细胞肿瘤成分。

六、小结

鼻腔鼻窦畸胎癌肉瘤（sinonasal teratocarcinosarcoma，SNTCS）是一种具有畸胎瘤及癌肉瘤特点的罕见恶性肿瘤。过去又称为恶性畸胎瘤、胚细胞瘤、畸胎癌及畸胎样癌肉瘤，最早由 Heffner 等于 1984 年报道。在 2005 版 WHO 头颈部肿瘤分类中，将其命名为鼻腔鼻窦畸胎癌肉瘤，并将其归到生殖细胞来源肿瘤。随后有学者研究认为，鼻腔鼻窦畸胎癌肉瘤不起源于生殖细胞，而可能起源于嗅神经上皮的多能干细胞。在 2017 版 WHO 头颈部肿瘤分类中，将其作为一个独立的分型。

鼻腔鼻窦畸胎癌肉瘤主要发生于中老年男性，发病年龄 18～79 岁（平均 60 岁）。发生部位以蝶窦和筛窦前部、鼻腔多见，也可见于鼻咽部、前颅底、口腔及咽喉。临床症状多为鼻塞、鼻出血，影像学发现鼻腔肿物。在组织学上，由源于 3 个胚层不同分化程度的组织构成，此外混合有癌及肉瘤的成分，各成分以不同的比例混合存在。外胚层成分常为角化及非角化性鳞状上皮，其中未成熟的透明鳞状细胞巢是重要的诊断线索。内胚层成分常为排列成腺管结构的消化道上皮及富含黏液的假复层纤毛柱状上皮。中胚层成分可见软骨、骨、横纹肌等。肿瘤内可见腺癌、鳞状细胞癌、肉瘤样癌等癌性成分及向不同方向分化的肉瘤成分。肿瘤内神经上皮成分常表现为原始幼稚的小圆细胞，呈巢片状分布，可见神经管结构、真性及假性菊形团结构。尽管肿瘤具有畸胎瘤的特点，但是文献报道的该类肿瘤均未见胚胎性癌、绒毛膜癌、精原细胞瘤的成分。由于肿瘤成分复杂多样，因此该肿瘤的正确诊断需要仔细观察及充分取材。

鼻腔鼻窦畸胎癌肉瘤是一种高度侵袭性肿瘤，往往迅速浸润及破坏周围软组织及骨组织，并可侵入眼眶和颅内。也常发生淋巴结及远处转移，远处转移部位最主要是肺。70% 的患者存活期不到 3 年，患者的平均存活时间仅为 1.7 年。目前对于肿瘤的治疗方法以手术彻底切除为主，推荐术后联合放疗及化疗的多学科的联合治疗。

（山东省肿瘤医院　穆殿斌　赵成龙）

病例 72　透明细胞型/实性型甲状腺乳头状癌

一、临床病史

患者，男，56 岁，近一年余逐渐消瘦，运动后憋喘。1 个月前出现吞咽困难。

二、影像学检查

超声图像显示：左叶甲状腺可见数个结节，大者约 58mm×23mm，水平位。边缘不规则，无低回声晕，内部结构为实性，实性部分呈低回声，周边可见粗大强回声，内部可见血流信号。右叶甲状腺可见数个结节，大者约 32mm×11mm，水平位。边界欠清，无低回声晕，内部结构为实性，实性部分呈稍低回声，未见明显强回声，内部可见血流信号。左侧颈部Ⅳ区见数个低回声淋巴结，大者 21mm×14mm，门样结构不清，内可见血流信号。右侧颈部未见异常肿大淋巴结（病例 72 图 1A）。

CT 检查显示：甲状腺体积增大，内见多发结节状低密度及小结节钙化密度，增强扫描可见明显强化，边界清楚；甲状腺左叶、右叶均可见数个大小不等结节状低密度影，病灶边缘欠清，边缘腺体欠完整，其较大者大小约 25cm×26cm。增强扫描病灶呈轻度不均匀强化，边界清楚，与腺体分界不清。上纵隔、左侧锁骨下区见肿大淋巴结，增强扫描见强化（病例 72 图 1B）。

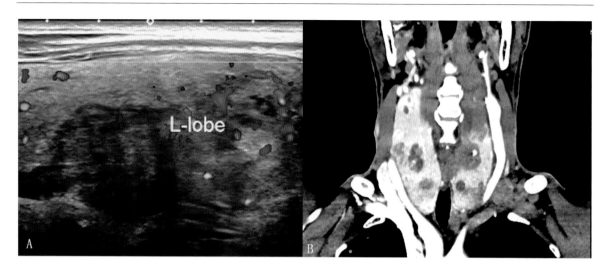

病例 72 图 1　超声及 CT 图像

三、手术中所见

术中探查发现甲状腺双叶多发结节，左侧叶中部可触及大小约 4.0cm×5.0cm 结节，质地硬，边界不清，侵出包膜及部分带状肌。

四、病理所见

大体：左侧：甲状腺切面可见灰白灰黄色结节多枚，大者体积 4.6cm×2.2cm×1.7cm，小者直径 0.5cm，质地硬，界不清。右侧：甲状腺切面见一灰白色质硬肿物，切面积 3.1cm×1.0cm，界限不清，未见明显出血坏死。肿物侵及甲状腺被膜（病例 72 图 2）。

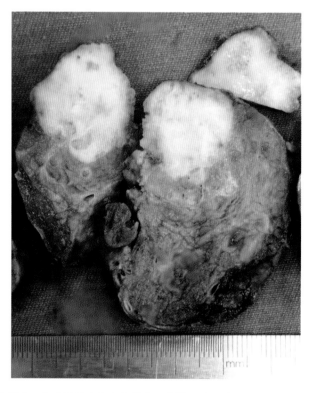

病例 72 图 2　左叶甲状腺灰白色肿物，边界不清，质地硬，侵及甲状腺被膜

　　镜下：低倍镜下，肿瘤细胞呈实性、梁状浸润性生长，偶见小滤泡结构，未见典型岛屿状结构（病例72图3A），局灶可见凝固性坏死（病例72图3B）。高倍镜下，大部分肿瘤细胞胞质透明，细胞核呈毛玻璃样，核膜不规则，可见核沟、细胞核内假包涵体（病例72图3C，病例72图3D）。坏死区域内血管周围肿瘤细胞质略嗜酸性，细胞异型性略大，细胞核深染、较之透明细胞区域细胞核大，不具有典型乳头状癌细胞核特点，可见病理性核分裂象（病例72图3E）。肿瘤外侧甲状腺组织内可见砂砾体（病例72图3F）。查见中等大血管内癌栓（病例72图3G，病例72图3H）。

　　肿瘤细胞阳性表达TTF-1（病例72图4A），透明细胞型甲状腺乳头状癌区域表达TG、坏死周围低分化癌区域不表达TG（病例72图4B）。CD56阴性表达、CyclinD1阳性表达。CK19在肿瘤细胞巢团周围呈阳性表达（病例72图4C）。HBME-1局灶性阳性表达。肿瘤细胞不表达髓样癌标志物降钙素、CEA，以及CgA、Syn。S-100阴性表达。乳头状癌区域Ki67指数小于3%，血管周围略嗜酸性区域Ki67指数高达40%（病例72图4D）。

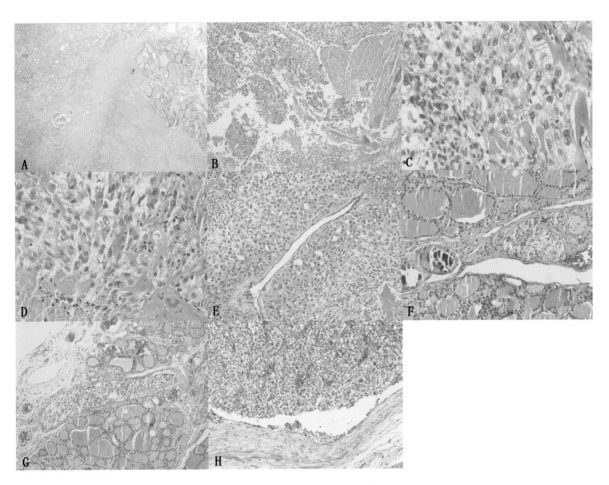

病例72图3　典型H&E图像

注：A：低倍镜可见，肿瘤细胞呈实性、梁状浸润至周围甲状腺组织；B：肿瘤组织内可见凝固性坏死；C：高倍镜下，细胞异型性明显，细胞质透明，核不规则，染色质淡染，可见典型核沟、核内假包涵体；D：肿瘤中可见点状、片状凝固性坏死；E：坏死区域内血管周围肿瘤细胞质略嗜酸性，细胞异型性大，细胞核深染、异型性明显，不具有典型甲状腺乳头状癌细胞核特点；F：周围甲状腺组织内可见典型砂砾体；G、H：中、大血管内癌栓

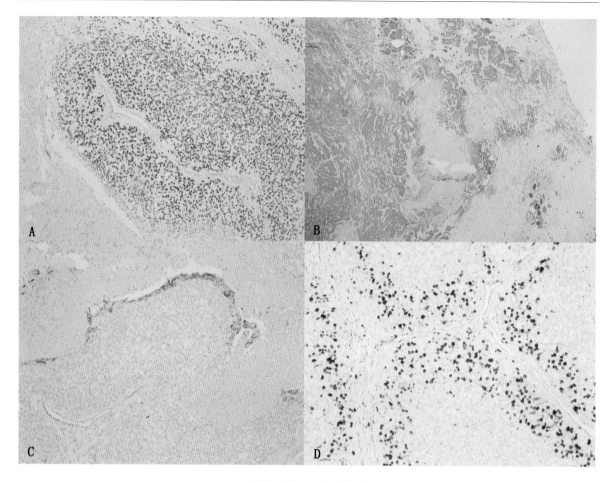

病例 72 图 4 免疫表型

注：A：TTF-1 阳性表达于肿瘤细胞核；B：TG 阳性表达于肿瘤细胞质；C：CK19 仅阳性表达于肿瘤细胞巢团周围细胞；D：血管周围嗜酸性细胞区域 Ki67 指数高达 40%

五、诊断及鉴别诊断

1. 诊断 透明细胞型/实性型甲状腺乳头状癌伴低分化癌成分。

2. 鉴别诊断

（1）低分化鳞状细胞癌：从形态上，低分化鳞状细胞癌异型性明显、分化差，罕见分化好的区域，多可见凝固性坏死，病理性核分裂象易见。免疫组化染色 P63、P40、CK5/6 阳性、TTF-1 阴性有助于鉴别诊断。

（2）甲状腺内异位胸腺癌：低倍镜下，肿瘤缺乏包膜，呈膨胀性生长。肿瘤细胞呈大小不等的巢状或交互吻合的梁带状结构，局部侵袭周围组织，可出现不同程度的角化和鳞状分化。肿瘤分叶状结构较明显，间质和肿瘤细胞巢内均可见较多淋巴细胞浸润。高倍镜下，癌细胞呈多角形或短梭形，细胞间界限不十分清楚，多呈合体状，常呈弱嗜酸性。核呈较大卵圆形、泡状，其内可见清晰的小核仁，核分裂象易见。免疫表型与甲状腺低分化癌不同，可做鉴别诊断：CD5、CD117、BCL-2 呈不同程度线状阳性表达于肿瘤细胞的细胞膜、P63 弥散阳性表达于肿瘤细胞核。肿瘤细胞不表达甲状腺滤泡上皮细胞标志物 TTF-1、PAX-8 和 TG。

（3）甲状腺髓样癌：髓样癌也可呈实性、梁状、岛屿状结构，但起源于甲状腺滤泡旁细胞，表达神经内分泌标志物和降钙素。髓样癌 TTF-1 也呈阳性表达，但通常弱于周围甲状腺组织。肿瘤细胞黏附性略差，可见典型椒盐核、核内假包涵体，缺乏毛玻璃核及核沟，可见淀粉样物质，肿瘤性坏死少见。免疫组化表达降钙素、神经内分泌标志物、CD56 有助于其鉴别诊断。

（4）转移性肾透明细胞癌：形态学表现为实性巢团结构，但间质血管更为丰富，细胞核多为圆形，轻、中、重度异型，可见核仁，缺乏甲状腺乳头状细胞核特点。免疫表型不表达甲状腺滤泡上皮细胞标志物 TTF－1、PAX－8 和 TG，但特异性表达 CD10、P504S、Vimentin。追问病史或临床影像学检查可发现肺内占位。

（5）唾液腺透明细胞癌：为低度恶性涎腺源性肿瘤，可伴有或者不伴有玻璃样变性。女性多见。形态学上表现为浸润性实性、梁状、条索状、巢团状生长方式。神经浸润常见。肿瘤细胞多为多角形，细胞边界清楚，胞质略嗜酸至透明，不伴有甲状腺乳头状癌细胞核特点。可伴有鳞状分化或黏液分化，坏死少见。EWSR1－ATF1 基因融合常见。免疫表型有助于鉴别诊断。

六、小结

甲状腺乳头状癌（papillary thyroid carcinoma）是指甲状腺滤泡上皮细胞起源、具有特征性甲状腺乳头状癌细胞核特征的恶性上皮性肿瘤。经典型甲状腺乳头状癌具有两种基本形态特点，包括乳头和浸润/甲状腺乳头状癌细胞特征。典型乳头中央为纤维血管轴心，被覆肿瘤性上皮细胞。乳头可长、直或呈流产性；肿瘤细胞平行、排列有规律，或短粗，或紧致。如缺乏乳头和浸润，甲状腺乳头状癌型细胞核特点成为诊断癌的必要条件，包括：细胞核大小和形状、核膜不规则度、染色质透明。根据组织学特征，新版 WHO 将甲状腺乳头状癌分为 14 个亚型，其中高细胞型、鞋钉型、柱状细胞型和实性型为高侵袭性甲状腺乳头状癌，各个亚型可混合存在。实性型甲状腺乳头状癌 50% 以上肿瘤细胞呈实性、梁状或岛屿状结构，但具有典型甲状腺乳头状癌细胞核特点，缺乏病理性核分裂象和肿瘤性坏死。在 WHO 甲状腺肿瘤分类中曾归类为 Sakamoto 低分化癌，但在 2017 年新版 WHO 中，同时具有实性结构和甲状腺乳头状癌细胞核特点者，被重新归类为实性型甲状腺乳头状癌。常见于年轻伴有放射暴露史的患者。肺转移常见，成人患者死亡率略高（约 10%）。儿童或放射暴露史患者常伴 RET/PTC3 基因融合。透明细胞型甲状腺乳头状癌为低侵袭性甲状腺乳头状癌，具有乳头状癌细胞核特点、透明细胞成分超过肿瘤细胞 50% 即可确诊。滤泡型、实性型甲状腺乳头状癌多容易伴有透明细胞成分。

甲状腺低分化癌（poorly differentiated carcinoma，PDC）为起源于甲状腺滤泡上皮细胞的恶性肿瘤。新版 WHO 甲状腺低分化癌的诊断标准依据 2007 年 Turin 共识，包括：①滤泡上皮细胞起源的癌；②实性、梁状或岛屿状结构；③缺乏甲状腺乳头状癌细胞核特点；④具有以下三条中至少一条，即：扭曲核、10 个高倍镜视野≥3 个核分裂象、肿瘤性坏死。

本例甲状腺肿瘤同时具有实性结构（超过 90%）和透明细胞成分（超过 70%），因此诊断为透明细胞型/实性型。其中 40% 肿瘤细胞异型性明显，缺乏甲状腺乳头状癌细胞核特征，出现多灶性肿瘤性凝固性坏死，可见病理性核分裂象，Ki67 指数高达 40%，因此诊断为伴低分化癌成分。

（上海交通大学附属第六人民医院　刘志艳）

病例 73　梭形细胞型甲状腺乳头状癌

一、临床病史

患者，女，70 岁，发现颈部肿物 1 个月余，伴疼痛、肿胀。

二、影像学检查

甲状腺超声显示：甲状腺右叶中上部低回声结节，大小 2.1cm×1.5cm，边界不规则，内见粗钙化点状回声,考虑甲状腺癌(病例73图1A),余甲状腺内见多个不均质回声结节,考虑结节性甲状腺肿。右侧颈部Ⅲ、Ⅳ区可见肿大淋巴结多枚,大者大小3.2cm×1.2cm。

三、病理所见

肉眼:右叶甲状腺内可见一大小2.0cm×2.0cm×1.5cm的肿瘤,边界不清,切面灰黄、灰白质硬。

镜下:低倍镜下,肿物外周细胞分布密集,呈巢团状浸润性生长,累及周围横纹肌组织,肿物中央细胞分布稀疏,伴显著胶原化(病例73图1B)。高倍镜下,外周肿瘤细胞排列成乳头状、实性巢团状,可见纤维血管的轴心,肿瘤细胞胞质丰富、嗜酸,细胞核卵圆形,呈毛玻璃样,可见核沟,核内包涵体罕见,可见核分裂象,热点区核分裂象可达3个/10HPF,部分区域细胞排列呈单层柱状,长/宽比增加;中央在胶原化背景上散在分布着较多的长梭形肿瘤细胞,细胞胞质同样丰富、嗜酸,细胞核呈椭圆形或梭形,偶见核沟,未见典型核内包涵体,核分裂罕见(病例73图1C,病例73图1D)。另外,灶性区域可见经典型PTC(约1%),所有切片中均未见肿瘤性坏死。

免疫组化染色:巢团状区及梭形细胞区肿瘤细胞均阳性表达TTF-1、PAX-8,点状阳性表达TG,不表达CD5、CK5/6、神经内分泌标志物及降钙素,P53少量细胞呈强弱不等的表达,提示TP53野生型,Ki67指数3%~5%(病例73图2A至病例73图2D)。

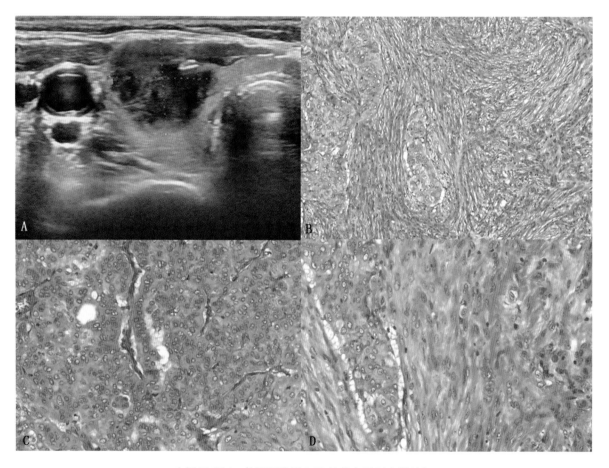

病例73图1 梭形细胞型PTC的超声及形态学特征

注:A:超声显示甲状腺右叶中上部低回声结节,周围边界不清,内可见粗大点状钙化;B:低倍镜下,肿瘤外周呈巢团状浸润性生长,中央细胞呈梭形;C、D:高倍镜下,外周肿瘤细胞排列巢团状,胞质丰富、嗜酸,细胞核呈毛玻璃样,可见核沟及核分裂象,部分肿瘤细胞排列呈单层柱状,长/宽比增加;中央肿瘤细胞呈长梭形,胞质嗜酸,

可见核沟

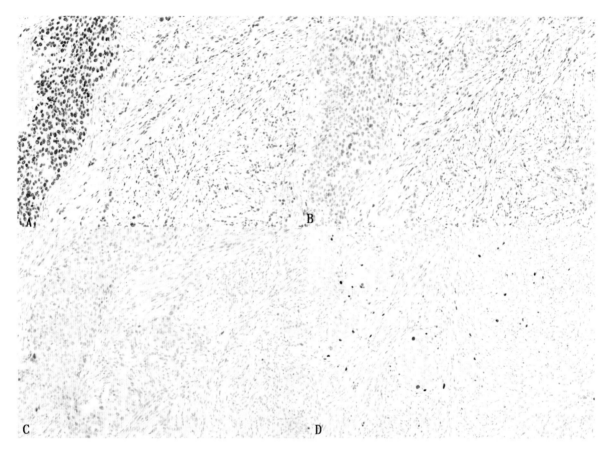

病例 73 图 2　梭形细胞亚型 PTC 的免疫组化特征

注：左上：外周巢团状细胞区；右下：中央梭形细胞区。A、B：TTF－1、PAX－8 阳性表达于肿瘤细胞核；C：P53 少量细胞呈强弱不等的表达；D：Ki67 指数 3%～5%

四、分子检测

BRAF V600E 基因突变检测：突变型。

五、诊断及鉴别诊断

1. 诊断　梭形细胞型甲状腺乳头状癌。

2. 鉴别诊断

（1）间变型甲状腺癌：可见梭形肉瘤样细胞，但它通常表现为迅速生长的肿块，肿瘤较大，常扩展到甲状腺外，镜下肿瘤细胞核异形明显，染色质粗，核分裂易见，常见广泛的肿瘤性坏死和中性粒细胞浸润的炎症背景，脉管侵犯及淋巴管内癌栓易见。免疫组化，间变性甲状腺癌常丢失 TG、TTF－1 的表达，可阳性表达 PAX－8，p53 呈强阳性反应，Ki67 指数高于 30%。间变性甲状腺癌是高度恶性的肿瘤，患者预后差，在诊断后平均生存期为 6 个月。

（2）梭形细胞鳞状细胞癌：梭形细胞癌是鳞状细胞癌的罕见亚型，常见于头颈部区域如喉、鼻腔、舌和甲状腺。甲状腺鳞状细胞癌应该完全由鳞状细胞分化的肿瘤细胞构成，约 50% 的病例对 p53 呈强阳性反应，Ki67 指数高，预后与间变性甲状腺癌相似。免疫表型表达鳞状上皮标志物，不表达甲状腺滤泡上皮细胞标志物 TTF－1 和 PAX－8，有助于鉴别诊断。

（3）梭形细胞甲状腺髓样癌：甲状腺髓样癌也可由梭形细胞构成，但肿瘤细胞的黏附性略差，缺乏毛玻璃样核改变，可见典型椒盐核及核内包涵体。免疫组化染色有助于其鉴别诊断，甲状腺髓样癌起源于甲状腺滤泡旁细胞，表达神经内分泌标志物和降钙素，不表达 TG。TTF－1 可阳性表达，但通常弱于周围甲状腺组织。典型者间质可见刚果红阳性的淀粉样物质。

（4）伴胸腺样分化的梭形细胞肿瘤：这类肿瘤呈特征性的分叶结构，多数病例可见梭形细胞和腺样结构混合的双向结构，肿瘤细胞 TG、TTF－1 阴性表达有助于鉴别（详见病例67）。

（5）伴结节性筋膜炎样间质的 PTC：这一亚型的 PTC 可伴有独特的筋膜炎样或纤维瘤病样纤维间质反应，该病变肿瘤间质梭形细胞成分占主体，上皮成分较少，免疫表型间质细胞 Vimentin 和 SMA 阳性，还可表达 Desmin 和 MSA，不表达甲状腺滤泡上皮细胞标志物 TTF－1、PAX－8。

（6）甲状腺穿刺后梭形细胞结节：甲状腺细针穿刺细胞学检查后可发生继发出血、炎细胞浸润、纤维化、坏死及梭形细胞结节反应，病变境界不清楚，常伴有基础病变（病例73 图3）。免疫表型 SMA 和 Vimentin 阳性，TG、TTF－1 阴性，支持其为肌纤维母细胞。

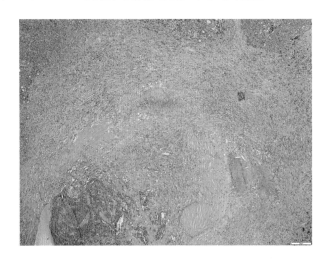

病例73 图3　甲状腺穿刺后梭形细胞结节

注：周围甲状腺滤泡上皮细胞萎缩、增生、含铁血黄素沉积。穿刺灶可见坏死、泡沫细胞反应及不同程度纤维性修复、慢性炎症

（7）甲状腺间叶源性肿瘤：如孤立性纤维性肿瘤、黑色素瘤、平滑肌及神经源性肿瘤等，这些肿瘤有各自的形态学特点，并可表达相应的免疫标志物，甲状腺滤泡上皮标志物阴性。

六、小结

甲状腺内的梭形细胞化生最早由 Hutter RV 在 1965 年提出，文献报道最常见于 PTC 及滤泡性腺瘤，也可见于结节性甲状腺肿、滤泡腺癌及具有乳头状核特点的非浸润性甲状腺滤泡性肿瘤。

梭形细胞型 PTC 为罕见的甲状腺癌，以前称为 PTC 伴梭形细胞癌，2017 版 WHO 甲状腺肿瘤分类将其列为 PTC 的独立亚型。目前，此肿瘤仅有十余例报道，患者年龄 16～61 岁（中位年龄 40 岁），肿瘤通常局限于甲状腺内，平均直径约 2.5cm，通常合并经典或滤泡亚型的 PTC，梭形细胞成分可占肿瘤的局灶（＜5％）到全部（＞95％），呈结节状或弥漫分布，细胞细长或胖梭形，核仁不明显，胞质嗜酸，边界不清，典型 PTC－N 不常见，偶见核沟和毛玻璃核，核分裂活性低，无肿瘤性坏死，缺乏或仅有轻微的炎症背景。肿瘤细胞通常 TG、TTF－1、PAX－8 阳性，偶见 TG 阴性的病例，个别病例可表达 SMA，S－100 和 Vimentin、降钙素、P53、P63、Syn、NSE、Desmin、CD34 及 HMB45 通常阴性，Ki67 指数较低，1％～5％。

本病例中肿瘤细胞具有一定的毛玻璃样核特征，可见核沟，部分区域见典型的高细胞和经典型 PTC 的区域，未见坏死，肿瘤细胞 P53 阴性表达，Ki67 指数不高，而且患者随访至今已生存两年余，可排除间变性甲状腺癌的可能。

随访：患者行甲状腺全切 + 右侧Ⅵ区、Ⅶ区颈部淋巴结清扫术，术后行大剂量[131]I（剂量100mCi）及优甲乐抑制治疗，后分别于术后 10 个月及 24 个月，因淋巴结复发又行两次淋巴结清扫术，目前第三次手术后 4 个月，患者无瘤生存。

在随访过程中，患者出现两次淋巴结复发，复发的肿瘤主要为高细胞型的 PTC，并出现了鞋钉样细胞特征，未见到梭形肿瘤细胞成分。

梭形细胞型 PTC 罕见，鉴别诊断涉及广泛，从良性到高侵袭性的甲状腺病变均包含在内，因此，充分认识此亚型的特点对正确诊断尤为重要。因为病例数较少，梭形细胞型 PTC 的预后和生物学行为尚不明确，目前报道病例中，显示该亚型对预后尚无显著不良影响。

（上海交通大学附属第六人民医院　刘志艳）

（青岛大学附属医院　谷海燕）

（审　校　刘志艳）

参 考 文 献

[1] Li Y, Bai Y, Liu Z, et al. Immunohistochemistry of IgG4 can help subclassify Hashimoto's autoimmune thyroiditis. Pathol Int, 2009, 59(9): 636 – 641

[2] Li Y, Nishihara E, Hirokawa M, et al. Distinct clinical, serological, and sonographic characteristics of hashimoto's thyroiditis based with and without IgG4 – positive plasma cells. J Clin Endocrinol Metab, 2010, 95(3): 1309 – 1317

[3] Kakudo K, Li Y, Taniguchi E, et al. IgG4 – related disease of the thyroid glands. Endocr J, 2012, 59(4): 273 – 281

[4] Lloyd RV, Osamura RY, Klöppel G, et al. WHO classification of tumours: Pathology and genetics of tumours of endocrine organs. 4th ed. Lyon: IARC, 2017

[5] Silverberg SG, Vidone RA. Carcinoma of the thyroid in surgical and postmortem material. Analysis of 300 cases at autopsy and literature review. Ann Surg, 1966, 164(2): 291 – 299

[6] Nakhjavani MK, Gharib H, et al. Metastasis to the thyroid gland: a report of 43 cases. Cancer, 1997, 79(3): 574 – 578

[7] Nixon IJ, Coca – Pelaz, Andrés, et al. Metastasis to the thyroid gland: a critical review. Ann Surg Oncol, 2017, 24(6): 1533 – 1539

[8] Willis RA. Metastatic tumours in the thyreoid gland. Am J Pathol, 1931, 7(3): 187 – 208

[9] Chernock RD, El – Mofty SK, et al. Napsin A expression in anaplastic, poorly differentiated, and micropapillary pattern thyroid carcinomas. Am J Surg Pathol, 2013, 37(8): 1215 – 1222

[10] Xu B, Ghossein R. Genomic landscape of poorly differentiated and anaplastic thyroid carcinoma. Endocrine Pathology, 2016, 27(3): 205 – 212

[11] Montone KT. The Differential Diagnosis of Sinonasal/Nasopharyngeal Neuroendocrine/Neuroectodermally Derived Tumors. Arch Pathol Lab Med, 2015, 139(12): 1498 – 1507

[12] Bell D. Sinonasal Neuroendocrine Neoplasms: Current Challenges and Advances in Diagnosis and Treatment, with a Focus on Olfactory Neuroblastoma. Head Neck Pathol, 2018, 12(1): 22 – 30

[13] Thompson LD. Small round blue cell tumors of the sinonasal tract: a differential diagnosis approach. Mod Pathol, 2017, 30(s1): S1 – S26

[14] Faragalla H, Weinreb I. Olfactory neuroblastoma: a review and update. Adv Anat Pathol, 2009, 16(5): 322 – 331

[15] Wenig BM, Thompson LD, Adair CF, et al. Thyroid papillary carcinoma of columnar cell type: a clinicopathologic study of 16 cases. Cancer, 1998, 82(4): 740 – 753

[16] Kakudo K, Bychkov A, Bai Y, et al. The new 4th edition World Health Organization classification for thyroid tumors, Asian perspectives. Pathology international, 2018, 68(12): 641 – 664

［17］ Cazorla A, Sibony M, Pedron P, et al. A case of urothelial carcinoma with trophoblastic differentiation and review of the literature. Annales de pathologie, 2016, 36(5): 347 - 350

［18］ Samaratunga H, Delahunt B, Egevad L, et al. Pleomorphic giant cell carcinoma of the urinary bladder: an extreme form of tumour de - differentiation. Histopathology, 2016, 68(4): 533 - 540

［19］ Becker N, Chernock RD, Nussenbaum B, et al. Prognostic significance of β - human chorionic gonadotropin and PAX8 expression in anaplastic thyroid carcinoma. Thyroid: official journal of the American Thyroid Association, 2014, 24(2): 319 - 326

［20］ Gu H, Sui S, Cui X, et al. Thyroid carcinoma producing β - human chorionic gonadotropin shows different clinical behavior. Pathology international, 2018, 68(4): 207 - 213

［21］ Alikhan M, Koshy A, Hyjek E, et al. Discrepant serum and urine β - hCG results due to production of β - hCG by a cribriform - morular variant of thyroid papillary carcinoma. Clinica chimica acta; international journal of clinical chemistry, 2015, 438: 181 - 185

［22］ Claudio Spinelli. Surgical management of diffuse sclerosing variant of papillary thyroid carcinoma, experience in 25 patients. World J Surg, 2020, 44(1): 155 - 162

［23］ Takagi N, et al. Diffuse sclerosing variant of papillary thyroid carcinoma: a study of fine needle aspiration cytology in 20 patients. Cytopathology, 2014, 25(3): 199 - 204

［24］ Ji Young Lee. Diffuse Sclerosing Variant of Papillary Carcinoma of the Thyroid: Imaging and Cytologic Findings. Thyroid, 2007, 17(6): 567 - 573

［25］ 刘志艳. 甲状腺细针穿刺细胞学诊断与陷阱. 北京: 科学出版社, 2018

［26］ 方三高. WHO(2017)内分泌器官肿瘤分类. 诊断病理学杂志, 2018, 25(3): 239 - 240

［27］ 岳振营, 董艳光, 吴起嵩, 等. 甲状腺伴胸腺样分化的梭形细胞肿瘤临床病理分析. 临床与实验病理学杂志, 2013, 29(5): 569 - 571

［28］ Fevre C, Almeida AS, Taront S, et al. A novel murine model of rhinoscleroma identifies Mikulicz cells, the disease signature, as IL - 10 dependent derivatives of inflammatory monocytes. EMBO Mol Med, 2013, 5(4): 516 - 530

［29］ Botelho - Nevers E, Gouriet F, Lepidi H, et al. Chronic nasal infection caused by Klebsiella rhinoscleromatis or Klebsiella ozaenae: two forgotten infectious diseases. Int J Infect Dis, 2007, 11(5): 423 - 429

［30］ Chan TV, Spiegel JH. Klebsiella rhinoscleromatis of the membranous nasal septum. J Laryngol Otol, 2007, 121(10): 998 - 1002

［31］ Efared B, Hammas N, Gabrielle AE, et al. Rhinoscleroma: a chronic infectious disease of poor areas with characteristic histological features - report of a series of six cases. Trop Doct, 2018, 48(1): 33 - 35

［32］ Gaafar HA, Gaafar AH, Nour YA. Rhinoscleroma: an updated experience through the last 10 years. Acta Otolaryngol, 2011, 131(4): 440 - 446

［33］ Corrado S, Corsello SM, Maiorana A, et al. Papillary thyroid carcinoma with predominant spindle cell component: report of two rare cases and discussion on the differential diagnosis with other spindled thyroid neoplasm. Endocr Pathol, 2014, 25(3): 307 - 314

［34］ Woenckhaus C, Cameselle - Teijeiro J, Ruiz - Ponte C, et al. Spindle cell variant of papillary thyroid carcinoma. Histopathology, 2004, 45(4): 424 - 427

［35］ Christopher A. French. NUT Carcinoma: Clinicopathologic features, pathogenesis, and Treatment. Pathology International, 2018, 68(11): 583 - 595

［36］ Hiroshi Minato, Eriko Kobayashi, Satoko Nakada, et al. Sinonasal NUT carcinoma: clinicopathological and cytogenetic analysis with autopsy findings. Human Pathology, 2018, 71(1): 157 - 165

［37］ Brian E. Schwartz, Matthias D. Hofer, Madeleine E. Lemieux, et al. Differentiation of NUT Midline Carcinoma by Epigenomic Reprogramming. Cancer Res, 2011, 71(7): 2686 - 2696

［38］ Christopher A French, Isao Miyoshi, Ichiro Kubonishi, et al. BRD4 - NUT fusion oncogene: a novel mechanism in aggressive carcinoma. Cancer Res, 2003, 63(2): 304 - 307

［39］ Rossi ED, Martini M, Cingolani N, et al. Images in endocrine pathology: spindle cell lesion of the thyroid gland. Endocr

Pathol, 2012, 23(2): 132 − 134

[40] Takada N, Hirokawa M, Ito M, et al. Papillary thyroid carcinoma with desmoid − type bromatosis: a clinical, pathological, and immunohistochemical study of 14 cases. Endocrine J, 2017, 64(10): 1017 − 1023

[41] Rebecchini C, Nobile A, Piana S, et al. Papillary thyroid carcinoma with nodular fasciitis − like stroma and β − catenin mutations should be renamed papillary thyroid carcinoma with desmoid − type fibromatosis. Mod Pathol, 2017, 30(2): 236 − 245

[42] Ginter PS, Scognamiglio T. Papillary thyroid carcinoma with nodular − fasciitis − like stroma: a usual entity with distinctive morphology. Int J Surg Pathol, 2015, 23(4): 305 − 307

[43] Heffner DK, Hyams VJ. Teratocarcinosarcoma(malignant teratoma?)of the nasal cavity and paranasal sinuses. A clinico-pathologic study of 20 cases. Cancer, 1984, 53(10): 2140 − 2154

[44] EI − Naggar AK, Chan JKC, Grandis JR, et al. (Eds): WHO classification of head and neck tumours. 4th edition. Lyon: IARC, 2017

[45] 李雪, 刘红刚, 谢新纪, 等. 鼻腔鼻窦畸胎癌肉瘤与嗅神经母细胞瘤的对比观察. 中华病理学杂志, 2008, 37(7): 458 − 464

[46] Giordano TJ. Genomic Hallmarks of Thyroid Neoplasia. Annu Rev Pathol, 2018, 13: 141 − 162

[47] Lloyd R, Osamura R, Klöppel G, et al. Who classification of tumours: Pathology and genetics of tumours of endocrine organs. 4th ed. Lyon: IARC, 2017

[48] Cancer Genome Atlas Research N. Integrated genomic characterization of papillary thyroid carcinoma. Cell, 2014, 159(3): 676 − 690

[49] 刘志艳. 分化性甲状腺癌形态学谱系与分子生物学特征. 中华病理学杂志, 2020, 49(3): 284 − 288

[50] Haroon Al Rasheed MR, Acosta A, Tarjan G. Encapsulated follicular variant of papillary thyroid carcinoma/noninvasive follicular thyroid neoplasm with papillary − like nuclear features with Spindle Cell Metaplasia: Case report and review of literature. Pathol Res Pract, 2017, 213(4): 416 − 421

[51] Vergilio J, Baloch ZW, LiVolsi VA. Spindle cell metaplasia of the thyroid arising in association with papillary carcinoma and follicular adenoma. Am J Clin Pathol, 2002, 117(2): 199 − 204

第七章　淋巴造血与胸腺

病例74　朗格汉斯细胞肉瘤

一、临床病史

患者，女，32岁，双侧甲状腺肿大伴憋闷半年余。查体：颈软，气管居中，颈静脉无怒张，颈部可触及甲状腺Ⅲ度肿大，未触及明显结节或肿大淋巴结。

二、影像学检查

甲状腺彩超显示：甲状腺弥漫性肿大伴损害。

双侧甲状腺前后径：右叶：43.9mm，左叶：43.1mm，峡部：24.3mm。形态欠规则，回声欠均匀，成网格状改变。

CDFI：甲状腺内部血流信号减少。

三、手术中所见

甲状腺双侧叶弥漫性肿大，考虑桥本甲状腺炎。

四、病理所见

大体：右叶：甲状腺组织一块，体积8cm×6cm×3.6cm，切面灰红质中，未见明显结节。左叶：甲状腺组织一叶，体积10cm×6cm×3cm，多切面切开见灰白灰红鱼肉样肿物，肿物切面积约4.5cm×2.5cm，距离被膜0.3cm，未查见正常甲状腺组织(病例74图1)。

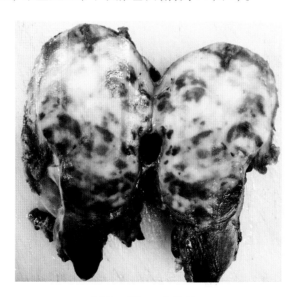

病例74图1　大体所见

镜下：低倍镜下见肿瘤细胞弥漫浸润甲状腺组织，甲状腺正常滤泡明显减少，但滤泡腺体未被破坏，部分区域可见增生的淋巴滤泡。肿瘤细胞分布均匀、弥散，无巢状结构。高倍镜下肿瘤细胞体积大，胞质丰富嗜酸性，核大、扭曲、有明显核沟，核仁不明显。核分裂象易见，局部区域大于 50 个/10HPF，可见数量不等的嗜酸性粒细胞浸润（病例 74 图 2A 至病例 74 图 2D）。部分病例呈肉瘤样（病例 74 图 2E 至病例 74 图 2G 为另一病例），细胞多形性，见大片坏死（病例 74 图 2F，病例 74 图 2I）、嗜酸性粒细胞脓肿（病例 74 图 2G，病例 74 图 2H）及异型显著的肿瘤细胞、多核瘤巨细胞（病例 74 图 2K，病例 74 图 2L）。

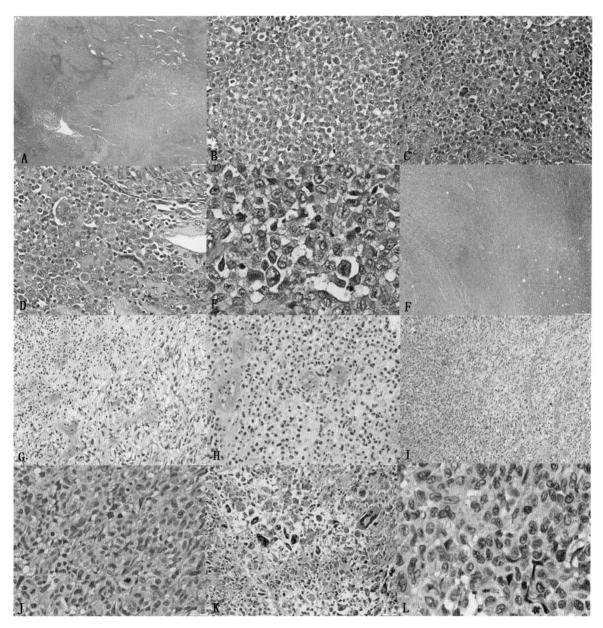

病例 74 图 2　典型 H&E 图像

注：A：淋巴细胞弥漫浸润甲状腺组织，可见残存甲状腺滤泡及增生的淋巴滤泡；B：肿瘤细胞均匀一致，胞质丰富；C：肿瘤细胞之间可见嗜酸性粒细胞；D：可见较多多核巨细胞；E：高倍镜下肿瘤细胞特点：核沟明显，无核仁；F：另一病例中可见肿瘤细胞大片坏死；G、H：示嗜酸性脓肿形成；I、J：肿瘤细胞呈肉瘤样形态，梭形、细胞密集；K：常见形态怪异的多核瘤巨细胞；L：异型显著的肿瘤细胞，可见杆状核、部分细胞见核沟

免疫组化显示: S－100(＋), Langerin(＋), CD1α(＋), CD20(－), CD79α(－), CD38(－), CD138(－), CD3(－), CD30(－), ALK(－), HMB45(－), Melan－A(－), CD68(－), CD21(－), CD35(－), CK(－), Syn(－), TTF－1(－), Lysozyme(－), Ki67 指数 70%(病例 74 图 3)。

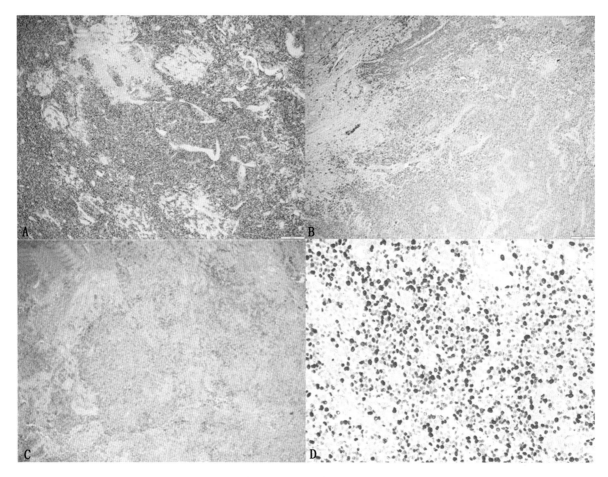

病例 74 图 3　免疫组化图像

注: A: CD1α; B: S－100; C: Langerin; D: Ki67

五、诊断及鉴别诊断

1. 诊断　朗格汉斯细胞肉瘤(Langerhans cell sarcoma)。

2. 鉴别诊断

(1)弥漫大 B 细胞淋巴瘤:细胞体积大,染色质粗,核仁明显,多核瘤巨细胞不多见。本例核扭曲,核沟明显,局部区域可见嗜酸性粒细胞浸润,不是弥漫大 B 细胞淋巴瘤的形态特点。

(2)浆母细胞型淋巴瘤:细胞大,胞质丰富,核偏位,核仁突出;免疫组化 CD20 阴性,约 40% 病例 CD79α 阳性, MUM－1 阳性, CD38 阳性, CD138 阳性。

(3)间变性大细胞淋巴瘤:30% 的病例可以丢失所有 T 细胞标记, B、T 免疫标记均阴性, CD43、LCA 均可阴性,但 CD30 一般阳性,年轻患者大多数 ALK 阳性。

(4)横纹肌肉瘤:肿瘤细胞胞质丰富、嗜酸,年轻女性患者,要除外横纹肌肉瘤可能,但细胞核扭曲、有核沟、多核巨细胞易见等特点不支持该病变。

(5)组织细胞肉瘤:肿瘤细胞一般体积较大,多形性,胞质丰富嗜酸性,核圆常偏位,也可出现核折叠情况,核仁明显,与朗格汉斯细胞肉瘤在形态上较难鉴别,但组织细胞肉瘤通常 CD68 阳性,

Langerin 和 CD1α 阴性。本例细胞核沟明显，有嗜酸性粒细胞浸润，免疫组化 CD68 和 Lysozyme 阴性，S‑100、Langerin 和 CD1α 均阳性，无论从形态还是免疫表型，都符合朗格汉斯细胞肉瘤。

六、小结

朗格汉斯细胞肉瘤(langerhans cell sarcoma)罕见，绝大多数位于结外，皮肤及皮下软组织是最常见的好发部位。几乎所有的病例均为成年人，中位诊断年龄41岁(10~72岁)，女性多见，男女比例约1:2。形态学其最显著的特征是肿瘤细胞多形性，具有明显的恶性特征，部分区域可见黏液变性。核有扭曲可见核沟，核仁清晰，伴有或多或少的嗜酸性细胞浸润，多核瘤巨细胞常常较多，核分裂象比例高，常大于50个/10HPF，部分病例可出现大片坏死。朗格汉斯细胞肉瘤在初诊时较易漏掉，易误诊为弥漫大B细胞淋巴瘤伴浆样分化、浆母细胞型淋巴瘤、ALK‑间变性大细胞淋巴瘤或恶性黑色素瘤等。

(山东大学齐鲁医院　张翠娟)

病例75　炎性假瘤样滤泡/纤维母细胞性树突细胞肉瘤

一、临床病史

患者，男，65岁，乙肝阳性，查体发现脾占位。无腹痛、腹胀、恶心、呕吐、发热、寒战等。

二、影像学检查

行腹部 CT 平扫＋增强示：脾脏密度不均匀，脾脏边缘增强扫描呈高密度。

三、病理所见

大体：脾脏切除标本，体积 17cm×10cm×8cm，被膜光滑、紧张，脾切迹消失。切面见一灰黄肿物，切面积 10cm×9cm，质软细腻伴出血，紧邻被膜，边界清，其余脾脏切面暗红质脆(病例75图1)。

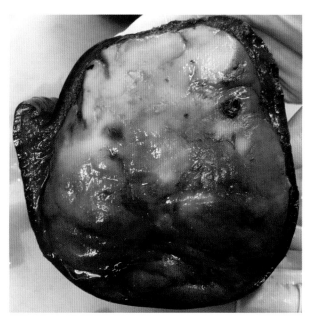

病例75图1　大体所见

　　镜下：低倍镜下可见肿瘤组织与正常脾脏界限清楚，肿瘤组织中大量淋巴细胞弥漫浸润，可见少许残存淋巴滤泡，部分区域淋巴细胞较密集，伴有大片梗死及大量胶原纤维增生，可见散在聚集成片的多核巨细胞。高倍镜下见细胞成分比较混杂，有小淋巴细胞、浆细胞、嗜酸性细胞、巨噬细胞等，肌纤维母细胞样形态的梭形肿瘤细胞成分数量较少，掺杂其中，细胞异型性小，易被忽略。部分梭形细胞成分细胞核增大，核浆比增高，轻-中度异型，部分细胞核空泡状，伴有小核仁（病例75 图2）。

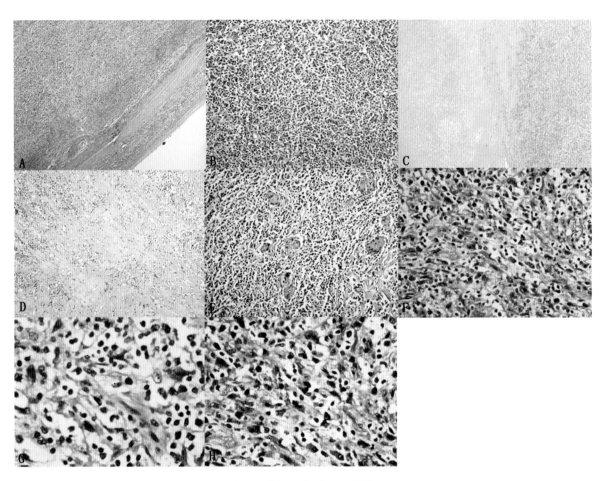

病例75 图2　典型 H&E 图像

　　注：A：淋巴组织与脾脏被膜界限清晰；B：淋巴细胞弥漫浸润，体积小，异型不明显；C：大片梗死；D：显著增生的胶原纤维，插入到淋巴组织之间；E：可见多核组织细胞散在聚集；F：部分区域可见梭形细胞，分布稀疏，散在分布；G、H：梭形细胞体积增大，核深染，核浆比增高，轻-中度异型

　　免疫组化显示：SMA 阳性，CD20、CD79α 淋巴滤泡阳性，CD2、CD3 及 CD5 T 细胞阳性，CD38 浆细胞阳性，CD68 组织细胞及多核巨细胞阳性，CD21、CD23 及 CD35 灶性弱阳性，CK 灶性弱阳性，CD10、BCL-6、S-100 和 CD34 阴性，Ki67 指数约30%（病例75 图3）。

　　原位杂交：EBER（+）。

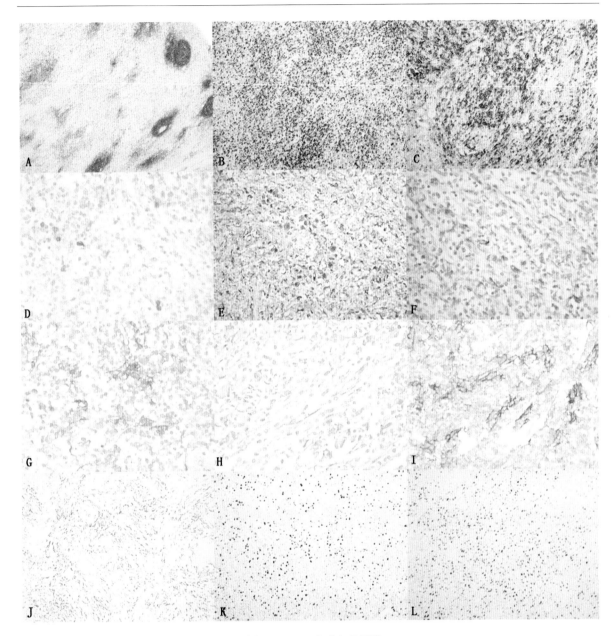

病例75图3　免疫组化图像

注：A：CD20；B：CD3；C：CD38；D：CD30；E：CD68；F：CK；G：CD21；H：CD23；I：CD35；J：SMA；K：Ki67；L：EBER

四、鉴别诊断及诊断

1. 诊断　炎性假瘤样滤泡/纤维母细胞性树突细胞肉瘤（inflammatory pseudotumour - follicular/fibroblastic dendritic cell sarcoma）。

2. 鉴别诊断

（1）B细胞淋巴瘤：本例病变中显著的小淋巴细胞浸润，胞质淡染，似单核样B细胞形态，H&E上需与脾脏弥漫红髓小B细胞淋巴瘤进行鉴别。但免疫组化显示B细胞较少，以T细胞增生为主，可除外B细胞淋巴瘤。

（2）T细胞淋巴瘤：本例肿瘤组织中大量小淋巴细胞较弥漫浸润，免疫组化显示T细胞较多，细胞成分比较混杂，细胞轻度异型，似 T 细胞淋巴瘤。但 T 细胞淋巴瘤中往往不出现成片聚集的多核巨细胞，大片梗死及胶原纤维增生少见，且本例 T 细胞分布并不均一，部分区域比较密集，部分区域疏松，混杂有轻度异型的梭形细胞区域。

（3）霍奇金淋巴瘤：本例炎性背景中可见 RS 样细胞，实际为增生的免疫母细胞和肿胀的血管内皮细胞，细胞染色浅，核空泡状，无异常染色质聚集和突出的嗜酸性核仁，并不是真正的 RS 细胞。这些细胞表达 CD30，但阳性细胞与肿瘤细胞数量不成比例，形态规则，数量少，分布均匀。

（4）炎性假瘤：与炎性假瘤样滤泡/纤维母细胞性树突细胞肉瘤形态上极为相似，体积可 1 ~ 15cm 不等，细胞混杂，异型不明显，可伴有梭形细胞成分、梭形细胞成分形态及免疫表型均似肌纤维母细胞。炎性假瘤的病变性质尚不清楚，目前认为如果梭形细胞成分表达 ALK，应归入炎性肌纤维母细胞肉瘤，如果 EBER +，应归入炎性假瘤样滤泡/纤维母细胞性树突细胞肉瘤，无特异性免疫表型归入炎性假瘤。

（5）普通型滤泡树突细胞肉瘤：炎性背景往往不明显，肿瘤细胞梭形，有明显的旋涡状结构，肿瘤细胞周围可见少许淋巴细胞浸润，免疫组化 CD21、CD23、CD35 一般阳性，不表达 SMA、Desmin、CK 等，EBER 阴性。

五、小结

炎性假瘤样滤泡/纤维母细胞性树突细胞肉瘤主要发生于年轻 – 中年人，女性多见。脾脏和肝脏是好发部位，可同时发生，其他部位罕见。本病典型图像为肿瘤性梭形细胞散在分布于显著增生的淋巴浆样细胞之间，从而使肿瘤细胞被掩盖。继发性改变常见出血、坏死及组织细胞或肉芽肿反应，血管壁常见纤维蛋白样物沉积。肿瘤核大、深染、染色质空泡状，可见核仁，核异型性，高度异质性，大多数细胞形态温和，但总是可见部分细胞体积增大、核不规则、折叠、染色质浓缩，甚至可见 RS 样细胞。免疫组化肿瘤细胞一般 CD21、CD23、CD35 不同程度的阳性，某些病例也可阴性，SMA 可阳性。EBER 总是阳性。本病属于惰性临床经过，手术切除多年以后有复发可能。

（山东大学齐鲁医院　张翠娟）

病例 76　ALK 阳性间变性大细胞淋巴瘤，霍奇金样型

一、临床病史

患者，男，4 岁，腋窝多发淋巴结肿大伴发热 1 个月余。

二、病理所见

大体：淋巴结 1 枚，体积 2cm×1.3cm×1cm，切面灰红灰白，质韧。

镜下：低倍镜下可见大量胶原纤维增生，分割淋巴细胞成结节状，似结节硬化型霍奇金淋巴瘤；高倍镜下可见滤泡内细胞大多为成熟淋巴细胞，异型肿瘤细胞不易查找，偶见细胞核大、胞质收缩的陷窝样细胞；滤泡间血管及梭形细胞增生明显，部分区域可见梭形细胞侵犯破坏淋巴滤泡；增生的梭形细胞比较温和，异型性小，大部分为肌纤维母细胞，混杂有梭形的肿瘤细胞，形态似肌纤维细胞样，但细胞体积更大，核浆比更高，核不规则，有异型性，与肌纤维母细胞及肿胀的血管内皮混杂在一起，不易区分，部分区域可见成簇的肿瘤细胞聚集，核淡染，空泡状，部分沿血管周分布。肿瘤细胞之间伴有不同程度的淋巴细胞、浆细胞和嗜酸性粒细胞浸润（病例 76 图 1）。

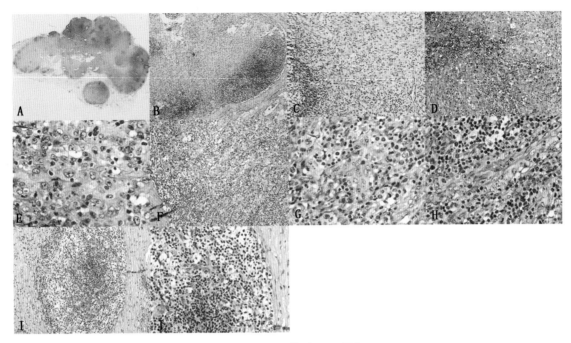

病例 76 图 1 典型 H&E 图像

注：A：低倍镜下可见胶原纤维增生明显，分割淋巴组织成结节状；B：可见梭形细胞成分破坏淋巴滤泡；C：梭形细胞形态温和、异型性小；D：血管及肌纤维母细胞增生明显；E：增生的血管内皮细胞混杂有肿瘤细胞，不易辨认，肿瘤细胞体积增大，胞质丰富，核略凹陷；F：肿瘤细胞混杂在增生的血管及血管内皮之间；G：部分肿瘤细胞成簇分布，胞质丰富，核淡染；H：肿瘤细胞围绕血管周围分布，核淡染，核浆比高；I、J：硬化的结节内可见少许胞质收缩的细胞，似陷窝细胞

免疫组化显示：CD2（－），CD3（＋），CD4（＋），CD5（＋），CD30（＋），ALK（＋），CD20（－），CD79α（－），PAX－5（－），CD15（－），EMA（＋），Granzyme－B（＋），MUM－1（－），Ki67 指数约 40%（病例 76 图 2）。

原位杂交：EBER（－）。

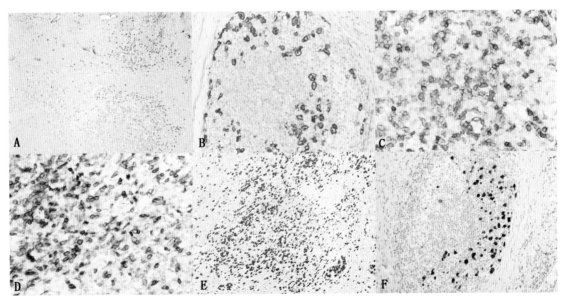

病例 76 图 2 免疫组化图像

注：A、B：CD30；C：CD3；D：CD5；E、F：ALK

三、诊断及鉴别诊断

1. 诊断　ALK 阳性间变性大细胞淋巴瘤，霍奇金样型(anaplastic large cell lymphoma, hodgkin - like pattern)。

2. 鉴别诊断

(1)结节硬化型霍奇金淋巴瘤：霍奇金样型间变性大细胞淋巴瘤形态上似结节硬化型霍奇金淋巴瘤，大量的胶原纤维将淋巴组织分割成结节状，结节内甚至可见陷窝样的肿瘤细胞。本例的特点还在于肿瘤细胞成梭形并伴有显著的血管增生，沿淋巴滤泡之间浸润并侵犯破坏滤泡，这个特点与结节硬化型霍奇金淋巴瘤不同，结节硬化型霍奇金淋巴瘤的滤泡之间往往为增生的胶原纤维，肿瘤成分极少。结节硬化型霍奇金淋巴瘤和霍奇金样型间变性大细胞淋巴瘤免疫组化都表达 CD30，但前者一般都表达 PAX - 5，部分病例 CD15 阳性(阳性率不等)；后者表达 ALK，表达 CD2、CD3、CD4、CD5 或 CD7 等一至多个 T 细胞标志物，不表达 PAX - 5。

(2)炎性反应性病变：本例肿瘤细胞异型不明显，继发性改变显著，滤泡之间的血管和胶原纤维增生明显，肿瘤细胞形态温和，掺杂其中，不易辨认，易误诊为炎性反应性病变，尤其在穿刺组织标本中更易漏诊。

(3)炎性肌纤维母细胞性肿瘤：肿瘤细胞为梭形，肌纤维母细胞样，并混杂有不同类型的炎细胞，继发性血管增生明显，两者需进行鉴别。炎性肌纤维细胞肿瘤细胞约 50% ALK 阳性，发病人群也主要为儿童和青少年。不同之处在于炎性肌纤维母细胞性肿瘤很少形成胶原纤维分割淋巴组织的结节状结构，肌纤维母细胞异型性更小，不成簇分布，浸润的炎细胞主要为淋巴细胞、浆细胞，ALK 阳性模式为胞质阳性，而间变性大细胞淋巴瘤 ALK 阳性模式为细胞核和细胞质阳性，或细胞核弥漫阳性，或细胞质颗粒状阳性。

四、小结

ALK 阳性间变性大细胞淋巴瘤分为 5 种亚型：普通型(60%)、淋巴组织细胞型(10%)、小细胞型(5% ~ 10%)、霍奇金样型(3%)和复合型(15%)。霍奇金样型是其中最为少见的一个亚型，形态学极似结节硬化型霍奇金淋巴瘤。本例特点为大量胶原纤维增生并分割淋巴组织，镜下似结节硬化型霍奇金淋巴瘤，高倍镜下硬化结节内可见陷窝样细胞。但结节之间以梭形细胞为主，血管及肌纤维母细胞增生显著，肿瘤细胞异型小，形态温和，似肌纤维母细胞，且与肌纤维母细胞和肿胀的血管内皮混杂在一起，较难区分，可见梭形肿瘤细胞长入并破坏淋巴滤泡的区域，肿瘤细胞比梭形肌纤维母细胞核浆比更大、细胞核扭曲、不规则，核仁明显。间变性大细胞的形态学很多样，部分病例可以似肉瘤样，可以为高级别也可以为低级别，容易误诊为间叶源性肿瘤。如果为年轻患者，淋巴结肿大明显伴有不明原因的发热，低倍镜下有硬化的结节性改变，要考虑到该类型，常规做 ALK 进行鉴别诊断。

(山东大学齐鲁医院　张翠娟)

病例 77　ALK 阳性间变性大细胞淋巴瘤，复合型 (淋巴组织细胞型、小细胞型)

一、临床病史

患者，男，30 岁，颈部淋巴结肿大，肝、脾、肺内多发占位。

二、病理所见

（一）肝活检

大体：灰黄灰黑小组织2块，体积2cm×1.3cm×1.1cm，一面光滑为肝被膜，一面为剥离面；切面见一灰白、灰黄肿物，切面积0.7cm×0.4cm，紧邻被膜。

镜下：低倍镜下可见2处结节性病变，与周围肝组织界限清楚，病变内血管及胶原纤维增生明显，细胞成分较少。高倍镜下见胶原纤维之间散在少许体积较大细胞，胞质嗜酸，核深染、不规则、核浆比高，异型性明显，混杂有数量不等的小淋巴细胞；部分异型细胞胞质似有黏液；增生的胶原纤维部分细胞核大、深染，轻度异型（病例77 图1）。

免疫组化显示：ALK（＋），CD30（＋），CD2（＋），CD3（＋），CD20（－），CD79α（－），EMA（＋），TIA（－），Granzyme－B（－），Ki67指数约40%（病例77 图1）。

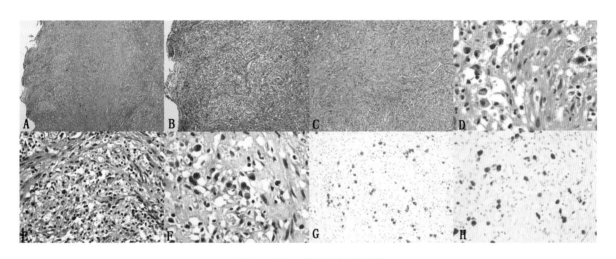

病例77 图1 肝穿刺活检图像

注：A：肝内可见一界限清楚的结节性病灶；B：结节内血管增生明显；C：胶原纤维增生显著，形态温和；D：增生的胶原纤维之间可见少数异型细胞，核扭曲，胞质淡染；E：少数异型的细胞散在分布在反应性淋巴细胞之间，周围胶原纤维核增大、轻度异型性，易被误认为间叶源性肿瘤成分；F：异型明显的肿瘤细胞散在分布于增生的血管和胶原纤维之间；G：CD30；H：ALK

（二）淋巴结活检

镜下：低倍镜下可见淋巴结正常结构完全破坏，细胞弥漫分布，似恶性肿瘤。但高倍镜下细胞成分混杂，大量浆细胞和组织细胞浸润，不易找到明确的肿瘤成分，似反应性改变。仔细辨认可见反应性的细胞之间掺杂有散在分布的异型细胞，体积稍大、核不规则、扭曲、部分成肾型；部分肿瘤细胞胞质丰富，核偏位，呈组织细胞样，但核比组织细胞核略大，深染，核浆比稍高，因形态温和、异型性小，不易与组织细胞区分。反应性背景之中可见较多小的淋巴样细胞浸润，多数有少许嗜酸性胞质，核异常深染，略不规则，有的凹陷略呈肾型，为间变性大细胞淋巴瘤的小细胞亚型成分，尽管细胞体积较小，但细胞大小之间仍存在差异，部分区域可见围绕血管分布（病例77 图2）。病例77 图2G、病例77 图2H为另一病例，仍可见大量浆细胞浸润，部分区域肌纤维母细胞增生显著，似低级别间叶源性肿瘤，肿瘤细胞核不规则、肾型，核浆比增高，掺杂其中（病例77 图2）。

免疫组化显示：CD30（＋），ALK（＋），CD2（＋），CD3（＋），CD20（－），CD79α（－），TIA－1（＋），Granzyme－B（－），Ki67阳性率约50%（病例77 图2）。

原位杂交：EBER（－）。

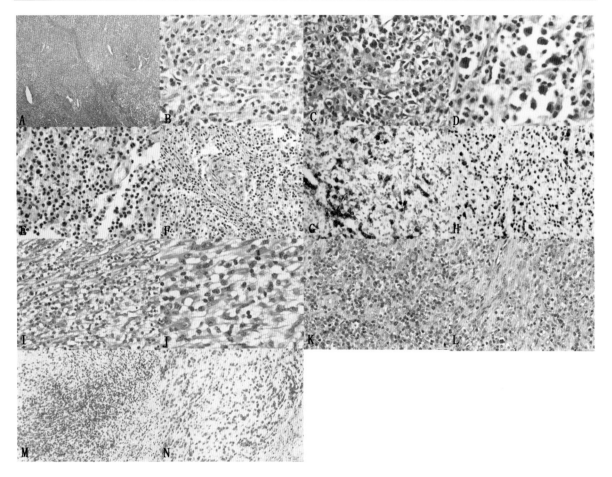

病例77图2　淋巴结活检组织学图像

注：A：淋巴结内可见淋巴滤泡完全被破坏；B、C：高倍镜下细胞非常混杂，大量组织细胞和浆细胞浸润；D：可见少许异型明显的细胞散在分布其中；E：小细胞亚型成分：细胞体积小，胞质少，似小淋巴细胞，但核更深染、不规则，大小不等，胞质比小淋巴细胞略多，嗜酸；F：小细胞亚型成分围绕血管分布；G、H：免疫组化显示淋巴组织细胞亚型成分CD30＋，ALK＋；小细胞亚型成分CD30－，ALK＋；I、J：继发性改变可出现肌纤维细胞增生，梭形区域明显；K：大量浆细胞浸润；L：组织细胞样形态的肿瘤细胞与增生的肌纤维母细胞混杂存在；M：CD30；N：ALK

三、诊断及鉴别诊断

1. 诊断　ALK阳性间变性大细胞淋巴瘤，复合型（淋巴组织细胞型、小细胞型）（anaplastic large cell lymphoma，ALK－positive，composite pattern）。

2. 鉴别诊断

（1）炎性病变：本例无论是肝脏的结节还是淋巴结内细胞都很混杂，肝脏结节血管及胶原增生明显，混杂有各种炎细胞，肿瘤细胞稀疏，易误诊为炎性假瘤。

（2）间叶源性肿瘤：肝脏结节内继发性改变明显，部分细胞梭形，有轻到中度异型，需与低级别间叶源性肿瘤鉴别。

（3）梅毒性淋巴结炎：淋巴组织细胞型间变性大细胞淋巴瘤继发改变显著，以大量浆细胞浸润为主，血管增生明显，部分血管壁增厚甚至闭塞，周围围绕较多浆细胞，部分病例甚至可见到肉芽肿，似梅毒性淋巴结炎，肿瘤细胞往往被继发性改变掩盖。梅毒性淋巴结炎为免疫性增生性改变，淋巴结构尚存，淋巴滤泡增生，血管闭塞、浆细胞弥漫浸润、非干酪性坏死性肉芽肿及淋巴结被膜炎是其主要改变。

四、小结

ALK 阳性间变性大细胞淋巴瘤，复合型约占 ALK 阳性间变性大细胞淋巴瘤的 15%，往往为淋巴组织细胞型（lymphohistiocytic pattern）、复合小细胞型（small cell pattern）。无论发生在淋巴结内还是结外，淋巴组织细胞型间变性大细胞淋巴瘤都往往继发改变显著：细胞成分混杂，以组织细胞为主，多数病例伴有大量浆细胞浸润，肿瘤细胞本身异型性小，组织细胞样或肌纤维母细胞样，胞质丰富，核圆或不规则，核浆比略高，异型性小，不易辨认，但总可见体积略大、核略深染、扭曲的异型细胞。血管、胶原纤维及肌纤维母细胞显著增生，易误诊为梅毒、其他非特异性炎性病变或间叶源性肿瘤。小细胞亚型特点为细胞体积小，小淋巴细胞样，容易误认为是成熟的淋巴细胞，但细胞大小不等，多数有少量嗜酸性胞质，核异常深染、扭曲、不规则或略呈肾型，易围绕血管分布。需注意小细胞亚型可以 CD30 阴性或表达较弱。年轻患者，淋巴结正常结构被完全破坏，具备该形态特点，要考虑到少见亚型的 ALK 阳性间变性大细胞淋巴瘤。

（山东大学齐鲁医院　张翠娟）

病例 78　淋巴结髓样化生

一、临床病史

患者，女，48 岁，颈部淋巴结肿大，无发热。

二、病理所见

大体：灰白不规则组织一块，体积 1.3cm×1.3cm×0.5cm，表明似有薄被膜，切面灰白质韧。

镜下：低倍镜下可见淋巴结结构完全破坏，残存少许成熟淋巴细胞；高倍镜下细胞弥漫性浸润，巨核系、髓系和红系三系细胞混杂存在，以巨核系细胞为主，伴有较多不成熟粒细胞，红系细胞较少。可见不同发育阶段的三系细胞成熟过程，三系的前体细胞核浆比高，核分裂象易见，巨核系细胞散在分布，大小不一，部分细胞非常巨大伴有异常染色质聚集，部分为双核或多核，似瘤巨细胞，部分区域可见巨核细胞沿淋巴窦内分布。前体细胞之间可见数量较多的已发育成熟的嗜酸性粒细胞及中性粒细胞（病例 78 图 1）。

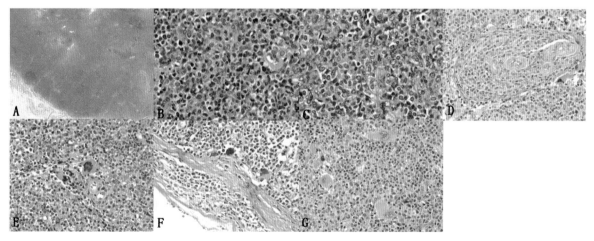

病例 78 图 1　典型 H&E 图像

注：A：淋巴结结构完全被破坏，残存少许淋巴滤泡；B：弥漫性生长模式；C：原始幼稚的造血细胞核浆比高，

似恶性肿瘤细胞；D：可见血管周浸润；E：不成熟的巨核细胞及原始幼稚的髓系细胞；F：巨核细胞及嗜酸性粒细胞沿淋巴窦浸润；G：多核巨细胞多见，可见较多成熟粒细胞

免疫组化显示：CD43（＋），MPO（＋），CD15（＋），CD10（＋），CD68部分（＋），CK（－），HMB45（－），S－100（－），Melan－A（－），CD20（－），CD79α（－），CD2（－），CD3（－），Ki67指数70%（病例78图2）。

原位杂交：EBER（－）。

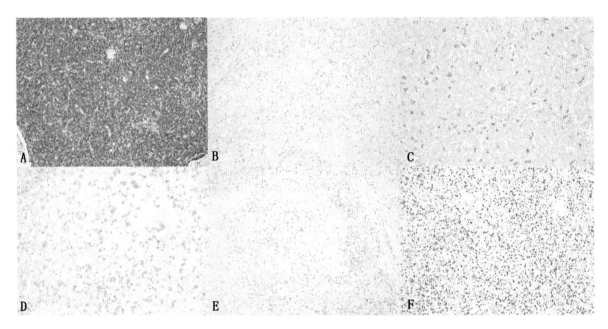

病例78图2　免疫组化图像

注：A：CD43；B：MPO；C：CD68；D：CD15；E：CD10；F：Ki67

三、诊断及鉴别诊断

1. 诊断　淋巴结髓样化生（myelofibrosis）。

2. 鉴别诊断

（1）淋巴瘤：本例淋巴结结构完全被破坏，巨核系、髓系及红系前体细胞易误认为是异型明显的恶性肿瘤细胞，尤其是巨核系细胞，核大深染，异型性明显，但整个病变中可见不同发育阶段的三系细胞。

（2）霍奇金淋巴瘤：某些细胞体积较大，细胞核大深染，部分为双核，似RS样细胞，散在分布于炎性背景中，可见较多嗜酸性粒细胞，较易误诊为霍奇金淋巴瘤。

（3）髓系肉瘤：本例细胞前体细胞较多，可见不成熟的髓系细胞，部分细胞异型明显，免疫组化MPO阳性，易误诊为髓系肉瘤，但三系不同发育阶段的细胞并存，并见较多已发育成熟的粒细胞。

四、小结

髓样化生是一种以巨核细胞异常增生，不成熟粒细胞相对增多，红细胞生成无效，骨髓内反应性网状纤维或胶原沉积为特征的克隆性干细胞疾病，也被称为慢性特发性骨髓纤维化，发生于骨髓、脾脏及其他髓外器官（淋巴结、浆膜、泌尿生殖系统、肺、肾上腺、皮肤、脊柱旁、硬膜下或硬膜外间隙）。发病年龄主要为发生于老年人（诊断中位年龄为65岁），往往没有临床症状，如果发生于脾脏或肝脏，常常因髓外造血而出现脾大或肝大，部分患者出现"B"症状：乏力、体重减轻、盗汗和

低热。发生于淋巴结的骨髓化生非常少见,易误诊为髓系肉瘤,注意三系细胞同时增生是其主要特征。

(山东大学齐鲁医院　张翠娟)

病例 79　急性 EBV 感染性扁桃体炎

一、临床病史

患者,男,7 岁,扁桃体肿大伴发热一周。

二、病理所见

大体:灰白碎组织 2 块,总体积 1.2cm×0.8cm×0.3cm。

镜下:低倍镜下可见扁桃体组织 2 片,大片组织淋巴细胞体积大,弥漫成片,表面伴有大片坏死;小片组织细胞体积较小,成熟,为正常扁桃体淋巴组织。高倍镜下可见大片组织淋巴细胞弥漫分布,细胞大而均匀一致,可见一至多个显著核仁,细胞膜薄,染色质细,核空泡状,似中心母或免疫母细胞(病例 79 图 1)。

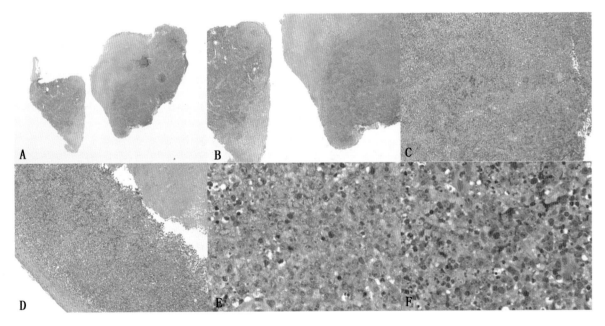

病例 79 图 1　典型 H&E 图像

注:A、B:低倍镜见两片组织,大片组织伴坏死,细胞体积大;小片组织细胞体积小,似成熟淋巴细胞,无坏死,异型不明显;C、D:大片组织淋巴细胞弥漫成片分布;E、F:细胞体积大,均匀一致,染色浅,核膜薄,染色质细,核仁明显

免疫组化显示:淋巴细胞体积较大区域:CD20、CD79α 弥漫阳性,CD2、CD3 残存少许 T 细胞阳性,CD10 及 BCL-6 阳性,BCL-2、CD56 及 MUM-1 阴性,Ki67 指数 90%(病例 79 图 2)。

原位杂交:EBER(+)。

正常扁桃体淋巴组织：CD20、CD79α 较弥漫阳性，CD2、CD3 较多 T 细胞阳性，CD10 少许细胞阳性，BCL-2 部分细胞阳性，BCL-6 阴性，CD56 及 MUM-1 阴性，Ki67 指数 30%。

原位杂交：EBER(-)。

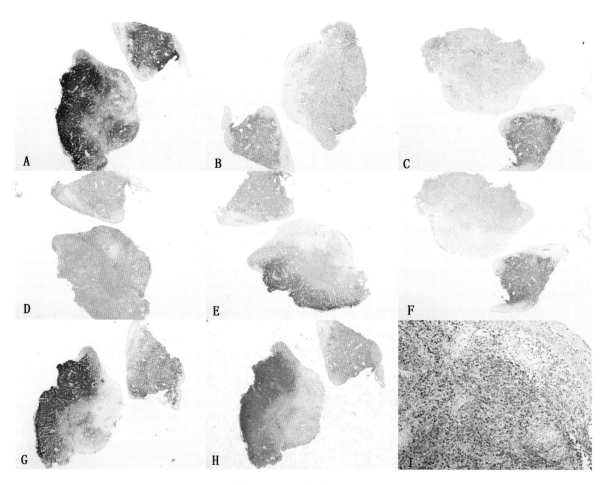

病例 79 图 2　免疫组化图像

注：A：CD20；B：CD2；C：CD3；D：CD10；E：BCL-6；F：BCL-2；G：Ki67；H、I：EBER。活检 2 块组织免疫组化表型不一致：大片组织 CD20、CD10、BCL-6 弥漫阳性，CD2 及 CD3 少许细胞阳性，BCL-2 阴性，Ki67 指数约 90%；原位杂交 EBER 阳性。小片组织 CD20、CD2、CD3 均部分阳性，BCL-2 阳性，CD10 及 BCL-6 阴性，Ki67 指数约 30%；原位杂交 EBER 阴性

三、诊断及鉴别诊断

1. 诊断　急性 EBV 感染性扁桃体炎(acute epstein-Barr virus infection)。

2. 鉴别诊断

(1)Burkitt 淋巴瘤：本例较多区域淋巴细胞弥漫一致增生，细胞体积大核仁明显，可见核分裂象，与周围正常扁桃体淋巴组织形成鲜明对比，CD20、CD79α 弥漫阳性，EBER 阳性，患者年龄较轻，易误诊为 Burkitt 淋巴瘤。但淋巴细胞染色质细、细胞膜薄，形态规则，实际为增生的中心母细胞和免疫母细胞样细胞，并非肿瘤细胞。

(2)EBV 阳性弥漫大 B 细胞淋巴瘤：淋巴细胞弥漫分布，细胞体积大，大小不等，坏死少见。本例淋巴细胞虽然弥漫分布，细胞大、核仁明显，但异型并不明显。细胞形态均匀一致，染色浅，染色

质细腻，不是弥漫大 B 细胞淋巴瘤特点。

四、小结

急性 EBV 感染是儿科比较常见的一种病毒感染性疾病，我国 3～5 岁儿童感染率达 90% 以上，主要感染部位为扁桃体、鼻咽部和淋巴结。典型的小儿 EBV 感染表现为传染性单核细胞增多症。EBV 是一双链 DNA 病毒，属于人类疱疹病毒属的 γ 亚科，为嗜 B 细胞疱疹病毒，被病毒感染的细胞具有 EBV 的基因组，并可产生各种抗原，包括：EBV 核抗原（EBNA）、早期抗原（EA）、膜抗原（MA）和衣壳抗原（VCA）。由于裂解感染和潜伏感染期 EBV 抗原表达的不同，因此检测患儿机体针对这些抗原产生的不同类型抗体，一定程度上能够反映 EBV 的感染状况。如原发性急性 EBV 感染过程中，首先产生针对衣壳蛋白的 VCA - IgG 和 VCA - IgM 抗体，其中 VCA - IgM 抗体持续数周至 3 个月，90%～94% 急性期患者可检测到此抗体，是目前急性感染的可靠血清学标志之一。在病理形态上，因 EBV 首先激活 B 细胞（因 B 细胞上有 EBV 受体 CR2 或 CD21 的糖蛋白），造成 B 细胞的弥漫增生，形态上表现为非典型急性单核样 B 细胞增多症（如本例），继之激活 T 细胞转化为细胞毒性效应细胞，引起 T 细胞的强烈反应，形态为典型的急性传染性单核细胞增多症，既有增生的 B 细胞，也有增生的 T 细胞；后期被感染的 B 细胞逐渐减少，以 T 细胞增生为主（此时 EBER 阳性的细胞数明显减少）。本例活检 2 块组织，形态及免疫表型均截然不同，易将增生的中心母细胞和免疫母细胞误认为 B 细胞淋巴瘤。

（山东大学齐鲁医院　张翠娟）

病例 80　传染性单核细胞增多症

一、临床病史

患者，男，26 岁，双侧扁桃体肿大 1 周，伴发热、咽痛。

二、病理所见

大体：扁桃体 2 块，大者体积 3cm×2cm×1cm，表面可见坏死，切面灰红质软。

镜下：低倍镜下可见扁桃体大部结构被破坏、坏死，周边见残存的淋巴滤泡，滤泡数量减少，滤泡之间较多淋巴细胞浸润。高倍镜下淋巴细胞弥漫成片，体积大，核浆比高，核不规则，核仁明显，核分裂象易见，似为异型增生的肿瘤细胞，但核染色浅，成空泡状，为增生的免疫母细胞；部分细胞体积略小于免疫母细胞，核浆比高，核偏位，染色质边集，车辐状，胞质丰富，为浆母细胞，还可见中等大的不成熟浆细胞及成熟性浆细胞，构成浆细胞的成熟衍化过程。部分区域细胞似在周围肌层之间浸润，但浸润的细胞仍可见免疫母细胞、浆母细胞、不成熟浆细胞和成熟性浆细胞的成熟过程（病例 80 图 1）。

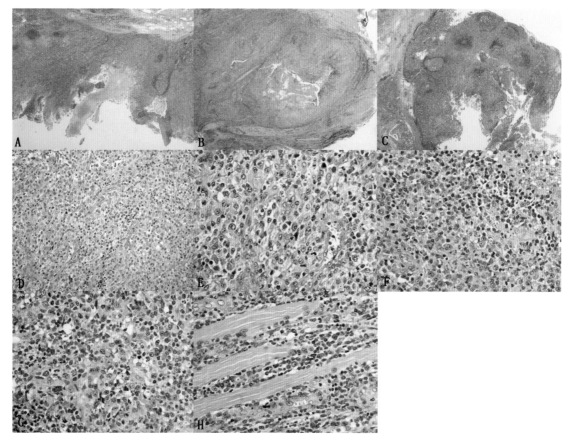

病例 80 图 1　典型 H&E 图像

注：A、B：扁桃体淋巴滤泡明显减少，可见坏死；C：部分区域滤泡尚存，滤泡间区扩大；D：体积较大的淋巴细胞弥漫浸润；E-G：较多体积较大的淋巴细胞，胞质丰富，双嗜性，核偏位，核仁明显，可见免疫母细胞、浆母细胞、不成熟浆细胞及成熟浆细胞，呈现了浆细胞的成熟衍化过程；H：部分区域可见淋巴细胞浸润扁桃体周围肌层，似恶性淋巴瘤，但浸润的细胞仍可见不同发育阶段的浆细胞

免疫组化显示：CD20、CD79α 较弥漫（＋），CD2、CD3、CD5 残存 T 细胞（＋），CD56、BCL - 2 及 MUM - 1 阴性，CD10 及 BCL - 6 生发中心（＋），Ki67 指数 70%（病例 80 图 2）。

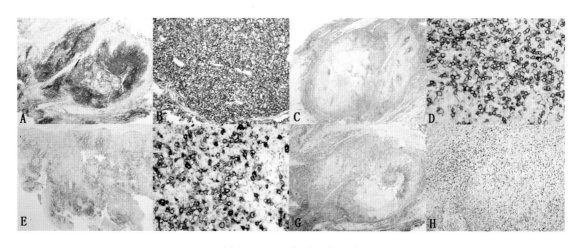

病例 80 图 2　免疫组化图像

注：A、B：CD20；C、D：CD3；E、F：CD30；G：Ki67；H：EBER

三、诊断及鉴别诊断

1. 诊断　传染性单核细胞增多症(infectious mononucleosis)。

2. 鉴别诊断

(1)EBV 阳性弥漫大 B 细胞淋巴瘤:本例扁桃体结构大部破坏,周边肌层之间可见较大异型淋巴细胞浸润,淋巴细胞弥漫成片分布并伴有坏死,细胞大,核仁明显,核分裂象易见,CD20 弥漫阳性,需与 EBV 阳性弥漫大 B 细胞淋巴瘤进行鉴别。大细胞为免疫母细胞、浆母细胞和不成熟浆细胞等混合存在,染色质细,染色浅,并非肿瘤细胞。

(2)霍奇金淋巴瘤:结外霍奇金淋巴瘤比较少见,但扁桃体为结外霍奇金淋巴瘤的常见部位。淋巴滤泡结构破坏,T、B 细胞混合增生,部分细胞 RS 样,需与霍奇金淋巴瘤进行鉴别。本病例显示的 CD30 阳性的大细胞为免疫母细胞,并非典型的 RS 细胞。

四、小结

传染性单核细胞增多症是一种由 EBV 感染引起的淋巴结或扁桃体淋巴组织增生的自限性儿童、青少年疾病,主要临床表现为发热、咽痛和肝脾肿大。镜下特点为淋巴结(或扁桃体)结构大部被破坏,可见部分残存的淋巴组织和淋巴窦,免疫母细胞增生明显,并可见浆母细胞、不成熟浆细胞及成熟浆细胞,构成浆细胞的级谱样衍化过程,免疫标记往往可见 CD20 阳性和 CD3 阳性的大细胞混杂存在,大细胞可 CD30 阳性,由于成熟程度不同,故呈 CD20、CD30 强弱不等的染色模式。本例增生的细胞主要为 B 细胞,CD20 弥漫阳性,CD3 残存少许 B 细胞阳性,容易误诊为 B 细胞淋巴瘤,但可见免疫母细胞、浆母细胞、不成熟浆细胞和成熟性浆细胞的衍化成熟过程,形态上是比较典型的传染性单核细胞增多症,免疫表型以 CD20 阳性为主,但仍可见数量不等的大细胞 CD3 阳性。儿童或青少年患者,发病部位为扁桃体并可见坏死,起病急,有发热、咽痛,首先要考虑到传染性单核细胞增多症,诊断大 B 细胞淋巴瘤要十分慎重。

(山东大学齐鲁医院　张翠娟)

病例 81　慢性炎症相关性弥漫大 B 细胞淋巴瘤

一、临床病史

患者,男,36 岁,骨外伤后骨髓炎窦道不愈 10 年。

二、病理所见

大体:附皮组织一块,体积 9cm×7cm×3cm,皮肤面积 8cm×7.5cm,于皮下见一肿物,凸起皮肤表面 2cm,肿物切面积 8.5cm×7cm,灰白灰红,部分灰黑,质脆,细腻(病例 81 图 1)。

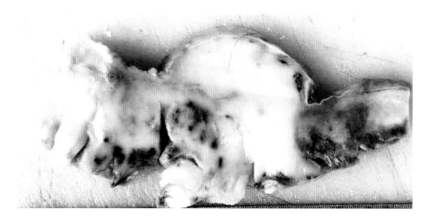

病例 81 图 1　大体所见

镜下：低倍镜下可见淋巴细胞弥漫浸润，部分区域细胞收缩明显，可见裂隙样结构。高倍镜下见肿瘤细胞大小不均一，部分细胞体积大、核圆或肾形、深染，染色质粗，核仁明显，胞质丰富，核偏位，呈浆样分化；部分细胞体积中等，核不规则、核仁不明显；可见较多多核瘤巨细胞。肿瘤细胞之间混杂少许成熟的淋巴细胞、浆细胞及嗜酸性粒细胞（病例 81 图 2）。

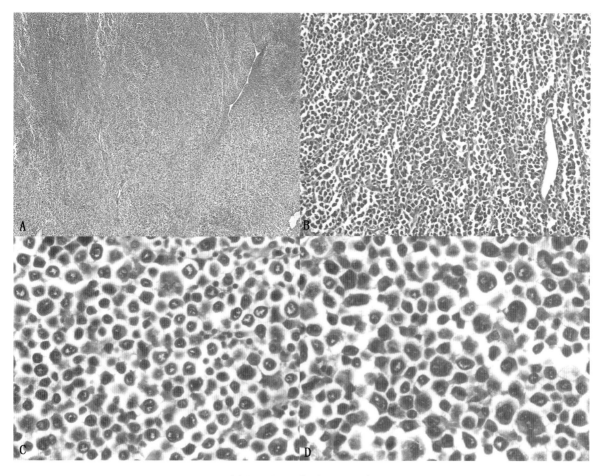

病例 81 图 2　典型 H&E 图像

注：A：淋巴细胞弥漫浸润；B：细胞收缩可形成裂隙样排列模式；C、D：细胞体积大，胞质丰富，嗜酸，核偏位，部分为多叶核

免疫组化显示：CD79α 部分弱（＋），CD20（－），PAX－5（－），CD19（－），CD2（－），CD3（－），CD30（－），CD5（－），CD138 部分（＋），CD38（－），MUM－1（－），CD10（－），BCL－6（－），MPO（－），CD68（－），CD117（－），CD34（－），MyoD1（－），Myogenin（－），HMB45（－），Melan－A（－），S－100（－），CD1α（－），TDT（－），CK（－）（病例81 图3）。

原位杂交：EBER（＋）。

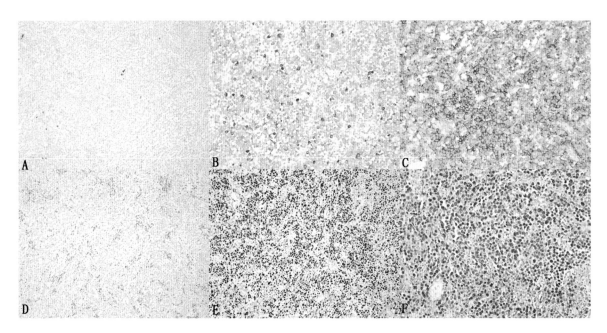

病例81 图3　免疫组化图像

注：A：CD20；B：CD79α；C：CD138；D：CD3；E：Ki67；F：EBER

三、诊断及鉴别诊断

1. 诊断　慢性炎症相关性弥漫大 B 细胞淋巴瘤，伴浆样分化（diffuse large B－cell lymphoma with chronic inflammation）。

2. 鉴别诊断

（1）组织细胞肉瘤：细胞体积大，核仁突出，胞质丰富，多核瘤巨细胞多见。免疫组化 CD68、Lysozyme、Granzyme－B 阳性。

（2）髓系肉瘤：肿瘤细胞呈裂隙样排列，细胞中等大，核扭曲、胞质内可见嗜酸性颗粒，核仁不明显。本例组织固定欠佳，细胞排列之间裂隙明显，形态似髓系肉瘤，但细胞体积较大，多核瘤巨细胞较多，细胞胞质丰富，浆样分化，这些都不是髓系肉瘤的特点，MPO、CD68、CD117、CD34 均阴性，且 EBER 阳性，可除外该肿瘤。

（3）EBV 阳性弥漫大 B 细胞淋巴瘤非特指：形态和免疫表型上都与慢性炎症相关性弥漫大 B 细胞淋巴瘤相似，也可伴浆样分化。但病程进展较快，没有漫长的慢性炎症病史。

（4）原发性渗出性淋巴瘤：该类型淋巴瘤也是 EBER 阳性的大 B 细胞淋巴瘤，伴有浆样分化时也可 CD20 和 CD79α 均阴性，但发病部位主要为浆膜，渗出液中查见肿瘤细胞，不形成明显肿块。

（5）浆母细胞型淋巴瘤：肿瘤细胞核偏位，核仁突出，胞质丰富，免疫表型 CD20 阴性，CD79α 阳性，CD38 阳性，CD138 阳性，原位杂交 EBER 阳性。本例大多数细胞核仁并不显著，细胞异型性尚达不到浆母细胞的形态标准，免疫表型 CD38、CD138 并不弥漫。

四、小结

慢性炎症相关性弥漫大 B 细胞淋巴瘤最常见的好发部位为胸膜腔、骨(尤其是股骨)、关节和关节周围软组织,中位发病年龄 37 岁(20~64 岁),男:女 = 12:1,往往有大于 10 年的慢性炎症病史。形态学与弥漫大 B 细胞淋巴瘤非特指类型并无不同之处,大多数表现为中心母细胞/免疫母细胞形态。免疫表型大多数病例表达 CD20、CD79α,部分病例可出现浆样分化,CD20 和(或)CD79α 可阴性。部分病例可 MUM-1 阳性,CD138 阳性和 CD30 阳性,大多数病例 EBER 阳性。本例的特点为 B 细胞标志物基本上丢失,容易遗漏弥漫大 B 细胞淋巴瘤诊断,而诊断为其他的恶性肿瘤。结合病史,EBER 阳性,应诊断为慢性炎症相关性弥漫大 B 细胞淋巴瘤,伴浆样分化。

(山东大学齐鲁医院　张翠娟)

病例 82　药物超敏反应

一、临床病史及实验室检查

患者,男,32 岁,查体发现乙肝病毒标志物阳性 15 年,3 天前查体发现肝脏占位,MRI 示:肝右叶异常信号,肝癌可能性大。

二、病理所见

大体:肝组织一块,体积 11cm×6cm×5.5cm,切面见 2 处灰白灰黄结节,质中、界欠清。大者切面积 2.5cm×1.2cm,紧邻被膜,小者切面积 2.2cm×1.3cm,两肿物相距 2cm。

镜下:低倍镜下可见肝脏结节内淋巴组织显著增生,部分区域可见坏死,淋巴组织内可见残存被挤压的肝细胞条索。高倍镜下见大量成熟的嗜酸性粒细胞浸润,部分区域形成嗜酸性脓肿,血管增生明显,血管内皮增生并肿胀,除了嗜酸性粒细胞,还可见较多大小不等的淋巴细胞,部分细胞体积较大,可见核仁,但染色质细,似免疫母细胞,与肿胀的血管内皮混杂存在;部分细胞中等大小,轻-中度不典型性,小细胞主要为淋巴细胞及浆细胞(病例 82 图 1)。

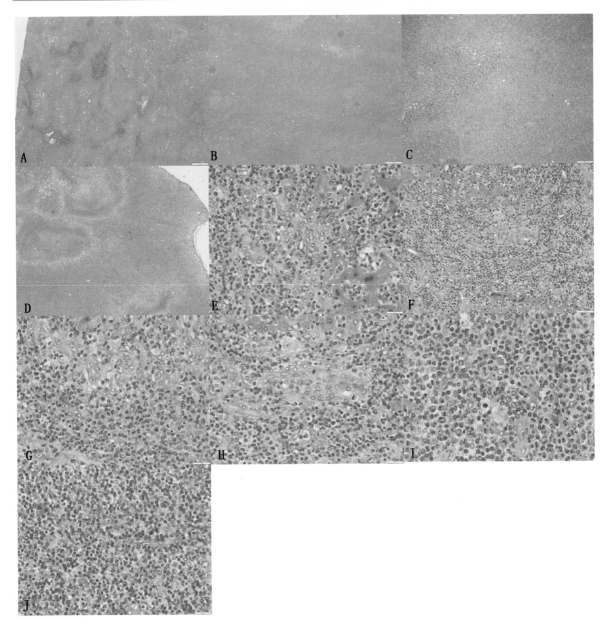

病例 82 图 1　典型 H&E 图像

注：A：肝组织内见增生的淋巴滤泡；B：肝内见淋巴组织弥漫增生区域；C：增生的淋巴组织内看见被挤压的肝细胞条索；D：局部区域看见嗜酸性脓肿；E、F：嗜酸性粒细胞浸润，混杂有小淋巴细胞及增生的血管内皮；G：大量嗜酸性粒细胞浸润；H－J：肿胀的血管内皮，部分可见核分裂，与小淋巴细胞、嗜酸性粒细胞混杂在一起，易被误认为 T 细胞淋巴瘤

免疫组化显示：CD43 弥漫（＋），CD2、CD3 较多 T 细胞（＋），CD4 较多 T 细胞（＋），CD8 散在（＋），CD20、CD79α 少量 B 细胞（＋），CD5 部分 T 细胞（＋），CD30 免疫母细胞（＋），CD10（－），BCL－6（－），MUM－1（－），Ki67 指数 30%（病例 82 图 2）。

原位杂交：EBER（－）。

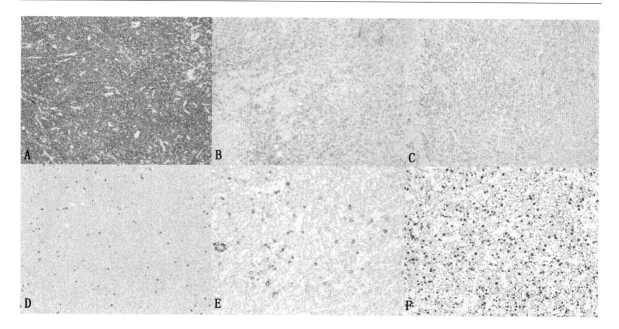

病例82 图2　免疫组化图像

注：A：CD43；B：CD2；C：CD3；D：CD20；E：CD30；F：Ki67

三、诊断及鉴别诊断

1. 诊断　药物超敏反应(drug – induced hypersensitivity)。

2. 鉴别诊断

(1)T细胞淋巴瘤：本例淋巴细胞增生显著，伴有明显的血管增生和嗜酸性粒细胞浸润，增生的免疫母细胞与肿胀的血管内皮细胞体积较大，核仁明显，易被误认为异型的淋巴细胞，免疫组化较多细胞CD3阳性，CD30阳性，需与血管免疫母性T细胞淋巴瘤进行鉴别。本例显著的特征是大量嗜酸性粒细胞浸润，淋巴细胞较为成熟，异型性不明显。T细胞淋巴瘤虽然可以伴有嗜酸性粒细胞浸润，但数量往往并不显著，一般不形成嗜酸性小脓肿，且T细胞胞质透亮，有一定的异型性，常围绕血管分布。

(2)寄生虫感染：以大量嗜酸性粒细胞浸润为主，可查见寄生虫虫卵或滋养体。

(3)特发性嗜酸性粒细胞增多症：除过敏、寄生虫感染等之外的一种不明原因的嗜酸性细胞增多性疾病，外周血嗜酸性细胞常常增多，并常伴有多器官损害。

四、小结

药物超敏反应由乙内酰脲衍生的抗癫痫药物如苯妥英钠(度冷丁)和美芬妥英等引起，表现为皮疹、发热、全身淋巴结肿大和外周血嗜酸性粒细胞增多，镜下可见多形性细胞浸润，可见坏死灶，伴有组织细胞、免疫母细胞、嗜酸性粒细胞、中性粒细胞和浆细胞等，部分免疫母细胞可有非典型核。部分病例镜下与血管免疫母性T细胞淋巴瘤难以区分。这种反应十分少见，多在最初治疗的数月内发生，停药后消失。本例患者经常服用非甾类抗炎药物，服药后半个月出现过敏性紫癜，治疗后消失。服药4年后出现肝脏占位，无其他临床症状，目前停药，未进行治疗，随访至今(2年)，情况良好。

(山东大学齐鲁医院　张翠娟)

病例 83　IgG4 相关硬化性疾病的淋巴结病

一、临床病史及实验室检查

患者，男，69 岁，2 年前无明显诱因出现乏力，查血红蛋白低，未处理。4 个月余前感冒后发热，最高体温 39℃，查血红蛋白 89g/L，给予输液治疗，体温正常后未再治疗。3 个月余前复查血红蛋白 71g/L，血清 IgG4 16.5g/L。颈部淋巴结肿大伴发热 1 周。

二、影像学检查

PET－CT 示双侧颈部、锁骨区、双侧腋窝、肺门、纵隔及心膈肌角区、腹腔、腹膜后、盆腔、双侧腹股沟区多发淋巴结肿大伴代谢增高，淋巴瘤可能；双侧胸腔、腹腔积液；双肺散在慢性炎症，部分为间质性肺炎。

三、病理所见

大体：淋巴结 1 枚，体积 2.5cm×1.3cm×0.5cm，切面灰白灰红质中。

镜下：低倍镜下淋巴结结构部分破坏，可见残存淋巴滤泡，部分区域淋巴窦清晰；高倍镜下淋巴滤泡之间可见大量浆细胞浸润，较成熟，异型不明显，少许浆细胞体积稍大，轻度异型，胶原纤维增生不明显。部分病例可见被膜显著增厚，纤维组织增生明显，似梅毒性淋巴结炎；部分区域低倍镜下可见胶原纤维呈旋涡样结构，其内混杂有淋巴细胞，似滤泡树突细胞肿瘤（病例 83 图 1）。

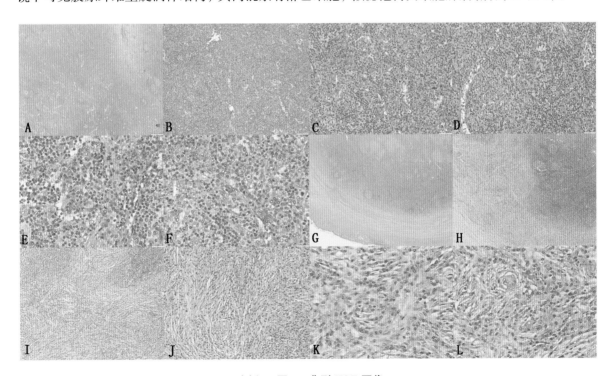

病例 83 图 1　典型 H&E 图像

注：A：淋巴结结构部分破坏，部分区域淋巴窦清晰；B－D：部分区域淋巴窦消失，残存滤泡之间大量浆细胞浸润；E、F：浆细胞较成熟，异型不明显。G：部分病例被膜显著增厚；H、I：被膜下胶原纤维增生明显，可成旋涡状结

构，似滤泡树突细胞肿瘤；J：胶原纤维之间较多浆细胞浸润；K、L：浆细胞较成熟，部分沿闭塞的血管分布，似梅毒性淋巴结炎

免疫组化显示：CD20、CD79α 残存滤泡（＋），CD2、CD3 T 区（＋），CD38、CD138 浆细胞（＋），IgG4/IgG 约 30%，Ki67 指数约 30%（病例 83 图 2）。

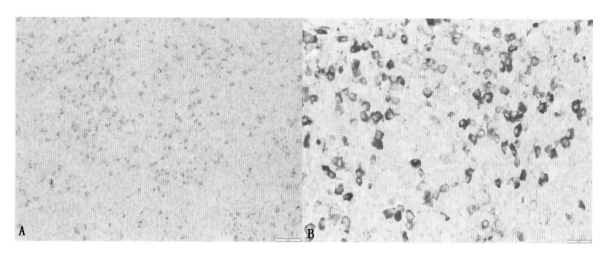

病例 83 图 2　免疫组化图像

注：A：IgG4；B：IgG

四、诊断及鉴别诊断

1. 诊断　IgG4 相关硬化性疾病的淋巴结病（lymphadenopathy of IgG4 – related sclerosing disease）。

2. 鉴别诊断

（1）浆细胞肿瘤：IgG4 相关硬化性疾病，发生于淋巴结时往往不伴有胶原纤维的增生，大量浆细胞增生，容易诊断为浆细胞瘤。IgG4/IgG 比例及血清学 IgG4 水平、血清学免疫球蛋白电泳是否为单克隆性可帮助鉴别。

（2）浆细胞型 Castleman 病：也以大量浆细胞浸润为特点，但血清中无自身抗体，IgG4 不升高或轻度升高，临床无器官硬化表现。

（3）梅毒：部分病例可出现被膜显著增厚，伴有大量浆细胞浸润，可见血管炎等改变，需与梅毒进行鉴别。

（4）类风湿关节炎性淋巴结病：本病特点也是滤泡增生，滤泡之间大量浆细胞浸润，可以伴有不同程度的 IgG4 升高，但无器官硬化表现，有类风湿关节炎病史。

五、小结

IgG4 相关硬化性疾病是一种临床病理性综合征，特点是有 1 个或更多内分泌腺、淋巴结和结外部位的瘤样肿大。病变区淋巴细胞、浆细胞浸润伴硬化，分泌 IgG4 的浆细胞增多，60% ~ 75%。患者血清 IgG4 上升（＞1.35g/L）。可出现自身抗体，激素疗效好，又称为 IgG4 自身免疫病或高 IgG4 疾病。主要发生部位包括胰腺、胆管、颌下腺、泪腺、肝、肺、乳腺、肾、腹膜后、纵隔软组织及淋巴结，可能伴有自身免疫性疾病，如类风湿性关节炎，合并淋巴结病十分常见，高达 80%。需要注意的是发生于淋巴结时可硬化不明显，容易漏诊。一般发病率男性＞女性，中年到老年发病率高。根据病理学特点分为 3 型：Ⅰ 型：多中心 Castleman 病样；Ⅱ 型：单纯性反应性淋巴滤泡增生；Ⅲ 型：滤泡间区扩大。淋巴结改变为非特异性淋巴细胞纤维细胞增生，浆细胞明显增生，基因重排多克隆

性。目前多采用综合诊断标准：①临床检查显示一个或多个器官的肿大或肿块；②血清中 IgG4 > 1.35g/L；③组织学显示大量浆细胞浸润，IgG4 + /IgG + 细胞 > 30%，且 > 50 个 IgG4 阳性浆细胞/HPF。满足① + ② + ③可确诊，满足① + ②为可能，满足① + ③为可疑。

（山东大学齐鲁医院　张翠娟）

病例 84　母细胞性浆细胞样树突细胞肿瘤，伴组织细胞肉瘤转化（Richter's 综合征）

一、临床病史

患者，58 岁，女，耳后皮肤结节性病变 3 个月余，无发热。

二、病理所见

（一）耳后皮肤病理所见

大体：（耳后皮肤）附皮组织一块，总体积 2cm×2cm×1cm，切面灰黄质脆。

镜下：低倍镜下可见真皮内大量淋巴细胞弥漫单一浸润，深至脂肪组织内；真皮与表皮之间可见一无细胞浸润带。高倍镜下淋巴细胞形态单一，中等大小，母细胞样，核不规则，扭曲，部分为分叶状，染色质细腻，无核仁或不突出的小核仁，胞质嗜酸性，核分裂象易见；可见肿瘤细胞穿插于骨骼肌之间或围绕皮肤附属器周围浸润（病例 84 图 1）。

免疫组化显示：CD4（ + ），CD56（ + ），CD123（ + ），CD43（ + ），TDT（ + ），MPO（ - ），CD2（ - ），CD3（ - ），CD20（ - ），CD79α（ - ），CD68（ - ），Lysozyme（ - ），Ki67 指数约 80%（病例 84 图 2）。

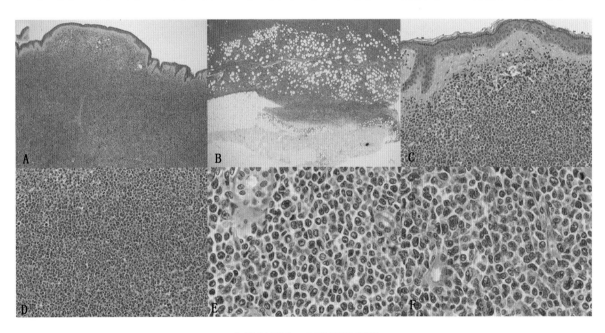

病例 84 图 1　典型 H&E 图像

注：A：真皮内淋巴细胞弥漫单一浸润；B：淋巴细胞浸润较深，达深部脂肪组织；C：真皮与表皮之间有一无细

胞浸润带；D－F：淋巴细胞大小形态均匀一致，中等大小，母细胞样，核不规则、扭曲、部分分叶状，染色质细，核仁不明显；可见肿瘤细胞围绕皮肤附件生长，不破坏附件

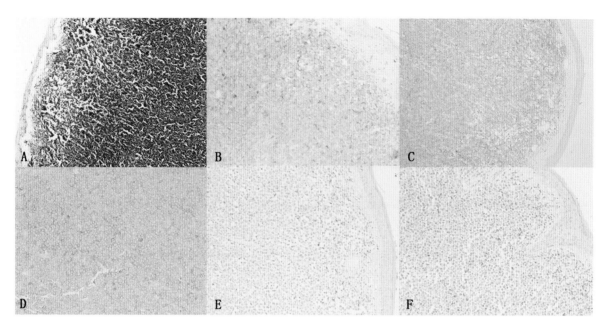

病例 84 图 2　免疫组化图像

注：免疫组化显示 CD43(＋)，CD4(＋)，CD56(＋)，CD123(＋)，TDT ＋(弱－中等强度，阳性率约 80%)，MPO(－)。A：CD43；B：CD4；C：CD56；D：CD123；E：MPO；F：TDT

患者 10 余天后出现颈部、胸部、背部、大腿等全身多发皮肤结节(病例 84 图 3)。

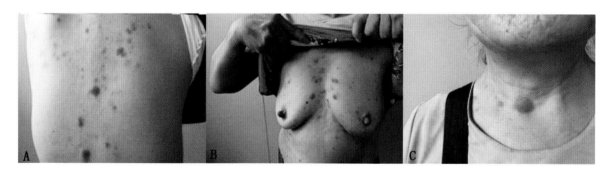

病例 84 图 3　颈部、胸前、背部及大腿皮肤多发红色结节

(二)大腿皮肤病理所见

大体：(大腿皮肤)附皮灰红灰黄碎组织一堆，总体积 3cm×2cm×0.5cm，切面灰黄、质中。

镜下：低倍镜下可见真皮内大量多核细胞弥漫浸润。高倍镜下细胞体积大，胞质丰富，核偏位，核仁突出，多核细胞多见，似组织细胞肉瘤图像(病例 84 图 4)。

免疫组化显示：CD43(＋)，CD4(＋)，CD56 部分弱(＋)，CD68(＋)，溶菌酶(＋)，CD123(－)，MPO(－)，CD2(－)，CD3(－)，CD20(－)，CD79α(－)，Ki67 指数约 80%(病例 84 图 5)。

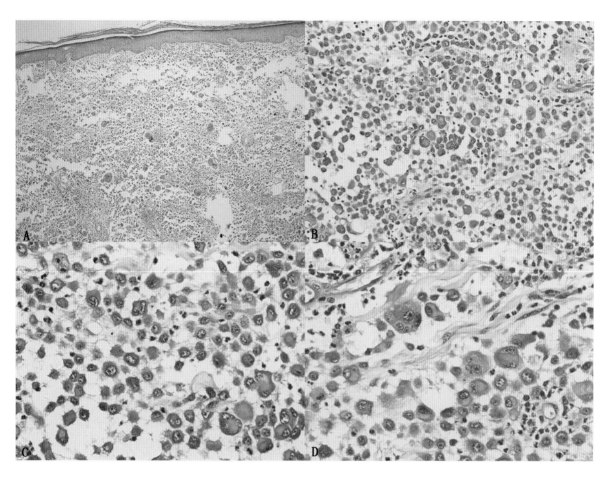

病例 84 图 4 细胞体积大，胞质丰富，核偏位，核仁明显，可见较多多核瘤巨细胞

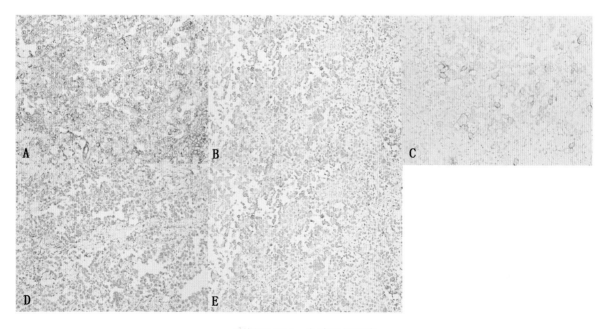

病例 84 图 5 免疫组化图像

注：A：CD43；B：CD4；C：CD56；D：CD68；E：溶菌酶

三、诊断及鉴别诊断

1. 诊断　母细胞性浆细胞样树突细胞肿瘤，伴组织细胞肉瘤转化（Richter's综合征）（blastic plasmacytoid dendritic cell neoplasm）。

2. 鉴别诊断

（1）外周T细胞淋巴瘤非特指：主要发生于淋巴结，可累及皮肤。细胞大小不等，混杂存在，常伴有数量不等的反应性细胞，表达一至多种T细胞抗原，可表达CD4，一般不表达CD56、CD123。

（2）结外NK/T细胞淋巴瘤：皮肤是结外NK/T细胞淋巴瘤的常见好发部位，有时候坏死并不明显，形态上有些相似，也表达CD56，但原位杂交EBER+，可鉴别。

（3）髓系肉瘤：细胞中等大小，粒-单核细胞或原单核细胞形态，核仁不明显，部分区域似列兵样排列，形态上两者较难鉴别。除肿瘤细胞外，髓系肉瘤常混有分化成熟的细胞。MPO、CD68、CD34、CD117常阳性。

（4）淋巴母细胞性淋巴瘤：细胞小-中等大，核略不规则，核仁不明显，部分母细胞性浆细胞样树突细胞肿瘤病例可以CD7+，TDT+（30%病例），少数病例CD2+，CD79α+，两者鉴别比较困难。但母细胞性浆细胞样滤泡树突细胞肿瘤往往有特征性的无细胞浸润带，肿瘤细胞核比淋巴母细胞核更不规则，扭曲，分叶状，胞质嗜酸性；免疫组化CD4、CD56弥漫+，TDT表达往往不弥漫（阳性细胞数10%~80%），弱-中等强度，多数病例表达CD123。

四、小结

母细胞性浆细胞样树突细胞肿瘤较为罕见，侵袭性高，肿瘤细胞来自浆细胞样树突细胞的前体细胞，大多数患者为老年人，中位诊断年龄为61~67岁，但可发生于任何年龄，包括儿童。主要发生于皮肤（64%~100%），其次是骨髓、外周血（60%~90%）和淋巴结（40%~50%）。形态学表现为中等大小的肿瘤细胞弥漫性单一性浸润，母细胞特征（似淋巴母细胞或髓系母细胞），染色质细致，一至数个小核仁，胞质少，无颗粒，核不规则，通常在真皮内浸润，不累及表皮。免疫表型为CD4和CD56阳性，因此又称为CD4阳性、CD56阳性皮肤血液肿瘤。除此之外，肿瘤细胞还表达CD43、CD123、TCL1、CD303、TCF4；50%病例CD68阳性，30%病例TDT阳性（阳性范围10%~80%），30%病例S-100阳性，少数病例可CD2阳性，CD5阳性，CD79α阳性。所有病例MPO、溶菌酶、CD34、CD3、CD20和EBER阴性。本例患者首先出现耳后皮肤结节，十余天后出现全身皮肤多发结节，大腿皮肤结节镜下图像与耳后病变完全不同，呈组织细胞肉瘤图像，但免疫表型与耳后病变仍有相似之处，均CD43和CD4阳性，大多数肿瘤细胞CD56表达丢失，部分细胞呈CD56弱表达，CD123表达丢失，CD68和溶菌酶出现强阳性，考虑为原发肿瘤转化为组织细胞肉瘤，呈Richter's综合征表现。

（济南市中心医院　杨　飞　姜树晶　李守谦）

（山东大学齐鲁医院　张翠娟）

病例85　儿童系统性EBV阳性T细胞淋巴瘤

一、临床病史

患者，10岁，女，双侧颈部、右耳后及左腹股沟多发淋巴结肿大，大者约4cm×3cm，质硬，活动度差，不伴疼痛，无发热，咽部无充血红肿，扁桃体无肿大；双下肢皮肤肿胀，红痒（病例85图1）。

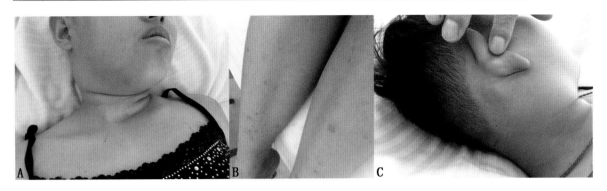

病例85 图1 患者耳后及颈部肿大淋巴结，双下肢皮肤肿胀、色红

二、病理所见

大体：淋巴结2枚，切面灰白质脆，大者直径2cm。

镜下：低倍镜下淋巴结结构完全破坏，淋巴细胞弥漫浸润，并浸润至周围脂肪组织。高倍镜下见淋巴细胞体积大，核浆比高，染色质粗，核仁明显，核分裂象多见（病例85 图2）。

免疫组化显示：CD3（＋），CD4（＋），CD8（－），CD30（＋），TIA1（＋），Granzyme B（＋），CD20（－），CD79α（－），EMA（－），ALK（－），CD21 残存FDC网（＋），Ki67 指数约80%（病例85 图3）。

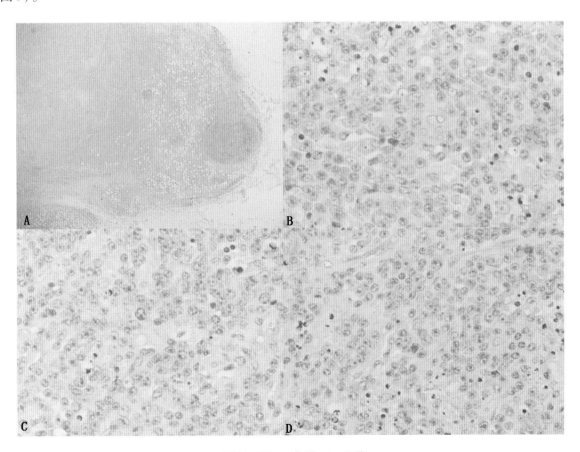

病例85 图2 典型H&E图像

注：A：低倍镜下可见淋巴结结构完全破坏，淋巴细胞浸润周围脂肪组织；B－D：高倍镜下细胞体积大，核仁明显，细胞凋亡和核分裂象较多

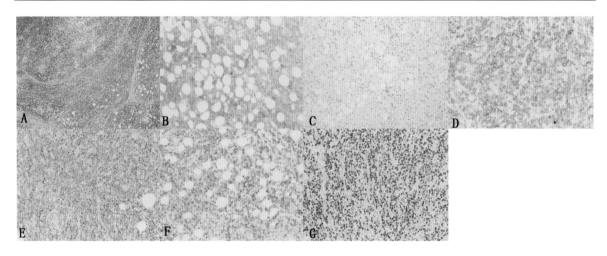

病例 85 图 3　免疫组化图像

注：A：CD3；B：CD4；C：CD8；D：CD30；E：Granzyme B；F：TIA1；G：EBER

三、诊断及鉴别诊断

1. 诊断　儿童系统性 EBV 阳性 T 细胞淋巴瘤（systemic EBV positive T – cell lymphoma of childhood）。

2. 鉴别诊断

（1）传染性单核细胞增多症：一种由 EBV 感染引起的淋巴结或扁桃体淋巴组织增生性疾病，发病人群也为儿童、青少年。淋巴结结构大部破坏，B 细胞和 T 细胞混杂增生，可见不同分化阶段的浆细胞，后期以 T 细胞为主，似 T 细胞淋巴瘤，但 EBER 阳性的细胞主要为 B 细胞。

（2）NK/T 细胞淋巴瘤：主要发生于结外，可累及淋巴结，形态及免疫表型与儿童系统性 EBV 阳性 T 细胞淋巴瘤高度重叠，是否有鼻咽部、肠道、皮肤等结外原发病灶是主要的鉴别点；儿童 NK/T 细胞淋巴瘤比成人预后好，进展比儿童 EBV 阳性 T 细胞淋巴瘤缓慢。

（3）外周 T 细胞淋巴瘤：儿童罕见，见于少数青少年患者。细胞成分比较混杂，血管增生明显，可以伴有不同程度 EBER 阳性的 B 淋巴细胞，往往不弥漫。

四、小结

儿童系统性 EBV 阳性 T 细胞淋巴瘤主要发生于亚洲，尤其是日本和中国台湾，西方国家罕见，2008 版 WHO 将其命名为儿童系统性 EBV 阳性 T 淋巴组织增生性病变，2016 修订版 WHO 更名为儿童系统性 EBV 阳性 T 细胞淋巴瘤。最常发生于儿童和年轻成人，发病无性别倾向。本病是一种系统性疾病，以 EBV 感染伴有活化细胞毒性表型的 T 细胞增生为特征，最常见的累及部位是肝、脾，其次是淋巴结、骨髓、皮肤和肺。本病在急性 EBV 感染后短期内发生或从慢性活动性 EBV 感染的基础上发生，急性起病，出现发热和全身不适，迅速进展为肝脾肿大和肝衰竭，进而多器官衰竭、脓毒症，通常在发病短期内（数周到数月）死亡。本例患者于诊断后 3 个月死亡。历史上曾用过各种术语，包括：儿童系统性 EBV 阳性 T 细胞淋巴组织增生性病变、散发的致死性传染性单核细胞增多症、中国台湾地区儿童爆发性嗜血细胞综合征、日本致死性 EBV 相关嗜血细胞综合征和严重 CAEBV。形态学上浸润的 T 细胞通常为小细胞，异型不明显，但也有病例为中等至大的多形性淋巴细胞，往往伴有显著的嗜血细胞综合征。典型免疫表型是 CD2 阳性、CD3 阳性、CD56 阴性和 TIA1 阳性，大部分继发于急性原发性 EBV 感染的病例是 CD8 阳性，发生于 CAEBV 的病例是 CD4 阳性。

（中国人民解放军第 960 医院　刘晓红）

（山东大学齐鲁医院　张翠娟）

病例 86　ALK 阳性大 B 细胞淋巴瘤

一、临床病史

患者，53 岁，男，腹痛 2 个月，发现左腹股沟淋巴结肿块 20 天；查体：左腹股沟触及 1 枚肿大淋巴结，直径约 4cm×3cm，质硬，边界清，无压痛。盆腔 CT 示腹膜后、左髂血管旁及左腹股沟区多发淋巴结肿大。

二、病理所见

大体：淋巴结 1 枚，体积约 2cm×1.5cm，切面灰白质脆。

镜下：低倍镜下可见胶原纤维增生分割肿瘤细胞成结节状；高倍镜下结节内肿瘤细胞弥漫分布，体积大，胞质丰富嗜酸，核偏位，核仁突出，免疫母细胞及浆母细胞形态。部分区域可见坏死，核分裂象易见（病例 86 图 1）。

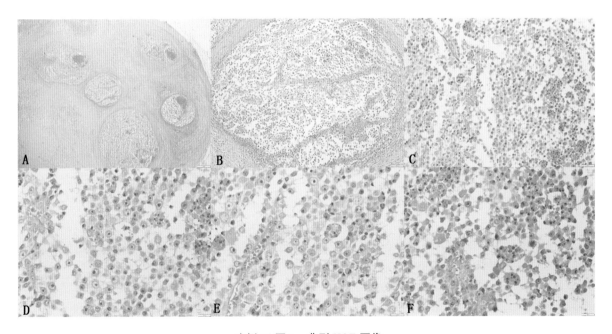

病例 86 图 1　典型 H&E 图像

注：A：胶原纤维增生分割肿瘤细胞成结节状；B：结节内肿瘤细胞弥漫实性分布；C：细胞形态均匀一致，可见坏死；D~F：肿瘤细胞体积大，胞质丰富嗜酸，核圆偏位，核仁突出

免疫组化显示：CD20（－），CD79α（弱＋），CD3（－），CD4（＋），CD8（－），CD30（－），CD56（－），TIA1（＋），Granzyme B（＋），EMA（＋），ALK（胞质颗粒状＋），CD138（－），CD38（－），CD21 残存 FDC 网（＋），MUM－1（＋），Ki67 指数约 60%（病例 86 图 2）。

原位杂交：EBER（－）。

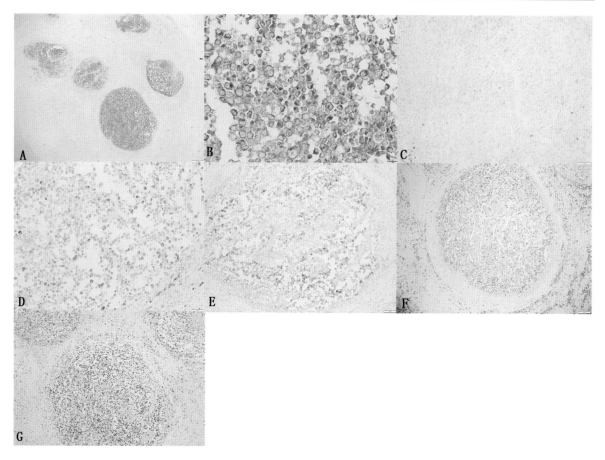

病例 86 图 2　免疫组化图像

注: A、B: ALK; C: CD20; D: CD79α; E: EMA; F: MUM - 1; G: Ki67

三、诊断及鉴别诊断

1. 诊断　ALK 阳性大 B 细胞淋巴瘤(ALK - positive large B - cell lymphoma)。

2. 鉴别诊断

(1)浆母细胞型淋巴瘤:两者形态和免疫表型高度重叠,多数病例都 CD20 - ,部分病例 CD79α - ;都可 CD38 + 、CD138 + 、MUM - 1 + ,但浆母细胞型淋巴瘤 ALK - ,多数病例 EBER + 。

(2)ALK 阳性间变性大细胞淋巴瘤:细胞大而间变,多数病例有马蹄形核或肾形核,少数病例可呈浆母细胞形态,但 CD30 + ,ALK 阳性模式多为胞质 + 胞核,或胞核弥漫 + ,少数病例可以胞质细颗粒状阳性,不表达 B 细胞标记。

(3)弥漫大 B 细胞淋巴瘤(非特殊类型):细胞体积大,大小不等,核仁明显,免疫组化 CD20 + ,CD79α + ,部分病例呈浆样分化,可 CD20 - 、CD79α - 。所有病例均 ALK 阴性。

四、小结

ALK 阳性大 B 细胞淋巴瘤是一种罕见亚型的弥漫大 B 细胞淋巴瘤,仅占弥漫大 B 细胞淋巴瘤的不到 1% 。年轻男性多见,1/3 的病例为儿童。但可发生于任何年龄(9 ~ 85 岁),中位年龄为 43 岁,男: 女 = 5: 1;大多数病例累及淋巴结或纵隔包块,结外病例主要累及部位为鼻咽、扁桃体、胃、骨、软组织、肝、脾和皮肤。60% 的病例临床分期为 Ⅲ ~ Ⅳ 期,25% 的病例可累及骨髓。形态学特点为免疫母细胞样,细胞体积大,胞质丰富嗜酸,核圆偏位,核仁突出;部分病例为浆母细胞分化。免疫表型:ALK 阳性,染色模式主要为胞质的细颗粒状阳性,为 t(2;17)(p23;q23)易位导致的 CLTC -

ALK 融合蛋白表达模式；极少数病例可出现胞质和细胞核同时阳性的染色模式，与间变性大细胞淋巴瘤中 t(2；5)(p23；q35)易位导致的 NPM1 – ALK 融合蛋白表达模式相似；EMA 阳性，浆细胞表型 CD38、CD138 和 MUM – 1 阳性；CD30 阴性，LCA 阴性或弱阳性，EBER 阴性；CD20 通常阴性，对美罗华治疗不敏感，大多数病例其他 B 细胞标记(CD79α，PAX –5)阴性，少数病例阳性。

（山东大学第二医院　管冰心）

（山东大学齐鲁医院　张翠娟）

病例 87　原发神经系统淋巴瘤样肉芽肿

一、临床病史及实验室检查

患者，女，66 岁，患者一周前无明显诱因开始出现记忆力减退，神志清，精神差，反应迟钝，表情淡漠，言语清晰流利，可正确回答简单问题。实验室检查：白细胞计数 $2.82 \times 10^9/L$[参考范围 $(3.5 \sim 9.5) \times 10^9/L$]、淋巴细胞计数 $0.44 \times 10^9/L$[参考范围 $(1.1 \sim 3.2) \times 10^9/L$]、淋巴细胞百分率 15.60%（参考范围 20% ~50%）。

二、影像学检查

MRI 示：左侧额叶占位、脑内多发缺血灶(病例 87 图 1)，余器官未见明显异常。

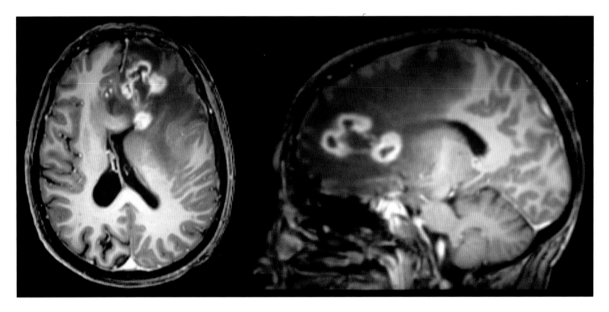

病例 87 图 1　MRI 图像

注：MRI 显示左侧额叶占位性病变

三、手术中所见

术中见肿瘤位于左额叶，体积 5cm × 5cm × 4cm 大小，呈灰白色，质软，与周围脑组织边界欠清，中线结构被肿瘤推挤至对侧，切除过程中发现肿瘤侵蚀左侧侧脑室额角外侧壁及前壁。

四、病理所见

大体：灰白不整形组织 2 块，总体积 1cm × 1cm × 0.4cm，切面灰白、灰红，实性，质中偏软。

　　镜下：低倍镜可见，染色较深的淋巴样细胞以血管为中心分布，细胞成分以淋巴细胞为主，混杂有浆细胞、组织细胞，未见中性粒及嗜酸粒细胞，部分区域见肉芽肿形成，局灶可见脑软化及嗜神经现象，周围星形胶质细胞反应性增生。高倍镜下，混杂细胞背景中出现异型的淋巴样细胞，形似于免疫母细胞，可见核分裂，浸润并破坏血管壁（病例87图2）。

　　免疫组化显示：背景中的小细胞主要为反应性增生的T细胞（CD3＋），混杂有浆细胞（CD38＋）、组织细胞（CD68＋），异型的淋巴样细胞CD20及BEBR原位杂交阳性表达，其余抗体表达情况见病例87表1（病例87图3）。

　　Ig基因重排显示：未见单克隆性增生（病例87图4）。

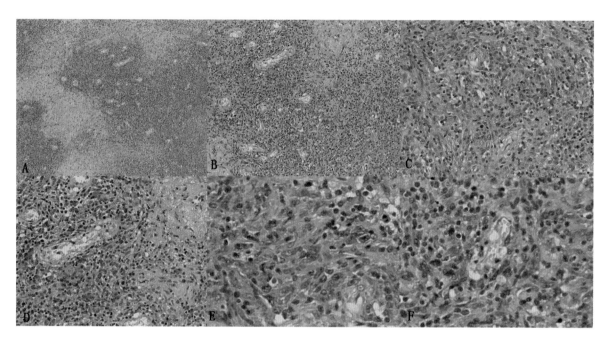

病例87图2　典型H&E图像

　　注：A-D：低倍镜下淋巴样细胞围绕血管分布形成袖套样结构，细胞成分复杂，背景细胞包含淋巴细胞、浆细胞、组织细胞及异型的体积较大的细胞，异型细胞聚集形成肉芽肿，周围见脑软化灶；E-F：高倍镜下异型细胞呈免疫母细胞样，浸润并破坏血管壁

病例87表1　免疫组化表达情况

抗体名称	表达情况
CD20	异型细胞弥漫（＋）
CD79α	异型细胞弥漫（＋）
PAX－5	异型细胞弥漫（＋）
CD30	部分异型细胞（＋）
CD2	T细胞（＋）
CD5	T细胞（＋）
CD56	部分T细胞（＋）
CD57	部分T细胞（＋）
Perforin	部分T细胞（＋）
TIA	部分T细胞（＋）
Granzyme B	部分T细胞（＋）
BCL－6	灶（＋）

（续表）

抗体名称	表达情况
BCL - 6	（-）
CD10	（-）
CD68	（-）
CD163	（-）
C - myc	（-）
CKpan	（-）
NF	（-）
S - 100	（-）
GFAP	（-）
MUM - 1	（-）
PAS	（-）
革兰氏染色	（-）
抗酸	（-）

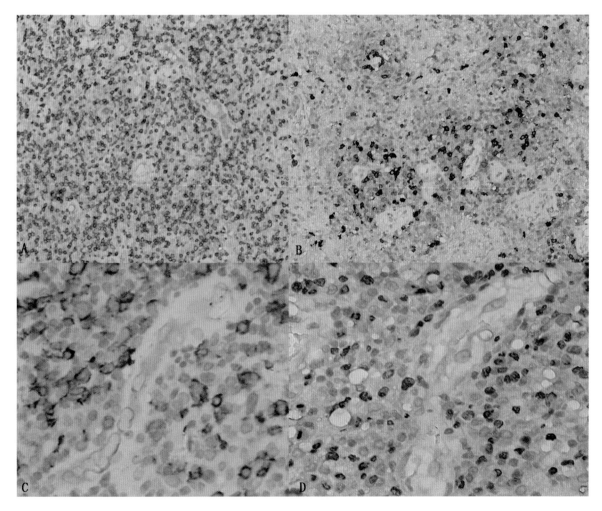

病例 87 图 3　免疫组化及 EBER 图像

注：A：CD3；B：CD38；C：CD20；D：EBER。背景细胞为 CD3$^+$ 反应性增生的 T 细胞和 CD38$^+$ 的浆细胞，免疫母细胞样异型细胞为 EBER 原位杂交及 CD20 阳性的 B 细胞

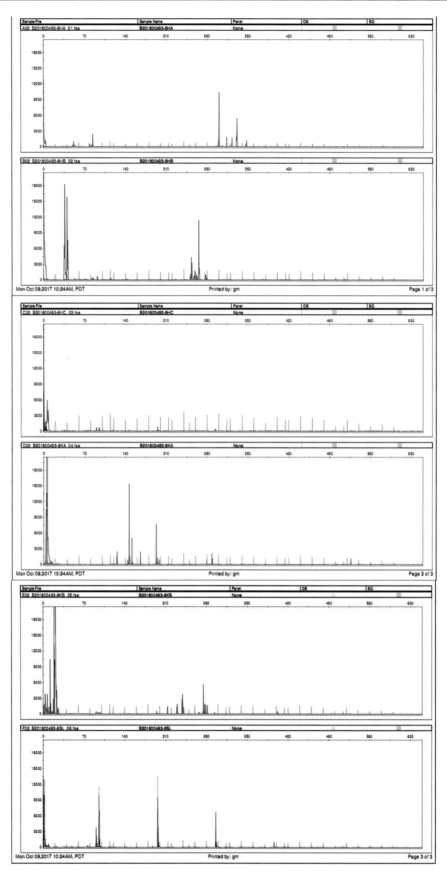

病例 87 图 4   Ig 基因重排检测

五、诊断及鉴别诊断

1. 诊断　淋巴瘤样肉芽肿(lymphomatoid granulomatosis, LYG)，Ⅱ级。

2. 鉴别诊断

(1)结外 NK/T 细胞淋巴瘤(鼻型)：该病亦与 EBV 感染相关，呈现血管浸润与破坏、明显坏死、镜下凝固性坏死及凋亡小体非常常见，可伴反应性炎细胞(内见中性粒及嗜酸粒细胞)；肿瘤细胞常为中等大细胞或混合性大、小细胞，细胞核长而不规则，折叠状，染色质颗粒状(大的瘤细胞空泡状)，核仁不明显或小核仁，胞质中等量，淡染或透亮。而淋巴瘤样肉芽肿混杂细胞中很少见中性粒及嗜酸粒细胞，凋亡小体相对较少，EB 病毒阳性 B 细胞轻度异型，可形似于免疫母细胞样或者霍奇金细胞样，有时可见肉芽肿。免疫组化结外 NK/T 细胞淋巴瘤肿瘤细胞 CD2、CD56、CD3ε 及细胞毒性分子(Granzyme－B、TIA－1 和穿孔素)阳性，CD20 阴性。淋巴瘤样肉芽肿阳性细胞显示 CD20、CD79α、PAX－5 阳性。

(2)EBV 阳性的弥漫大 B 细胞淋巴瘤(NOS)：与淋巴瘤样肉芽肿相同的是该病起源于 EB 病毒转化的成熟 B 细胞，免疫表型类似，镜下可见到混杂反应性细胞成分及免疫母细胞样或者霍奇金细胞样细胞。但与淋巴瘤样肉芽肿不同的是常伴发淋巴结病变，并可见不伴多形性背景的肿瘤细胞弥漫成片聚集，Ig 基因重排常为单克隆性增生。

(3)特殊病原体感染：如梅毒、结核分枝杆菌。特殊染色及实验室检查可除外特殊病原体感染。

六、小结

淋巴瘤样肉芽肿最早于 1972 年由 Liebow 报道，是一种由 EB 病毒诱导的淋巴组织增生紊乱并变性。该病起源于 EB 病毒转化的成熟 B 淋巴细胞，表现为血管中心性、血管破坏性淋巴组织增生性病变。好发于成年人，也可发生于免疫功能缺陷的儿童，男性易感(男：女 >2∶1)，西方国家比亚洲国家更常见，免疫缺陷患者为高危人群。

多器官均可受累，最常见为肺，单发于神经系统较为罕见。

组织学一般具有以下特点：①血管炎，淋巴细胞浸润血管壁，动、静脉均可发生，以中、小动脉为主；②淋巴组织增生，混杂多种细胞背景中可见 EB 病毒阳性的非典型细胞，中性粒及嗜酸粒细胞少见；③可见坏死及肉芽肿。

依据反应性淋巴细胞背景中 EB 病毒阳性 B 细胞的数量将其分为 3 级：

1 级：大的异型细胞少，坏死较局限，少数 EB 病毒阳性的细胞(<5 个/HPF)。

2 级：小簇异型细胞，坏死常见，EB 病毒阳性的大淋巴细胞(5～20 个/HPF)，有时可达 50/HPF。

3 级：大量异型细胞，大片坏死，EB 病毒阳性的大淋巴细胞(>50 个/HPF)。

免疫组化显示 EB 病毒阳性的 B 细胞常表达 CD20，CD30 呈不同程度阳性，CD15 阴性。非典型大细胞可表达 LMP1。EBNA2 常阳性，证实其处于Ⅲ型潜伏感染期。背景中的小淋巴细胞为 CD3 阳性的 T 细胞，混杂有 CD38 阳性的浆细胞和 CD68 阳性的组织细胞。

[山东大学齐鲁医院(青岛)　李秋尧]

病例 88　肉芽肿性皮肤松弛症继发 ALK 阴性间变性大细胞淋巴瘤

一、临床病史

患者,男,38 岁,因左腹股沟肿物于 2015 年 10 月入院。曾于 2008 年无明显诱因左侧前臂出现散在红斑及皮下小结节,不久整个上肢变粗、肿胀,伴有皮温略升高,无疼痛及表皮破溃,前臂皮肤活检,当地医院诊断为"炎性肉芽肿"。2010 年左侧下肢外伤后肿胀增粗,左小腿肤色变暗变黑,皮温升高,表皮无破溃,未行处置。2015 年 10 月发现左侧腹股沟肿物,时有疼痛,无发热、畏寒,伴盗汗,体重减轻约 10kg。体检:左前臂及左小腿粗大、红肿,似象皮肿,病变表面皮肤皱缩(病例 88 图 1A),左下肢皮肤多发散在红斑,直径 0.5~2.0cm,左腹股沟触及多枚肿大淋巴结,质韧,无触痛,活动尚可。

二、影像学检查

B 型彩超示:双侧腹股沟、双侧腋窝、双颈部及右侧锁骨上区多发肿大淋巴结,直径 0.5~2.5cm,部分淋巴结内部结构紊乱,血流信号极丰富,不除外淋巴瘤。

三、病理所见

大体:皮肤不整组织 2cm×1cm×0.5cm,切面灰白灰红,质韧;腹股沟淋巴结为灰红肿物 4cm×2.5cm×2cm,切面灰白灰红,质脆。

镜下:①皮肤活检:表皮的基本结构未被破坏,真皮全层及横纹肌组织内见簇状或带状淋巴样细胞弥漫性浸润,并见少量中性粒细胞、嗜酸性粒细胞浸润。淋巴细胞核轻度不规则、扭曲,呈脑回状,并见核沟及核皱褶,皮下结缔组织及横纹肌间见大量多核巨细胞浸润,巨细胞体积较大,核呈圆形、卵圆形,核的数量多达数十个(病例 88 图 1B 至病例 88 图 1D),弹力纤维染色可见弹力纤维溶解、断裂;②腹股沟淋巴结活检:淋巴结组织结构破坏,部分区域可见上皮样细胞及多核巨细胞形成的肉芽肿样结构,并伴有嗜酸性粒细胞浸润,部分区域见纤维结缔组织增生形成模糊的结节样,于增生的纤维组织结节内见大量形态多样、核大深染、核仁明显的异型大细胞浸润,部分细胞核呈胚胎样核(病例 88 图 2)。

免疫组化:①皮肤病变组织内异型小淋巴细胞 CD2、CD3、CD4、CD43 阳性,CD5、CD8 部分阳性,CD20、CD7、CD30、TIA1 阴性,多核巨细胞 CD68、溶菌酶阳性(病例 88 图 3);②淋巴结内异型大细胞 CD30 弥漫胞膜及高尔基区强阳性、CD2、CD4、CD7、TIA1、Granzyme B 和 EMA 阳性,ALK、CD3、CD5、CD20、CD15 和 PAX-5 阴性,CD68 上皮样细胞阳性,Ki67 指数约 40%,EBER 原位杂交阴性(病例 88 图 4,病例 88 表 1)。

分子检测:皮肤及淋巴结 TCRB 的 Vβ+Jβ 1/2 区间的 265.04bp 和 265.1bp 处均检测到单克隆重排(PCR 毛细管法)(病例 88 图 5)。

病例 88 表 1　免疫组化表达情况

	皮肤	淋巴结
CD2	（ + ）	（ + ）
CD3	（ + ）	（ - ）
CD5	部分（ + ）	（ - ）
CD7	（ - ）	（ + ）
CD4	（ + ）	（ + ）
CD8	部分（ + ）	
CD43	（ + ）	
CD20	（ - ）	（ - ）
PAX - 5		（ - ）
CD30	（ - ）	（ + ）
CD15		（ - ）
EMA		（ + ）
ALK		（ - ）
TIA	（ - ）	（ + ）
GrB		（ + ）
Ki67	异型细胞（ + ）	40%（ + ）
CD68	多核巨细胞（ + ）	上皮样细胞（ + ）
Lysozyme	多核巨细胞（ + ）	
EBER		（ - ）

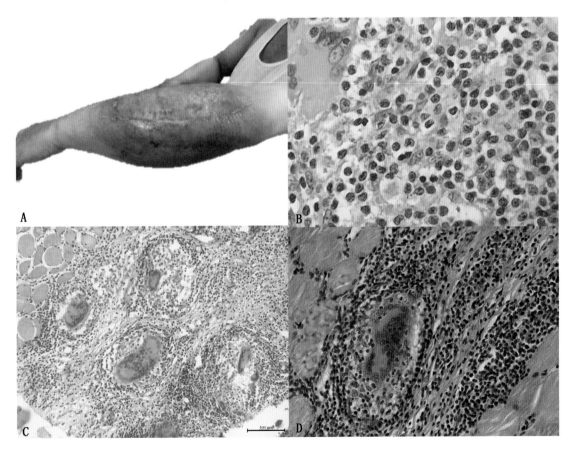

病例 88 图 1　皮肤肉眼及典型 H&E 图像

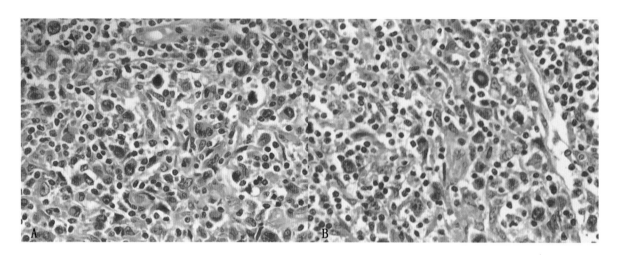

病例 88 图 2　淋巴结典型 H&E 图像

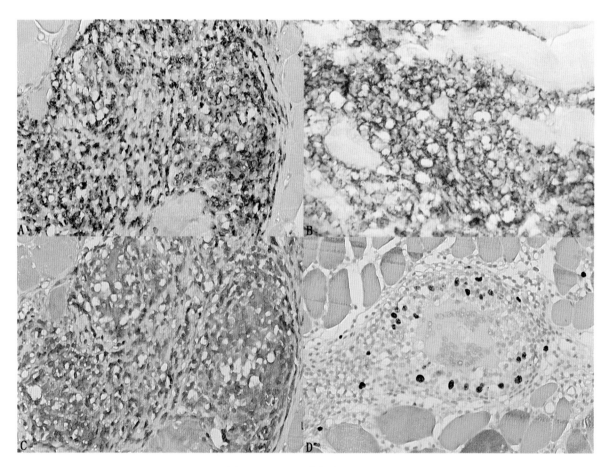

病例 88 图 3　皮肤免疫组化图像

注：A：CD2；B：CD3；C：CD4；D：Ki67

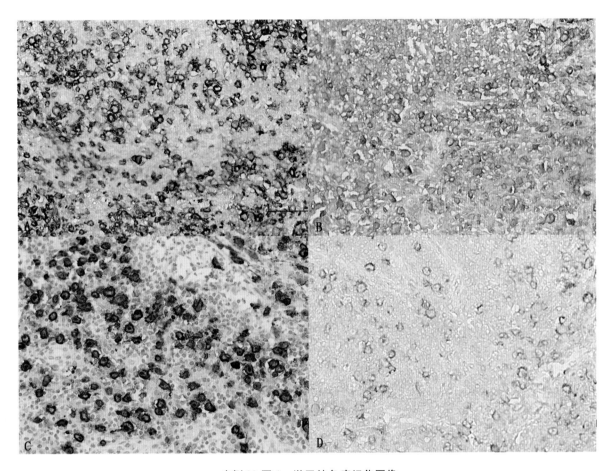

病例 88 图 4　淋巴结免疫组化图像

注：A：CD2；B：CD4；C：CD30；D：EMA

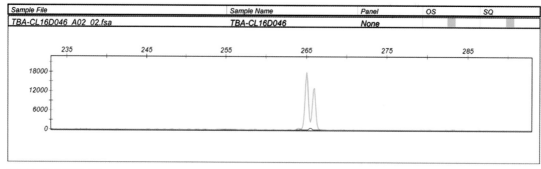

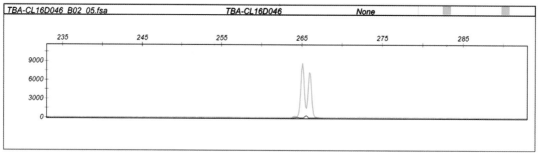

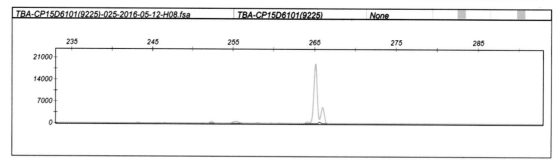

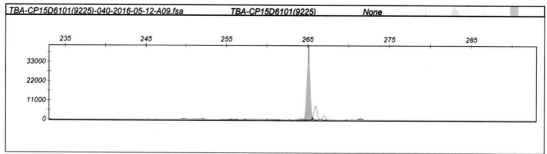

病例 88 图 5　皮肤及淋巴结 TCR 基因重排

四、诊断及鉴别诊断

1. 诊断　肉芽肿性皮肤松弛症(granulomatous slack skin,GSS)继发 ALK 阴性间变性大细胞淋巴瘤。

2. 鉴别诊断

(1)皮肤病变：①皮肤炎性肉芽肿：肉芽肿内多核巨细胞胞体小，核的数目少，浸润的淋巴细胞无不典型性，无横纹肌组织及弹力纤维的破坏，因此可基本排除；②肉芽肿型蕈样霉菌病(granulomatous mycosis fungoides,GMF)：可有全身皮肤广泛的红斑、斑块，没有皮肤松弛与皱纹，与典型蕈样霉菌病共存，且很少累及皮下组织，镜下可见小至中等大不典型淋巴细胞位于表皮内或沿着表皮排列(嗜表皮现象)，斑块期可见 Pautrier 微脓肿，免疫表型常见 CD4 阳性为主的 T 细胞浸润，可出现

CD7 表达丢失。分子生物学检查中晚期常见克隆性 T 细胞受体基因重排。本病例镜下形态及免疫表型与该病有相似处,但临床表现不符合;③皮肤 Rosai – Dorfman 病:浸润的组织样细胞为单核巨噬细胞,胞质内有多达数十个淋巴细胞,而无嗜弹力纤维现象,无异型 T 淋巴细胞,与本例不符;④获得性全身性弹性组织离解症(acquired generalized elastolysi):系指弹性纤维断裂、溶解、数量减少,临床上表现为皮肤松弛和内脏受累症状。分为局限性和全身性及炎症后弹性组织离解和皮肤松弛,炎症后弹性组织离解症主要见于儿童,发病前发生炎性斑块硬结,消退后遗留皮肤松弛,病理组织变化常有表皮萎缩、真皮血管周围炎性细胞浸润,炎性细胞种类杂,真皮无多核巨细胞反应,可基本排除。

(2)淋巴结病变:①经典型霍奇金淋巴瘤(CHL):尤其是结节硬化型霍奇金淋巴瘤(NSCHL)2 级,即合体细胞亚型,瘤细胞聚集成片,但免疫组化不表达 B、T 细胞表型,与本例不符合;②外周 T 细胞淋巴瘤:非特殊型(PTCL – NOS),为高度侵袭性非霍奇金淋巴瘤,常出现肿瘤相关表现,如嗜酸粒细胞增多、瘙痒和噬血细胞综合征,瘤细胞缺乏多形性,不见窦性浸润,CD30 染色不会出现多数瘤细胞胞膜和高尔基区点状强阳性,可基本排除。

五、小结

肉芽肿性皮肤松弛症是一种极其罕见的皮肤 T 细胞淋巴瘤,为蕈样霉菌病(MF)的变异亚型,通常与恶性淋巴组织增生性病变相关,特别是蕈样霉菌病和霍奇金淋巴瘤,GSS 可以发生在恶性淋巴组织增生性病变之前、之后或与之同时发生。GSS 起病隐匿缓慢,通常发生在 30 ~ 40 岁,中位年龄 37.5 岁,男性多发。好发于皮肤皱褶部位如腋窝、腰部、腹股沟等处,也可侵及其他部位,如背部、四肢、眼睑。GSS 皮肤以外其他系统受累少见,但也有累及脾、肺及淋巴结。

组织学皮肤表皮多正常,皮下结缔组织及横纹肌脂肪组织内见簇状或带状淋巴样细胞弥漫性浸润、淋巴细胞形态较一致、细胞核轻度异型、扭曲,部分成脑回状,并见散在分布多核巨细胞,巨细胞体积较大,核呈圆形、卵圆形,核的数量多达数十个,部分多核巨细胞胞质内可见吞噬的淋巴细胞,真皮层弹力纤维断裂或消失。由于皮肤背景 T 细胞小而一致,形态温和,极易误诊为皮肤肉芽肿性炎。

免疫组化异型淋巴细胞表达 CD4、CD2、CD43、CD5,CD8 部分阳性,CD7、CD20 阴性,多核巨细胞表达溶菌酶、CD68,T 细胞受体 β 克隆性重排及表面抗原的异常表达,证明是 T 细胞的肿瘤性病变。治疗与预后:GSS 目前无标准治疗方案及有效的治疗方法,治疗较困难。

其预后主要取决于伴随或先后发生的恶性淋巴增生性疾病。治疗方法包括紫外线疗法(PUVA)、局部手术切除、电子束照射、化疗、局部或全身使用糖皮质激素、口服蓓萨罗汀、外用氮芥、注射免疫调节剂如干扰素 α 等。

(青岛市中心医院　丁　彬)

病例89　伴淋巴样间质的微结节性胸腺瘤

一、临床病史
患者,男,69 岁,体检时发现右肺结节,复查 CT 时发现前纵隔占位。

二、影像学检查
胸部 CT 增强扫描,右肺上叶可见小结节灶,边界不清,大者直径约 0.5cm。前纵隔可见软组织密度影,大小约 2.3cm × 3.7cm,边界清楚,密度均匀(病例 89 图 1)。

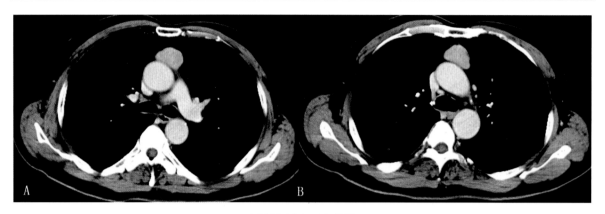

病例 89 图 1　CT 所见

三、手术中所见

前纵隔见一肿物，大小约 4cm×4cm×3cm，与周围分界清。

四、病理所见

大体：（前纵隔）扁圆形肿物 1 枚，大小 5cm×4cm×2cm，包膜完整，切面灰白、质中。

镜下：肿瘤边界清楚，上皮样肿瘤细胞巢状结节状分布，部分上皮巢融合成小片状、梁索状，淋巴细胞围绕上皮结节周围分布，可见淋巴滤泡形成，淋巴细胞间质缺乏上皮样细胞。高倍镜下，上皮细胞中等大小，呈短梭形、卵圆形，胞质嗜酸，形态温和。细胞核卵圆形、淡染，可见小核仁，未见核分裂（病例 89 图 2）。

免疫组化显示：淋巴细胞 CD3（＋＋＋），CD20（＋＋），CD5（＋＋），CD1α（少量＋），TDT（灶＋），上皮细胞 CK5/6（＋＋＋），CK19（＋＋＋），CD117（－），CD5（－），Ki67 指数约 5%（病例 89 图 3，病例 89 表 1）。

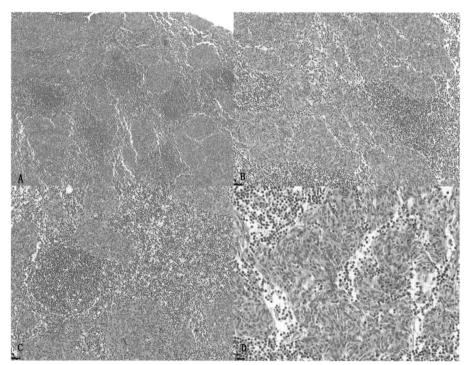

病例 89 图 2　典型 H&E 图像

注：A、B：示上皮细胞团散在分布于淋巴间质；C：见淋巴滤泡，D：上皮细胞呈短梭形，形态较温和

病例89 表1　免疫组化表达情况

抗体名称	表达情况
CK5/6	上皮细胞弥漫强(+)
CK19	上皮细胞弥漫强(+)
CD117	上皮细胞(-)
CD5	上皮细胞(-),淋巴细胞(+)
CD3	淋巴细胞(+)
CD20	淋巴细胞(+)
CD1α	淋巴细胞少量(+)
TDT	淋巴细胞局灶(+)

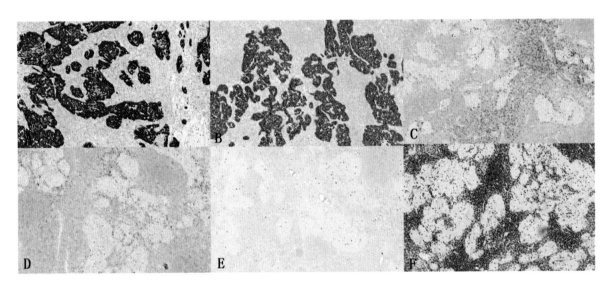

病例89 图3　免疫组化图像

注：A：CK5/6；B：CK19；C：CD1α；D：TDT；E：CD117；F：CD5

五、诊断与鉴别诊断

1. 诊断　伴淋巴样间质的微结节性胸腺瘤(micronodular thymoma with lymphoid stroma，MNT)。

2. 鉴别诊断

(1)AB 型胸腺瘤：由淋巴细胞少的 A 型胸腺瘤与富于淋巴细胞的 B 型胸腺瘤混合组成。A 型胸腺瘤区域中所有 A 型胸腺瘤的组织学特点均可出现，但 B 型胸腺瘤区域有别于 B1、B2 和 B3 型胸腺瘤，B 型区域主要由小而多角形上皮细胞组成，胞核小，圆形、卵圆形或梭形，淡染，核仁不明显。A 型和 B 型两种成分形成不连续的分隔结节，或者相互融合。免疫组化：AB 型胸腺瘤中两种成分均表达 CK，但 B 型区域上皮细胞常常 CK14 阳性。A 型和 B 型区上皮细胞特征性的显示 CD20 阳性，伴随的淋巴细胞是 CD3 和 CD5 阳性的 T 细胞，包括不同比例的 CD1α 阳性、CD99 阳性、TDT 阳性的未成熟 T 细胞，B 细胞常缺乏。梭形的 A 型细胞 Vimentin 阳性、EMA 阳性，但 CD5 阴性。

(2)A 型胸腺瘤：梭形或卵圆形的上皮样肿瘤细胞排列成实性片状、束状、席纹状或血管外皮瘤样，可形成大小不一的囊腔、腺样结构、肾小球样、伴有或没有中央管腔的菊形团结构。间质淋巴细胞较少，有时可见少量 TDT 阳性淋巴细胞，但数量在可数的范围内，核分裂象少见，血管周围间隙少见，不见 Hassall 小体。免疫组化：上皮细胞除 CK20 阴性外，其他不同分子量的 CK 均显示不同程度的阳性。可见局灶 CD20 阳性的上皮细胞。CD5 和 CD117 阴性，可局灶表达 EMA、BCL - 2。

（3）B 型胸腺瘤：B1 型胸腺瘤，由大量未成熟 T 淋巴细胞和散在少量上皮性肿瘤细胞构成，可见 Hassall 小体，血管周围间隙少见。B2 型胸腺瘤由中等量的未成熟 T 细胞及多角形的上皮样肿瘤细胞团组成，一般至少 3 个连续的上皮细胞，总体连成网状结构。可见明显的血管周围间隙，有时可见 Hassall 小体。B3 型胸腺瘤：轻至中度异型、中等大小的圆形或多角形上皮样细胞巢团状分布，细胞巢间见纤维间隔，上皮细胞间见少量淋巴细胞混杂。可见明显的血管周围间隙。免疫组化：上皮细胞表达 CK、CK5/6、CK19、P63 等，不表达 CD5、CD117，大部分淋巴细胞为未成熟的 T 细胞，表达 CD1α、CD3、CD99 和 TDT。

（4）淋巴上皮癌：肿瘤组织排列成片状、条索状及巢状，肿瘤周围及间质内多量淋巴细胞浸润，以成熟淋巴细胞为主，可见浆细胞。肿瘤细胞团呈合体样，胞质界限不清，细胞体积较大、多角形，异型性明显，胞质嗜酸或嗜双色，泡状核，可见核仁，核分裂象易见。肿瘤细胞表达 CK、EMA、CD5 及 BCL-2，淋巴细胞 CD3 及少量 CD20 阳性，不表达 TDT、CD1α 及 CD99。

六、小结

伴有淋巴样间质的微结节型胸腺瘤是一种器官样结构的胸腺上皮性肿瘤，其特征是丰富的淋巴细胞间质将肿瘤性上皮细胞分隔呈多发性上皮性结节。好发于中老年人，绝大部分位于前纵隔，临床表现常与肿瘤大小和局部扩展有关，极少伴有重症肌无力。组织学显示多发性散在或局部融合的上皮性结节被丰富的淋巴细胞间质分隔，其中可见具有生发中心的淋巴滤泡及数量不等的浆细胞。上皮结节内也可见散在淋巴细胞。瘤组织中不见胸腺小体（Hassall 小体）和血管周围间隙（PVS）。上皮性结节由吻合的梭形或卵圆形细胞组织，核卵圆形，核仁不明显，核分裂象少或无。

免疫组织：上皮表达 CK、CK5/6、CK19、P63，一般不表达 CD20；淋巴细胞多为 CD20 阳性的 B 细胞，但成熟的 CD3 阳性、CD5 阳性的 T 细胞可局灶地超过 B 细胞。而且未成熟的 CD1α 阳性、TDT 阳性的 T 细胞主要位于上皮性微结节边缘或散在分布于结节内。

（山东省肿瘤医院　穆殿斌　张玉娜　任永昌）

病例 90　胸腺交界性肿瘤

一、临床病史

患者，男，60 岁，查体发现前上纵隔占位。

二、影像学检查

前纵隔内见不规则软组织密度灶，边界较清，最大截面大小约为 2.4cm×3.7cm，平扫 CT 值约 37HU，增强扫描示不均匀强化，CT 值约 69HU（病例 90 图 1）。

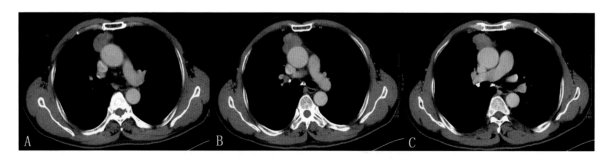

病例 90 图 1　CT 所见

三、手术中所见

术中见上纵隔内一肿物，大小约 4cm×3cm×3cm，边界清，与周围组织粘连。

四、病理所见

大体：肿物 1 枚，包膜基本完整，外附少量脂肪组织，表面结节状，体积 6cm×4cm×2.5cm，切面灰白间灰黄色，质中。

镜下：低倍镜见肿瘤细胞片状分布，部分区域由纤维间隔分隔成巢团状，肿瘤周边大部区域有纤维包膜，局部区域见脂肪组织浸润，淋巴细胞分布于肿瘤细胞巢周边。中倍镜见肿瘤细胞中等大小，圆形、卵圆形，少部分为多角形，异型性不明显；见血管周围间隙（PVS），部分 PVS 周围见肿瘤细胞栅栏状排列。未见 Hassall 小体。高倍镜见肿瘤细胞核仁明显，可见核分裂象，未见细胞间桥及角化珠（病例 90 图 2）。

免疫组化显示：CK5/6（+++），CK（+++），CD117（+++），CD5（++），EMA（+），BCL－2（++），D2－40（－），P63（－），TDT 淋巴细胞（－），CK20（－），Ki67 指数约 30%（病例 90 图 3，病例 90 表 1）。

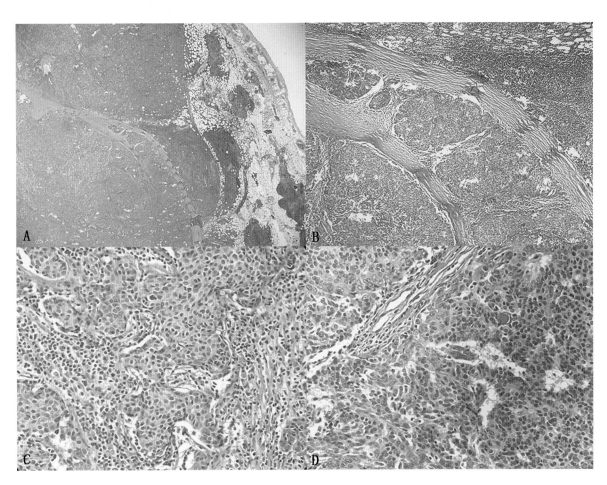

病例 90 图 2 典型 H&E 形态

注：A：肿瘤周边大部区域有纤维包膜，局部区域见脂肪组织浸润；B：肿瘤细胞片状分布，部分区域由纤维间隔分隔成巢团状；C：肿瘤细胞中等大小，圆形、卵圆形，少部为多角形，异型性不明显；D：血管周围间隙，肿瘤细胞围绕血管栅栏状排列

病例 90 表 1　免疫组化表达情况

抗体名称	表达情况
CK5/6	弥漫强（＋）
CK	弥漫强（＋）
CD117	弥漫强（＋）
CD5	弥漫强（＋）
EMA	（＋）
BCL－2	（＋）
D2－40	（－）
P63	（－）
TDT	（－）
CK20	（－）

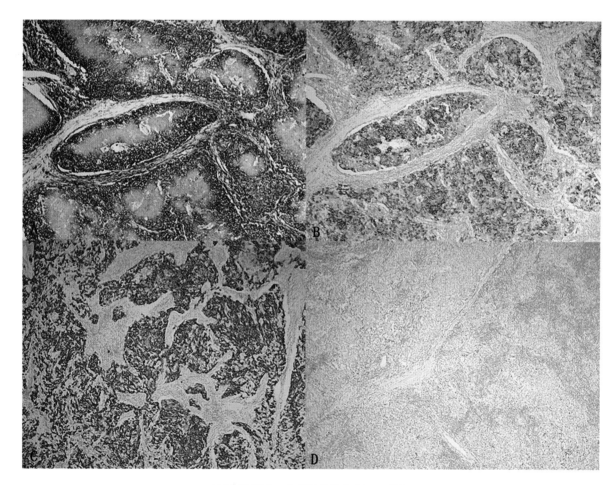

病例 90 图 3　免疫组化染色（S－P 法）

注：A：瘤细胞 CD5 阳性；B：瘤细胞 CD117 阳性；C：瘤细胞 CK5/6 阳性；D：淋巴细胞 TDT 阴性

五、诊断及鉴别诊断

1. **诊断**　胸腺瘤 B3 型/胸腺鳞癌交界性上皮性肿瘤。

2. **鉴别诊断**

（1）B3 型胸腺瘤：中等大小或多角形的上皮样细胞排列成巢团或片状，细胞巢间见纤维分隔。

上皮细胞间见少量淋巴细胞混杂，可见 PVS。部分血管周围间隙周围的上皮细胞呈栅栏状排列。肿瘤细胞轻 - 中度异型，核圆形或卵圆形，核仁不明显，免疫组化上皮表达 CK、CK5/6、CK19、P63 等，局灶表达 EMA，但不表达 CD5、CD20 和 CD117，大部分淋巴细胞为未成熟的 T 细胞，表达 CD1α、CD99、CD3 和 TDT。

（2）胸腺鳞状细胞癌：肿瘤由大的多角形细胞组织，肿瘤细胞巢团状排列，细胞异型性明显，核呈空泡状或深染，核仁明显，见核分裂，有时可见细胞间桥和角化珠。肿瘤细胞间纤维间隔增宽。肿瘤组织中见淋巴细胞，主要为成熟 T 细胞。无血管周围间隙。免疫组化除表达高分子 CK 外、CD5 和 CD117 高表达，淋巴细胞 TDT 阴性。

（3）A 型胸腺瘤和 AB 型胸腺瘤：参照"伴淋巴样间质的微结节性胸腺瘤"。

六、小结

本例肿瘤组织形态学上介于 B3 型胸腺瘤与胸腺鳞癌之间，既有 B3 型胸腺瘤的肿瘤细胞围绕血管周围间隙和沿间隙栅栏状排列的特点，又有胸腺鳞癌的特点，如细胞核分裂增多，特别是表达 CD5 和 CD117，且肿瘤间质中淋巴细胞 TDT 阴性等，国际胸腺恶性肿瘤兴趣组织关于 WHO 胸腺瘤和胸腺癌组织学分类应用共识中提出，组织学呈现 B3 型胸腺瘤样的改变，如果 CD5 和（或）CD117 阳性且 TDT 阴性，这类肿瘤因为缺少胸腺鳞癌的两个基本特征（明确的核异型及细胞间桥）和 B3 型胸腺瘤的重要特点（TDT 阳性 T 细胞），建议将该肿瘤暂时归入胸腺瘤 B3 型/胸腺鳞癌交界性上皮性肿瘤。

（山东省肿瘤医院　张玉娜　任永昌　穆殿斌）

（审　校　张翠娟）

参 考 文 献

［1］Castillo JJ，Bibas M，Miranda RN. The biology and treatment of plasmablastic lymphoma. Blood，2015，125（15）：2323 - 2330

［2］Ben - Ezra J，Bailey A，Azumi N，et al. Malignant histiocytosis X. A distinct clinicopathologic entity. Cancer，1991，68（5）：1050 - 1060

［3］Cheuk W，Chan JK，Shek TW，et al. Inflammatory pseudotumor - like follicular dendritic cell tumor：a distinctive low - grade malignant intra - abdominal neoplasm with consistent Epstein - Barr virus association. Am J Surg Pathol，2001，25（6）：721 - 731

［4］Chen Y，Shi H，Li H，et al. Clinicopathological features of inflammatory pseudotumour - like follicular dendritic cell tumour of the abdomen. Histopathology，2016，68（6）：858 - 865

［5］Benharroch D，Meguerian - Bedoyan Z，Lamant L，et al. ALK - positive lymphoma：a single disease with a broad spectrum of morphology. Blood，1998，91（6）：2076 - 2084

［6］Falini B，Bigerna B，Fizzotti M，et al. ALK expression defines a distinct group of T/null lymphomas（"ALK lymphomas"）with a wide morphological spectrum. Am J Pathol，1998，153（3）：875 - 886

［7］Kinney MC，Collins RD，Greer JP，et al. A small - cell - predominant variant of primary Ki - 1（CD30）+ T - cell lymphoma. Am J Surg Pathol，1993，17（9）：859 - 868

［8］Benharroch D，Meguerian - Bedoyan Z，Lamant L，et al. ALK - positive lymphoma：a single disease with a broad spectrum of morphology. Blood，1998，91（6）：2076 - 2084

［9］Kojika M，Ishii G，Yoshida J，et al. Immunohistochemical differential diagnosis between thymic carcinoma and type B3thymoma：diagnostic utility of hypoxic marker，GLUT - 1，in thymic epithelial neoplasms. Mod Pathol，2009，22（10）：1341 - 1350

［10］O'Keane JC，Wolf BC，Neiman RS. The pathogenesis of splenic extramedullary hematopoiesis in metastatic carcinoma.

Cancer,1989,63(8):1539 - 1543

[11] Xu ZF, Gale RP, Zhang Y, et al. Unique features of primary myelofibrosisin Chinese. Blood, 2012, 119(11): 2469 - 2473

[12] 陆德源. 医学微生物学(第5版). 北京：人民卫生出版社, 2001

[13] 金奇. EB病毒医学分子病毒学. 北京：科学出版社, 2001

[14] Rickinson A. Epstein - Barr virus. Virus Res, 2002, 82(1 - 2): 109 - 113

[15] Sieracki JC, Fisher ER. Diagnostic problems involving nodal lymphomas. Pathol Annu, 1970, 5: 91 - 124

[16] Cheuk W, Chan AC, Chan JK, et al. Metallic implant - associated lymphoma: a distinct subgroup of large B - cell lymphoma related to pyothorax - associated lymphoma? Am J Surg Pathol, 2005, 29(6): 832 - 836

[17] Copie - Bergman C, Niedobitek G, Mangham DC, et al. Epstein - Barr virus in B - cell lymphomas associated with chronic suppurative inflammation. J Pathol, 1997, 183(3): 287 - 292

[18] Abbondazo SL, Irey NS, Frizzera G. Dilantin - associated lymphadenopathy. Spectrum of histopathologic patterns. Am J Surg Pathol, 1995, 19(6): 675 - 686

[19] Saltzstein SL, Ackerman LV. Lymphadenopathy induced by anticonvulsant drugs and mimicking clinically pathologically malignant lymphomas. Cancer, 1959, 12(1): 164 - 182

[20] Hamano H, Kawa S, Horiuchi A, et al. High serum IgG4 concentrations in patients with sclerosing pancreatitis. N Engl J Med, 2001, 344(10): 732 - 738

[21] 陈国璋, 朱梅刚. 淋巴瘤病理诊断图谱. 广州：广东科学技术出版社, 2010

[22] MartinMartín L, López A, Vidriales B, et al. Classification and clinical behavior of blastic plasmacytoid dendritic cell neoplasms according to their maturation - associated immunophenotypic profile. Oncotarget, 2015, 6(22):19204 - 19216

[23] Petrella T, Bagot M, Willemze R, et al. Blastic NK - cell lymphomas(agranular CD4 + CD56 + hematodermic neoplasms): a review. Am J Clin Pathol, 2005, 123(5): 662 - 675

[24] Kimura H, Hoshino Y, Kanegane H, et al. Clinical and virologic characteristics of chronic active Epstein - Barr virus infection. Blood, 2001, 98(2): 280 - 286

[25] Su IJ, Chen RL, Lin DT, et al. Epstein - Barr virus(EBV)infects T lymphocytes in childhood EBV - associated hemophagocytic syndrome in Taiwan. Am J Pathol, 1994, 144(6): 1219 - 1225

[26] Reichard KK, McKenna RW, Kroft SH. ALK - positive diffuse large B - cell lymphoma: report of four cases and review of the literature. Mod Pathol, 2007, 20(3): 310 - 319

[27] De Paepe P, Baens M, van Krieken H. ALK activation by the CLTC - ALK fusion is a recurrent event in large B - cell lymphoma. Blood, 2003, 102(7): 2638 - 2641

[28] Laurent C, Do C, Gascoyne RD, et al. Anaplastic lymphoma kinase - positive diffuse large B - cell lymphoma: a rare clinicopathologic entity with poor prognosis. J Clin Oncol, 2009, 27(25): 4211 - 4216

[29] Osuji N, Fearfield L, Matutes E, et al. Granulomatous slack skin disease - - disease features and response to pentostatin. Br JHaematol, 2003, 123(2): 297 - 304

[30] Shah A, Safaya A. Granulomatous slack skin disease: a review, in comparison with mycosis fungoides. J Eur Acad Dermatol Venereol, 2012, 26(12): 1472 - 1478

[31] Parrilla Castellar ER, Jaffe ES, Said JW, et al. ALK - negative anaplastic large cell lymphoma is a genetically heterogeneous disease with widely disparate clinical outcomes. Blood, 2014, 124(9): 1473 - 1480. DOI: 10.1182/blood - 2014 - 04 - 571091.

[32] Liebow AA, Carrington CR, Friedman PJ. Lymphomatoid granulomatosis. Hum Pathol, 1972, 3(4): 457 - 558

[33] Patil AK, Alexander M, Nair B, et al. Clinical, imaging and histopathologicalfeatures of isolated CNS lymphomatoid granulomatosis. Indian J Radiol Imaging, 2015, 25(1): 56 - 59

[34] Gaha M, Souillard - Scemama R, Miquel C, et al. MR imaging of the brain and spinal cord in lymphomatoid granulomatosis: a casereport and review of the literature. J Neuroradiol, 2013, 40(5): 364 - 367

[35] Travis WD, Bram billa E, Burke AP, et al. WHO Classification of Tumours of the Lung, Pleura, Thymus and Heart. Lyon: IARC Press, 2015

［36］lshikawa Y，Tateyama H，Yoshida M，et al. Micronodular thymoma with lymphoid stroma：an immunohistochemical study ofthe distribution of Langerhans cells and mature dendritic cells in six patients. Histopalllology，2015，66（2）：300－307

［37］Mneimneh WS，Gokmen－Polar Y，Kesler KA，et al. Micronodular thymic neoplasms：Case series and literature review with emphasis on the spectrum of differentiation. Mod Pathol，2015，28（11）：1415－1427

［38］Marx A，Ströbel P，Badve SS，et al. ITMIG consensus statement on the use of the WHO histological classification of thymoma and thymic carcinoma：refined definitions，histological criteria，and reporting. J Thorac Oncol，2014，9（5）：596－611

第八章 骨

病例91 良性脊索细胞瘤

一、临床病史及实验室检查

患者，女性，47岁，摔伤后影像学检查发现胸椎占位；临床实验室检查未见明显异常。

二、影像学检查

PET-CT检查示T_{11}椎体及左侧椎体骨质密度不均匀性增高，未见明显的FDG异常摄取，提示良性病变可能大(病例91图1)。

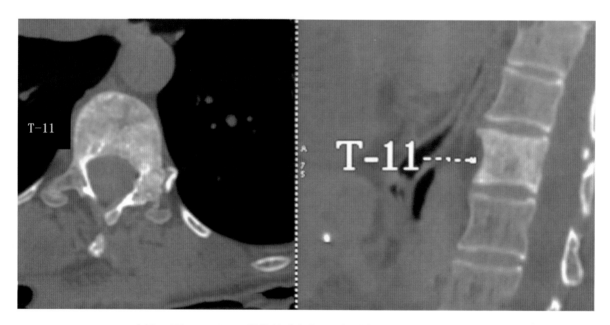

病例91图1　CT示T_{11}锥体骨质密度不均匀增高，病变局限于椎骨内

三、手术中所见

略。

四、病理所见

大体：灰黄棒状小组织两条，长者长1.3cm，直径0.3cm。

镜下：低倍镜可见部分骨小梁，骨小梁间正常骨髓组织消失，被体积较大的空泡状细胞代替。

细胞膜界线清楚，胞质透明或淡红染，部分细胞质内可见嗜酸性透明变性的小球样结构。细胞核大部温和，局灶细胞核可见轻度多形性，核染色质细腻，未见明显异型及核分裂象。部分细胞形似脂肪细胞或脂母细胞，细胞呈片状分布，未见分叶状结构及黏液样间质，局部呈浸润性生长，可见骨小梁哈佛氏管受累；病变区部分骨小梁周围被覆骨母细胞，呈反应性增生改变（病例91图2）。

免疫组化显示：广谱 CK、EMA、Vimentin、S-100 和 Brachyury 均阳性，Ki67 指数较低（平均约3%）（病例91图2）。

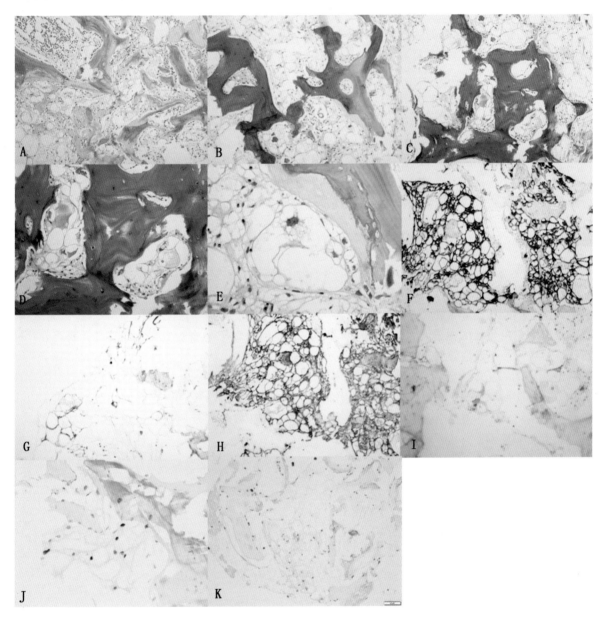

病例91图2　组织学图像

注：A：低倍镜下部分骨小梁纤细，正常骨髓组织消失；B-D：空泡状细胞代替正常骨髓组织，局部胞质内嗜酸性透明变性的小球样结构，哈佛氏管受累；E：类脂母细胞；F-K：肿瘤细胞广谱 CK、EMA、Vimentin、S-100 和 Brachyury 均阳性，Ki67 指数较低

五、诊断及鉴别诊断

1. 诊断　良性脊索细胞瘤（benign notochordal cell tumor）。

2. 鉴别诊断

（1）脊索瘤：①脊索瘤局限于脊椎骨内的情况非常罕见，在诊断时脊索瘤总是不可避免的破坏骨组织并累及周围软组织；而良性脊索细胞瘤病变一般局限于椎体骨内；②脊索瘤细胞呈叶状分布，背景为黏液样间质，细胞间丰富的黏液样间质是除临床和影像学资料外，脊索瘤与良性脊索细胞瘤鉴别的重要形态学特征，良性脊索细胞瘤细胞呈片状分布，无黏液样间质；③脊索瘤细胞异型性较明显，可见核分裂，细胞增生活性较高。

（2）脊索残余：一般位于椎间盘中心髓核组织内，不出现在骨内；本例病变位于椎骨内。

（3）转移癌：①转移癌的肿瘤细胞异型性明显，可见核分裂象，肿瘤细胞巢周围有纤维胶原反应；②转移癌免疫组化染色 CK 阳性，但 Vimentin、S-100 和 Brachyury 阴性；而本例 Vimentin、S-100 和 Brachyury 均阳性，特别是 Brachyury 阳性，是脊索来源肿瘤比较特异的免疫组化指标。

（4）透明细胞软骨肉瘤：①透明细胞软骨肉瘤可见体积大的透明细胞片状分布，可见肿瘤性软骨或软骨样基质，以及多少不等的化生性成骨；本例未见软骨样成分及化生性成骨；②透明细胞软骨肉瘤免疫组化染色 S-100 可阳性，但 CK 及 Brachyury 阴性。

（5）脂肪或脂肪源性肿瘤：①正常骨髓组织内含有脂肪细胞，随部位及年龄变化多少不一，成熟脂肪细胞大小一致，胞质透明，核非常小，位于细胞周边；本例细胞体积较大，部分胞质透明，部分胞质粉染，可见嗜酸性透明变性的小球样结构，并且个别细胞核大轻度异型；②脂肪瘤细胞异型性小，肿瘤细胞形态与正常脂肪细胞一致，一般边界清楚，可有包膜；骨内原发脂肪肉瘤罕见，须首先排除转移。

六、小结

良性脊索细胞瘤是第四版 WHO 骨肿瘤分类中新增加的脊索类肿瘤病理类型，组织病理学改变与脂肪组织和脂肪瘤非常相似，极易误诊。空泡状细胞体积较大、大小不一、个别细胞核大而深染，部分细胞质内可见嗜酸性透明变性的小球样结构，是良性脊索细胞瘤的主要组织特征。缺乏分叶样结构、黏液背景和细胞异型，比较容易和脊索瘤鉴别。

就此病例的几点体会：①在椎骨的细针穿刺活检标本病理诊断时，如果正常的骨髓组织内存在有较丰富的脂肪样组织，需要排除良性脊索细胞瘤；②需要仔细寻找是否存在间质黏液变性，以排除脊索瘤的可能；③需要结合影像学意见，看病变是否破坏椎骨累及周围软组织，以资与脊索瘤或其他恶性肿瘤鉴别。

（山东大学齐鲁医院　相　磊　李魏玮）

病例 92　胫骨造釉细胞瘤伴骨纤维结构不良

一、临床病史

患者，男性，14 岁，2 个月前无意中发现左小腿前方肿物，并伴有疼痛感，活动后疼痛加剧，就诊于当地医院，行 X 线检查示左胫骨骨化性纤维瘤，未行特殊治疗，患者为求进一步治疗来我院就诊，门诊以"左胫骨肿瘤"收入院。

二、影像学检查

X 线检查示左侧胫骨近端皮质骨内及远端骨髓腔中多发病灶，周围骨质硬化（病例 92 图 1）。

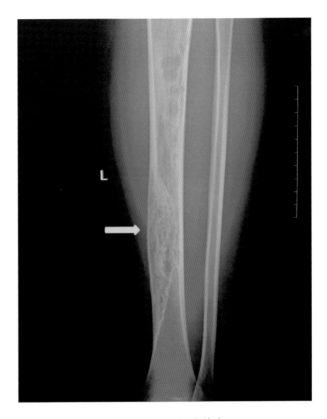

病例 92 图 1　X 线检查

注：示左胫骨皮质及髓腔内多发病灶（绿色箭头所示）

三、手术中所见

左胫骨近端皮质骨内及远端髓腔内多发病灶，含有纤维样病变组织，周围骨质硬化。术中快速病理示：结合影像学意见，考虑骨纤维结构不良。

四、病理所见

大体：灰红色碎组织一堆，总体积 4cm×3.5cm×1.5cm，质硬。

镜下：正常骨小梁结构消失，纤维背景内有不规则编织骨小梁形成，周围有成排增生活跃的骨母细胞围绕，细胞无异型；病灶中央以成纤维细胞为主，伴有少量短的、纤细的、不成熟的编织骨小梁，在病灶周边逐渐过渡为较粗的骨小梁，数量逐渐增多，互相吻合，逐渐成熟为板层骨，转化为周围反应性密质骨，从中央到周边的骨小梁表面均覆有增生活跃的骨母细胞，在纤维间质内可见破骨细胞样巨细胞聚集（病例 92 图 2）；在纤维增生背景内查见多处小灶性上皮样细胞，部分上皮样细胞巢较大，细胞异型不明显，间质黏液变性，上皮样细胞巢中央呈星网状结构。免疫组化 CK 及 P63 染色阳性（病例 92 图 3）。

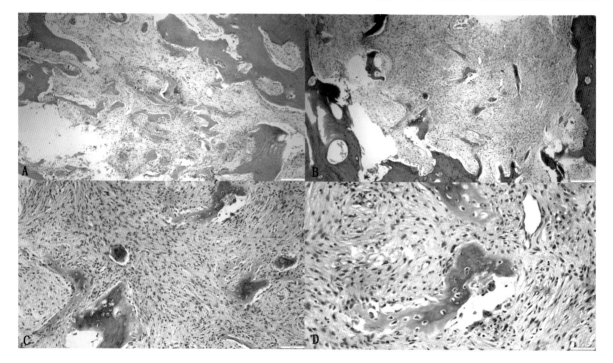

病例 92 图 2 部分 H&E 图像

注：A、B：低倍镜下病灶中央以成纤维细胞为主，内有不规则编织骨小梁形成，病灶周边骨小梁增粗、数量增多，互相吻合，逐渐成熟为板层骨；C：不规则骨小梁周边覆骨母细胞；D：破骨细胞

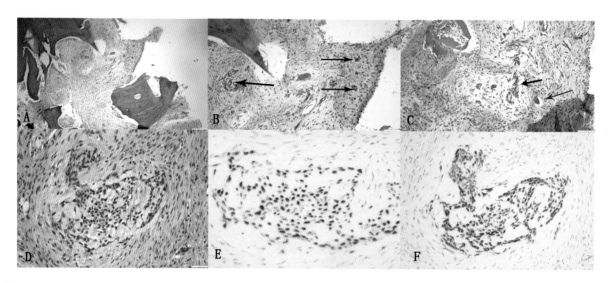

病例 92 图 3 上皮样区域

注：A－D：多处小灶性上皮样细胞（黑色箭头所示）；C：不规则骨小梁（蓝色箭头所示）；D：上皮细胞巢中央呈星网状结构，间质黏液变性；E－F：上皮样细胞巢免疫组化染色 CK 及 P63 均阳性

五、诊断及鉴别诊断

1. 诊断 胫骨造釉细胞瘤，伴骨纤维结构不良（osteofibrous dysplasia with adamantinoma）。

2. 鉴别诊断

（1）骨纤维结构不良：长骨（尤其是胫骨）的造釉细胞瘤有骨纤维结构不良的区域，有时以后者为主，上皮岛不明显以致忽视而漏诊。影像学上两者也可以非常类似，造釉细胞瘤可伴有骨质破坏等恶性生长证据，而骨纤维结构不良一般缺乏恶性生长特征。骨纤维结构不良在确定诊断前须在显微镜下仔细寻找上皮细胞岛，必要时用角蛋白标记显示上皮细胞岛，以排除长骨造釉细胞瘤的可能；骨纤维结构不良可出现少许散在单个排列的 CK 阳性细胞，造釉细胞瘤的上皮细胞呈巢状排列。

（2）转移癌：一般发病年龄偏大，临床有原发癌病史，其上皮细胞巢异型性较大，而造釉细胞瘤上皮细胞巢缺乏细胞明显异型性，有些细胞巢中央呈星芒状排列。影像学意见（包括全身扫描）对两者的鉴别有较大的价值。

（3）造釉细胞瘤样尤文肉瘤：小细胞恶性肿瘤，细胞异型性较明显，可通过免疫组化及 EWSR1 基因检测与造釉细胞瘤鉴别。

六、小结

长骨造釉细胞瘤是一种主要发生于胫骨，少数发生于股骨、腓骨、桡骨和尺骨的原发性低度恶性双向分化性肿瘤，经免疫组化及电镜研究提示上皮细胞巢有上皮细胞的特征，但其组织起源目前尚不清楚。有学者将其分为两型，即经典型和分化型（骨纤维结构不良型）。经典型以成人多见，临床及影像学显示有侵袭的生物学行为；本病例属于分化型，其发病年龄多在儿童或青少年，病变部位主要在骨密质内，有较为良性的生物学行为，含多量骨纤维结构不良成分，以及分散的 CK 阳性的上皮细胞巢成分；分化型造釉细胞瘤可以进展为经典型。

目前造釉细胞瘤与骨纤维结构不良的关系尚未完全明确，有研究表明两者之间存在相关性，主要依据包括：①发病人群：都以 20 岁左右的青少年为主；②病变部位：都发生在胫骨骨密质；③影像学表现：以良性表现为主；④组织学特征：有些长骨造釉细胞瘤可有骨纤维结构不良成分，并有分带现象，即肿瘤中央为上皮巢成分，外周为骨－纤成分，反应性骨可成熟为板层骨；⑤骨纤维结构不良：免疫组化显示上皮细胞标记细胞角蛋白阳性。两者之间的相互关系有两种假设：一种是骨纤维结构不良可能是造釉细胞瘤的修复过程，即肿瘤中骨纤维结构不良成分为肿瘤组织反应性改变；另一种是骨纤维结构不良可发展为造釉细胞瘤。

本病例影像学和术中快速病理检查均考虑为骨纤维结构不良，提示在诊断骨纤维结构不良时，应仔细寻找可能存在的上皮细胞巢，必要时通过角蛋白免疫组化标记，以排除长骨造釉细胞瘤的可能。

（山东大学齐鲁医院 相 磊 李魏玮）

病例93 椎骨淀粉样瘤

一、临床病史及实验室检查

患者，男性，39 岁，有乙肝病史，3 个月前无明显诱因出现腰疼，1 个月前患者腰疼症状加重并出现双下肢无力，排尿困难，至多家医院行腰椎 CT 及全身 PET－CT 检查，腰椎 CT 平扫示：考虑 L_1、L_5 椎体成骨肿瘤，骨肉瘤或转移瘤不除外；全身 PET－CT 检查结果示：①前列腺双侧外周带局灶性 FDG 代谢增高，考虑为前列腺癌；②全身骨多部位骨质密度增高伴 FDG 代谢增高，考虑为肿瘤多发骨转移；遂行病变腰椎手术治疗并切开活检及前列腺穿刺活检术。

血液临床实验室检查未见异常。

二、影像学检查(病例93图1)

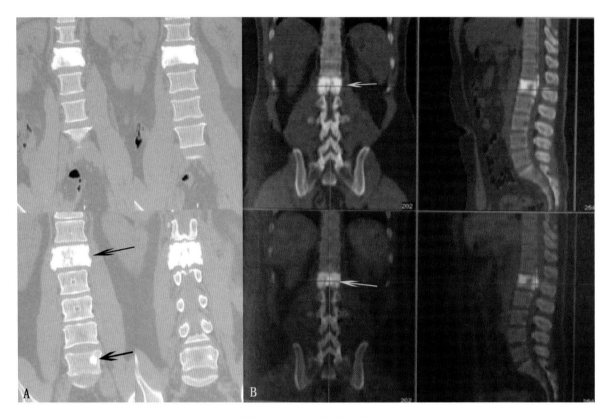

病例93图1 影像学图像

注: A: CT示L₁锥体压缩变形,锥体中央密度不均,余密度增高; L₅锥体内高密度灶(黑色箭头示); B: PET- CT显示病灶(绿色箭头示)

三、手术中所见

术中见L₁棘突、椎板及椎弓根增生硬化,椎管内硬膜囊前侧增生硬化,瘤骨压迫硬膜囊;切除硬膜囊前方及双侧硬化骨,完成环脊髓减压,切取瘤骨及硬膜囊前侧肿瘤组织送病理。

四、病理所见

(一)L₁椎骨病理

大体:灰白灰红碎骨组织一堆,总体积5.5cm×4.5cm×1.5cm,质稍硬。

镜下:送检破碎骨组织,部分骨组织变性坏死,骨小梁间纤维组织增生伴较多淋巴细胞浸润,骨质坏死区及周边可见多灶性淡染的无定型嗜伊红物质沉积,伴异物巨细胞反应及纤维组织增生,局灶可见较多厚壁血管,局部血管壁亦见粉染无定型物质沉积并炎细胞浸润,骨组织周边局部可见少许反应性成骨(病例93图2A至病例93图2E)。

特殊染色:刚果红染色阳性(病例93图2F至病例93图2H)。

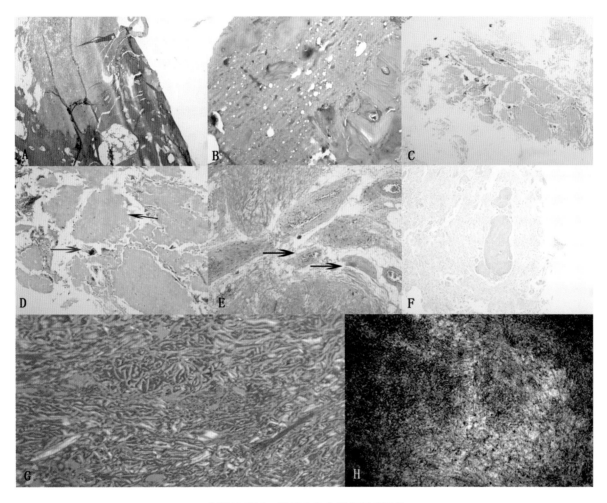

病例 93 图 2　椎骨病变典型组织学图像

注：A - B：骨组织变性坏死；C - D：淀粉样物沉积（黑色箭头示）；D：异物巨细胞（蓝色箭头示）；E：局灶可见较多厚壁血管，局部血管壁淀粉样物质沉积并炎细胞浸润；F：刚果红染色：淀粉样物呈红色；G：偏振光下刚果红染色（该图片由潍坊市人民医院病理科张恒明医师采集提供）；H：电镜下 8 ~ 10nm 无序排列的淀粉样原纤维

（二）前列腺穿刺病理

大体：前列腺左侧叶穿刺条索状组织 6 条，前列腺右侧叶穿刺条索状组织 3 条，长者长 2cm，直径均 0.1cm。

镜下：前列腺腺体未见明显异型，可见多灶性慢性炎细胞浸润，局灶查见淡染的无定型嗜伊红物质沉积，周边伴异物巨细胞反应（病例 93 图 3）。

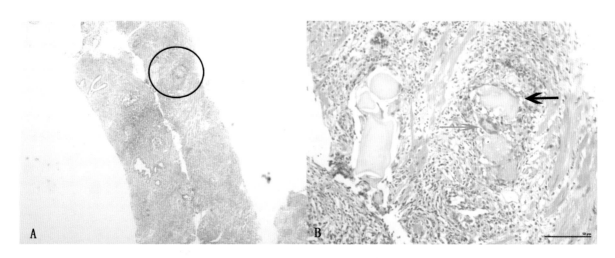

病例 93 图 3　前列腺病变典型组织学图像

注：A：低倍镜下前列腺穿刺活检组织 HE 染色图像(圆圈内为病变处)；B：高倍镜下可见淀粉样物质沉积(黑色箭头示)及异物巨细胞(蓝色箭头示)

五、诊断及鉴别诊断

1. 诊断　L_1 椎骨淀粉样瘤(amyloidosis)，非特异性肉芽肿性前列腺炎，局灶伴淀粉样物质沉积。

2. 鉴别诊断　由于骨淀粉样变或淀粉样瘤的溶骨性和继发性成骨现象，影像学易误诊为骨肉瘤或转移性肿瘤。组织病理诊断并不特别困难，缺乏经验时，会把淀粉样变误认为干酪性坏死，加之周围反应性的多核巨细胞，将其误诊为结核。必要时可采用特殊染色、偏振光及电镜辅助检查：刚果红染色：阳性(橙红色或砖红色)，偏振光下可见特殊蛋白沉积物呈苹果绿显色。超微结构可见原纤维细丝沉积，直径 8~10nm，僵直无分支，杂乱无序的排列。

六、小结

淀粉样瘤也称瘤样淀粉样物质沉积，是一种淀粉样物质在局部组织内所形成的瘤样聚集，可发生于躯体任何部位，骨组织内也可发生，但比较罕见。

淀粉样瘤可分为局灶性、系统性和 β_2 - 微球蛋白沉积型；①局灶性：发生于局部器官及组织，较少见，无相关疾病；②系统性：可继发于免疫失调、慢性炎症、免疫或非免疫细胞性肿瘤等，如慢性感染、炎症(包括风湿性关节炎、强直性脊柱炎、骨髓炎，结核等)、多发性骨髓瘤、淋巴浆细胞性淋巴瘤等；③β_2 - 微球蛋白沉积型：因长期血液透析引起。

本病例为多灶性多器官病变，于 L_1 椎骨及前列腺组织内均查见淀粉样物质沉积及其相应反应性病变，虽然 L_5 椎体病灶未做病理证实，也应属于相同性质病变。系统性淀粉样变多为继发性病变，应完善临床辅助检查，以寻找可能存在的发病原因。另外，此患者有乙肝病史，未经系统治疗，也可能与此病的发生有关。

(山东大学齐鲁医院　相　磊　李魏玮)

病例94 间叶性软骨肉瘤

一、临床病史及实验室检查

患儿,男性,10岁,因腰部及大腿疼痛半年余,加重10天入院,临床实验室检查未见明显异常。

二、影像学检查

腰椎MRI矢状位重建检查示L_2椎体右侧、椎弓根及横突骨质异常信号并周围软组织受压,骨肉瘤可能大,不能除外软骨肉瘤或骨样骨瘤(病例94图1)。

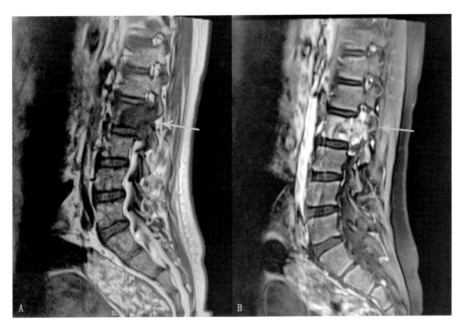

病例94图1 磁共振示L_2锥体右侧、椎弓根及横突骨质异常信号并累及周围软组织(箭头示病变)

三、临床经过

患儿先于CT引导下行穿刺活检术,初步明确病理诊断后,在骨肿瘤科行腰椎肿瘤切除加重建术。

四、病理所见

大体:①穿刺活检:条索状组织2条,长者长约0.7cm,直径约0.1cm;②手术切除标本:腰椎椎骨组织一块,形状不规则,体积6cm×4cm×3.5cm,椎管内查见椭圆形肿物,侵及椎骨,切面积4.2cm×1.5cm,界不清,灰白鱼肉样。

镜下:穿刺组织内可见较多大小均一的较为原始的圆形或卵圆形小细胞,核染色深,细胞质少,呈片状分布,其间混有较多薄壁血管,呈血管外皮瘤样结构,有些区域小圆形细胞有形成腺腔样结构的趋势;在小圆形细胞中可见多处小灶性分化比较好的透明软骨岛样结构;免疫组化:小圆形细胞CD99弥漫阳性,透明软骨岛样结构S-100阳性(病例94图2A至病例94图2D)。

手术切除标本内可见较为原始的小圆形细胞及分化较好的透明软骨样组织混杂分布,在骨小梁间浸润性生长,局部可见肿瘤成分完全包绕残余宿主骨;小圆细胞核深染,胞质少,分化较幼稚;软骨细胞分化较好,异型性较小,软骨基质红染,可见软骨化骨现象,软骨样成分浸润性生长,局部可见所谓的"软骨包骨"改变。

免疫组化：小圆形细胞 CD99 弥漫阳性，透明软骨岛样结构 S-100 阳性（病例 94 图 2E 至病例 94 图 2G）。

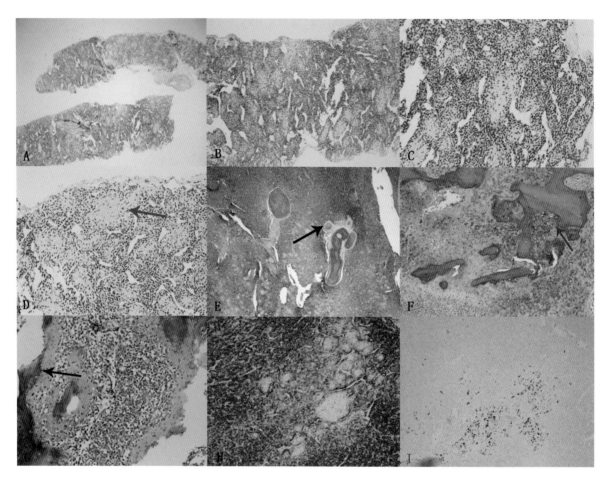

病例 94 图 2　组织学图像

注：A-D：肿物由大小均一的较为原始的圆形或卵圆形小细胞组成，核染色深，细胞质少，呈片状分布，其间可见多处小灶性分化比较好的透明软骨岛（红色箭头示软骨岛）；C-D：示肿瘤细胞呈"血管外皮瘤样"排列。手术切除标本；E-G：较为原始一致的肿瘤细胞内散在分化较好的软骨组织，并可见软骨化骨（黑色箭头示）；F：蓝色箭头示肿瘤细胞侵犯宿主骨；H-I：免疫组化示肿瘤细胞 CD99 弥漫阳性，其间的软骨岛细胞 S-100 阳性

五、诊断及鉴别诊断

1. 诊断　间叶性软骨肉瘤（mesenchymal chondrosarcoma）。

2. 鉴别诊断

（1）尤文肉瘤：两者均为小圆细胞恶性肿瘤，均可见较为原始的小圆细胞，且免疫组化小圆细胞均表达 CD99，在穿刺活检标本中鉴别困难；但尤文肉瘤影像学上缺乏软骨性肿瘤钙化的表现，组织学上缺乏软骨岛分化；免疫组化尤文肉瘤表达 FLI1，且有神经内分泌分化倾向，大部分病例存在 t（11；22）EWSR1-FLI1 基因融合，而间叶性软骨肉瘤一般不表达 FLI1，没有 t（11；22）EWSR1-FLI1 基因融合改变。

（2）去分化软骨肉瘤：在去分化软骨肉瘤中，高分化软骨肉瘤成分不是混杂于形态原始的小细胞肉瘤中，而是与间变性的肉瘤成分截然分开，两者分界明显；而且间变性的肉瘤成分通常异型明显，可以是纤维肉瘤、骨肉瘤或未分化肉瘤等，也可以是高级别软骨肉瘤。

（3）小细胞性骨肉瘤：两者均为小细胞恶性肿瘤，但小细胞骨肉瘤或多或少总能找到花边样或蕾丝样肿瘤性成骨，而缺乏高分化软骨岛形成。

（4）软骨母细胞性骨肉瘤：以产生软骨基质为主，大多为高级别软骨肉瘤，在肿瘤内可见较多高级别软骨肉瘤成分和其他非软骨肉瘤成分混杂分布，并伴有肿瘤性骨样基质形成；间叶性软骨肉瘤的软骨成分主要为分化较好的透明软骨（可以是良性的软骨岛或高分化软骨肉瘤），证明原始间叶细胞有向软骨分化的倾向，并且原始的小圆细胞不形成骨样基质。

（5）滑膜肉瘤和血管周细胞瘤：有时需与发生在骨外软组织的间叶性软骨肉瘤鉴别，其细胞形态和组织结构与间叶性软骨肉瘤的原始间叶成分有一定的相似性，但无高分化透明软骨成分，通过免疫组化可进行鉴别。

六、小结

间叶性软骨肉瘤较为少见，占软骨肿瘤的 1% ~ 3%，可原发于骨及骨外组织，骨骼中以颌骨、肋骨、椎骨、骨盆和股骨为好发部位，有沿身体中轴线高发的趋势；发病年龄低于普通型软骨肉瘤，以 10 ~ 30 岁年龄段为多见。

间叶性软骨肉瘤在组织学上表现为高度恶性的富于细胞的原始间叶性小细胞伴相对良性的软骨岛成分。两种成分数量多少不一，混杂分布，但界线清楚；软骨成分多为分化较好的透明软骨，可伴有钙化及骨化，也可浸润性生长，呈高分化软骨肉瘤图像；原始间叶性小细胞形态较均一，从圆形到卵圆形或梭形不等，核染色深，细胞质少，核浆比高，可排列呈血管外皮瘤样结构，或呈腺泡状，或呈鱼骨状排列；有时原始间叶性小细胞中只形成灶性透明软骨样基质，基质内软骨细胞不成熟，不形成典型软骨陷窝，似软骨母细胞瘤样结构，说明原始间叶性小细胞有向软骨细胞分化的趋势；有时原始间叶性小细胞中可形成灶性无定型的胶原成分，类似于骨样基质，需与小细胞骨肉瘤相鉴别。免疫组化肿瘤中软骨成分 S－100 阳性，原始间叶性小细胞表达 Vimentin 及 CD99，但 S－100 阴性；有资料报道原始间叶性细胞及软骨成分均细胞核表达 SOX－9，提示原始间叶性细胞具有软骨细胞的分化潜力，有助于与其他小细胞恶性肿瘤相鉴别，但 SOX－9 作为一种上皮－间叶转化现象的标志物在其他软组织肿瘤（如滑膜肉瘤）和实体瘤（包括癌）中也有广泛表达。

（山东大学齐鲁医院　相　磊　李魏玮）

病例95　软骨黏液纤维瘤样骨肉瘤

一、临床病史及实验室检查

患者，女性，20 岁，4 年多前外伤后出现左膝疼痛，予止痛等对症药物治疗后好转。1 个月前复查 MRI，影像学报告示：①左髌骨异常信号，符合骨髓水肿，囊变坏死 MRI 表现；②左膝关节髌下脂肪垫损伤 MRI 表现；③左膝关节内侧半月板后角损伤 MRI 表现；④左膝关节腔及关节囊积液 MRI 表现。实验室检查未见异常。

二、影像学检查

X 线片示髌骨高密度阴影，考虑占位病变（病例95 图 1A）。磁共振（左膝关节）平扫后增强示：左侧髌骨内弥漫分布片状 FS－PDWI 高信号，边缘模糊，另见片团状等短 T_1 长 T_2 信号，FS－PDWI 呈不均匀高信号，DWI 髌骨呈普遍高信号，增强扫描未见异常强化（病例95 图 1B）；检查结论：左侧髌骨异常信号，结合病史，考虑为陈旧性骨折后骨内腱鞘囊肿可能，局限性缺血性坏死不除外，请结合临床。

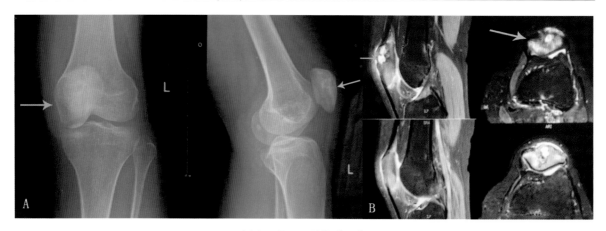

病例 95 图 1 影像学图像

注：A：X 线平片示髌骨高密度阴影；B：MRI 示左侧髌骨内弥漫分布片团状不均匀高信号，病变中央片状高信号，边缘模糊

三、病理所见

大体：①穿刺活检标本：灰褐灰白黄碎组织，总体积 0.3cm×0.2cm×0.1cm，局灶质硬；②肿物切除标本：灰白暗红碎组织多块，总体积 1.7cm×1.2cm×0.8cm，质中，部分质硬，似为骨质。

镜下：送检标本为碎组织，略呈分叶状结构，周边细胞较丰富，大部为偏嗜碱性黏液样背景下短梭形细胞，部分区域可见透明软骨样分化，细胞有轻度异型，组织形态类似软骨黏液样纤维瘤，但局部呈浸润性生长，可见"软骨包骨"现象，提示宿主骨侵犯，而且在局部宿主骨小梁间可见均质粉染的网状或梁状成骨（病例 95 图 2）。

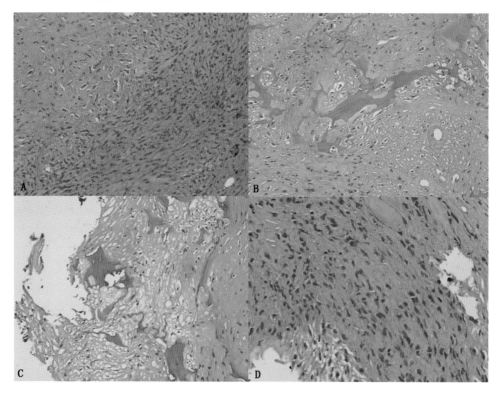

病例 95 图 2 典型 H&E 图像

注：A：偏嗜碱性黏液样背景下短梭形肿瘤细胞（右下方），部分区域透明软骨样分化（左上方）；B："软骨包骨"现象；C：宿主骨小梁间网状成骨；D：肿瘤细胞轻度异型

四、诊断及鉴别诊断

1. 诊断　软骨黏液纤维瘤样骨肉瘤(chondromyxoid fibroma – like osteosarcoma)。

2. 鉴别诊断

(1)软骨黏液样纤维瘤：该肿瘤比较少见，好发于长骨干骺端和一些短骨及不规则骨，组织病理有特征性的分叶结构，梭形或星形肿瘤细胞位于丰富的黏液样或软骨样基质中，一般小叶中央区细胞稀疏，小叶周边区细胞较丰富，以成纤维细胞样细胞为主，可伴有软骨母细胞样细胞和多核巨细胞；影像学为纯溶骨性分叶状或地图状骨质破坏，周边可有薄层硬化带，少见伴有钙化或骨化。软骨黏液纤维瘤样骨肉瘤与软骨黏液样纤维瘤的区别在于：①影像学呈明显恶性表现；②组织学呈浸润性生长；③肿瘤细胞有异型性；④肿瘤细胞有成骨现象。

(2)黏液性软骨肉瘤：可发生于骨内，但骨外软组织比骨内多见，镜下呈分叶状或结节状结构，呈浸润性生长，主要是在黏液基质背景上，肿瘤细胞呈巢状、条索状或假腺样疏松排列，细胞一般为圆形、卵圆形或梭形上皮样，异型性较小，局部有向透明软骨分化的倾向；但不会出现肿瘤性成骨，可与骨肉瘤鉴别。

五、小结

骨肉瘤除了肿瘤性成骨之外，也能产生纤维和软骨，所以把骨肉瘤按产生哪种成分为主分为成骨细胞型、成纤维细胞型和成软骨细胞型。成软骨细胞型骨肉瘤以产生软骨基质为主，大多为高级别透明软骨，伴有少量其他类型骨肉瘤成分，肿瘤内的软骨基质很少，有明显的黏液变性或出现其他类型的软骨肉瘤成分，缺乏低级别的软骨肉瘤的分叶状改变和黏液样胶冻样外观。

软骨黏液纤维瘤样骨肉瘤属于成软骨细胞型骨肉瘤的比较少见的一种组织学亚型，其内软骨成分高度黏液变性，软骨细胞异型性不明显，呈梭形或星形，也可有分叶状结构，小叶周边细胞丰富，小叶中央细胞稀疏，类似软骨黏液样纤维瘤，细胞异型、肿瘤性成骨和浸润性生长是诊断骨肉瘤的主要因素。

本病例由于患者伴有比较明确的外伤史，早期影像学没有给出恶性肿瘤的诊断意见，而且穿刺活检组织量少，从而导致病理诊断困难。

(山东大学齐鲁医院　相　磊　李魏玮)

病例96　Nora 病

一、临床病史

患者，男性，36岁，因右手示指疼痛3个月入院，X线示右手示指中段指骨骨旁肿物，临床诊断为骨疣。

二、影像学检查

X线检查示患者右手示指中段指骨骨皮质表面及骨旁软组织内斑片样、团块样致密影，边缘不规则，密度不均匀，骨皮质连续性完整，局部骨皮质增厚(病例96 图1)。

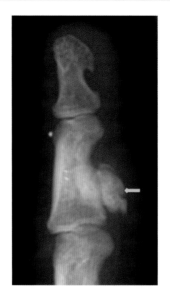

病例 96 图 1　X 线示肿物位于中段指骨骨旁（箭头所示）

注：该影像资料来自于 Professor Pancras Hogendoorn 教学课件

三、病理所见

大体：送检标本为碎组织，色灰白，质硬。

镜下：病变表面为皮下组织，其下可见纤维、软骨及骨样组织混杂排列，局部呈骨软骨瘤样结构；纤维组织细胞较丰富，无明显异型，其内可见骨小梁样结构，骨小梁样组织周边被覆骨母细胞，骨样基质蓝染，呈"蓝骨"样改变，未见成熟板层骨；骨小梁和蓝骨之间为软骨样组织，未见正常的骨髓，软骨细胞轻度异型，并可见软骨化骨改变，软骨化生之骨组织较为成熟，骨小梁之间可见分化较好的脂肪组织（病例 96 图 2）。

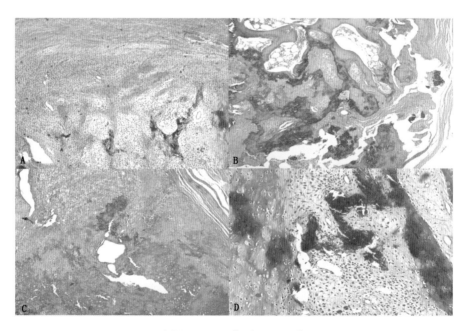

病例 96 图 2　典型 H&E 图像

注：A：纤维、软骨及骨样组织混杂排列；B：相互连接的骨样组织；C－D：软骨化骨，骨样基质蓝染，呈"蓝骨"样改变；D：软骨细胞轻度异型

四、诊断及鉴别诊断

1. 诊断　奇异性骨旁骨软骨瘤样增生(Nora病)(bizarre parosteal osteochondromatous hyperplasia)。

2. 鉴别诊断

(1)骨软骨瘤:好发于长骨的干骺端,组织学上表面为纤维组织(相当于骨膜),其下为排列规整的透明软骨帽(类似骺板)及软骨化骨(骨小梁间为骨髓),骨软骨瘤中软骨化骨的骨小梁与附着骨骨髓腔内的骨小梁相连续,所以在X线上骨软骨瘤附着处的骨皮质有缺损。而Nora病与附着骨的骨小梁不连续,X线上也无骨附着处骨皮质缺损,显微镜下纤维组织、软骨及骨组织排列紊乱,而且有特征性的"蓝骨"现象,软骨细胞有轻度不典型性。

(2)纤维骨性假瘤:又称旺炽性反应性骨膜炎,是一种反应性的纤维骨性病变,好发于青少年的手足骨,一般认为与创伤或感染有关;显微镜下一般为纤维背景上比较活跃的反应性成骨,反应性增生的小梁状骨样组织和编织骨周围有肥胖的骨母细胞被覆,骨小梁之间为增生活跃的成纤维细胞和上皮样成骨细胞,可以出现轻度细胞学不典型性和少量核分裂象。组织形态和软组织的骨化性肌炎相似,但无骨化性肌炎的分带现象。纤维骨性假瘤主要以纤维增生和膜性成骨为主要特征,缺乏明显的软骨成分和软骨化骨。

(3)骨化性肌炎:病变位于软组织内,与骨无关,是一种局限性、自限性的修复性病变,好发于青少年四肢或深部软组织(特别是肌肉)内,发生部位常有外伤史;X线及病理都有明显的分层趋势,病灶周围是分化较为成熟的骨组织,中央为不成熟的骨样组织及增生活跃的富于细胞的纤维组织,反应性骨小梁周围有骨母细胞被覆,病变有从中央到周围成骨逐渐成熟的趋势。骨化性肌炎很少发生于手足部。

(4)骨外软骨瘤:包括软组织软骨瘤和滑膜软骨瘤,软组织软骨瘤好发于手足部,镜下为分叶状结构的分化良好的透明软骨,可伴有轻度异型,常伴有软骨化骨改变,缺乏Nora病的纤维成分和特征性的"蓝骨"改变。

(5)软骨肉瘤:好发于躯干骨,其中周围型软骨肉瘤好发于扁骨,骨膜软骨肉瘤好发于长骨骨干及干骺端表面,骨外软骨肉瘤多由发生于骨内的软骨肉瘤向软组织内扩张或转移所致,均很少发生于手足骨。形态学上,软骨肉瘤浸润性生长,细胞有异型性,间质黏液变性;高分化软骨肉瘤细胞异型性可不明显,诊断主要根据浸润性生长,镜下可见侵犯宿主骨或"软骨包骨"改变。一般手足骨等小管状骨的软骨性肿瘤很少有恶性,肿瘤细胞可以出现轻到中度的不典型性,除非有明确的骨皮质浸润性破坏或骨外软组织浸润的X线和病理依据,单凭细胞丰富和轻到中度不典型性,不足以诊断软骨肉瘤。Nora病中软骨细胞可呈轻至中度不典型增生,但没有破坏骨皮质等浸润性生长表现,并且有特征性的"蓝骨"改变,可与软骨肉瘤鉴别。

五、小结

奇异性骨旁骨软骨瘤样增生,1983年由Nora首次报道,故又称Nora病,好发于手足骨旁,是由分化成熟的骨、软骨和纤维三种成分构成的瘤样病变,其中的软骨成分常伴有细胞不典型性;本病发病年龄跨度很宽,病史长,生长缓慢,临床主要表现为位于骨旁的骨性肿块,可伴有局部的肿胀、疼痛;病变位于骨旁软组织,体积较小,与骨无关,偶尔邻近骨有反应性骨皮质增生。

Nora病主要病理学特征为:①病变由分化成熟的骨、软骨和纤维按不同比例无序组合而成,排列结构不规则;②在新生骨小梁间为纤维成分,而不像正常松质骨和骨软骨瘤的骨小梁之间为血管脂肪组织(黄骨髓)或造血组织(红骨髓);③病变中骨小梁周围有良性骨母细胞被覆,脱钙后在HE染色切片中呈蓝色,形成特征性"蓝骨";④软骨成分可位于病变的表面或与其他两种成分不规则混合分布,软骨细胞有轻度不典型性,可有软骨化骨改变,这种软骨细胞的不典型性不代表恶性生物学行为;鉴于此,Nora将其冠名为"奇异性"。

(山东大学齐鲁医院　相　磊　李魏玮)

病例97 透明细胞软骨肉瘤

一、临床病史

患者，男，25岁，右膝部疼痛并逐渐加重3年余，因疼痛加重1个月就诊。

二、影像学检查

右股骨远端骨端见类圆形低密度区，大小约3.0cm×1.8cm，略有膨胀，其内密度欠均匀，见片状不均匀略高密度影，局部骨皮质变薄，并见小血管沟穿行，周围软组织未见明显异常。余右膝诸骨骨质完整，未见明显骨质破坏及骨折征象，关节关系可。X线可见股骨远端稍低密度病灶向外膨胀性生长，内见散在钙化影。CT横断面见骨股下端病灶内点状和环状高密度影更加明显，周围骨皮质变薄。磁共振可见肿瘤与周围界限清楚（病例97图1）。

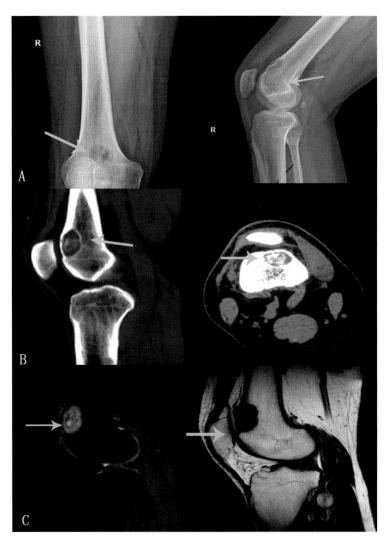

病例97图1　影像学图像

注：A：X线可见股骨远端稍低密度病灶；B：CT示肿瘤膨胀性生长，内见散在钙化影，横断面见股骨下端病灶内点状和环状高密度影，周围骨皮质变薄；C：MRI示肿瘤与周围界限清楚

三、手术中所见

手术见股骨髁滑车上方局部隆起，滑膜及脂肪覆盖，于肿瘤外分离，充分剥离股骨远端，于近端标示处截骨。

四、病理所见

大体：术前病损切除见灰白灰褐碎组织一堆，总体积 3.8cm×1.8cm×0.5cm，质中。术后送骨组织一块，体积 10.5cm×8.0cm×7.5cm，刨开，距断端 4.5cm 处切面查见一灰白灰褐质硬肿物，切面积 2.6cm×1.6cm，切面灰白灰褐色，质中（病例 97 图 2）。

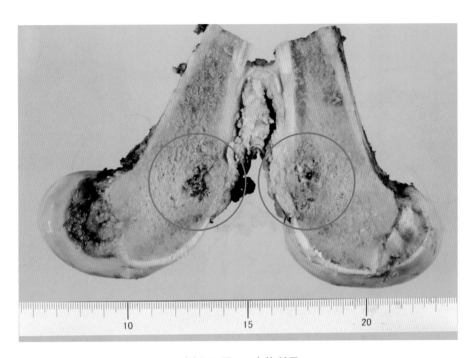

病例 97 图 2　大体所见

注：股骨远端骨皮质内可见灰白灰褐色肿物，界限不清，中央囊性变伴出血，肿物破坏一侧骨皮质，侵及周围软组织

镜下：肿瘤呈小叶状分布，细胞间可见反应性新生骨和软骨化骨；高倍镜下肿瘤细胞核大居中，胞质透亮，胞膜界限清楚，部分细胞质淡红，与软骨母细胞瘤中的软骨母细胞很相像，核分裂象罕见，并可见反应性破骨样巨细胞，局部可见普通型高分化软骨肉瘤，透明细胞区和普通软骨肉瘤区相延续，在骨组织内浸润性生长，反应性成骨及软骨化骨较为明显；肿瘤局部边缘可见反应性成骨形成的硬化带。肿瘤细胞 S-100 常阳性，Ki67 指数很低（病例 97 图 3）。

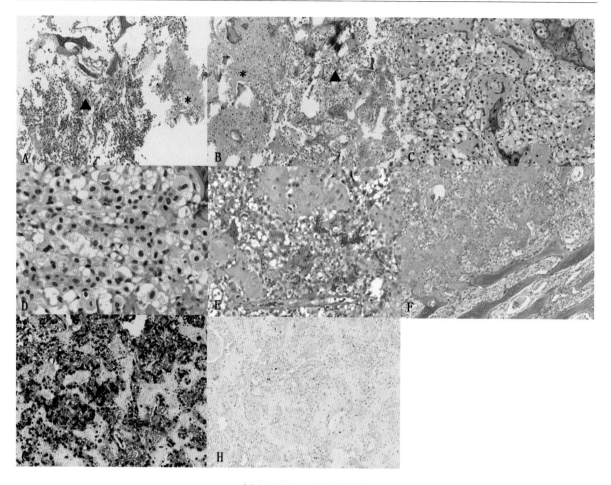

病例 97 图 3 组织学图像

注：A-B：透明细胞区(三角示)和普通高分化软骨肉瘤区(星号示)交错延续；C-D：透明细胞区"软骨母细胞样"肿瘤细胞；E：反应性破骨样巨细胞；F：软骨化骨及反应性成骨。G-H：肿瘤细胞 S-100 弥漫阳性，Ki67 指数很低

五、诊断及鉴别诊断

1. 诊断　　透明细胞软骨肉瘤(clear cell chondrosarcoma)。

2. 鉴别诊断

(1)软骨母细胞瘤：两种软骨性肿瘤都好发于长骨骨骺端，瘤细胞的边界都清楚，都有大量反应性破骨细胞样巨细胞，但软骨母细胞瘤的患者大多为青少年，肿瘤细胞小，幼稚，有核沟，胞质嗜酸性，瘤细胞间有粉红色软骨基质和窗格样钙化，不常见大而胞质透明的肿瘤细胞，也不会含高分化软骨肉瘤成分。

(2)透明细胞骨肉瘤：患者年轻，病变位于长骨干骺端而非骨骺端。影像学呈普通骨肉瘤的恶性表现，肿瘤常穿透骨皮质，在软组织内形成巨大肿块。镜下透明细胞的核大，异型性明显，并有肿瘤细胞直接形成肿瘤性骨样组织，而不是有良性成骨细胞被覆的反应性或化生性骨组织。

(3)转移性透明细胞癌：如来自肾脏或女性生殖道的转移性透明细胞癌可类似透明性软骨肉瘤，但它们往往呈腺样或实性巢状排列。肿瘤内缺乏破骨细胞样巨细胞和反应性骨样增生，也不伴有高分化软骨肉瘤成分。免疫组化 CA IX、EMA、CD10、Vimentin 阳性。

六、小结

透明细胞软骨肉瘤是一种生长缓慢的低度恶性软骨肉瘤，比较罕见。以 30~49 岁年龄段多见，男性多于女性，好发于长骨的骨骺端，尤以股骨、肱骨和胫骨末端最常见。由于肿瘤生长缓慢，如不累及关节，常缺乏症状，或仅有长期慢性疼痛表现。

影像学上主要表现为长骨末端边界清楚的溶骨性病变。病程长者周围甚至有硬化带出现，易被误认为良性。

组织学一般具有以下特点：①低倍镜下肿瘤呈分叶状生长，在软骨小叶之间有毛细血管增生和成簇的良性多核巨细胞，良性多核巨细胞常遍布整个透明细胞软骨肉瘤，可单个散在，或成簇分布于小叶之间。肿瘤内常可见钙化和骨样组织，骨样组织可以是反应性新骨也可以是软骨化骨，出现于软骨结节中央；②高倍镜下，肿瘤细胞边界清楚，胞质丰富透明，单个空泡状核有明显核仁，核分裂少见；③透明细胞和普通高分化软骨肉瘤之间有移行。

透明细胞软骨肉瘤可产生较多反应性成骨，易于被理解为肿瘤性成骨而误诊为骨肉瘤。影像学上，肿瘤可破坏正常结构浸润生长，但整体上界线清楚，局部可见边缘硬化，组织病理缺乏肿瘤性成骨是主要的鉴别要点。

（山东大学第二医院　张希英）
（山东大学齐鲁医院　相　磊　李魏玮）

病例 98　巨细胞瘤地诺单抗治疗后

一、临床病史及实验室检查

患者，女，29 岁，右髋部疼痛不适 2 年，CT 检查示右侧盆骨占位，考虑巨细胞瘤可能性大，穿刺活检诊断为巨细胞瘤；后行动脉栓塞术并给予地诺单抗治疗两次，自觉症状较前减轻，复查 CT 见肿瘤体积明显缩小，现患者为行手术治疗到我院就诊。肿瘤实验室检查未见特殊。

二、影像学检查

X 线平片示右侧盆骨占位。CT 示病变呈溶骨性、膨胀性生长，局部骨皮质变薄，小灶骨皮质似不连续（病例 98 图 1）。

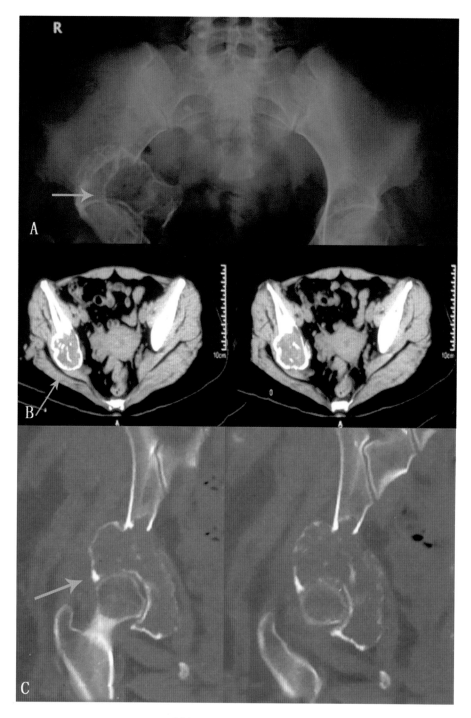

病例 98 图 1　影像学图像

注：A：X 线平片；B – C：CT 示右侧盆骨占位性病变（箭头示）

三、手术中所见

临床行骨盆肿瘤切除伴假体置换术，切除标本见病例 98 图 2。

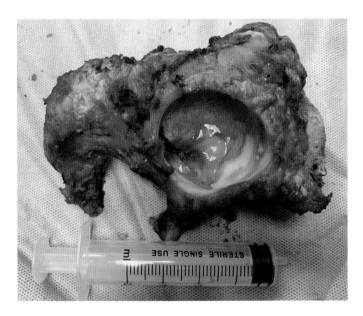

病例98 图2 大体所见

四、病理所见

大体：不规则骨组织一块，局部见一结节状膨出，切面于骨内见一肿物，切面积9.5cm×6cm，灰白灰红色，质韧。

镜下：肿物边界清楚，可见宿主骨组织形成的骨壳，病变主要为增生的单核样细胞及纤维样细胞。局部可见新生的编织骨，周边可见骨母细胞被覆，新生骨形成的骨小梁相互连接交织状排列，可见部分编织骨钙化；增生的单核样细胞无明显异型，呈条索状或席纹状排列，细胞质较丰富，细胞核呈梭形或卵圆形，染色质淡染，未见明显核分裂，其内可见局灶增生的泡沫状组织细胞。间质内可见均匀分布的薄壁小血管，局灶可见少数残余的破骨细胞样巨细胞，细胞体积较小，细胞核较少；病变局部可见纤维细胞增生，纤维胶原形成伴玻璃样变性，呈纤维瘢痕样改变。另见局灶组织疏松的区域，可见增生的肌纤维母细胞及吞噬含铁血黄素的组织细胞伴灶性反应性多核巨细胞及少量炎细胞浸润，呈坏死后反应性改变(病例98 图3A 至病例98 图3L)。

免疫组化：部分梭形的单核样细胞 H3F3A 及 SATB2 阳性，极少数细胞 P63 阳性，残余少量多核细胞和泡沫状组织细胞 CD68 阳性(病例98 图3M 至病例98 图3P)。

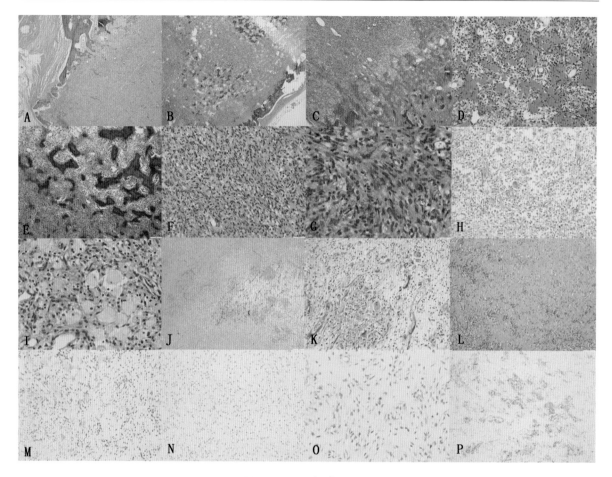

病例 98 图 3　组织学图像

注：A－B：低倍镜下见肿物边界清，周边形成骨壳；C－E：病变主要为增生的单核样细胞及纤维细胞，部分区域可见新生的编织骨，新生骨连接交织呈骨小梁状排列，部分编织骨钙化；F－G：增生的单核样细胞异型不明显，呈条索状或席纹状排列；H：局灶可见小灶性残留的巨细胞瘤样图像；I：泡沫细胞；J：低倍镜下局灶可见坏死后反应性改变；K：增生的肌纤维母细胞、吞噬含铁血黄素的组织细胞及反应性多核巨细胞；L：纤维瘢痕样改变；M－P：免疫组化示部分梭形的单核样细胞 H3F3A 及 SATB2 阳性，极少数细胞 P63 阳性，残余少量多核细胞和泡沫状组织细胞 CD68 阳性

五、诊断及鉴别诊断

1. 诊断　（右髋骨）结合病史，符合骨巨细胞瘤地诺单抗治疗后改变（denosumab－treated giant cell tumor of bone）。

2. 鉴别诊断

（1）纤维结构不良（fibrous dysplasia，FD）：也称骨纤维异常增生症，是一种常见的发生于骨髓腔内的良性纤维性骨病，病变主要由增生的梭形成纤维细胞和不成熟编织骨组成，骨小梁周围无增生的骨母细胞被覆，骨小梁纤细，排列不规则，缺乏相互连接，呈字母形或逗点状排列，可局灶出现破骨细胞样巨细胞和泡沫状组织细胞。

（2）骨纤维结构不良及骨化性纤维瘤：骨纤维结构不良（osteofibrous dysplasia，OFD）特指发生于胫腓骨，偶尔发生于尺桡骨骨皮质内的良性纤维性骨病，可累及骨髓腔，好发人群以婴幼儿和儿童多见，其骨小梁周边有增生活跃的骨母细胞；骨化性纤维瘤（ossifying fibroma）最常见于颌骨，也可见于长骨，新生骨小梁周围有骨母细胞被覆，并形成分化成熟的板层骨，多核巨细胞及出血和含铁血黄素沉积不常见。

（3）非骨化性纤维瘤：骨的干骺端纤维缺损累及髓腔时称为非骨化性纤维瘤（nonossifying fibroma），好发于 20 岁以下的儿童和青少年，好发于长骨的干骺端，病变主要表现为梭形成纤维细胞和纤维组织排列呈席纹状或旋涡状结构，可见反应性的泡沫状组织细胞和多核巨细胞，一般不伴有骨质形成。

（4）纤维组织细胞瘤（fibrous histiocytoma）：一般发生于成人，组织形态和非骨化性纤维瘤相似，是一种由梭形成纤维细胞呈车辐状排列的原发于骨的良性肿瘤，伴有数量不等的多核巨细胞、泡沫状细胞和慢性炎细胞浸润，常伴有间质出血和含铁血黄素沉积，比较罕见，一般不伴有成骨。

六、小结

巨细胞瘤（giant cell tumor，GCT）是一种具有复发和侵袭性生长特征的低度恶性肿瘤，由卵圆形单核样细胞和均匀分布的破骨样巨细胞构成；单核样细胞是真正的肿瘤细胞，电镜下形态类似成纤维细胞和成骨细胞。目前认为单核样细胞可分为两种，一种是组织细胞标记阴性的间质细胞，另一种是组织细胞阳性的单核组织细胞，而巨细胞是由后一种单核组织细胞融合而成的临终细胞；间质细胞通过分泌特异性靶向核因子 κB 受体活化因子配体（receptor activator of nuclear factor kappa B ligand，RANKL），招募血液系统中的单核细胞进入组织间成为单核组织细胞，并与其表面的 RANKL 受体（RANK）特异性结合，激活 NF－κB 信号，使其转化形成破骨样细胞并活化，最终融合成多核巨细胞，发挥破骨细胞样效应，对骨质过度重吸收，造成 GCT 溶骨性破坏。

地诺单抗（denosumab）是一种全人源化的、针对 RANKL 的单克隆抗体（IgG2），能够特异性地阻断 RANKL 与 RANK 的结合，从而抑制破骨样细胞及多核巨细胞的生成、分化及活化，减少骨质重吸收，达到治疗效果。镜下，多核巨细胞减少或基本消失，残存的巨细胞分布不均，大小不一，核的数量减少。具有增生活性的单核样间质细胞向成骨细胞分化，变成长梭形纤维样细胞，散落在瘤巢内，细胞周围出现一些网格样骨样基质或纤维胶原基质，并逐渐骨化成熟，同时，细胞间的肿瘤血管明显减少，是一种逐渐骨化成熟的改变；本例肿瘤局灶查见增生的肌纤维母细胞、灶性反应性多核巨细胞及吞噬含铁血黄素的组织细胞，周边纤维增生纤维瘢痕形成，符合动脉栓塞治疗致肿瘤局部坏死后反应性及修复性改变。

H3F3A 可作为诊断巨细胞瘤的特异性指标，可通过免疫组染色进行检测，基因测序检测则更为准确；巨细胞瘤中的肿瘤性单核细胞表达 H3F3A 抗体，也可表达 STAB2 和 P63，经地诺单抗治疗后，H3F3A 和 STAB2 仍有阳性表达，P63 表达减少或缺失，有助于与其他病变相鉴别。

（山东大学齐鲁医院　相　磊　李魏玮）

（审　校　相　磊）

参 考 文 献

［1］Peris－Celda M, Salgado－Lopez L, Inwards CY, et al. Benign notochordal cell tumor of the clivus with chordoma component：report of 2 cases. J Neurosurg, 2019, 13：1－5

［2］Arain A, H ornicek FJ, Schwab JH, et al. Chordoma arising from benign multifocal motochordal tumors. Skeletal Radiol, 2017, 46(12)：1745－1752

［3］Maki M, Athanasou N. Osteofibrous dysplasia and adamantinoma：correlation of proto－oncogene product and matrix protein expression. Hum Pathol, 2004, 35(1)：69－74

［4］Putnam A, Yandow S, Coffin CM. Classic adamantinoma with osteofibrous dysplasia－like foci and secondary aneurysmal bone cyst. Pediatr Dev Pathol, 2003, 6(2)：173－178

［5］ McFarlane M, Bashford A, Sah S, et al. Multisystem amyloidosis as the unifying diagnosis for constipation, collapse and cardiomyopathy. BMJ Case Rep, 2018 Jul 10, 2018. pii: bcr - 2018 - 225301

［6］ Nguyen TX, Naqvi A, Thompson TL, et al. Musculoskeletal manifestations of amyloidosis: a focused review. J Surg Orthop Adv, 2018, 27(1): 1 - 5

［7］ Rekhi B, Mridha A, Kattoor J. Small round cell lesions of the bone: Diagnostic approach, differential diagnosis and impact on treatment. Indian J Pathol Microbiol, 2019, 62(2): 199 - 205

［8］ Liu S, Zhou X, Song A et al. Surgical treatment of metastatic mesenchymal chondrosarcoma to the spine: a case report. Medicine(Baltimore), 2020, 99(5): e18643

［9］ Stark M, Heinrich SD, Sivashanmugam R, et al. Pediatric chondromyxoid fibroma - like osteosarcoma. Fetal Pediatr Pathol, 2017, 36(2): 154 - 161

［10］ Zhong J, Si L, Geng J, et al. Chondromyxoid fibroma - like osteosarcoma: a case series and literature review. BMC Musculoskelet Disord, 2020, 21(1): 53

［11］ Kim SM, Myoung H, Lee SS, et al. Bizarre parosteal osteochondromatous proliferation in the lingual area of the mandibular body versus osteochondroma at the mandibular condyle. World J Surg Oncol, 2016, 14(1): 35

［12］ Matsui Y, Funakoshi T, Kobayashi H, et al. Bizarre parosteal osteochondromatous proliferation(Nora's lesion)affecting the distal end of the ulna: a case report. BMC Musculoskelet Disord, 2016, 17: 130

［13］ Pal JN, Kar M, Hazra S, et al. Differential diagnosis of BPOP arising in relation to patella. J Orthop Case Rep, 2015, 5(4): 3 - 6

［14］ Lam SW, Langevelde KV, Suurmeijer AJH, et al. Conventional chondrosarcoma with focal clear cell change: a clinicopathological and molecular analysis. Histopathology, 2019, 75(6): 843 - 852

［15］ Dreijerink KMA, van Leeuwaarde RS, Hackeng WM, et al. Clear cell chondrosarcoma in Von Hippel Lindau disease. Fam Cancer, 2019

［16］ Roitman PD, Jauk F, Farfalli GL, et al. Denosumab - treated giant cell tumor of bone. Its histologic spectrum and potential diagnostic pitfalls. Hum Pathol, 2017, 63: 89 - 97

［17］ Stagner AM, Sajed DP, Nielsen GP, et al. Giant cell lesions of the maxillofacial skeleton express RANKL by RNA In Situ Hybridization regardless of histologic pattern. Am J Surg Pathol, 2019, 43(6): 819 - 826

第九章　软组织

病例99　树突状纤维黏液脂肪瘤

一、临床病史

患者，男，63岁，发现颈部肿物10年余。查体：右侧颈部可触及一约3cm×2cm×1cm，大小肿物，质软，无压痛，活动度可。

二、影像学检查

B超显示，颈部脂肪瘤。

三、手术中所见

术中见颈部一大小2.5cm×1.5cm×1cm的肿瘤，遂行肿瘤剥离术，可见肿瘤实性，灰白色，质软。

四、病理所见

大体：术后送颈部灰褐色肿物1枚，大小2cm×1.5cm×1cm，切面灰白色，质软，包膜较完整（病例99图1）。

镜下：低倍镜可见肿瘤实质部分由短梭形或星形细胞、绳索样嗜伊红的胶原纤维和成熟脂肪细胞，以及黏液样间质构成。短梭形细胞形态温和，无异型性和多形性，无核深染和核分裂象，束状排列在胶原纤维之间，疏密不一。间质呈黏液样变性，可有裂隙样结构，另外可见散在的肥大细胞（病例99图2）。

免疫组化显示：梭形细胞CD34、Vimentin、BCL－2阳性，脂肪细胞S－100阳性，内皮细胞标志物CD31、ERG均为阴性（病例99图3）。

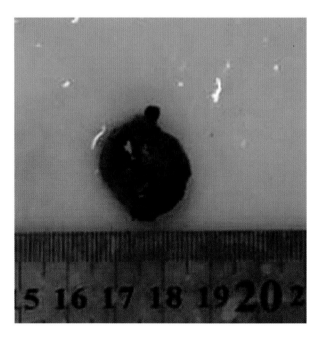

病例 99 图 1　大体图像

注：灰褐色肿物，包膜较完整

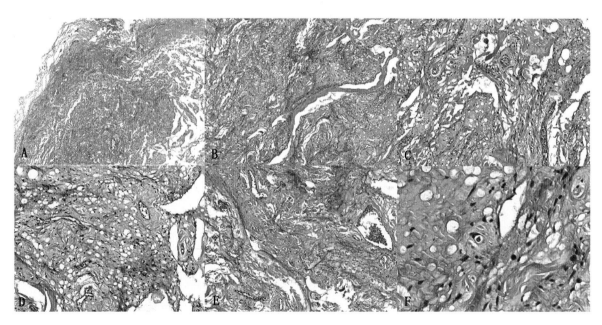

病例 99 图 2　典型 H&E 图像

注：A：肿物覆纤维性包膜；B：肿物具有绳索样嗜伊红的胶原纤维和黏液背景；C：肿物实质部分由短梭形或星形细胞、绳索样胶原纤维以及成熟脂肪细胞构成；D：肿物短梭形细胞形态温和，无异型性和核分裂象，无脂肪母细胞；E：肿物间质呈黏液样变性；F：肿物间质常见散在的肥大细胞

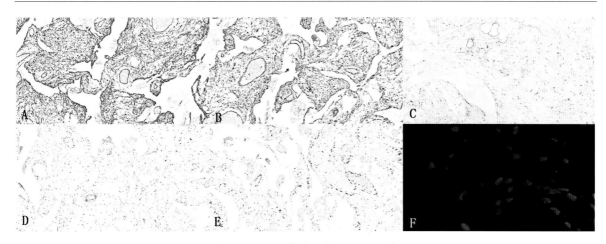

病例 99 图 3　免疫组化及 FISH 图像

注：A：CD34 阳性(胞膜/胞质)；B：Vimintin 阳性(胞质)；C：S－100 阳性(胞膜/胞质)；D：CD31 阴性(胞质)；E：ERG 阴性(胞核)；F：荧光原位杂交(FISH)显示 13 号染色体 RB1 基因缺失

五、诊断及鉴别诊断

1. 诊断　（颈部）树突状纤维黏液脂肪瘤(dendritic fibromyxolipoma, DFML)。

2. 鉴别诊断

（1）梭形细胞脂肪瘤：镜下由大量成纤维样梭形细胞、绳索样胶原纤维和成熟脂肪组织所组成的良性脂肪瘤。但 DFML 的树突状胞质突起更为明显，且背景存在黏液样变和丛状的血管生成。

（2）孤立性纤维性肿瘤：常发生在中年人深部软组织，以腹膜后、大腿最常见。镜下为成熟的脂肪细胞和血管外周细胞瘤样结构。后者区域的肿瘤细胞呈梭形或卵圆形，无模式排列，胞质淡红染，弥漫表达 CD99 和 STAT6。

（3）血管平滑肌脂肪瘤：好发于肝肾，女性多见，镜下为束状排列的梭形细胞和畸形的厚壁血管。肿瘤细胞表达 SMA、HMB45 和 Melan－A，不表达 CD34 和 BCL－2。

（4）富于细胞性血管脂肪瘤：主要由大量的小血管和丰富的梭形间质细胞以及少量脂肪组织组成，小血管的区域弥漫表达 CD31、CD34、FⅧRAg 和 α－SMA。

（5）乳腺型肌纤维母细胞瘤：常发生在乳腺实质、阴囊、外阴以及腹股沟区，镜下由温和的短梭形瘤细胞和玻璃样变性的胶原组成，弥漫表达 Desmin，FISH 技术分析发现肿物存在 13q14 染色体的缺失。

（6）黏液样脂肪肉瘤：主要发生于年轻人的四肢、躯干等部位，肿瘤由圆形、短梭形的原始间叶细胞、大小不一的印戒样脂肪母细胞、分支状毛细血管网和富于黏多糖的黏液样基质组成，肿瘤细胞 S－100、Vimentin 阳性。

六、小结

树突状纤维黏液脂肪瘤是一种比较少见的脂肪源性良性肿瘤，常见于中老年男性，易发生于颈背部，肿瘤多位于皮下，少部分位于大腿、胃、腮腺等深部位置，临床上常表现为局部缓慢生长的包块。

肿瘤多呈分叶或结节状，边界清晰，多有包膜，直径通常 1～11cm，切面多实性，因肿瘤内纤维和脂肪比例不同可以灰黄至灰白，质软或韧。

组织学上 DFML 具有黏液性背景、增生的短梭形或星形细胞、绳索样胶原纤维和成熟脂肪细胞。除此之外，间质可见薄壁小血管和毛细血管。

免疫组化 DFML 通常 Vimentin、CD34 阳性，还可表达 BCL－2 和 CD99，偶尔表达 S－100，因此部分学者认为 DFML 是介于梭形细胞脂肪瘤和孤立性纤维性肿瘤的一种中间变异亚型。本例分子遗传学显示该肿瘤存在 13q14 部分染色体的缺失，导致 RB1 基因失表达（梭形细胞脂肪瘤、富于细胞性血管脂肪瘤、乳腺型肌纤维母细胞瘤也可以），因此有些学者认为 DFML 是梭形细胞脂肪瘤的一种少见变异亚型。

（济宁医学院附属医院　张仁亚　陈　帅）

（山东省济宁市第二人民医院　崔志宏）

病例100　儿童骨原发多发性巨细胞血管母细胞瘤

一、临床病史

患者，女，5 岁，1 年前右足踝扭伤，而后间断出现右踝疼痛伴跛行，外院初诊考虑为低毒性感染。患儿足月出生，健康状况可。专科检查：双下肢等长，右足无畸形及局部压痛，背伸活动时略有疼痛，无明显活动受限，内翻和跖屈力量正常，背伸和外翻力量减退。右下肢肢端血运、感觉可。未引出病理征。

二、影像学检查

X 线片、CT 平扫及三维重建显示右侧胫骨远侧干骺端外缘骨皮质呈长条状骨质缺损，长轴与胫骨长轴一致，髓腔侧见扇贝样或地图样薄层清晰硬化边与髓腔分隔，病灶边缘见少许骨嵴突起，周围未见骨膜反应，周围软组织轻度肿胀。右侧腓骨远侧骨骺内后缘骨皮质、右侧跟骨体部外缘及前部内缘骨皮质缺损均类似上述表现。右侧距骨体部髓腔内见两大小不等类圆形低密度灶，内呈均匀低密度，周缘见薄层清晰硬化边及少许骨嵴突向病灶中心，周围髓腔未见异常密度（病例 100 图 1）。

MRI 显示右侧胫骨远侧干骺端、右侧腓骨远侧骨骺、右侧距骨、右侧跟骨局部骨皮质下见多发斑片状长 T_1 短 T_2 信号灶，SPAIR 信号呈低信号。右侧距骨内上侧关节面下见长 T_1 和长 T_2 信号灶，SPAIR 序列呈高信号，边界清晰。

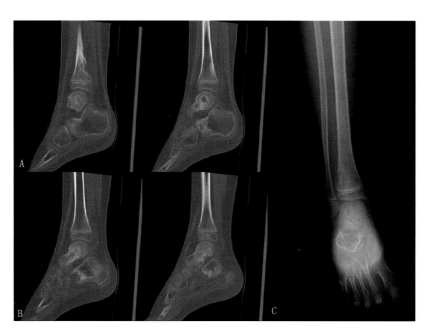

病例 100 图 1　X 线图像

注：A：X 线显示右侧胫骨远侧干骺端外缘骨皮质呈长条状骨质缺损；B：X 线显示右侧跟骨体部外缘及前部内

缘骨皮质缺损；C：X线显示右侧距骨体部外缘及前部内缘骨皮质缺损

三、手术中所见

术中开窗活检发现皮质变薄，其内可见空洞，夹取少量灰红组织送检病理学检查。

四、病理所见

大体：灰红碎组织一堆，直径2cm，质脆。

镜下：低倍镜可见肿瘤组织由不规则巢团状血管瘤样结节构成，结节间为变性的纤维结缔组织。突出的病理组织学形态是血管瘤样结节内散在分布胞质嗜酸的单核-多核巨细胞（核少于10个），并见含铁血黄素沉积，这些结节类似于卡波西样血管内皮瘤内大的肾小球样结构。高倍镜下结节内细胞为长卵圆形或长梭形细胞，细胞界限不清，染色质细腻，无异形，无坏死，无病理核分裂象。这些类似大肾小球结构外周可见裂隙及单一开放的圆形微血管腔，腔内可见一个或两个内皮细胞及一个或多个红细胞，微血管腔外周及血管间密集分布卵圆形或梭形血管外皮样细胞，细胞温和，偶见核沟。结节间基质胶原化或玻璃样变，另外硬化的间质可见扩张的薄壁血管或扭曲的厚壁血管伴管壁的黏液变性，仅见散在分布星芒样细胞（病例100图2）。

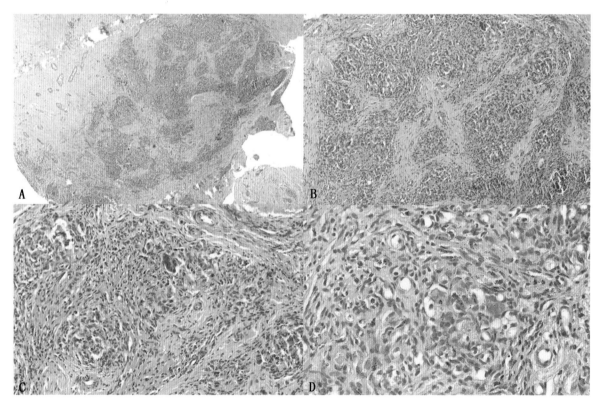

病例100图2　典型H&E图像

注：A：低倍镜下肿瘤细胞呈不规则巢团样排列血管瘤样结节构成，结节间基质胶原化或玻璃样变；B：中倍镜下巢团状血管瘤样结节内散在分布胞质嗜酸的单核-多核巨细胞，含铁血黄素沉积；C：高倍镜下结节内细胞为长卵圆形或长梭形细胞，细胞界限不清，染色质细腻；D：结节外周见裂隙及单一开放的圆形微血管腔，微血管腔外周及血管间密集分布卵圆形或梭形血管外皮样细胞，细胞温和

免疫组化显示：Vimentin弥漫阳性，血管瘤样结节内裂隙及单一开放的圆形微血管腔面CD31、CD34强阳性，CD68和LCA单核-多核巨细胞阳性，Desmin、SMA阴性，Ki67指数为2%～5%（病例100图3）。

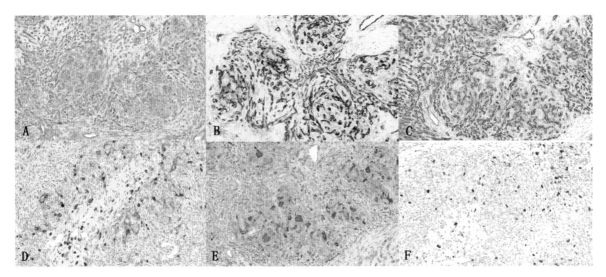

病例 100 图 3　免疫组化及 FISH 图像

注：A：Vimentin 阳性（细胞质）；B：CD31 阳性（细胞膜）；C：CD34 阳性（细胞膜/细胞质）；D：LCA 阳性（细胞膜）；E：CD68 阳性（细胞质）；F：Ki67 指数小于 5%（细胞核）

五、诊断及鉴别诊断

1. 诊断　骨原发多发性巨细胞血管母细胞瘤（giant cell angioblastoma，GCAB）。

2. 鉴别诊断

（1）卡波西样血管内皮瘤：常见于婴幼儿的四肢深部软组织和腹膜后，可有卡麦综合征。肿瘤由一些大小不一界限不清的结节构成，每个结节由裂隙样血管腔隙、毛细血管和短束状排列的梭形细胞混合构成，但与巨细胞血管母细胞瘤相比缺乏明显核仁的巨细胞。

（2）丛状纤维组织细胞瘤：常见于儿童和青少年的上肢真皮及皮下部位，由丛状分布的小结节或梭形细胞束构成，结节中央由单核组织细胞样巨细胞和破骨细胞样多核巨细胞组成，周边围绕着梭形纤维母细胞或肌纤维母细胞样细胞。但与 GCAB 相比肿瘤实质与间质分界不清楚，巨细胞缺乏明显的大核仁。

（3）簇状血管瘤：多见于儿童颈部和上肢皮肤或皮下组织，主要由血管瘤样结节构成，但结节内无破骨细胞样多核巨细胞。

（4）腱鞘巨细胞瘤：常见于中青年女性小关节旁，此肿瘤有单核或多核的破骨细胞样细胞构成与 GCAB 相似，但它不排列成结节状。

（5）巨细胞血管纤维瘤：多见于成年男性眼眶周围，富含血管和内衬不连续的巨细胞，可有多核，表达 CD34，但 GCAB 多核巨细胞表达 CD68，不表达 CD34。

六、小结

巨细胞血管母细胞瘤（GCAB）是一种少见血管源性的中间型肿瘤，具有局部浸润，无远处转移的生物学特点。常发生于婴幼儿、儿童，也见于成人的软组织及骨组织，可单发，偶见多发。迄今为止文献报道 13 例，国外报道 5 例，国内报道 8 例。

肿瘤位于软组织表浅部位，皮肤显现红斑、溃疡，并能触摸到肿块，而发生于骨的临床症状以关节或局部疼痛为首发症状，甚至发生于下肢骨出现活动功能受限或发育异常。Mao 等人根据 GCAB 预后将其分为两个亚型：Ⅰ 型不浸润外周组织，预后良好；Ⅱ 浸润外周组织，预后差。

组织学上肿瘤组织由巢团状或片状排列的血管瘤样结节构成，结节内散在分布胞质嗜酸的单核 - 多核巨细胞及含铁血黄素沉积。结节间基质胶原化或玻璃样变相间，间质可见扩张的薄壁血管或扭曲的厚壁血管伴管壁的黏液变性，炎细胞浸润。

免疫组化显示通常各种肿瘤细胞和间质成分 Vimentin 弥漫强阳性，血管瘤样结节内裂隙及单一开放的圆形微血管腔面 CD31、CD34 强阳性，单核 – 多核巨细胞表达 CD68、LCA，Ki67 指数为 1% ~ 5%。S – 100 蛋白、EMA、CK（AE1／AE3）和 Desmin 多阴性。

（济宁医学院附属医院 张仁亚 陈 帅）

（山东中医药大学附属医院 苗秀明）

病例101 卵巢上皮样平滑肌瘤

一、临床病史及实验室检查

患者，女，58 岁，查体发现子宫肌瘤半年，入院后发现卵巢肿瘤。实验室检查未见明显异常。

二、影像学检查

B 超显示，右附件区探及 8.9cm×7.5cm×6.1cm 中等回声团块，边界尚清，内部回声欠均，CD-FI：内部可见血流信号。

三、手术中所见

术中见右侧卵巢肿瘤约 8cm×7cm，实性，暗红色，与周围组织无粘连。双侧输卵管充血，左侧卵巢外观未见异常。

四、病理所见

大体：灰白灰红结节样组织一个，体积 10cm×9cm×5cm，切面灰白色，质韧，局部可见出血。

镜下：部分肿瘤细胞不规则围绕薄壁血管生长，呈小巢状分布（病例 101 图 1A，病例 101 图 1B），瘤细胞多为圆形或多角形，胞质嗜酸或透明，核较大而圆、淡染居中，可见核仁（病例 101 图 1D），形态温和，未见核分裂象。间质透明样变，局部黏液样变。另有部分区域细胞密集，索状或交织条束状排列，似可见与梭形平滑肌细胞的移行现象（病例 101 图 1C，病例 101 图 1D）。

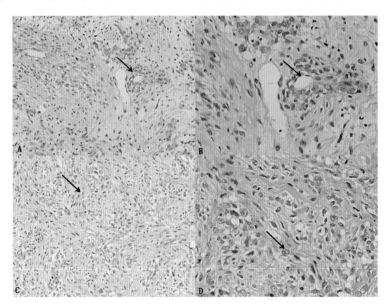

病例 101 图 1 镜下病理所见

注：A – B：肿瘤细胞呈不规则的小巢状分布，部分瘤细胞围绕薄壁血管生长；C：瘤细胞密集区呈索状或交织条

束状排列；D：瘤细胞多圆形，胞质嗜酸或透明，核较大而圆，可见核仁

免疫组化显示：瘤细胞弥漫表达 SMA、Vimentin、Calponin、Desmin、ER 和 PR；Collagen IV 局灶阳性；性索间质标记 α-inhibin 和 SF-1 阴性，黑色素细胞标记 HMB45、Melan-A 阴性；上皮源性标记 EMA 和 CK 阴性；Ki67 指数约 1%（病例 101 图 2）。

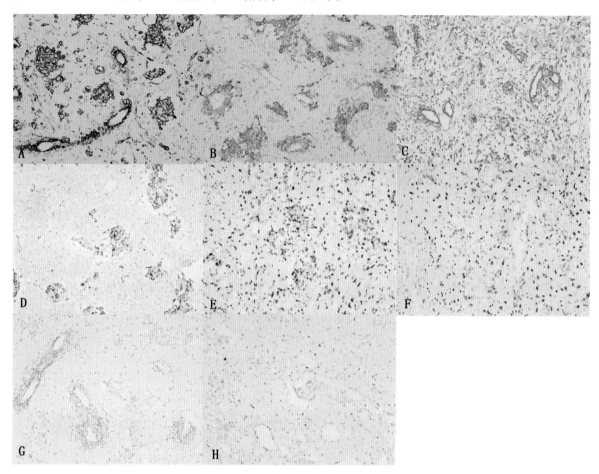

病例 101 图 2　免疫组化图像

注：A：瘤细胞弥漫表达 SMA；B：瘤细胞弥漫表达 Calponin；C：瘤细胞弥漫表达 Vimentin；D：瘤细胞弥漫表达 Desmin；E：瘤细胞弥漫表达 ER；F：瘤细胞弥漫表达 PR；G：Collagen IV 局灶阳性；H：Ki67 指数约 1%

分子检测：FISH 检测显示 12 号染色体正常（病例 101 图 3）。

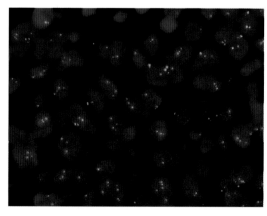

病例 101 图 3　FISH 图像

五、诊断及鉴别诊断

1. 诊断　（右卵巢）上皮样平滑肌瘤。

2. 鉴别诊断

（1）硬化性间质瘤：年轻女性最常见，细胞性梭形细胞呈带状或假小叶，与非细胞水肿区和硬化区交替。扩张和分支薄壁血管是一个常见的特征。硬化性间质瘤 α - inhibin、Calretinin 和 SF - 1 免疫组化染色阳性，而 SMT 阴性。本病例肿瘤细胞单一，呈小巢状排列，有别于硬化性间质肿瘤的假小叶，且硬化性间质瘤的（后者常伴有 12 号染色体三体）标志物 SF - 1、α - inhibin 阴性，另外 FISH 显示 12 号染色体正常，与硬化性间质肿瘤有明显的区别。

（2）血管球瘤：卵巢的血管球瘤极为罕见，通常是一种小的结节性病变，直径多为 2.5cm 以下，其组织学特征与发生在软组织的典型血管球瘤相似。组织学上与上皮样平滑肌瘤类似，文献报道的病例 Desmin 阴性，而弥漫性阳性大多为平滑肌瘤。本例肿瘤体积达 8.9cm×7.5cm×6.1cm，免疫组化 Desmin 阳性，而 Collagen Ⅳ 仅表现为局灶阳性，不同于血管球瘤。

（3）上皮样平滑肌肉瘤：主要（＞50％）为或完全由多角形至圆形细胞组成，伴丰富的嗜酸性 - 透明胞质。肿瘤细胞呈片状、巢状和（或）索状排列，间质透明化或水肿。上皮样平滑肌瘤在以下 3 种特征中至少有 2 种时被归类为平滑肌肉瘤：中度到重度细胞非典型性，至少有 3 个或 4 个核分裂象/10HPF，以及肿瘤细胞坏死。当这些特征中只有一个被确定时，可以考虑诊断为上皮样恶性潜能未定的额平滑肌肿瘤。

（4）PEComa：与上皮样平滑肌瘤类似，由上皮样细胞组成，常呈巢状排列，并与薄壁血管网络相关联。虽然上皮样平滑肌瘤和 PEComa 都表达平滑肌标志物和 HMB45，PEComa 通常表达 Melan - A，而上皮样平滑肌瘤通常不表达。本例 HMB45、Melan - A 阴性，可资鉴别。

（5）肌周细胞瘤：是一种良性的家族血管周肌样肿瘤，包括肌纤维瘤、婴儿肌纤维瘤或肌纤维瘤病、血管平滑肌瘤和血管周细胞瘤/血管平滑肌瘤。分化线是肌周细胞，一种结合了周细胞和平滑肌细胞特征的细胞，两种细胞系之间的过渡形式。周细胞被认为是一种血管周围的干细胞，可以沿着许多间质细胞系进行分化。免疫表型上，肌周细胞瘤的特点是 SMA、h - caldesmon、MSA 和 Ⅳ 型胶原蛋白呈阳性，而 Desmin 或 S - 100 蛋白阴性。形态与细胞性血管球瘤相似，并且存在 ACTB - GLI1，如果没有遗传信息，很难确定这个病例的特征。不寻常的位置和非特异性的形态使得鉴别诊断非常困难，基因和分子分析对于正确诊断非常必要。

（6）恶性黑色素瘤：极少发生于卵巢，肿瘤细胞呈梭形或上皮样，弥漫分布，核异型明显，核仁醒目，组织形态和免疫组化与本例明显不同。

（7）低分化癌：其平滑肌标志物阴性，CK 免疫反应比上皮样 SMT 更强，本例肿瘤细胞虽呈上皮样巢状分布，但细胞形态温和，无浸润性破坏性生长，EMA 和 CK 均阴性，容易区别。

六、小结

女性生殖道的宫外型平滑肌肿瘤很少见，因此对其生物学基础、形态光谱和临床病程的了解有限。2014 年，WHO 关于子宫平滑肌肿瘤命名和风险分层标准已被应用于卵巢、阔韧带、阴道和外阴的 SMT 并得到验证。

卵巢的平滑肌肿瘤占所有卵巢肿瘤的不到 1％。卵巢平滑肌肿瘤可由门脉、卵巢间质平滑肌化生、子宫内膜异位间质平滑肌化生或成熟囊性畸胎瘤平滑肌形成。

卵巢平滑肌瘤发生于生育至绝经后的女性，但主要发生于绝经前的女性。大多数肿瘤无症状，偶然发现，但也有一些表现出盆腔肿块的症状。平滑肌瘤通常是单侧的，也有双侧病例的报告。卵巢平滑肌瘤常伴同步性子宫平滑肌瘤。

肉眼特征：肿瘤与子宫平滑肌瘤非常相似，大小从小于 1cm 到大于 20cm。在一个系列中，细胞性平滑肌瘤的平均直径(平均10cm)比传统平滑肌瘤的直径(平均5.2cm)大。

组织学特征:卵巢平滑肌瘤与子宫肌瘤相似。传统的平滑肌瘤最常见,但也有细胞型、奇异核、核分裂象增多、黏液样、上皮样和脂肪平滑肌瘤变异的报道。水肿、梗死样坏死、透明质化、水肿改变和囊肿形成。妊娠相关的肿瘤往往有增加的细胞,核分裂象,梗死型坏死。

上皮样平滑肌瘤全部或主要由上皮样肿瘤细胞组成(>肿瘤体积的50%)。女性的诊断范围从生殖年龄到绝经后年龄,临床表现与传统的平滑肌瘤相同。肿瘤与传统的平滑肌瘤大体相似,直径可达12.5cm。上皮样平滑肌瘤是由圆形至多边形细胞构成的片状和(或)巢状细胞,其胞质富含嗜酸性或透明。细胞核可集中或偏心,圆形或成角。根据定义,不应出现明显的细胞非典型性、核分裂象增加或肿瘤细胞坏死。上皮样平滑肌瘤的免疫表型不同于其他子宫平滑肌肿瘤,因为肿瘤的Desmin和h-caldesmon呈阴性,而CK呈阳性。组蛋白去乙酰化酶8(HDAC8)是平滑肌分化的标志,在上皮样平滑肌肿瘤中始终呈阳性。

典型平滑肌瘤结合其特殊的好发部位、组织病理学特点和免疫组化标记一般可做出准确诊断。发生于卵巢的上皮样平滑肌瘤极为少见,容易误诊为卵巢性索间质肿瘤或血管球瘤。

(济宁医学院附属医院　张仁亚)

(山东省立三院　杨香山　徐保群)

病例 102　卡波西型血管内皮瘤

一、临床病史及实验室检查

患儿,男,出生后3个月发现右侧腰部青色肿块,局部皮下淤血,并迅速增大,未见全身出血点。实验室检查:血小板18×10^9/L[参考值$(100 \sim 350) \times 10^9$/L],给予白蛋白以及甲泼尼龙治疗6天后好转,临床考虑为"卡梅综合征",随后给予输血、激素治疗3天,口服西罗莫司一周,血小板升至209×10^9/L。

二、影像学检查

彩超提示:右腰部皮下可见一大小约$8.3cm \times 1.5cm \times 8.0cm$混合回声团块,以等回声为主,可见不规则低回声穿插分布,其一范围约$3.2cm \times 7.0cm$,CDFI:肿块内可见丰富血流信号。

三、手术中所见

肿块位于皮下真皮深层,边界不清楚,大小约$4.0cm \times 2.0cm$,质地较软,暗红色。

四、病理所见

大体:灰红周边灼伤明显的软组织一块,大小$6.3cm \times 4.1cm \times 3.2cm$,切面灰红灰白,质地中等。

镜下:纤维脂肪组织中可见多个浸润性生长的血管瘤样结节,结节内的细胞呈梭形或胖梭形,排列无规律,纵横交错,形成裂隙状腔隙和大小不一的毛细血管,含有多量红细胞碎片,类似卡波西肉瘤。结节周边可见明显扩张的淋巴管。结节周边裂隙状或新月形血管腔形成包曼囊状结构,累似肾小球样结构。结节腔隙内可见纤维素性血栓及含铁血黄素沉着。瘤细胞异型性不大,部分核型不规则,略呈上皮样,核分裂象不明显(病例102图1)。

免疫组化显示:瘤细胞弥漫表达CD31、CD34、ERG、FLI1;结节周边灶性表达D2-40;部分结节表达 SMA；不表达 GLUT - 1 和 HHV8；Ki67 指数热点区域为 8%（病例 102 图 2）。

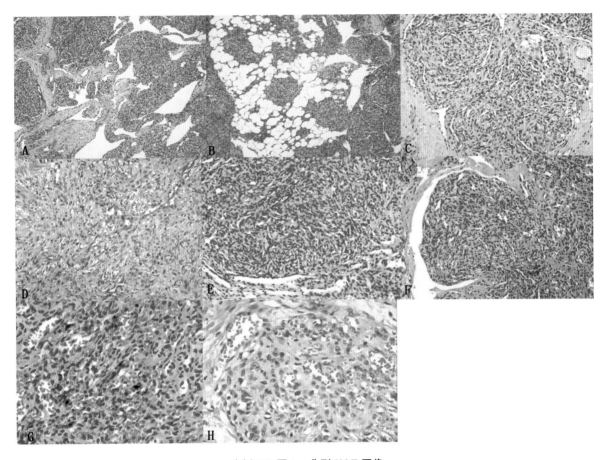

病例 102 图 1　典型 H&E 图像

注：A：由数个浸润性生长的血管瘤样结节构成；B：由数个浸润性生长的血管瘤样结节构成；C：瘤细胞梭形或胖梭形，排列无规律，纵横交错；D：结节内含有多量红细胞碎片的裂隙状腔隙和大小不一的毛细血管，类似卡波西肉瘤；E：结节周边可见明显扩张的淋巴管；F：结节周边裂隙状或新月形血管腔形成肾小球样结构；G：含铁血黄素沉着；H：结节腔隙内可见纤维素性血栓

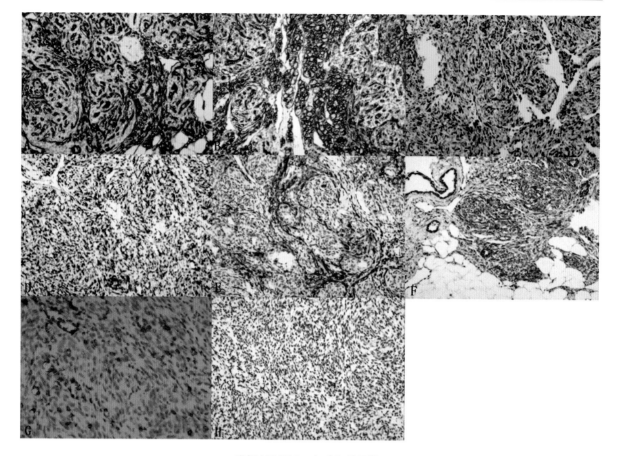

病例 102 图 2　免疫组化图像

注：A：CD31 阳性（胞膜/胞质）；B：CD34 阳性（胞膜/胞质）；C：ERG 阳性（胞核）；D：FLI1 阳性（胞核）；E：D2－40 阳性（胞膜/胞质）；F：SMA 阳性（胞质）；G：GLUT－1 阴性（胞膜）；H：HHV8 阴性（胞核）

五、诊断及鉴别诊断

1. 诊断　卡波西型血管内皮瘤（kaposiform hemangioendothelioma，KHE）。

2. 鉴别诊断

（1）婴幼儿细胞性毛细血管瘤：好发于女性患儿头面部，通常出生时不明显，随后数月内快速生长；瘤细胞排列成多结节状结构，无肾小球样结构，无淋巴管形成，无梭形细胞区域，无破碎的红细胞和含铁血黄素。免疫组化 GLUT－1 强阳性，淋巴管标志物 PROX1 和 D2－40 阴性。

（2）卡波西肉瘤：老年人多见，极少发生于婴幼儿。由呈束状排列的梭形细胞组成，梭形细胞间有血管腔样裂隙，可见外渗的红细胞及透明小体；无上皮样细胞团或肾小球样结构，无毛细胞血管瘤样区域。免疫组化 LANA－1 阳性。

（3）簇状血管瘤：好发于儿童和青少年，由增生的毛细血管型结节构成，毛细血管簇周可见裂隙样或新月形样腔隙，形成炮弹头样或肾小球样结构，与 KHE 很可能是同一肿瘤的两端，良性端为簇状血管瘤，恶性端为 KHE。

（4）先天性血管瘤：为一种发生于胎儿期至出生时完全形成的良性血管瘤，境界清楚。由分叶状毛细血管组成，小叶相互融合，小叶间为丰富的纤维结缔组织；无梭形内皮细胞，小叶周无淋巴管；中央可退变，纤维结缔组织增生伴含铁血黄素沉着，血管内皮萎缩至消失。

（5）梭形细胞血管瘤：好发于成年人肢体，由海绵状血管瘤样区和实性梭形细胞区组成，梭形细胞间可见裂隙及红细胞外渗，常见血栓和静脉石，可见空泡状的上皮样内皮细胞。免疫组化表达

SMA 和淋巴管标志物，不表达血管内皮标记。

六、小结

卡波西型血管内皮瘤(KHE)是一种组织学形态兼具毛细血管瘤和卡波西肉瘤样形态的血管内皮细胞瘤，好发于婴幼儿，常与卡梅综合征相关。具有局部侵袭性的中间型血管肿瘤，组织学形态与其他一些血管病变有重叠，但其多平面侵袭性生长方式、肿瘤性内皮细胞表达 PROX1、LYVE1 等淋巴管标志物有助于与其他血管病变相鉴别。

组织学上，由增生的血管瘤样结节构成，呈浸润性生长。瘤细胞由卵圆形或短梭形细胞纵横交错而成，结节间可为纤维结缔组织分割；血管瘤样结节周边可见新月形血管或肾小球样结构；结节周边可见明显扩张的淋巴管。核分裂象不明显，血管瘤样结节腔隙内可见纤维素性血栓及含铁血黄素沉着。

免疫表型上可表达多个血管内皮细胞的标志物(CD31、CD34、ERG、FLI1)，因形态学上结节周边通常具有裂隙状淋巴管腔隙，结节周边可表达 D2-40。血管周皮细胞可表达 SMA。不表达 GLUT-1 和 HHV8。

需要高度警惕的是：①KHE 好发于婴幼儿，对于成人要诊断 KHE 一定要小心，先排除其他血管源性肿瘤的可能性；②诊断 KHE 前，先要排除婴幼儿细胞性毛细血管瘤；③婴幼儿或儿童血管源性肿瘤的鉴别诊断中应常规想到 KHE 的可能性；④当血管瘤样结节周可见裂隙状或新月形血管腔形成，伴肾小球样结构时，或结节腔隙内可见纤维素性血栓时，提示 KHE 可能性；⑤对于成人，诊断 KHE 之前先要排除卡波西肉瘤的可能性，后者与 HHV8 密切相关。

（济宁医学院附属医院　张仁亚）
（浙江省绍兴市人民医院　魏建国）

病例 103　胃肠道透明细胞肉瘤样肿瘤(CCSLGT)/胃肠道恶性神经外胚层肿瘤(GNET)

一、临床病史及实验室检查

患者，男，69 岁，1 个月前无明显诱因下出现腹部阵发性疼痛。近来腹痛加重，伴黑便。体格检查发现脐周轻压痛，无反跳痛，肠鸣音活跃。实验室检查未见异常。

二、影像学检查

腹部彩超提示左下腹局部肠壁增厚，类肠套样包块，腹部 CT 显示左下腹至盆腔内见肠系膜向肠管疝入，考虑"肠套叠"。

三、手术中所见

术中见腹腔内少量渗液，小肠中段可见小肠套叠，套入的肠管长约 10.0cm，并见一肿物，直径约 3.0cm，探查余小肠未见异常，行小肠肿瘤切除术并送病理检查。

四、病理所见

大体：切除的小肠肠管一段，长 12.5cm，距离一端切缘 6.3cm 处可见一隆起型肿物，肿物大小约 4.0cm×2.0×1.0cm，切面呈灰红色，质地中等。

镜下：低倍镜下肿瘤主要位于黏膜下，呈浸润性生长，侵及肠壁全层，达浆膜外脂肪组织；瘤细胞呈弥漫片状、巢状或条索状，有纤维分隔；部分区域出现裂隙样腔隙，呈假乳头状结构；高倍镜下，瘤细胞较一致，中等大小，卵圆形或者短梭形，核仁较明显，居中，胞质丰富、嗜酸性、未见黑色素。肠周淋巴结未见转移（病例 103 图 1）。

免疫组化显示：瘤细胞 CD117、HMB45、Melan A、S - 100、SOX - 10、NSE、Vimentin 均弥漫阳性，其余标志物 BCL - 2、CD34、CD56、CDX - 2、CgA、CK20、CK7、P53、Syn、DOG - 1、SMA、Desmin 等均为阴性。EWSR1 荧光原位杂交（FISH）检测结果：60% 以上肿瘤细胞存在荧光号分离，提示存在 EWSR1 重排（病例 103 图 2，病例 103 表 1）。

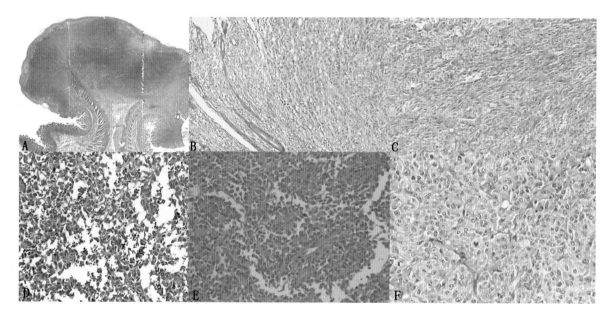

病例 103 图 1 典型 H&E 图像

注：A：肿瘤主要位于黏膜下，黏膜表面糜烂，呈浸润性生长；B：瘤细胞呈弥漫片状、巢状；C：梭形细胞间有纤维分隔；D：部分区域出现裂隙样腔隙；E：部分区域出现假乳头状结构；F：瘤细胞较一致，中等大小，卵圆形或者短梭形，可见核仁，居中，胞质丰富、嗜酸性或略透亮

病例 103 表 1 免疫组化表达情况

抗体名称	表达情况
CD117	弥漫强（ + ）
HMB45	弥漫强（ + ）
Melan A	弥漫强（ + ）
S - 100	弥漫强（ + ）
SOX - 10	弥漫强（ + ）
NSE	弥漫强（ + ）
Vimentin	弥漫强（ + ）
CD34	（ - ）
CD56	（ - ）
DOG - 1	（ - ）
BCL - 2	（ - ）
CDX - 2	（ - ）
CK20	（ - ）
CK7	（ - ）

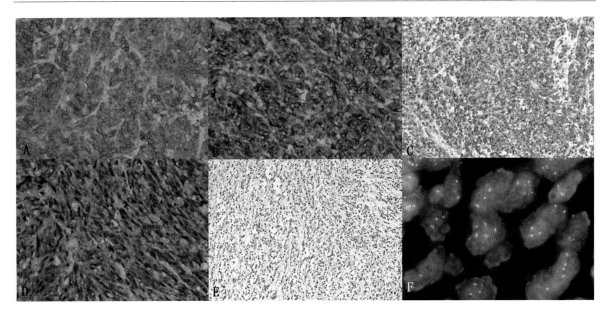

病例 103 图 2　免疫组化及 FISH 图像

注：A：CD117 阳性（细胞膜/细胞质）；B：HMB45 阳性（细胞质）；C：Melan A 阳性（细胞质）；D：S－100 阳性（细胞膜/细胞质）；E：SOX－10 阳性（细胞核）；F：荧光原位杂交（FISH）显示 60% 以上肿瘤细胞存在荧光号分离，提示存在 EWSR1 重排

五、诊断及鉴别诊断

1. 诊断　胃肠道透明细胞肉瘤样肿瘤（clear cell sarcoma of the gastrointestinal tract，CCSLGT）/胃肠道恶性神经外胚层肿瘤（malignant gastrointestinal neuroectodermal tumour，GNET）。

2. 鉴别诊断

（1）胃肠道间质瘤（GIST）：通常同时表达 CD117、DOG－1、CD34 三项标志物，或者至少两项指标强阳性，三项标志物中该病例仅表达 CD117，且同时表达黑色素标志物，不支持 GIST。

（2）恶性外周神经鞘膜瘤（MPNST）：形态学上通常由细胞丰富和细胞稀疏区域交替性分布，血管周瘤细胞丰富且血管壁可见纤维素样物质沉着，对提示本病有一定的价值，稀疏区容易发生黏液样变性，可不同程度的表达 S－100 和 SOX－10，且通常不会弥漫强阳性表达；然而其余黑色素标志物 HMB45 和 Melan A 阴性，且不表达 CD117，分子检测不存在 EWSR1 基因重排。

（3）富于细胞性神经鞘瘤：瘤细胞丰富，缺乏经典型神经鞘瘤的网状区、核的栅栏状排列及相对特征性的周边淋巴细胞袖套样结构，通常弥漫表达 S－100 和 SOX－10，而不表达黑色素标志物，且不存在 EWSR1 基因重排。

（4）恶性黑色素瘤：本例在形态学上未见黑色素颗粒，然而在免疫表型上与黑色素瘤无法区分，唯一的鉴别点在于本例存在 EWSR1 基因重排，而黑色素瘤没有该基因重排。

（5）尤文肉瘤/PNET：尽管尤文肉瘤/PNET 亦有 EWSR1 基因重排。然而其通常表达 CD99、FIL1 免疫组化标志物，而不表达 S－100、SOX－10 和色素性标志物。

（6）肉瘤样癌：通常细胞的异型性更加显著，核分裂象更多，多取材观察常可见可识别的腺癌区域与肉瘤样区域的移行过渡，且免疫组化表达上皮性标志物，而不表达 S－100、SOX－10 和色素性标志物。

（7）恶性 PEComa：PEComa 表达 SMA 和可不同程度的表达黑色素标志物（HMB45 和 Melan－A），通常为部分或局灶性表达，而 S－100 和 SOX－10 通常为阴性。

（8）平滑肌肉瘤：瘤细胞可弥漫强阳性表达 SMA、Desmin、MSA、h－CALD 等平滑肌标志物，而不表达 CD117、SOX - 10、S - 100。

六、小结

胃肠道透明细胞肉瘤样肿瘤（CCSLGT）是新近认识的一种罕见的胃肠道间叶性肿瘤，与软组织透明细胞肉瘤具有相似的 EWSR1 重排特征，而 GNET 被认为是缺乏黑色素分化特征的 CCSLGT。GNET 电镜下胞质中无黑色素颗粒，可见到神经内分泌颗粒。目前多数学者认为 CCSLGT 和 GNET 其实是同一个肿瘤实体类型，两者在形态学、免疫组化和分子遗传学有重叠，不同学者可能因不同的免疫组化表达模式（神经内分泌分化或黑色素分化的情况）而命名该肿瘤。

组织学上，瘤细胞多边形、梭形或卵圆形细，胞质丰富，透亮或嗜酸性，核仁显著；纤维性间隔将肿瘤分隔成巢状或束状生长模式，甚至出现假腺样或乳头状结构；常可见花环样多核巨细胞，甚至可见丰富的破骨样多核巨细胞，这对诊断有一定的提示价值，偶尔可见黑色素沉着。

免疫表型上对于黑色素标志物或神经内分泌标志物表达不定，可多可少。可同时表达，或局灶或弥漫，然而通常会恒定表达 S - 100 和 SOX - 10。FISH 检测存在 EWSR1 基因重排。

需要注意的是：①发生在胃肠道能够表达 CD117 的不仅仅是 GIST；②发生在胃肠道的肿瘤仅表达 CD117 时不能轻易诊断为胃肠道 GIST；③胃肠道梭形细胞肿瘤的鉴别诊断中应常规想到 CCSLGT/GNET；④当细胞胞质丰富，嗜酸性或透明；纤维血管间质分隔，散在破骨样巨细胞，胞质内有/无黑色素，核仁显著时提示 CCSLGT/GNET 的可能性；⑤胃肠道梭形或上皮样间叶来源肿瘤的鉴别诊断应包含 CCSLGT/GNET。

（济宁医学院附属医院　张仁亚）

（浙江省绍兴市人民医院　魏建国）

病例 104　支气管胃肠道型透明细胞肉瘤样肿瘤

一、临床病史及实验室检查

患者，男，40 岁，咳嗽、咯血、胸闷数周余，呈进行性加重。患者先后经数次支气管镜下局部电切治疗，后于外院行放化疗，随访至今已多次局部复发。实验室检查未见特殊。

二、影像学检查

胸部 CT 显示左主支气管开口处息肉样肿物，大小 1.5cm×1.0cm。PET - CT 未见全身其他部位病变（病例 104 图 1A，病例 104 图 1B）。

三、手术中所见

支气管镜下见左主支气管近端开口处见一息肉样肿物，部分堵塞支气管腔，表面尚光滑，局部黏膜充血水肿（病例 104 图 1C）。

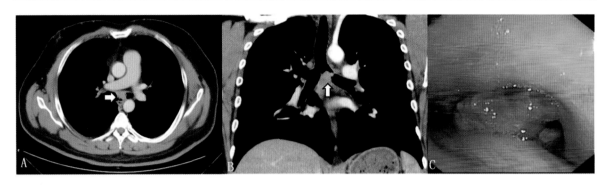

病例 104 图 1　影像学及支气管镜所见

四、病理所见

大体：略。

镜下：病灶位于支气管黏膜及黏膜下。瘤细胞排列成巢团或条索状，部分呈假乳头状，间质纤维组织增生。瘤细胞呈上皮样，卵圆形或梭形，胞质嗜酸性或透亮，细胞核呈泡状，染色质细腻，可见小核仁。局灶可见坏死，间质内可见较多破骨样巨细胞浸润。核分裂象易见，约 10 个/10HPF（病例 104 图 2）。

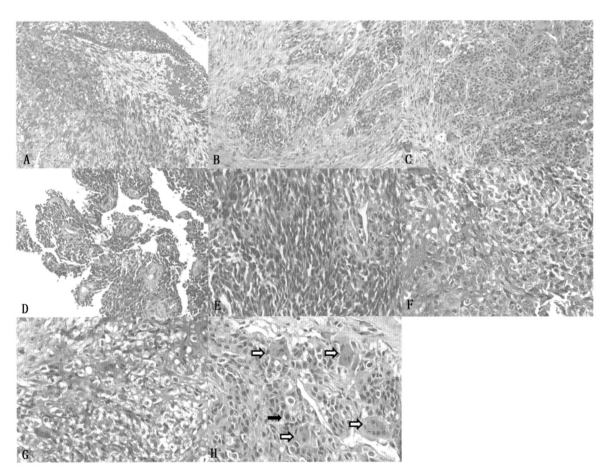

病例 104 图 2　典型 H&E 图像

免疫组化显示：瘤细胞弥漫强阳性表达 S - 100 和 SOX - 10，黑色素细胞标记 HMB45、Melan -

A、tyrosinase、PNL2 和 MiTF 均为阴性。局灶表达 Syn 和 NSE、NF 阴性。肌源性标记阴性，H3K27me3 和 INI－1 表达未缺失。病灶内破骨样巨细胞表达 CD68，Ki67 指数约 35%（病例 104 图3）。

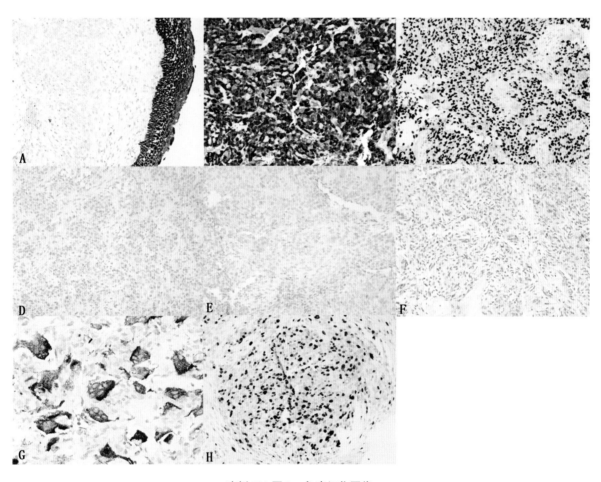

病例 104 图 3　免疫组化图像

注：A：瘤细胞 AE1/AE3 阴性；B：瘤细胞弥漫强阳性表达 S－100；C：瘤细胞弥漫强阳性表达 SOX－10；D－F：黑色素细胞标记 HMB45、Melan－A、PNL2 均为阴性；G：病灶内破骨样巨细胞表达 CD68；H：Ki67 指数约 35%

分子检测：EWSR1（22q12）分离探针 FISH 检测示 EWSR1 基因断裂，NGS 检出 EWSR1－ATF1 融合（病例 104 图 4）。

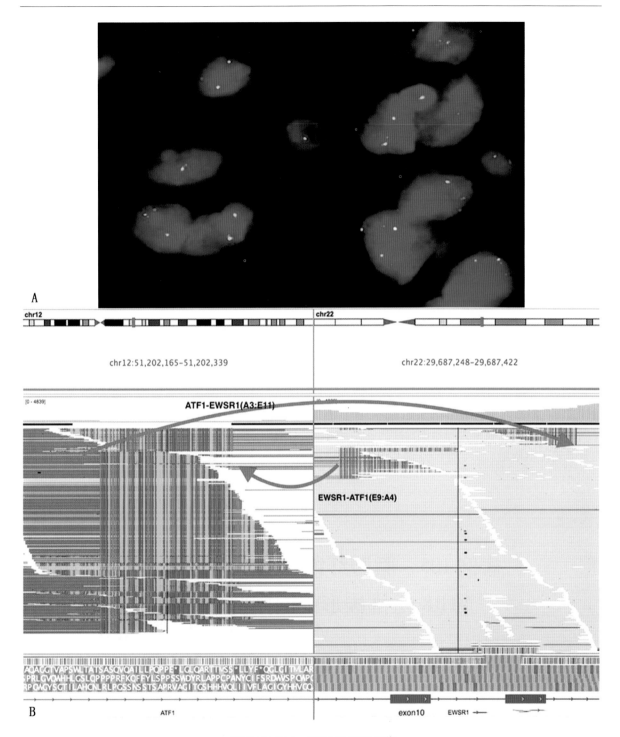

病例 104 图 4　FISH 及 NGS 图像

五、诊断及鉴别诊断

1. 诊断　（支气管）胃肠道型透明细胞肉瘤样肿瘤/神经外胚层肿瘤（CCS – like tumor of the gastrointestinal tract，CCSLTGT）。

2. 鉴别诊断

（1）神经内分泌肿瘤：瘤细胞常呈巢团条索状排列，间质血窦丰富，核染色质颗粒状。可表达上皮及神经内分泌标记。本例上皮标记阴性，可排除。

（2）软组织透明细胞肉瘤：好发于肌腱腱膜，与本例形态学非常类似。多呈巢片状结构，瘤细胞胞质透明或嗜酸，核仁明显，表达 S-100 及黑色素标记。具有特征性 EWSR1-ATF1 融合基因。但透明细胞肉瘤常见花环状多核瘤巨细胞，与本例出现的大量破骨样巨细胞不同。此外，本例虽检出 EWSR1-ATF1 融合基因，但不表达所有黑色素标记，缺乏色素分化，可与之鉴别。

（3）黑色素瘤：肺及支气管发生者多为转移性，结合病史、黑色素分化特征及黑色素标记可鉴别。

（4）血管瘤样纤维组织细胞瘤：肺内原发者多呈实性，周围可见特征性淋巴细胞套，瘤细胞呈组织细胞样，可表达 CD99、EMA、Desmin。不表达 S-100 及 SOX-10。

六、小结

目前文献报道该病基本发生于胃肠道，以小肠居多。本例诊断前已排除患者胃肠道部位原发病灶，为首例原发于胃肠道外的胃肠型透明细胞肉瘤样肿瘤/神经外胚层肿瘤。大量破骨样巨细胞浸润和特殊的免疫表型为提示该诊断的主要线索，EWSR1-ATF1 融合基因为本病确诊提供了可靠的分子遗传学依据。胃肠道透明细胞肉瘤样肿瘤为 Zambrano 等人于 2003 年首次报道，描述为一种发生于胃肠道，伴有显著破骨样巨细胞并类似透明细胞肉瘤的肿瘤。随后被命名为胃肠道透明细胞肉瘤样肿瘤 Stockman 等人研究表明 CCSLTGT 与软组织透明细胞肉瘤具有相同的遗传学改变（EWSR1-ATF1 融合基因），但缺乏色素分化，超微结构提示具有神经外胚层分化特征。被认为起源于自主神经系统相关的神经外胚层细胞。形态学上，约 50% 病例可出现破骨样巨细胞，为本病的重要诊断线索。目前文献报道该病基本发生于胃肠道，以小肠居多。本例诊断前已排除患者胃肠道部位原发病灶，为首例原发于胃肠道外的胃肠型透明细胞肉瘤样肿瘤/神经外胚层肿瘤。大量破骨样巨细胞浸润和特殊的免疫表型为提示该诊断的主要线索，EWSR1-ATF1 融合基因为本病确诊提供了可靠的分子遗传学依据。

（复旦大学附属肿瘤医院 李 媛 郑 强）

病例105 脂肪纤维瘤病样神经肿瘤/ NTRK 重排梭形细胞间叶性肿瘤

一、临床病史

患儿，女，10 岁，1 年前发现左侧颈部肿物，肿块逐渐增大，大小 5cm×3cm，触之质韧，不易推动。

二、影像学检查

MRI 显示左侧颈后乳突至环状软骨水平肌肉间隙见一大小 55mm×30mm×40mm 团块状长 T_1 和长 T_2 异常信号影，边缘光滑，信号内部欠均匀，周围软组织受压移位（病例105 图1）。

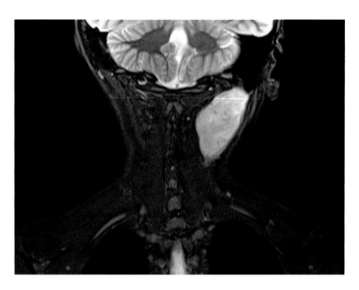

病例 105 图 1 MRI 图像

注：MRI 显示左侧颈后乳突至环状软骨水平肌肉间隙见一大小 55mm×30mm×40mm 团块状长 T_1 和长 T_2 异常信号影，边缘光滑，信号内部欠均匀

三、手术中所见

术中见肿物位于后斜角肌内，界尚清，局部有筋膜包绕。

四、病理所见

大体：灰红色不整形组织数块，总体积 8cm×3.5cm×2.5cm，周边附脂肪及肌肉组织，肿物切面红黄色，质中偏软。

镜下：肿瘤侵及横纹肌及皮下脂肪，肿瘤细胞短梭形至微胖梭形，细胞质中等程度嗜伊红染色，呈短束、交织、鱼骨、席纹、旋涡及网状排列。在黏液变区呈星茫状，在玻璃样变区则显得更为纤细，部分胞核稍扭曲不规则，部分胞核一端尖细，胞核染色整体偏淡，核仁不明显，偶见核内假包涵体，少许胞核增大且染色偏深，呈轻至中度多形性，核分裂可见；肿瘤细胞广泛包绕或浸润皮肤附件、皮下脂肪组织及横纹肌，局部酷似皮隆突纤维肉瘤；间质散在分化成熟小淋巴细胞浸润，局部伴淋巴滤泡形成，部分间质及血管壁显著玻璃样变，见粗大胶原纤维形成（病例 105 图 2）。

免疫组化显示：肿瘤细胞 S-100 阳性，CD34 阳性，神经营养性酪氨酸激酶受体 1（neurotrophic tyrosine kinase receptor 1，NTRK1）阳性，SOX-10、SMA、Desmin、Myogenin、β-catenin、EMA、CD21 及 HMB45 均阴性，Ki67 指数为 5%（病例 105 图 3，病例 105 表 1）。

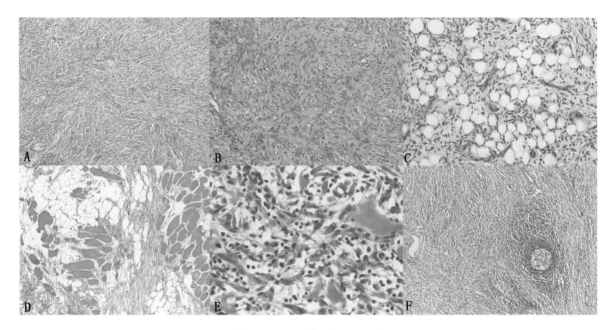

病例 105 图 2　典型 H&E 图像

注：A：肿瘤细胞束状及席纹状排列，间质粗大胶原束形成；B：梭形肿瘤细胞席纹状排列；C：肿瘤细胞浸润皮下脂肪组织似皮隆突纤维肉瘤；D：浸润脂肪及横纹肌；E：胞核染色淡，核内假包涵体，细胞质嗜伊红，间质散在淋巴细胞浸润；F：局部淋巴滤泡形成，见次级生发中心

病例 105 表 1　免疫组化表达情况

抗体名称	表达情况
S－100	（＋）
CD34	（＋）
NTRK1	（＋）
SOX－10	（－）
SMA	（－）
Desmin	（－）
Myogenin	（－）
β－catenin	（－）
EMA	（－）
CD21	（－）
HMB45	（－）
Ki67	（＋,5％）

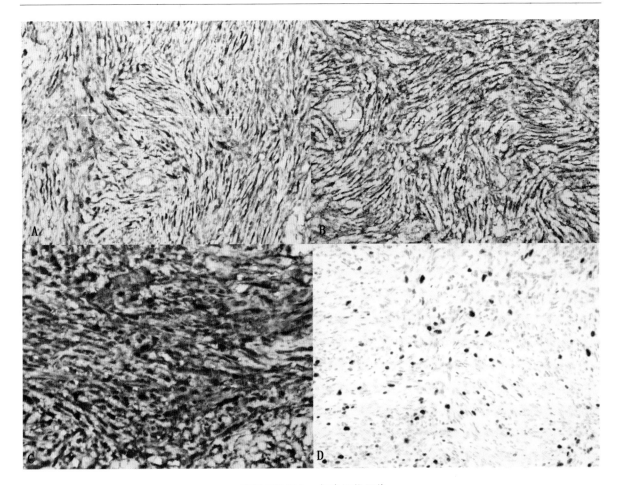

病例 105 图 3　免疫组化图像

注：A：S－100 阳性（细胞质）；B：CD34 阳性（细胞膜/细胞质）；C：NTRK1 阳性（细胞膜/细胞质）；D：Ki67 指数 10%～15%（细胞核）

五、诊断及鉴别诊断

1. 诊断　脂肪纤维瘤病样神经肿瘤（lipofibromatosis – like neural tumour，LPF – NT）/NTRK 重排梭形细胞间叶性肿瘤（NTRK – rearranged spindle cell mesenchymal tumour）。

2. 鉴别诊断

（1）脂肪纤维瘤病（lipofibromatosis，LPF）：脂肪纤维瘤病样神经肿瘤因酷似脂肪纤维瘤病而得名，免疫组化 S－100 对两者的鉴别诊断起着关键性作用。

（2）婴儿型纤维肉瘤：表现为与肢体不相称的巨大肿物，小圆至卵圆形细胞呈片状分布，或微胖梭形细胞呈鱼骨样交织排列，可伴坏死，核分裂活跃。相对于 LPF – NT，其细胞密度较明显增高，细胞密度分布较为一致，间质胶原纤维不明显，困难病例可做分子检测 ETV6 – NTRK3 协助鉴别诊断。

（3）婴幼儿纤维错构瘤：呈现特征性纤维母细胞样梭形区、疏松未分化间叶细胞构成的球团状结构及分化成熟脂肪，三者以不同比例构成，充分取材尤为重要。

（4）钙化性腱膜纤维瘤：典型病例诊断并不困难，遇到处于早期阶段的小块或穿刺活检标本，此时特征性软骨分化结节及钙化缺乏，且可见梭形细胞束穿插脂肪组织，上皮样形态的纤维母细胞呈索状放射状排列可起到提示作用。

（5）恶性外周神经鞘瘤（MPNST）：常有 NF1 病史，罕见发生于婴幼儿及儿童，肿瘤常发生于大的神经干或与神经关联，表现为富于细胞的束状及编织状结构，疏松－致密区交替，至少轻至中度细胞异型性，核分裂活跃，免疫组化 S－100 和 SOX－10 表达范围和强度均有所降低，常表达 CD34，分化越差 H3K27me3 缺失率越高（40%~80%）。

（6）指状突树突细胞肉瘤：非常罕见，常因表达 S－100 被误诊，肿瘤细胞显示出更为扭曲不规则的胞核，核仁比较明显。S－100 呈细长突起型表达，这种表达模式在一些肿瘤的间质中散在 S－100 阳性树突状细胞一样，与指状突细胞的多极细长突起相符。

（7）隆突性皮肤纤维肉瘤：肿瘤主体位于真皮并较广泛累及皮下脂肪，表现为一致性精细席纹状结构，胞核短梭形至卵圆形，染色质淡染，细胞成分单一，间质淋巴细胞罕见，尽管免疫表型 CD34 阳性，S－100 阴性可资鉴别。

六、小结

脂肪纤维瘤病是由脂肪细胞和成纤维细胞组成的罕见、生长缓慢的软组织肿瘤，由 Fetsch 及其同事于 2000 年首次报道。脂肪纤维瘤病样神经肿瘤是一种最近报道的主要发生于真皮及皮下具有局部侵袭性的软组织肿瘤，至今国内仅报道 3 例，国外 20 余例。2016 年，Agaram 和同事将 LPF－NT 鉴定为一种 LPF 相关肿瘤，其特征是 S－100 蛋白阳性，这表明其具有神经分化。FISH 分析发现，最初报告的 14 例 LPF－NT 中有 10 例含有 NTRK1 基因重排，包括 TPR－NTRK1、TPM3－NTRK1，最常见的是 LMNA－NTRK1。另外，25 例典型的 LPF 肿瘤显示 S－100 蛋白表达或 NTRK1 基因异常。

肿瘤因脂肪和纤维比例不同，多为灰白或灰黄色组织，质软或质中。

组织学上肿瘤多位于真皮或皮下，肿瘤细胞呈片状及束状排列，穿插浸润周边脂肪组织而呈现出脂肪纤维瘤病形态，细胞多温和，细胞质淡染，胞核无异型或轻度异型，核仁不明显，核分裂一般<2 个/10HPF。间质胶原化，可见炎细胞浸润。

免疫组化显示肿瘤细胞免疫组化 S－100 和 CD34 双阳性，具有 NTRK1 免疫组化阳性等特征，Ki67 指数常小于 5%。

分子检测多显示 NTRK1 基因重排，LMNA－NTRK1 融合基因较为常见，还有 TPR－NTRK1、TPM3－NTRK1 融合基因，少数存在 ROS1 及 ALK 重排。

LPF－NT 生物学行为良性或中间型，手术切缘不净可复发，未见转移。对于复发病例再次完整切除仍可治愈，完整切除保证切缘阴性是其首选治疗方式。有文献报道对于伴有 NTRK1 基因融合的肿瘤可尝试酪氨酸激酶抑制药治疗。

（济宁医学院附属医院　张仁亚）

（武汉大学人民医院　任俊奇）

病例106　双表型鼻腔鼻窦肉瘤

一、临床病史

患者，男，62 岁，鼻塞半年。

二、影像学检查

纤维鼻咽镜检查见左侧鼻腔内荔枝状新生物，半透明，不易出血。CT 显示：左侧上颌窦、筛窦、额窦、蝶窦内可见软组织密度影，临近鼻中隔骨质变形，未见明显骨质破坏（病例 106 图 1）。

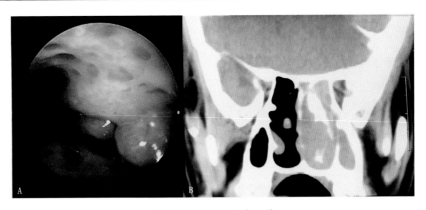

病例 106 图 1 影像图像

注:A:纤维鼻咽镜显示左侧鼻腔黏膜下半透明新生物;B:CT 显示左侧上颌窦、筛窦、额窦、蝶窦内可见软组织密度影

三、手术中所见

术中见左侧鼻腔内充满淡红色新生物,黏膜钳夹取部分新生物后出血明显,骨微动力系统切除剩余部分赘生物,见钩突消失。暴露上颌窦、筛窦、额窦,见白色脓性分泌物流出。

四、病理所见

大体:送检灰黄碎组织,大小 3.5cm×2.5cm×2.0cm。

镜下:低倍镜可见肿瘤位于鼻腔黏膜下,同形态一致的梭形细胞组成,呈束状或"鱼骨样"或"人字型"排列,形态类似滑膜肉瘤或纤维肉瘤,肿瘤内见内陷的呼吸道上皮。高倍镜下,肿瘤细胞异型性不明显,胞质较丰富,红染,细细胞核呈长梭形,核仁不明显。局部见化生性骨及血管外皮瘤样结构。核分裂象罕见(<1 个/10 个高倍镜视野)(病例 106 图 2)。

免疫组化显示:肿瘤细胞部分表达 S-100、Desmin、MyoD1 和 SMA,弥漫表达 Vimetin、BCL-2 和 CD99,Ki67 指数约 5%,其余抗体阴性(病例 106 图 3,病例 106 表 1)。

荧光原位杂交(FISH)检测:未检测到 SYT 基因易位。

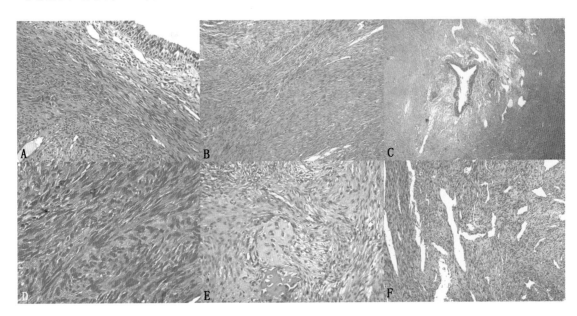

病例 106 图 2 典型 H&E 图像

注:A:肿瘤位于黏膜下(100×);B:呈束状或"鱼骨样"排列(100×);C:黏膜内见内陷的呼吸道上皮(40×);D:高倍示肿瘤细胞异型性不明显,无明显核仁(100×);E:肿瘤内见化生性骨(200×);F:肿瘤内见血管外皮瘤样结构(100×)

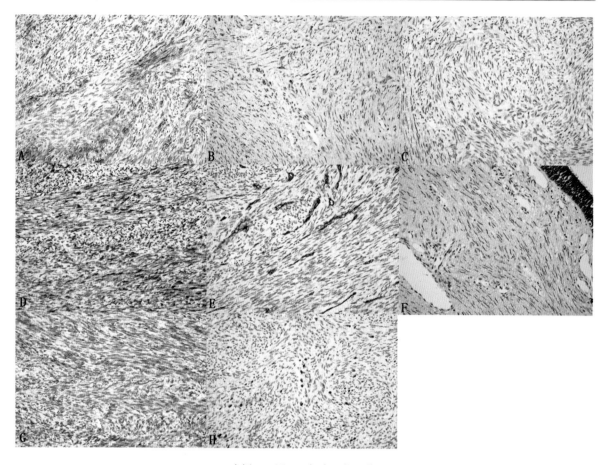

病例106 图3　免疫组化图像

注：A：SMA 部分阳性(细胞质)；B：Desmin 部分阳性(细胞质)；C：MyoD1 部分阳性(细胞核)；D：S - 100 部分阳性(细胞质/细胞核)；E：CD34 阴性(细胞膜/细胞质)；F：CK 阴性(细胞膜)；G：BCL - 2 阴性(细胞膜/细胞质)；H：Ki67 指数约5%

病例106 表1　免疫组化表达情况

抗体名称	表达情况
S - 100	部分(+)
SMA	部分(+)
Desmin	部分(+)
MyoD1	部分(+)
BCL - 2	弥漫强(+)
CD99	弥漫强(+)
Ki67	(+5%)
β - catenin	(-)
CD34	(-)
EMA	(-)
STAT - 6	(-)
SOX - 10	(-)
TLE - 1	(-)
Myogenin	(-)
CK	(-)

五、诊断及鉴别诊断

1. 诊断　双表型鼻窦鼻腔肉瘤（biphenotypic sinonasal sarcoma，BSNS）。

2. 鉴别诊断

（1）滑膜肉瘤：经典的滑膜肉瘤显示双向分化，免疫组化表达 CK、EMA、Vimentin、TLE－1（核表达，本例为浆阳性），分子检测 t（X；18）（p11：q11）形成 SYT－SSX 融合基因。

（2）恶性蝾螈瘤：肿瘤细胞异型性明显，肉瘤背景中常可见横纹肌母细胞，免疫组化除表达 S－100 与肌源性标记外，也表达 SOX－10。

（3）孤立性纤维性肿瘤（SFT）：经典型 SFT 多可见到疏密区交替排列，大部分病例中可见多少不等的粗大的胶原，免疫组化表达 CD34、BCL－2、CD99、STAT－6（核表达，本例为浆阳性）。

（4）鼻腔鼻窦血管外皮瘤样肿瘤：短梭形或卵圆形细肿瘤胞，呈短束状排列；免疫组化表达 SMA、MSA，部分表达 CD34，不表达 S－100 及 Desmin。

（5）恶性黑色素瘤：肿瘤细胞异型性明显，核分裂象多见，多可见数量不等的黑色素颗粒，免疫组化除表达 S－100 外，还表达 SOX－10、HMB－45、Melan－A。

（6）神经纤维瘤及神经鞘瘤：同时表达 S－100、SOX－10，不表达肌源性标记。

六、小结

双表型鼻窦鼻腔肉瘤（BSNS）是一种罕见的局部侵袭性肿瘤，目前只在鼻腔、鼻窦及邻近组织中发现。BSNS 发病年龄多为 24～87 岁，平均 51 岁，更常见于女性，男女比例约 1：2。临床表现无特异性，主要包括鼻塞、嗅觉下降等。鼻内镜及影像学表现黏膜下肿瘤，可侵犯鼻甲骨、筛骨，甚至眼眶及筛板。2012 年 Lewis 等人首次将其描述为具有神经和肌源性分化的低级别鼻窦肉瘤，作者描述了 28 例具有均匀细胞核特征的浸润性梭形细胞肿瘤。2017 版头颈部肿瘤病理学分类中将此病种正式收录，截至目前，国内外文献报道 130 余例。

肿瘤大体呈息肉状，质韧或质软，粉红色或灰褐色，直径平均 4cm，多无包膜，边界欠清，呈浸润性生长，可侵犯鼻腔、鼻窦和眼眶。

组织学上肿瘤由大小均一、排列紧密的梭形细胞组成，呈束状或"鱼骨样"或"人字型"排列（类似滑膜肉瘤或纤维肉瘤），浸润性生长，常侵犯骨。肿瘤细胞异型性不明显，核分裂少见。肿瘤内常可见多少不等的内陷上皮，有时可显著增生、鳞状化生或嗜酸性化生，类似内翻性乳头状瘤形态。肿瘤内缺乏或含极少量胶原间质。其他伴随的特征如：血管外皮瘤样结构、骨化生及横纹肌分化等。

免疫组化显示肿瘤细胞不同程度表达神经标志物（S－100）及肌源性标志物（SMA、MSA、Desmin、MoyD1、Moygenin），还可表达 CD99 及 BCL－2 等，不表达 SOX－10、CD34、STAT－6 等。

分子检测大多显示特征性的 PAX3 基因异位，最常见为 t（2；4）（q35；q31.1）转位所致的 PAX3－MAML3 基因融合，少部分 BSNS 存在 PAX3－NCOA1 基因融合和 PAX3－FOXO1 基因融合，以及最近报道的 PAX3－WWTR1 新型基因融合。

治疗及预后：BSNS 治疗方式主要是通过局部手术切除，报道的病例中很少有辅助放射治疗的病例，辅助化疗的病例更少，放化疗的疗效尚不明确。大约 50% 病例会局部复发，复发时间 1～9 年，尚无区域转移或远处转移的报道，新近文献也有死亡病例报道。

（济宁医学院附属医院　张仁亚）

（郑州大学第二附属医院　胡桂明）

病例107　胃丛状纤维黏液瘤

一、临床病史

患儿，男，11岁，2年前无明显诱因右上腹不适，偶尔出现阵发性疼痛，可自行缓解，无恶心、呕吐，无头痛，头晕。曾口服治疗胃炎药物（具体药物不详），症状无明显改善。专科查体：右上腹部稍膨隆，腹部可触及一巨大包块，大小15cm×10cm×10cm，肿块边界尚清，有压痛，无反跳痛，右下腹无固定压痛，双侧肾区无叩击痛。

二、影像学检查

腹部CT示右腹部巨大包块，呈不均匀延迟强化，诊断右腹部占位性病变（病例107图1A）。B超示右上腹探及14cm×11cm×6.2cm大小低回声区，边界清晰，内见部分液性暗区，腹腔内未探及明显肿大淋巴结回声。诊断：右上腹实性占位伴部分液性暗区。

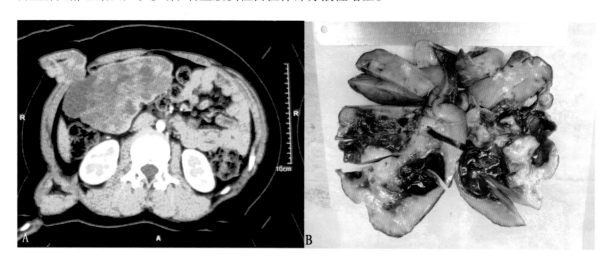

病例107图1　CT和大体图像

注：A：CT示右腹部巨大包块，呈不均匀延迟强化；B：肿物切面呈囊实性，囊内含无色清亮液体，囊内壁呈灰褐色，实性区切面灰白微灰红色，略呈胶冻状，质地稍脆

三、手术中所见

术中见幽门处一肿瘤，20cm×15cm×14cm大小，分叶状，来源于幽门前下壁，有一蒂与胃壁相连。

四、病理所见

大体：灰白、灰红色肿物1个，大小17cm×10.5cm×5cm，表面光滑，多结节状，切面呈囊实性，囊内含无色清亮液体，囊内壁光滑，实性区切面灰白、灰红色，略呈胶冻状，质地稍脆，局部见一蒂，直径1.5cm（病例107图1B）。

镜下：肿瘤绝大部分界限清楚，有纤维性假包膜，在蒂部肿瘤呈多结节状穿插生长于平滑肌组织中，平滑肌为手术切除的少量胃壁组织。肿瘤富于薄壁扩张的血管，间质富含黏液样基质，瘤细胞呈梭形、星形和卵圆形，无明显核仁，异型性不明显，核分裂象罕见，肿瘤无血管外皮瘤样、席纹状、鱼骨样等特征性的排列方式，杂乱无章的排列于疏松的黏液样基质中，部分区域可见少量淋巴细胞、浆细胞浸润(病例107 图2)。

　　免疫组化显示：部分肿瘤细 Calponin、SMA 和 h - caldesmon 阳性；而 CD34、ALK、S - 100、Desmin、CD117 和 Dog - 1 均阴性(病例107 图3)。

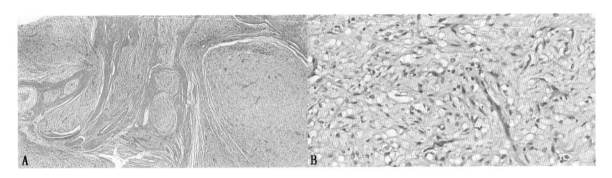

病例107 图2　典型 H&E 图像

　　注：A：肿瘤在胃壁肌层内呈特征性丛状生长方式(50 ×)；B：瘤细胞呈梭形或卵圆形，形态温和，间质富含黏液样基质(200 ×)

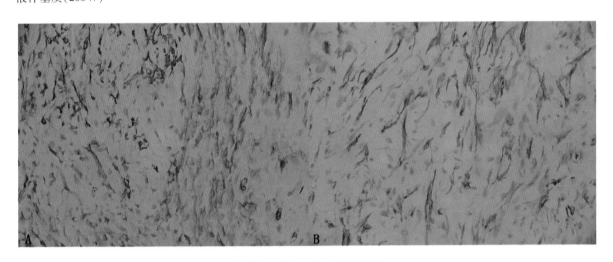

病例107 图3　免疫组化图像

注：A：部分瘤细胞 Calponin 阳性(胞质)；B：部分瘤细胞 SMA 阳性(胞质)

五、诊断及鉴别诊断

1. 诊断　　胃丛状纤维黏液瘤(plexiform fibromyxoma，PF)。

2. 鉴别诊断

(1)胃肠道间质瘤(GIST)：胃肠最常见间叶性肿瘤，可位于黏膜下、胃肠壁固有肌层内或浆膜下，呈结节状或多结节状生长，界限相对清楚。黏液性 GIST 虽然形态与 PF 相似，但很少见到呈丛状的生长方式。免疫组化标记，GIST 虽然可以表达 SMA、h - Calponin、S - 100，但 GIST 更特异性的表达 CD117、Dog - 1 和 CD34，并可以检测出 c - Kit 或 PDGFRA 基因突变。

(2)胃平滑肌瘤及平滑肌肉瘤：平滑肌瘤细胞胞质嗜伊红色，胞质丰富，核的两端平钝或成雪茄样，多呈束状、编织状、梁状、条索状、栅栏状排列，间质常伴有玻璃样变、钙化或黏液样变性等退行性改变，瘤细胞 a - SMA、MSA、Desmin 和 h - caldesmon 阳性，平滑肌肉瘤瘤细胞有明显异型性，可见较多核分裂象，以此可与 PF 鉴别。

（3）炎性肌纤维母细胞肿瘤：由梭形纤维母细胞/肌纤维母细胞组成的肿瘤，细胞无明显非典型，核分裂易见，间质水肿黏液变性，常常伴有大量淋巴细胞和浆细胞浸润，瘤细胞 aSMA、MSA、Desmin 阳性外，约 50% ALK1 阳性。

（4）胃肠神经鞘瘤：肿瘤与胃壁的固有肌层分界清晰，几乎所有病例肿瘤的周围可见淋巴细胞组成的淋巴细胞套，有时可见生发中心形成，肿瘤细胞胞质淡嗜伊红色，核纤细，多呈束状或梁状排列，瘤细胞 S-100、PGP9.5、Leu-7 和 GFAP 弥漫强阳性，以此可与 PF 鉴别。

（5）侵袭性纤维瘤病：肿瘤边界不清，侵犯周围的平滑肌及脂肪组织，纤维母细胞核染色质稀疏或呈空泡状，多呈波浪状、平行状排列。不会出现丛状生长特点，瘤细胞 a-SMA、MSA 和 Desmin 等一些肌源性标志物不同程度阳性。另外发现，发生于深部的纤维瘤病 β-catenin 均阳性，并且为核着色，故具有一定的诊断价值。

（6）血管球瘤：瘤细胞呈规则的圆形、椭圆形，大小一致，胞质嗜伊红色、淡染，胞界清楚，呈条索或团块状围绕血管，呈同心圆状排列，部分区域可见球瘤细胞向平滑肌移行过渡。瘤细胞 a-SMA、MSA、h-caldesmon、Calponin 和 Ⅳ型胶原阳性。

六、小结

2007 年由 Takahashi 等首次报道 2 例发生于胃窦的肿瘤，因其呈特征性丛状生长，间质黏液样，富含薄壁血管，免疫组化及电镜显示肿瘤细胞向肌纤维母细胞分化，故当时命名为丛状血管黏液样肌纤维母细胞肿瘤（plexiform angiomyxoid myofibroblastic tumor，PAMT）。2009 年 Miettinen 等报道 12 例同类肿瘤并结合文献复习相似病例，根据肿瘤的独特形态学特征与构成成分，将其重新命名为丛状纤维黏液瘤。WHO（2010）消化系统肿瘤分类中采用了丛状纤维黏液瘤这一名称。WHO（2019）消化系统肿瘤分类，在消化系统间叶性肿瘤中的脂肪组织和（肌）纤维母细胞肿瘤中列出。

PF 多发生于胃窦部，也可以位于胃底、幽门等部位。发病年龄范围广：7～75 岁，平均年龄 42.9 岁，无明显性别差异。PF 在临床上无特异性，患者多因消化道出血、黑便、腹痛、上腹不适、腹胀或腹部包块就诊。大体观察肿瘤可位于黏膜下、浆膜外或累及整个胃壁，界限清楚，肿瘤直径 0.8～15cm，切面灰白或灰红色，呈胶冻状，个别病例可出血或囊性变。

组织形态学：PF 在胃壁内的瘤组织呈特征性的丛状、结节状，在肌层中穿插生长，结节大小不一，与胃壁肌层边界清晰。肿瘤细胞常短梭形、卵圆形和星形，胞质稍嗜酸，胞界欠清，染色质细腻，核仁不明显，无明显异型，核分裂象罕见。肿瘤细胞散在分布于富含薄壁血管的黏液样或纤维黏液样基质中，黏液样基质阿尔辛蓝染色阳性。

免疫组化：瘤细胞 SMA、MSA、H-caldesmon、Calponin 等一系列肌源性标志物阳性，而 CD34、ALK、S-100、Desmin、CD117 和 Dog-1 均阴性。本例 SMA、H-caldesmon 等平滑肌标志物阳性，提示瘤细胞向肌纤维母细胞分化。

发病机制：复发性 MALAT1-GLI1 融合和 GLI1 多聚体已经在一少部分肿瘤亚群中发现，该亚群具有 GLI1 过表达。

（济宁医学院附属医院　张仁亚）

（济宁市第一人民医院　李　亮）

病例108 腹腔上皮样炎性肌纤维母细胞肉瘤

一、临床病史

患者，男，28岁，腹部胀痛不适1个月余，加重伴头晕、乏力10天。

二、影像学检查

腹部CT示盆腔内可见最大截面约为9.7cm×14.0cm的不规则低密度灶肿块，密度不均匀，增强扫描不均匀明显强化。腹盆腔及腹膜后未见肿大淋巴结，腹盆腔见积液（病例108图1）。

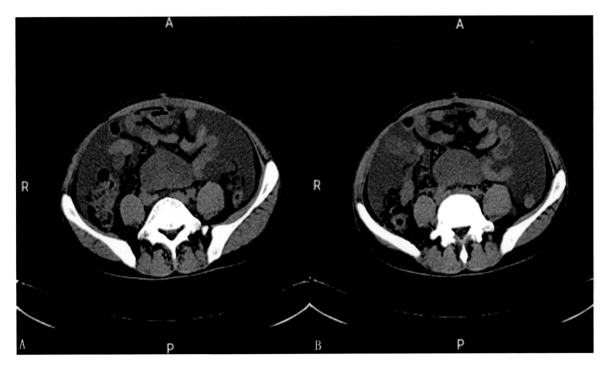

病例108 图1 CT图像

注：A、B：盆腔内见不规则低密度灶，盆腹腔积液

三、手术中所见

大网膜上见一约15cm×10cm大小的肿物，充血，周围血供丰富。胃网膜左动脉血供走向见多发肿大淋巴结。盆腔腹膜返折处见一约4cm×3cm的肿物，考虑种植转移。

四、病理所见

大体：①腹腔肿瘤：肿物1枚，表面结节状，光滑，体积15cm×13cm×9cm，切面灰白间灰红色，结节状，质脆，黏滑感，少部区域出血；②大网膜：网膜组织一块，体积5cm×3cm×3cm，其内查见淋巴结样物及转移瘤结节15枚，直径0.5~2.5cm；③盆腔转移瘤：肿物1枚，体积5cm×4cm×3cm，切面灰白间灰红色，质脆。

镜下：肿瘤边界清楚，似有包膜，疏松、水肿背景中见散在上皮样肿瘤细胞，其间炎细胞浸润，部分区域可见出血、坏死,少部区域细胞较密集;肿瘤细胞中等大小,圆形或卵圆形,个别短梭形,胞质丰富、嗜酸,核偏位;炎细胞以中性粒细胞为主,少量淋巴细胞;高倍镜下肿瘤细胞核仁明显,核分裂象少见(病例108图2)。

免疫组化显示:肿瘤细胞 ALK 核膜(+++),Desmin(+++),Vimentin(++),SMA 灶(+),CK 小灶(+),CD30(+),其余 CD117(-),Dog-1(-),CD34(-),MyoD1(-),Melan-A(-),S-100(-),CEA(-),HMB45(-),Calretinin(-),Ki67 指数 20%~30%(病例108图3,病例108表1)。

荧光原位杂交:ALK(+)(病例108图4)。

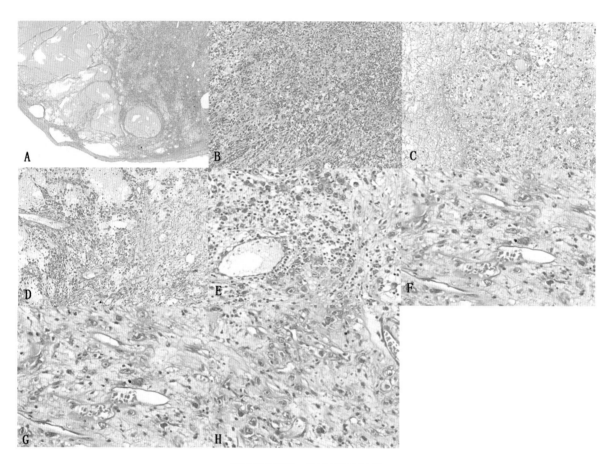

病例108 图2 典型 H&E 图像

注:A:低倍镜下肿瘤边界相对清楚,似有包膜,见水肿区与细胞密集区;B:肿瘤细胞呈上皮样,其内夹杂炎细胞;C:肿瘤内可见坏死;D:肿瘤部分区域疏松、水肿;E、F:上皮样细胞间炎细胞浸润,以中性粒细胞及淋巴细胞为主;G、H:高倍镜下,肿瘤细胞胞质嗜酸性,细细胞核明显,大红核仁

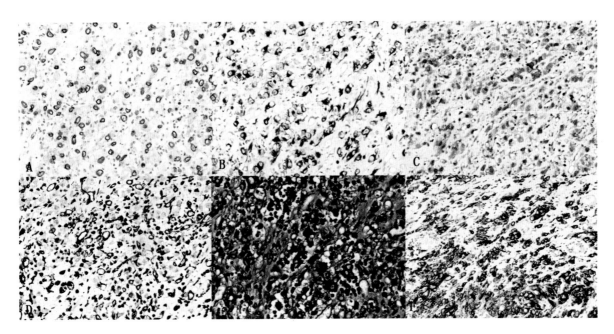

病例 108 图 3　免疫组化图像

注：A：ALK 阳性（核膜）；B：Desmin 阳性（细胞质）；C：CD30 阳性（细胞膜/细胞质）；D：Vimentin 阳性（细胞质）；E：AAT 阳性（细胞质）；F：D2 - 40 阳性（细胞膜/细胞质）

病例 108 表 1　免疫组化表达情况

抗体名称	表达情况
Desmin	（3 +）
Vimentin	（3 +）
ALK	核膜（3 +）
CD30	（ +）
D2 - 40	（3 +）
CD99	（3 +）
CD68	（ +）
SMA	小灶（ +）
AAT	（ +）
MyoD1	（ -）
Myogenin	（ -）
Melan - A	（ -）
CEA	（ -）
HMB45	（ -）
Calretinin	（ -）
CD34	（ -）
WT - 1	（ -）
BCL - 6	（ -）

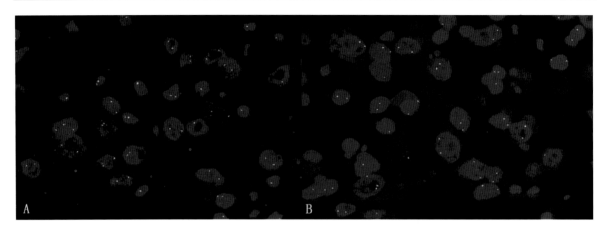

病例 108 图 4　荧光原位杂交（FISH）图像

注：A、B：FISH 检测显示 ALK 基因易位或重排

五、诊断及鉴别诊断

1. 诊断　腹腔上皮样炎性肌纤维母细胞肉瘤（epithelioid inflammatory myofibroblastic sarcoma，EIMS）。

2. 鉴别诊断

（1）间变性大细胞淋巴瘤（ALCL）：ALK 阳性的 ALCL 形态学多样，其中肉瘤样型的 ALCL，在炎症性黏液样背景中，上皮样瘤细胞松散分布，细胞梭形，似肉瘤，且免疫组化 ALK、CD30 及 EMA 阳性，但 ALCL 的瘤细胞多形，大、中、小混合，单核、多核瘤巨细胞不定量混合，肿瘤细胞可黏附成团片状，核仁明显，核分裂象多见，CD2、CD4、CD43、TIA 阳性，而 Desmin、Vimentin 等阴性。

（2）上皮样胃肠道间质瘤：上皮样 GIST 可发生于肠系膜、大网膜等部位，肿瘤以圆形、卵圆形或短梭形上皮样细胞为主，瘤细胞中等大小，细胞质略嗜酸，细颗粒状。核圆或卵圆形，多为单核，偶见多核细胞。多数病例还可见多少不等的空泡样细胞或核偏位呈印戒样细胞。但间质炎细胞少见，且 ALK 及 Desmin 阴性，而 CD117、Dog - 1、CD34 多数阳性。

（3）ALK 阳性的实体型腺泡状横纹肌肉瘤：此肿瘤可 ALK、Desmin 及 Vimentin 阳性，但是肿瘤细胞实性腺泡状、片巢状结构分布，瘤细胞胞界清晰，细胞质丰富，或嗜酸、或透明，核居中，圆形、多边形或梭形，核仁不明显，核分裂象和凋亡易见。肿瘤细胞间炎细胞少见，无水肿、黏液变的背景，且 Myogenin 阳性。

（4）滤泡树突细胞肉瘤（FDCS）：结外滤泡树突细胞肉瘤，瘤细胞呈梭形，圆形或卵圆形，细胞胞质丰富淡染，境界不清，排列呈束状、编织状或旋涡状，间质可见少量浆细胞或淋巴细胞浸润。发生于腹腔内地结外 FDCS 分为经典型和炎性假瘤样两种亚型，其中炎性假瘤样亚型，肿瘤由以浆细胞和淋巴细胞为主的慢性炎症细胞构成，其内可见分布不均的瘤细胞。瘤细胞的细胞核可呈空泡样，核仁较明显，且肿瘤的发生与 EBV 感染相关。免疫表型：CD21、CD23 和 CD35 阳性，而 ALK 及 Desmin 阴性。

（5）黏液炎性纤维母细胞肉瘤：病变由炎症样区、黏液样区及纤维化区混杂组成。肿瘤炎症样区域中富于纤维母细胞；黏液样区域内细胞稀疏，可见多空泡状或单空泡印戒样脂肪母细胞样细胞并见黏液湖形成。炎细胞主要以淋巴细胞、浆细胞为主，亦可见少量中性粒细胞和嗜酸性粒细胞。肿瘤内可见多量的有异型的大细胞，形态上似神经节细胞、病毒样细胞或 R - S 样细胞，偶见核分裂。肿瘤细胞恒定表达 Vimentin，而 CD68、CD34、SMA 表达有所差异，Desmin、CD30、ALK 均阴性。

（6）去分化脂肪肉瘤：主要由高分化区和去分化区 2 种组织形态结构组成。去分化区可由纤维肉瘤样、黏液纤维肉瘤样、恶性纤维组织细胞瘤样、横纹肌肉瘤样、平滑肌肉瘤样、骨肉瘤样、软骨肉瘤样、血管肉瘤样等一种或一种以上构成。去分化区可类似炎症性肌纤维母细胞肿瘤，特别表现为炎症型恶性纤维组织细胞瘤时。免疫组化标记 CDK4 和 MDM2 均呈细细胞核阳性，部分 S-100 可阳性，不见 ALK 核膜阳性，且 Desmin、SMA 等均阴性。

六、小结

上皮样炎性肌纤维母细胞肉瘤（EIMS）是一种具有高度侵袭性生物学行为的肉瘤，较为罕见。EIMS 多见于男性，发病年龄 7 个月至 63 岁，好发于腹腔，尤其是肠系膜和大网膜，目前也有原发于肺的报道。腹腔 EIMS 最常见的临床症状是腹痛，发病时间 1~6 个月，肿瘤直径 8~26cm，平均 15cm。镜下形态：以圆形至上皮样肿瘤细胞为特征，间质常伴水肿或黏液样变性。可见明显的炎细胞浸润，浸润的炎细胞以中性粒细胞、淋巴细胞为主，亦可见嗜酸性粒细胞和浆细胞。免疫组化染色 ALK 呈特征性的核膜或核周阳性，此外肿瘤细胞还可见 Desmin 强阳性，CD30 弱~中等度阳性，少数病例可 SMA 阳性。分子遗传学上，EIMS 常见有特征性的 RANBP2-ALK 基因融合。

目前，EIMS 的治疗多采用手术切除及术后的放、化疗。但 EIMS 与传统的炎性肌纤维母细胞肿瘤相比，多较早的出现复发和（或）死亡，预后不佳且发生于腹腔的 EIMS 更易复发和转移。本例患者术后一年随访时已死亡。

（济宁医学院附属医院　张仁亚）

（山东省临沂市中心医院　张玉娜　任永昌）

病例 109　富于组织细胞横纹肌母细胞肿瘤

一、临床病史及实验室检查

患者，男，58 岁，左大腿中段肿物 20 余年，近年逐渐增大，相关实验室检查未见异常。

二、影像学检查

磁共振显示左侧大腿内侧肌间隙肿物，体积约 8.6cm×8.0cm×6.8cm，边界清（病例 109 图 1）。

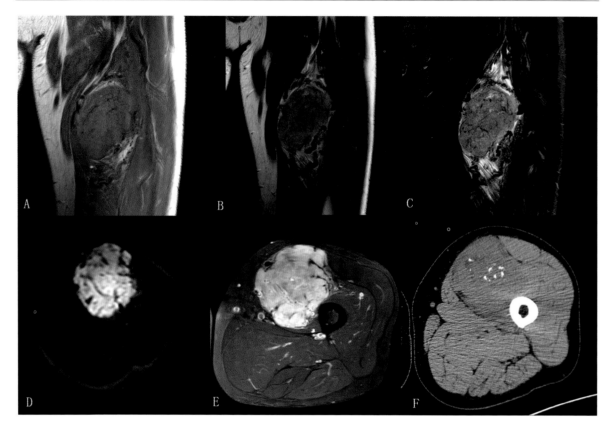

病例 109 图 1　磁共振图像

注：A：T_1 加权像显示肿物呈等信号；B：T_2 加权像显示稍高信号；C：T_2 压脂呈高信号，T_1、T_2 及 T_2 压脂图像均显示肿物周边多发迂曲血管流空影；D：DWI 显示肿物呈高信号；E：轴位增强扫描显示实性肿物明显强化；F：轴位 CT 显示肿物内部散在高密度钙化影

三、手术中所见

股部前侧肌群内切面约 12cm×11cm 肿瘤，包膜完整，质韧，深部邻近股动脉及神经。

四、病理所见

大体：附带皮肤组织一件，表面梭形皮肤面积约 5.0cm×1.0cm，皮下 3.0cm 处查见结节性肿物，体积约 8.5cm×8.0cm×6.5cm，边界清晰，一侧附少许骨骼肌，切面略呈分叶状，色灰黄、灰红，实性、质韧。

镜下：肿物界限清楚，结节分叶状，周边有多层纤维组织包裹，部分区域可见玻璃样变性、钙盐沉积及慢性炎细胞浸润。构成肿瘤的细胞大多数是弥漫分布的短梭形或卵圆形细胞，细胞体积小，边界不清，细胞质少，染色较浅，核呈卵圆形，可见清晰核仁，无明显异型性。这些细胞之间散在体积较大的长梭形细胞，边界清，具有丰富的嗜酸性胞质，可见大而深染的细胞核及清晰的核仁，核膜略厚，轻度异型性，核分裂少见，0~1 个/50HPF，不伴横纹分化。另可明显看到散在或片状分布的泡沫样组织细胞。此外，肿瘤间质内散在成熟的淋巴细胞（病例 109 图 2）。

免疫组化显示：CD68 和 CD163 在弥漫分布的短梭形细胞及泡沫样组织细胞阳性表达。横纹肌母细胞显示 Desmin 阳性，Myogenin 和 MyoD1 呈灶性阳性。Ki67 指数低。肿瘤间质内丰富的 T 淋巴细胞弥漫阳性表达 CD2、CD3、CD4、CD7 及 CD8，灶状阳性表达 CD20 及 CD79a。其余抗体阴性（病例 109 图 3，病例 109 表 1）。

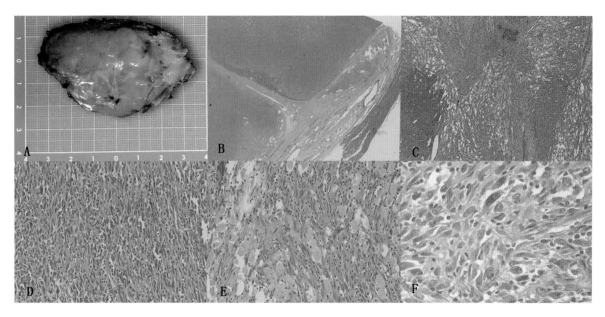

病例 109 图 2 大体及组织学表现图像

注：A：大体标本显示结节状肿物，界限清楚，切面灰黄实性；B：低倍镜显示边界清晰的分叶状肿物，周边显示胶原纤维包裹；C：肿瘤主要由体积小、短梭形组织细胞构成，部分区域有钙盐沉积，泡沫样组织细胞片状分布；D：弥漫分布的组织细胞掩盖了散在的横纹肌母细胞，后者细胞体积大，边界较清；E：散在的横纹肌母细胞具有嗜酸性细胞质，期间散在灶性分布的泡沫样组织细胞；F：肿瘤细胞具有轻度异型性，缺少横纹分化

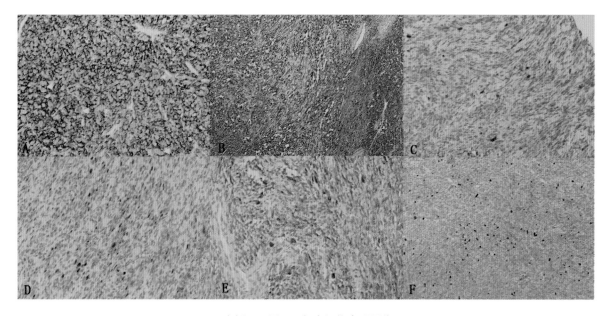

病例 109 图 3 免疫组化表现图像

注：A：CD163 显示弥漫分布的小而圆的组织细胞掩盖了散在的横纹肌母细胞（箭头所示横纹肌母细胞）；B：CD68 显示片状分布的泡沫样组织细胞和弥漫散在的组织细胞；C：散在组织细胞之间的体积大的肿瘤细胞表达 Myogenin；D：肿瘤细胞表达 MyoD1；E：肿瘤细胞表达 Desmin；F：Ki67 显示肿瘤细胞较低的增生活性

病例 109 表 1　免疫组化表达情况

抗体名称	表达情况
CD163	弥漫（＋）
CD68	弥漫（＋）
Desmin	局灶（＋）
Myogenin	局灶（＋）
MyoD1	局灶（＋）
BCL－2	弥漫（＋）
CD99	（－）
CD34	（－）
STAT－6	（－）
ALK	（－）
EMA	（－）
S－100	（－）
SMA	（－）
CK	（－）
CD117	（－）
Caldesmon	（－）

二代测序分析：DNA 相关的 6 个基因检测到突变信息：参与 Ras 信号通路的主要调控基因 NF1、编码 Wnt 信号通路负调节因子 Axin 2 蛋白的 AXIN 2 基因、编码 DNA 甲基转移酶3a 的基因 DNMT3A、编码甲基化组蛋白 H3K4 的基因 KMT2D（又称 MLL2、ALR）、编码细胞周期负调控因子蛋白的 RB1 基因及编码细胞周期检查点激酶 2 的 CHEK2 基因（病例 109 表 2）。

病例 109 表 2　二代测序结果

基因名称	变异信息
NF1	R304 ＊exon9
AXIN2	V457I exon6
CHEK2	A480T exon13
DNMT3A	Y724 ＊exon18
KMT2D	R4212Q exon39
RB1	R621S exon19

五、诊断及鉴别诊断

1. 诊断　富于组织细胞横纹肌母细胞肿瘤（histiocyte－rich rhabdomyoblastic tumor）。

2. 鉴别诊断

（1）横纹肌瘤：成人横纹肌瘤常发生在老年男性头颈部，可出现无非典型胞质嗜酸性的大多边形细胞，核大呈空泡状，具有明显的核仁，但大多数病例可见明显横纹，此外还有所谓的"蜘蛛网状细胞"。胎儿横纹肌瘤常作为孤立的肿块发生于小于 5 岁的男孩头颈部皮下组织，其形态学及临床特征与本例肿瘤差别较大。

（2）横纹肌肉瘤：各亚型细胞非典型性显著，具有明显的侵袭性、破坏性生长模式，原始间充质细胞表现出不同程度的横纹肌母细胞分化，具有原始的"小圆蓝"细胞、未分化的梭形细胞、神经节样横纹肌母细胞，以及具有强嗜酸性胞质和横纹的带状细胞。细胞遗传学上，胚胎型横纹肌肉瘤的特征是复杂的结构和染色体数量异常，包括染色体 2、8 和 13 的三体；大多数腺泡状横纹肌肉瘤呈 PAX3/PAX7 – FOXO1A 融合。梭形细胞/硬化性横纹肌肉瘤已知含有 MYOD1 L122R 突变，或不太常见的 PIKC3A 突变。这些基因的突变在任何富于组织细胞横纹肌母细胞肿瘤的研究中都没有发现。

（3）弥漫型腱鞘巨细胞瘤：也可表达 Desmin 蛋白，通常具有受累肢体疼痛及压痛，关节积液、积血、活动受限等特征性症状。肿物呈质地硬的多结节状、海绵状，多没有胶原纤维包绕，而是呈推挤性、膨胀性生长，并形成假滑膜样裂隙。细胞组成更加多样，可见梭形细胞、黄瘤细胞、炎细胞及多核巨细胞等，肿瘤细胞不表达 Myogenin 和 MyoD1。

六、小结

横纹肌肿瘤分为良性的横纹肌瘤及恶性的横纹肌肉瘤，但仍然有很多软组织与骨肿瘤其组织学形态及生物学行为介于两者之间，WHO 将这些肿瘤定义为"中间类型"。此例富于组织细胞横纹肌母细胞肿瘤在目前的 WHO 分类中没有明确定位。

形态学有以下特征：①弥漫分布的组织细胞可掩盖真正的肿瘤细胞，组织细胞丰富，部分呈泡沫样；②肿瘤细胞轻度异型性，具有丰富的嗜酸性细胞质，无横纹分化，细胞核大呈圆形，可见核仁，罕见核分裂；③伴有慢性生长的形态特征，如厚的纤维组织包裹，伴玻璃样变、慢性炎细胞浸润、钙化及陈旧出血并含铁血黄素沉积等。免疫组化显示肿瘤细胞 Desmin 弥漫阳性，Myogenin、MyoD1 灶状阳性，还可表达 BCL – 2，组织细胞弥漫性表达 CD68 及 CD163。

真正的肿瘤细胞被丰富的组织细胞掩盖，这在以往的横纹肌肿瘤中较为少见。Anthony P. Marthine 首次提出了"恶性潜能不确定的富于组织细胞横纹肌母细胞肿瘤（histiocyte – rich rhabdomyoblastic tumor）"来描述这类肿瘤，认为此肿瘤系中间型软组织肿瘤，具有良好的预后。Michael Michal 等人总结 9 例诊断为"炎性平滑肌肉瘤（inflammatory leiomyosarcoma，ILMS）"病例，提出"富于组织细胞横纹肌母细胞肿瘤"与 ILMS 有几乎相同的临床、形态学和免疫组化特征，因此认为"所谓的富含组织细胞横纹肌母细胞肿瘤"实际代表了富含横纹肌细胞和 MyoD1 和（或）Myogenin 阳性的 ILMS 的亚型，并且同时提出用"低级别炎性肌源性肿瘤（low – grade inflammatory myogenic tumor）"替代 ILMS 更为合适。

总之，目前关于这一类肿瘤尚无确切命名，但综合其形态学及基因型特征，将这种相对惰性的肿瘤与传统平滑肌肉瘤、横纹肌肉瘤等高级别恶性肿瘤区别开来有重要意义。

［山东大学齐鲁医院（青岛） 姜慧峰 夏 岩］

（济宁医学院附属医院 张仁亚）

病例110 肝脏吻合状血管瘤

一、临床病史及实验室检查

患者，女，44 岁，主诉上腹部闷胀不适伴乏力 3 个月余。实验室检查未见特殊。

二、影像学检查

影像学诊断示：肝右叶异常信号灶，符合富血供肿瘤 MRI 表现。

三、手术中所见

术中肝组织切面见一肿物，灰黄灰红，质软，略呈半透明，肿物直径约 5cm，与周围组织界限较清楚，切除送病理。

四、病理所见

大体：肝组织一块，体积9cm×7cm×5cm，临床已剖开，切面见一海绵状肿物，灰黄灰红，质软，半透明，肿物切面积5cm×4.5cm，与周围组织界限较清楚（病例110图1）。

镜下：肿物与周围肝组织界限较清楚，为非浸润性生长方式，周围肝组织未见受累。病变富于腔隙样结构，内衬单层细胞，高倍镜下可清楚观察到散在的鞋钉样的内皮细胞，细胞核有轻微异型性，但无核分裂象，间质较均一红染，镜下呈透明硬化状，血管内散在分布小的纤维蛋白血栓，部分区域存在脂肪细胞化生（病例110图2）。

免疫组化检查：内皮细胞标志物CD31和CD34均（＋），SMA（＋），Vimentin（＋），CK、D2-40及S-100均（－），Ki67指数较低（2%）（病例110图2）。

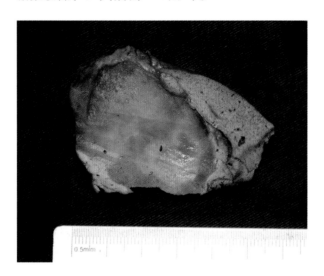

病例110图1　大体图像

注：肿物与周围组织界限清楚，灰黄灰白半透明，略呈海绵状

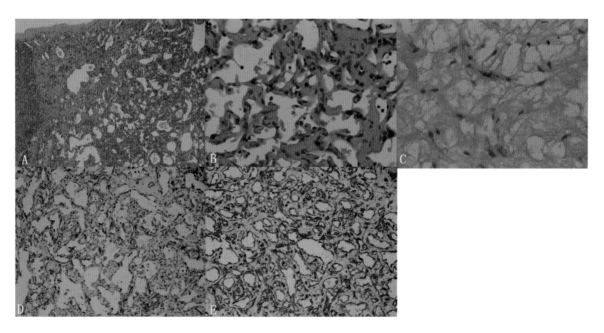

病例110图2　典型H&E和免疫组化图像

注：A：肿物与周围肝组织界限清楚，未见明显累及周围肝组织；B：病变富于腔隙样、筛状血管网结构，内衬单

层鞋钉样细胞，细胞核有轻微异型性，无核分裂象；C：部分区域存在明显脂肪细胞化生；D：CD31 阳性（细胞质）；E：CD34 阳性（细胞膜/细胞质）

五、诊断及鉴别诊断

1. 诊断　肝脏吻合状血管瘤（anastomosing hemangioma）。

2. 鉴别诊断

（1）血管肉瘤：吻合状血管瘤诊断时需与血管肉瘤鉴别，原发性肝血管肉瘤较少见，表现为高度恶性，预后极差，通常于 6～12 个月发生转移或死亡，患者多有特定毒素的接触史，大体观察肿物与周围组织分界不清，呈浸润性或破坏性生长，肉瘤性的血管大小不等，形状不规则，内皮细胞多复层，呈乳头状，细胞核有明显异型性，且核分裂象多见。

（2）海绵状血管瘤：由于肝海绵状血管瘤较常见，吻合状血管瘤诊断时需与海绵状血管瘤鉴别，海绵状血管瘤发生率高，占血管畸形的40%，易累及内脏，以肝脾最多见；主要由扩张的薄壁大血管组成，管壁内皮细胞扁平状，或呈乳头状增生；管腔内充满血液，常见新鲜或者机化的血栓形成；影像学检查，B 超为明显的液性暗区；MRI 为首选检查项目，T_1WI 加权像上为等信号或低信号，增强为不均匀的强化，T_2WI 加权像呈现明显高信号、静脉湖样的团块影像。

（3）鞋钉样血管瘤：吻合状血管瘤内皮细胞呈鞋钉样，应与鞋钉样血管瘤鉴别。鞋钉样血管瘤好发于青年人，平均发病年龄为 30 岁；肉眼呈孤立圆形肿物，中央见紫色或者暗红色血管瘤样丘疹，向外依次为透明和淤斑状空晕，有靶样外观；通常累及皮肤真皮层，不会发生在深层软组织或内脏部位；呈双相生长，真皮浅层扩张的血管内衬略显突出的"鞋钉"内皮细胞，深层为不规则狭窄性血管。

六、小结

血管瘤多好发于躯体浅表部位，血管瘤根据肿瘤内血管组成及组织结构特征，分为多种类型，吻合状血管瘤是一种新近发现的良性血管瘤，最初见于肾脏及睾丸，少数发生于内脏。Montgomery 与 Epstein 于 2009 年首次报道了 6 例发生于泌尿生殖道的血管瘤，均发生于成年人，中位年龄为 59.5 岁，年龄范围 49～75 岁，其中男性共 4 例，女性共 2 例。两位作者第一次将其命名为：泌尿生殖道吻合状血管瘤（anastomosing hemangioma of the genitourinary tract）。罕见的病例在肝脏和非肾性泌尿生殖系统部位以外，如肾上腺、膀胱及卵巢等均有报道。

与海绵状血管瘤相比较，吻合状血管瘤肿瘤通常体积较小，直径范围一般为 1.3～1.7cm，与周围组织界限清楚。镜下，呈疏松的小叶状结构，由交通或者吻合状的血管组成，管腔内可见小的纤维蛋白血栓，内皮细胞可呈鞋钉样，细胞核有轻微异型性，但无核分裂象，部分病例存在脂肪细胞化生和髓外造血。从已有病例来看，未见复发或转移，属于一种良性血管肿瘤。

MRI 检查，多表现为界限清楚、周边强化、中间密度不均匀的占位性病变，与其他多数良性肿瘤相似，没有典型的血管瘤的特征，术前不能明确诊断为血管瘤。免疫组化检查：内皮细胞标志物（如 CD31、CD34）阳性。

总之，吻合状血管瘤是比较少见的血管瘤，和周围组织界限清楚是与高分化血管肉瘤鉴别的主要特征，熟悉其病理改变有助于防止过度诊断，避免不必要的过度治疗。

（山东省立医院　侯东省）

（济宁医学院附属医院　张仁亚）

病例 111　磷酸盐尿性间叶肿瘤

一、临床病史及实验室检查

2014 年患者出现左侧耳鸣、听力下降，近 2 年症状并有所加重，偶有饮水呛咳。影像学检查显示：颅底、斜坡及左侧岩骨广泛性病变，侵及左侧桥小脑角区。发病以来一般状况可，体重无明显减轻。追问病史：患者有长达 12 年的全身及腰部疼痛史，且测出血磷低下（0.5～0.7mmol/L），手术前血磷 0.7mmol/L，手术后血磷升至 0.9mmol/L（正常值 0.81～1.78mmol/L），后因肿瘤未切尽，血磷值又逐步降到 0.62mmol/L。

二、影像学检查

颅底骨质破坏伴混杂密度影，累及斜坡、左侧颞骨岩部乳突及鼓部、左侧枕骨，进入蝶窦及左侧中耳，考虑软骨来源肿瘤可能较大，不能完全除外脊索瘤及其他情况。左侧乳突、面神经管、后半规管外侧壁骨质破坏（病例 111 图 1A 至病例 111 图 1C）。

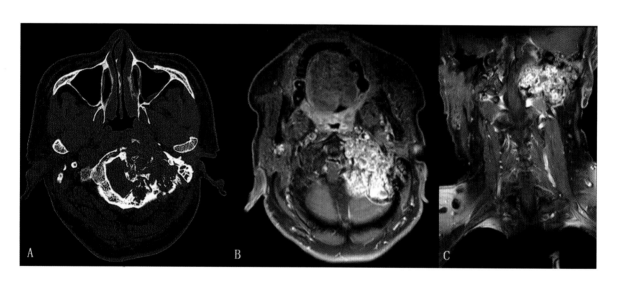

病例 111 图 1　影像学显示肿瘤病灶

注：A：CT 显示病灶位于左侧颅底，累及并破坏颅底骨组织；B：MRI 水平位 T_1 加权像显示肿瘤组织累及颞骨岩部和小脑；C：MRI 冠状位 T_1 加权像显示肿瘤组织累及颅底骨并压迫临近脊髓

三、病理所见

大体：送检灰白、暗红色破碎组织一堆，大小为 1.0cm×1.0cm×0.8cm。

镜下：可见肿瘤组织由间叶源性细胞构成，弥漫成片，内含大量的厚壁、薄壁小血管，肿瘤组织呈浸润性生长，无明确纤维性包膜；肿瘤细胞主要表现为小圆细胞、短梭形细胞到长梭形的纤维母细胞样的细胞，部分肿瘤细胞有围绕伴黏液变性血管壁周围生长的现象，部分肿瘤细胞胞质似乎含黏液样物，局部血管瘤样增生，并可见新鲜和陈旧性出血，局灶可见散在多核巨细胞，周边骨小梁间可见肿瘤组织浸润性生长（病例 111 图 2）。

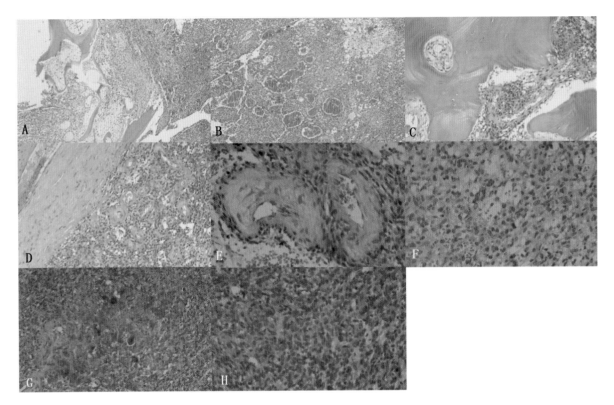

病例 111 图 2　典型 H&E 图像

注：A：可见肿瘤组织破坏成熟的骨小梁，一侧见富于多核巨细胞的肿瘤；B：肿瘤组织中可见大量增生的血管组织，呈血管瘤样改变；C：肿瘤细胞破坏骨小梁并在哈弗氏管内浸润；D、E：低倍及高倍下显示肿瘤内的厚壁畸形血管，部分管壁玻璃样变性、部分血管壁肌纤维母细胞增生伴间质黏液样变性；F：部分瘤细胞胞质丰富伴黏液样改变；G：肿瘤组织中可见新鲜出血伴散在分布的多核巨细胞；H：部分区域瘤细胞呈小圆细胞、短梭形细胞改变，核浆比例偏大，但分裂象罕见

免疫组化显示：瘤细胞弥漫强阳性表达 Vimentin 和 BCL－2，KP－1 和 SSTR2 呈阳性表达，局灶表达 CD56，不表达 EMA、CD34、STAT6、PR、CD31、CD99、NSE、α－SMA，Ki67 指数小于 3%（病例 111 图 3）。

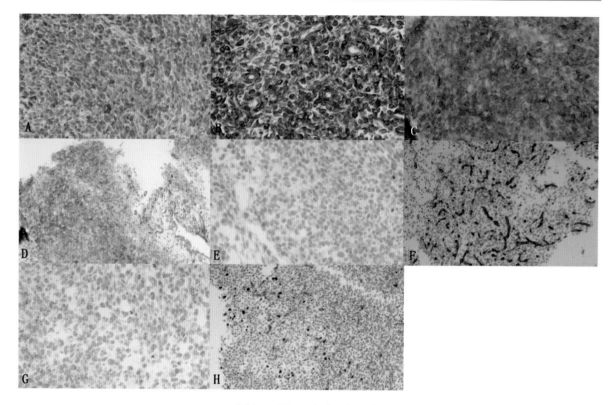

病例 111 图 3　免疫组化图像

注：A：瘤细胞 Vimentin 强阳性表达；B：瘤细胞弥漫强阳性表达 BCL－2；C、D：瘤细胞表达 SSTR2；E：EMA 呈阴性；F：CD34 显示肿瘤中富于血管，但肿瘤细胞不表达该抗原；G：肿瘤细胞不表达 STAT6；H：Ki67 指数小于 3%

四、诊断及鉴别诊断

1. 诊断　尿磷酸盐沉着性间叶肿瘤（磷酸盐尿性间叶肿瘤，phosphaturic mesenchymal tumor，PM）伴陈旧性出血，可见肿瘤浸润破坏骨组织。

2. 鉴别诊断

（1）纤维结构不良：常有不规则骨小梁，骨小梁周围无骨母细胞，周围见异常增生的梭形细胞。骨小梁常杂乱分布于瘤组织中，无仅在周边分布的现象，也无异常增多的血管，无特殊的钙化。

（2）腱鞘巨细胞瘤：好发于手、足，含多核巨细胞、脂肪岛，不同程度的炎性细胞浸润和裂隙样腔隙，肿瘤界限清楚，常伴纤维性包膜。无特征性异常增多的血管，无特殊的钙化。

（3）纤维组织细胞瘤：纤维细胞及组织细胞混合存在，可见车辐状组织结构，常见陈旧性出血，可见多核巨细胞（杜盾氏多核巨细胞）；无血管瘤样的区域，无骨巨细胞样的多核巨细胞，无厚壁畸形血管，无显著浸润周边组织的现象，无骨样基质和软骨基质，无特殊的钙化。

（4）巨细胞修复性肉芽肿和棕色瘤：增生的肌纤维母细胞，大量多核巨细胞，可见新鲜和陈旧性出血，可破坏周边骨组织；无软骨，无典型骨样基质和软骨样基质，无血管增生及畸形血管，无特殊的钙化。

（5）肌周细胞瘤：肿瘤界限清楚，常有包膜，富于厚壁血管，血管周肌样细胞显著增生，这些细胞 SMA 和 Caldesmon 阳性，缺乏骨样组织和软骨样组织，缺乏特殊的钙化。

（6）血管源性肿瘤：富于薄壁和厚壁血管，血管内皮细胞及周边的间叶细胞均表达 CD31、CD34、FLI1、ERG 等血管源性标记，缺乏骨样组织及软骨样组织，缺乏特殊钙化。

（7）血管外皮细胞瘤/孤立性纤维性肿瘤：细胞呈圆形或卵圆形，常表达 CD34，缺乏 PMT 中的骨样组织，独特的软骨样基质和脂肪岛，部分 CD34 阳性。

（8）小圆细胞性恶性肿瘤（如 PNET、间叶性软骨肉瘤）：小圆细胞成分单一，增殖活性高，分裂象常见，且常伴坏死；本例细胞成分杂，增殖活性低，无其他恶性指征。

（9）骨肉瘤：骨样基质中的的瘤细胞异型性明显，肿瘤性成骨和骨样基质较多。常无特征性血管和特殊钙化。

五、小结

肿瘤诱导性骨软化（tumor induced osteomalacia，TIO）又名肿瘤源性骨软化，是以低磷或维生素代谢障碍导致的肾脏磷流失为特征的副肿瘤综合征。TIO 通常为间叶组织来源，大部分为良性肿瘤，恶性比例很低，这些间叶肿瘤组织形态多种多样。2004 年 Folpe Ale 等人提出绝大部分磷酸盐尿性间叶肿瘤（PMT）虽然细胞形态和组织结构多样，但它们可能是单一的组织病理学类型，通过我们自己的病例总结和研究得出约 90% 的 TIO 为间叶来源，归入 PMT，约 10% 为上皮 – 间叶混合来源，极其罕见为上皮来源。PMT 和上皮 – 间叶混合来源的肿瘤，免疫组化表达有一致性，一致性表达 Vimentin，高表达 NSE、CD56、EGF23、SSTR2、BCL – 2、CD99、CD68，低表达 Ki67、CD34，不表达 CD31、S – 100、STAT6 等标记。对于 PMT，通常具有如下特点：

PMT 具有独特的临床及生化特征，最常发生于下肢，其次是头颈部。

准确定位并彻底清除肿瘤是 PMT 的有效治疗方法。

PMT 患者肿瘤完整切除后，显微镜下切缘干净者，血磷浓度大多数可恢复正常，不能恢复者，提示切除不完整或者肿瘤复发。

PMT 的组织学形态多样，可以表现为梭形细胞、短梭形细胞、星芒状细胞、小圆形细胞，瘤细胞可以出现核沟和核内包涵体，肿瘤肿瘤组织周边边界不清，无明确包膜，周边可有骨组织形成，肿瘤内还可见骨样基质和软骨样基质，软骨形成，富于薄壁和厚壁血管，还可见云雾状和砂砾样钙化；绝大部分肿瘤细胞生长不活跃，分裂象罕见，但有轻 – 中度的核异质性，核浆比例较高；细胞表达多种免疫组化标志物，提示具有多向分化潜能。

临床特征、血生化特点、影像定位及免疫组化染色（多指标联合应用）有助于 PMT 的正确诊断和治疗。

（中日友好医院　钟定荣　郭　嘉）

病例 112　假性 Kaposi 肉瘤（肢端血管性皮炎）并淤滞性皮炎

一、临床病史

患者，男，50 岁，左小腿暗红色红斑 8 年，增生肿胀 1 个月，破溃 20 天。既往双下肢静脉曲张病史 20 余年。系统查体可见双下肢静脉曲张。皮肤科查体：左小腿内侧见一暗紫红色斑片，其上见一增生性肿物，直径约 8cm，表面破溃、结痂、质硬，无明显压痛（病例 112 图 1）。

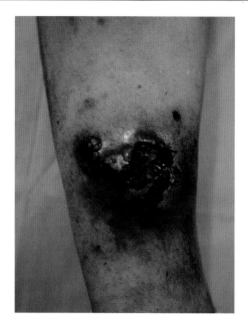

病例 112 图 1　术前照片

注：左小腿内侧见一暗紫红色肿物，表面破溃

二、病理所见

大体：皮肤组织 1 块，体积约 1.3cm×1.2cm×0.6cm，皮肤表面尚光滑，中央略隆起，切面灰红质中。

镜下：（左小腿）表皮角化过度、灶性角化不全，真皮内可见大量毛细血管增生呈叶状分布，管壁较厚，内皮细胞无异型，血管间及周围间质内可见大量含铁血黄素沉积、纤维组织增生、散在少许淋巴细胞浸润（病例 112 图 2）。

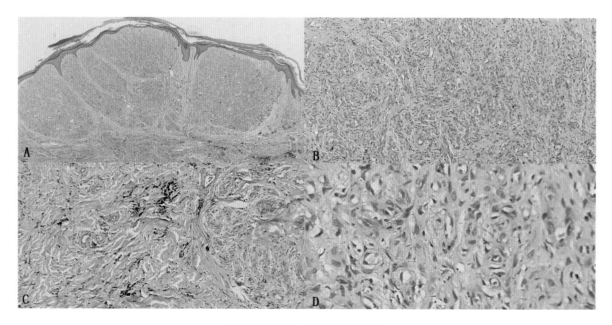

病例 112 图 2　典型 H&E 图像

注：A：真皮内见大量增生的毛细血管呈小叶状分布；B：真皮内见大量毛细血管增生，管壁增厚；C：血管间及间质内见较多含铁血黄素沉积；D：毛细血管管壁厚，内皮细胞无异型

三、诊断及鉴别诊断

1. 诊断　假性 Kaposi 肉瘤并淤滞性皮炎。

2. 鉴别诊断

（1）Kaposi 肉瘤：目前大多认为一种低度恶性的血管肿瘤。经典型 Kaposi 肉瘤多发于老年男性，常见于四肢远端。皮损开始表现为小的多发的蓝红色斑片或斑块，逐渐增大呈结节状，部分结节可互相融合成更大皮损。结节性损害镜下病变界限清楚，由交织排列的增生性梭形细胞束组成，在梭形细胞和血管之间为含有红细胞的裂隙样腔隙，缺乏内皮细胞衬附，切面呈筛样结构，可见有丝分裂象，结节边缘常见炎细胞浸润、含铁血黄素沉积及扩张的血管。免疫组化梭形细胞 CD34 弥漫阳性，且所有的 Kaopsi 肉瘤均与人类疱疹病毒 8（human herpes virus 8，HHV8）的感染关系密切，因此检测 HHV8 对明确诊断有一定帮助。

（2）Kaposi 型血管内皮瘤：是一种较罕见的具有侵袭性交界性的血管肿瘤。多发生于 1 岁以内的婴儿，偶发生于成年人。临床好发于四肢、躯干及头面部，主要表现为巨大血管肿瘤，常伴有卡梅综合征（KMS）即血小板减少、低纤维蛋白症、消耗性凝血障碍及全身出血倾向。组织学上由浸润性生长的多个血管瘤样结节组成，结节间为纤维结缔组织构成的间隔，增生的血管瘤样结节由纵横交错的短梭形细胞条索和裂隙样或新月形血管构成，血管内含红细胞，常见纤维素性微血栓，部分病变内可见肾小球样结构，由卷曲的血管和周皮细胞构成。

（3）靶钉样含铁血黄素沉积性血管瘤：又称靶钉样血管瘤，是一种皮肤血管的良性肿瘤。大多发生于中青年男性的躯干和四肢近端。典型皮损为单发性，环状淡紫色到紫色直径 2～3mm 的丘疹，直径通常 <2cm，周围绕以灰白色边缘，灰白色边缘的外围为淤斑性环，使皮损呈靶样外观。其组织病理特征为表皮基本正常，真皮浅层血管不规则扩张，内皮细胞肿胀，似鞋钉样突向管腔，真皮浅中层血管周围淋巴细胞浸润，有少许含铁血黄素沉积。

（4）良性淋巴管内皮瘤：是一种较罕见的来源于淋巴管的良性肿瘤。可发生于任何年龄段，主要临床表现为单一的边界清楚、局灶浸润性缓慢生长、无症状的红色或紫色斑块，以累及皮肤为主，发病无明显性别差异，头颈部及大腿处为好发部位（50%）。组织学病灶局限于真皮乳头层或皮下组织，由增生的不规则薄壁管腔构成，管壁由单层不连续扁平细胞组成，增生的管腔将真皮层胶原束、脉管成分及真皮附属器分隔，形成类似于血管肉瘤的表现。在真皮浅层扩张的管腔常呈平行排列，到真皮深层管腔通常呈坍塌状，管腔内通常不含任何成分，少数可见均质的嗜酸性蛋白。部分管腔可见由内皮细胞包裹胶原形成的乳头状结构凸向管腔内，形成类似 Masson's 血管内乳头状内皮增生的表现，管腔比正常淋巴管含有更多内皮细胞，局部细胞聚集形成桑椹样外观，但不存在细胞核异型及分裂象。病灶内通常看不到红细胞或含铁血黄素的沉积，偶见轻度淋巴细胞浸润，有时在病灶管腔周围可见平滑肌束及周皮细胞。免疫组化可见管腔内皮细胞 D2－40、CD31、CD34 阳性表达。

（5）化脓性肉芽肿：又称分叶状毛细血管瘤，是一种良性血管肿瘤，多发生于 20 岁以上成年人，好发于牙龈、手指、唇、面部、舌及足底，病变于皮肤或黏膜表面呈息肉样生长，直径多 2～3cm，与皮肤或黏膜之间有蒂相连。镜下由分叶状或簇状增生的毛细血管组成，血管之间常见急慢性炎细胞浸润，小叶内增生的毛细血管多围绕一个直径较大、有平滑肌壁的大血管，间质常呈黏液水肿样。内皮细胞及间质细胞有时可见较多核分裂象。

（6）簇状血管瘤：是一种良性血管肿瘤，与婴幼儿 Kaposi 型血管内皮瘤关系密切，属于同一谱系，好发于青少年，无明显性别差异。好发于躯干上部和颈部，表现为缓慢扩展的红斑和斑块，常伴有皮下结节。病变位于真皮网状层内，由增生的不规则的毛细血管型血管结节构成，周边可见扩张的新月形血管腔，结节常呈炮弹头样突向腔内，也可呈肾小球样结构。结节内毛细血管型血管管腔常不明显，使结节呈实性样，细胞呈梭形及短梭形，周边的血管腔狭窄或呈裂隙样。

四、小结

假性 Kaposi 肉瘤又称肢端血管性皮炎(acroangiodermatitis),可能与下肢静脉压升高或循环不畅所致的组织缺氧相关。主要有两种类型:一种是 Stewart Bluefarb 型,伴有 Klippel – Trénaunay – Weber 综合征,其特点是鲜红斑痣、静脉曲张与静脉畸形以及受累四肢的软组织肥大所组成的三联征;另一种是 Mali 型,又称肢端血管性皮炎,伴有淤滞性皮炎。本例即为 Mali 型。病变常累及小腿及足踝内侧,常伴有下肢静脉曲张,呈红棕色、棕褐色至深褐色斑片,其上可有丘疹、水疱及渗出,常发生经久不愈的溃疡,慢性病例皮肤增厚,色素改变明显,并可见萎缩性瘢痕。淤滞性皮炎血管增生极度明显、呈肿瘤样改变的病例即可称为假性 Kaposi 肉瘤。假性 Kaposi 肉瘤主要与 Kaposi 肉瘤鉴别,在临床工作中应引起重视,以免过度诊断。

(山东省皮肤病医院　刘永霞)

(山东大学齐鲁医院　贺峻祎)

病例 113　原发性中轴骨外脊索瘤

一、临床病史及实验室检查

患者,女性,57 岁,右踝部疼痛半年。实验室检查未见明显异常。

二、影像学检查

MRI 显示右侧腓骨下段骨质破坏,呈团块样长 T_1 和长 T_2 信号,脂肪抑制高信号;CT 显示略低密度软组织肿块向前外侧突破骨皮质,内部无明显钙化(病例 113 图 1)。

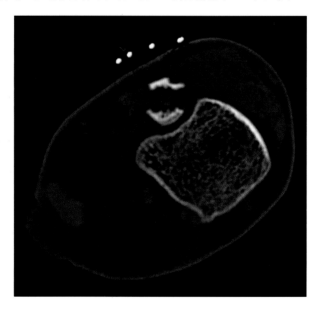

病例 113 图 1　CT 图像

注:右侧腓骨下段显示略低密度软组织肿块影,向前外侧突破骨皮质,肿块内部无明显钙化

三、手术中所见

患者于 2018 年 11 月 9 日行 CT 引导下穿刺活检。

患者于 2018 年 11 月 27 日行肿瘤挖除术，见外踝部前方约 3cm×3cm 肿块，包膜完整，基底与腓骨髓腔相连，切除肿瘤，腓骨腔内见白色鱼肉样组织。

患者于 2018 年 11 月 30 日行右小腿截肢术。

四、病理所见

大体：肿瘤穿刺标本显示灰白灰红碎组织多块，体积共 0.8cm×0.7cm×0.2cm。

肿瘤挖除标本显示肿瘤体积 3.5cm×3cm×1.5cm，切面分叶状，灰白质脆半透明，局灶可见出血，肿瘤界限清楚，部分表面被覆包膜（病例 113 图 2A）。

右小腿截肢标本显示肿瘤挖除区位于距腓骨断端 20cm 处，范围约 4cm×1.5cm，肿瘤侵破骨皮质（病例 113 图 2B）。

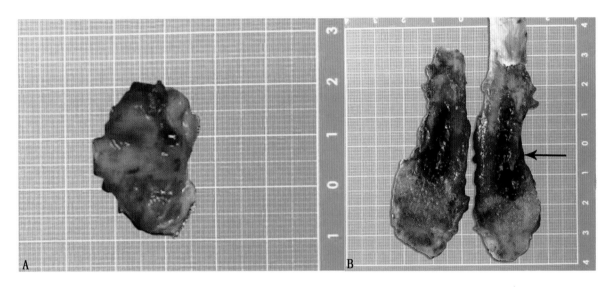

病例 113 图 2　大体图像

注：A：肿瘤挖除标本界限清楚，部分表面被覆包膜，切面灰白质脆半透明，呈分叶状，局灶可见出血；B：右小腿截肢标本腓骨下段图片，腓骨下段可见肿瘤挖除区，箭头处显示肿瘤侵破骨皮质

镜下：穿刺活检组织大部为碎骨片，另见小片状嗜酸性细胞团，细胞有异型，细胞间可见黏液样基质。

肿瘤挖除标本显示肿瘤呈分叶状，小叶间可见纤维组织间隔。肿瘤细胞上皮样，呈圆形或多边形，胞质淡嗜酸性，排列成巢状、条索状；局灶细胞较密集，呈梭形；部分细胞胞质空泡状或内含大量黏液；并于细胞巢及细胞条索周围见大量细胞外黏液形成。肿瘤细胞核轻度异形，核分裂少见（病例 113 图 3）。

右小腿截肢标本见肿瘤挖除区内少量残余肿瘤细胞侵犯骨皮质，组织学表现同肿瘤挖除标本。

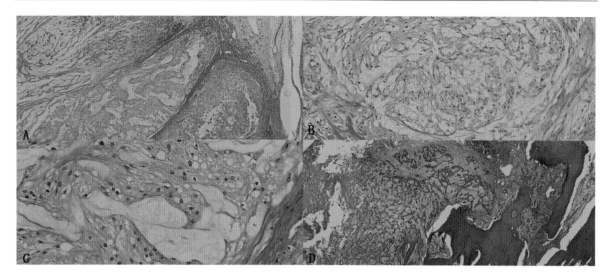

病例 113 图 3　典型 H&E 图像

注：A：肿瘤分叶状，小叶间纤维组织间隔；B、C：肿瘤细圆形/多边形，胞质淡嗜酸性，巢状、条索状排列，部分细胞胞质内含黏液呈空泡状，并见大量细胞外黏液形成；D：肿瘤挖除区内见少量残余肿瘤细胞侵犯骨皮质

免疫组化显示：穿刺活检标本显示 CK、EMA 阳性，INI-1 灶性阳性，S-100、ERG 阴性，Ki67 指数约 1%。

肿瘤挖除标本显示 Brachyury、CK19、EMA、CAM5.2、CK8/18、INI-1、GLUT-1 阳性，S-100 小灶阳性，P63、CK5/6、E-cad 阴性，Ki67 指数 2%～3%（病例 113 图 4，病例 113 表 1）。

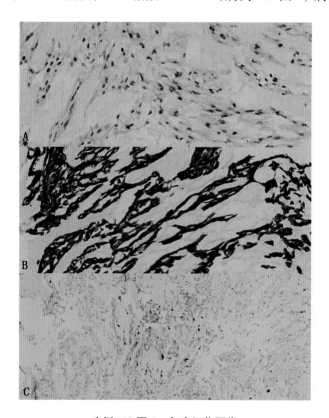

病例 113 图 4　免疫组化图像

注：A：肿瘤细胞 Brachyury 细胞核阳性；B：肿瘤细胞 CK19 弥漫强阳性；C：肿瘤细胞 S-100 灶性细胞核阳性

病例 113 表 1　免疫组化表达情况

抗体名称	表达情况	
	穿刺活检标本	肿瘤挖除标本
Brachyury	——	（＋）
CK19	——	（＋）
EMA	（＋）	（＋）
CAM5.2	——	（＋）
CK8/18	——	（＋）
INI－1	小灶（＋）	（＋）
GLUT－1		（＋）
S－100	（－）	小灶（＋）
P63	——	（－）
CK5/6	——	（－）
E－cad	——	（－）
Ki67	1%	2%～3%
CKpan	（＋）	——
ERG	（－）	——

五、诊断及鉴别诊断

1. 诊断　原发性中轴骨外脊索瘤（extra－axial chordoma，EAC）。

2. 鉴别诊断

（1）副脊索瘤（软组织混合瘤/肌上皮瘤）：发生于软组织，组织学表现与脊索瘤相似，瘤细胞表达 AE1/AE3、S－100 和 Calponin，但 CK19、Brachyury 阴性。

（2）骨外黏液样软骨肉瘤（又名脊索瘤样肉瘤）：镜下分叶状，多量黏液样基质中，体积较小的细胞条索状排列，胞质嗜酸，偶呈空泡状。免疫组化显示肿瘤细胞 S－100 阳性，但其表达弱于真正的软骨肿瘤；多数病例显示神经内分泌标记阳性；角蛋白、Brachyury 阴性。

六、小结

脊索瘤是一种少见且几乎只发生于中轴骨的骨原发恶性肿瘤，约占骨恶性肿瘤的 1%，目前中轴骨外脊索瘤的英文文献报道仅有 34 例。EAC 平均发病年龄较中轴骨脊索瘤轻，发病部位未见明显偏好，多处中轴骨外骨以及肌肉、深部软组织均可发生。原发性 EAC 表现为临床惰性过程，预后好于中轴骨脊索瘤。关于 EAC 的治疗，目前尚无放化疗治疗效果的证据，肿瘤扩大切除是较推荐的治疗方法。

EAC 的大体、镜下表现以及免疫表达与中轴骨脊索瘤相同。肿瘤大体表现为界限清楚的肿物，呈分叶结节状，切面灰白半透明胶冻状，常伴有出血坏死囊性变。镜下分叶状，小叶间有纤维性间隔；病变主要由两种细胞构成：一种为圆形、立方形嗜酸性的较小细胞，呈柱状、条索状排列，似上皮细胞；另一种细胞空泡状，内含大量黏液，称为"液滴细胞"，有时细胞胀破形成大量细胞外黏液。

免疫组化显示脊索瘤肿瘤细胞的上皮源性标记如 EMA、CK19 等阳性，S－100 常为阳性。另外，Brachyury 作为一种中胚层分化中的重要转录因子，对脊索分化具有特异性及敏感性，因此在脊索瘤中呈阳性表达，可作为一种有价值的免疫标记协助脊索瘤的诊断与鉴别诊断。

［山东大学齐鲁医院(青岛)　姜慧峰　王鸿宇］

病例114 浅表性CD34阳性的纤维母细胞性肿瘤

一、临床病史

患者，男，28岁，4年前无诱因发现左大腿内侧肿物，触之质地较韧，无局部按压痛及放射痛，生长缓慢，未行诊疗。

二、手术中所见

术中见左股部内侧大小约3cm×2cm×2cm的肿瘤，活动度一般，实性，质韧。

三、病理所见

大体：不规则组织一块，总体积5.6cm×3.5cm×2.7cm，切面查见灰黄质中结节，结节切面积2cm×1.9cm，与周围脂肪组织局部界欠清。

镜下：肿瘤细胞梭形，细胞呈片状、束状或交织状排列，边界相对清楚（病例114图1A，病例114图1B）。高倍镜下，瘤细胞成多边形或上皮样，胞质丰富、嗜酸，部分呈泡沫样胞质，可见明显的畸形瘤细胞，核不规则、巨型（病例114图1C至病例114图1E），部分瘤细胞的核内见假包涵体，核分裂象罕见（病例114图1F）。瘤细胞之间可见泡沫样组织细胞及少量散在的肥大细胞和淋巴细胞、浆细胞，未见肿瘤性坏死。

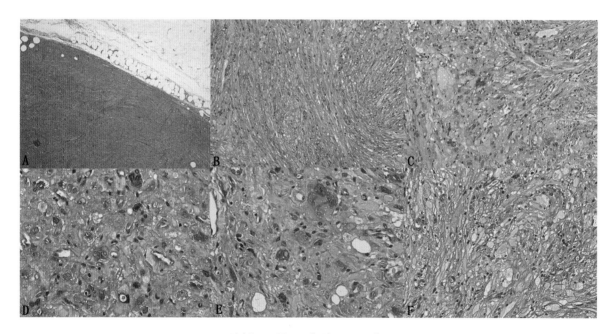

病例114图1 典型H&E图像

注：A：肿瘤边界清楚，浸润周围脂肪组织；B：梭形肿瘤细胞束状或交织状排列；C-E：多边形或上皮样的瘤细胞，胞质丰富、嗜酸，部分表现为泡沫样，可见核不规则、巨型的畸形瘤细胞，细胞核内见假包涵体；F：肿瘤细胞之间可见泡沫样组织细胞及散在的肥大细胞和淋巴细胞、浆细胞

免疫组化显示：肿瘤细胞CD34阳性，SMA、Desmin、MyoD1、Myogenin、S-100和CD68阴性，Ki67指数小于5%（病例114图2，病例114表1）。

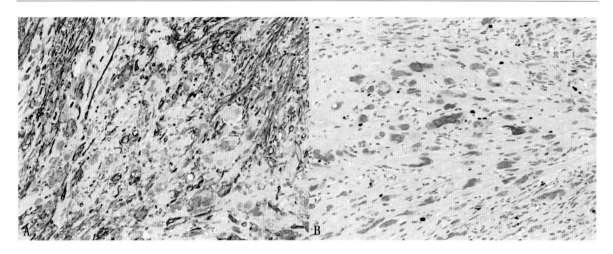

病例 114 图 2　免疫组化图像

注：A：瘤细胞 CD34 强阳性表达；B：Ki67 指数小于 5%

病例 114 表 1　免疫组化表达情况

抗体名称	表达情况
CD34	（＋）
SMA	（－）
Desmin	（－）
MyoD1	（－）
Myogenin	（－）
S－100	（－）
CD68	（组织细胞＋）

四、诊断及鉴别诊断

1. 诊断　浅表性 CD34 阳性的纤维母细胞性肿瘤（superficial CD34 - positive fibroblastic tumor, SCD34FT）。

2. 鉴别诊断

（1）多形性未分化肉瘤：多发生于老年人，镜下可见异型明显的梭形细胞和多核巨细胞，核分裂象易见，局灶可见泡沫样组织细胞，免疫组化肿瘤细胞灶性表达 CD34 或 SMA，Ki67 指数较高且不会出现 CD34 弥漫强阳性的表达模式。

（2）非典型性纤维组织细胞瘤：多见于青年人，好发于四肢真皮内。镜下表现为纤维组织细胞瘤背景，卵圆形或梭形细胞呈交织状排列，常见异型性明显的畸形细胞或多核细胞，可见核分裂象，少数病例局灶表达 CD34。两者的镜下形态有较多相似的地方，浅表性 CD34 阳性的纤维母细胞性肿瘤可见较多显著异型性的细胞，但核分裂罕见，且弥漫表达 CD34，Ki67 指数较低。

（3）非典型性纤维黄色瘤：好发于老年人头颈部皮肤，多由日光暴晒或放射治疗引起，表皮可伴溃疡或出血。镜下见畸形细胞或多核瘤巨细胞，常见核分裂象，包括病理性核分裂。免疫组化瘤细胞表达 Vimentin 和 LN - 2，缺乏 CD34 的表达。

（4）隆突性皮肤纤维肉瘤：好发于中青年，多位于真皮层。镜下瘤细胞呈短梭形，肿瘤浅表部与表皮之间可见一层无细胞带，肿瘤深部呈弥漫浸润性生长。纤维肉瘤型隆突性皮肤纤维肉瘤，可见多形性异型瘤细胞，核分裂象增多并常见坏死。免疫组化 Apo D 具有较高的特异性，纤维肉瘤型隆突性皮肤纤维肉瘤中 CD34 表达减弱或呈阴性，而 Ki67 指数较高，基因检测多数病例显示 COL1A1

－PDGFB 融合。

（5）孤立性纤维性肿瘤：肿瘤大体呈类圆形，边界清晰。镜下有交替性分布的细胞丰富区和细胞稀疏区组成，部分血管周围瘤细胞呈血管外皮瘤样排列，瘤细胞间可见胶原纤维。10% 的病例中含有不典型区域，细胞密度增加，核异型性明显，核分裂象易见，并能见到肿瘤性坏死。肿瘤细胞表达 CD34、CD99、BCL－2 和 STAT6，基因检测显示 NAB2－STAT6 融合基因。

（6）PRDM10 融合性肿瘤：是发生于中青年患者四肢深部皮下的相对边界清楚的肿瘤，其特征是多形性形态、局灶性黏液区、低核分裂象和强 CD34 阳性，并与 SCD34FT 有重叠。免疫组化 CK 呈斑片状阳性，而 EMA 弱阳性。使用 RNA 测序或 RT－PCR 可检测到 PRDM10 融合；SCD34FT 没有 PRDM10 染色和 PRDM10 重排的证据。

五、小结

浅表性 CD34 阳性纤维母细胞肿瘤是一种低度恶性或交界性的软组织肿瘤，极少发生转移。肿瘤位于浅表组织，边界相对清晰，瘤细胞具有明显的畸形或多形性，但核分裂象罕见，部分病例可见脂质化病变细胞。免疫组化标记瘤细胞常弥漫性表达 CD34，CK 呈斑片状局灶阳性、Ki67 指数低。形态学及免疫组化与 PRMD10 有重叠。此类肿瘤具有相对独特的组织学形态和免疫表型特征，有助于将其从其他类似的病变中区分出来。但 PRMD10 重排的软组织肿瘤是 SCD34FT 的一个子集还是一个独立的疾病实体，需要积累更多病例进一步研究。

（济宁医学院附属医院　张仁亚）

（山东大学齐鲁医院　张　慧）

病例 115　胎儿型横纹肌瘤

一、临床病史

患者，1 岁 8 个月，父母无意中发现其左侧胸壁皮下肿物，约 4cm×3cm×3cm 大小。于当地医院就诊，初步诊断为"血管瘤"。

二、手术中所见

肿物位于皮下肌间，深面位于肋骨浅面，离断部分肌肉，露出瘤体包膜，完整取出瘤体。

三、病理所见

大体：梭形组织一块，体积 7cm×3.5×cm×1.5cm，组织表面部分区域包膜较光滑，部分区域稍粗糙，切面灰红质韧。

镜下：肿瘤细胞大部呈梭形，为不同分化阶段的横纹肌细胞；瘤细胞局部较丰富，呈束状或交错状致密排列；其内可见近圆形或蝌蚪样，胞质丰富、嗜酸的横纹肌母细胞；部分横纹肌母细胞胞质呈空泡状，形态类似节细胞。肿瘤细胞轻度异型，可见少许散在核分裂象，但未见病理性核分裂象及肿瘤性坏死（病例 115 图 1）。

免疫组化：肿瘤细胞表达 Desmin，部分细胞表达 MyoD1 及 Myogenin，不表达 CD68 以及 NSE，Ki67 指数较低（病例 115 图 2）。

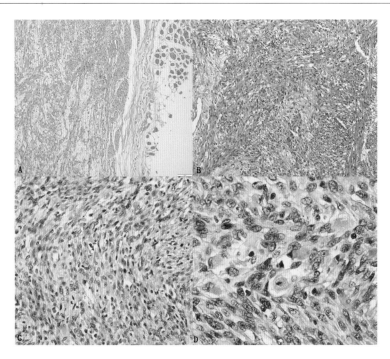

病例 115 图 1　典型 H&E 图像

注：A、B：肿瘤边界清楚，呈束状排列及交错状排列，未见肿瘤性坏死，未见病理性核分裂象；C、D：梭形肿瘤细胞间可见胞质丰富、嗜酸的横纹肌母细胞，部分横纹肌母细胞呈节细胞样

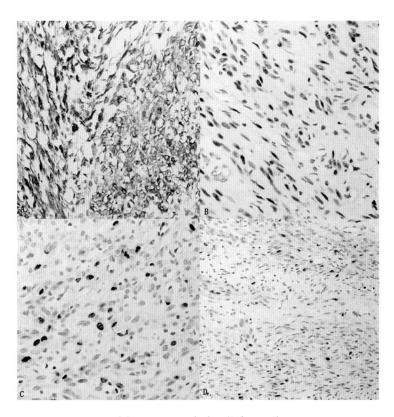

病例 115 图 2　免疫组化表现图像

注：A：肿瘤细胞弥漫强阳性表达 Desmin；B 和 C：肿瘤细胞灶性表达 MyoD1（B）和 Myogenin（C）；D：Ki67 指数约为 10%

四、诊断及鉴别诊断

1. 诊断 （胸壁）胎儿型横纹肌瘤（fetal rhabdomyoma）。

2. 鉴别诊断

（1）横纹肌肉瘤：呈侵袭性生长，生长位置较深，肿瘤细胞非典型明显，可见较多病理性核分裂并常见肿瘤性坏死灶，Ki67 指数较高。本例肿瘤位于皮下，可见包膜，边界清楚，细胞轻度非典型，可见散在个别核分裂象，但未见病理性核分裂象，亦未见肿瘤性坏死灶，Ki67 指数较低，以上特点可与横纹肌肉瘤相鉴别。

（2）横纹肌错构瘤：常有蒂，真皮层内杂乱分布分化成熟的横纹肌束，可见肌束内夹杂脂肪或神经束。

（3）神经肌肉迷芽瘤（良性蝾螈瘤）：发生于大神经干内，由成熟的横纹肌和神经束交错构成，常呈分叶状。

五、小结

横纹肌瘤分为心脏横纹肌瘤和心脏外横纹肌瘤，后者又有成年型和胎儿型之分。胎儿型横纹肌瘤多发生于 3 岁以下婴幼儿头颈部，可分为经典型和中间型，两种亚型的肿瘤均边界清楚，肿瘤细胞非典型性小或无，不见肿瘤性坏死，核分裂象罕见。经典型胎儿横纹肌瘤由不成熟的横纹肌细胞和原始的圆形或梭形间质细胞构成，可见大量黏液样基质；而中间型胎儿横纹肌瘤则由分化性的横纹肌细胞构成，可见横纹肌母细胞，间质黏液变不明显。胎儿型横纹肌瘤为良性经过，手术切除即可治愈。该肿瘤极易与横纹肌肉瘤混淆，横纹肌瘤生长位置表浅，边界清楚，细胞非典型小或无，病理性核分裂象罕见，无肿瘤性坏死灶，Ki67 指数较低；而横纹肌肉瘤呈侵袭性生长，边界不清，肿瘤细胞异型性明显，病理性核分裂象多见，可见肿瘤性坏死，Ki67 指数相应增高，以资鉴别。

（山东大学齐鲁医院　石端博）

病例 116 CIC 重排小圆细胞肉瘤

一、临床病史

患者，女，32 岁，左肩背部肿物。

二、影像学检查

MRI 显示，左肩部皮下软组织异常信号（病例 116 图 1）。

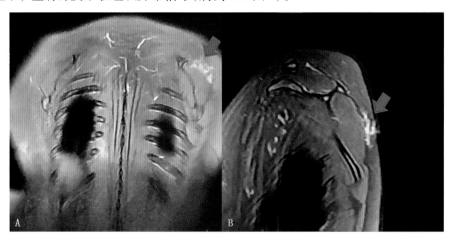

病例 116 图 1 MRI 图像

三、手术中所见

术中见左肩背部皮下软组织内查见一大小4.5cm×3.5cm×1.5cm的肿瘤,遂行肿瘤扩大切除术,可见肿瘤实性,灰黄质软。

四、病理所见

大体:不规则组织多块,总体积5.5cm×4cm×0.5cm,切面灰黄,局部见一结节,面积1.2cm×0.6cm,切面灰白灰黄,质稍韧,余质软。

镜下:低倍镜下,肿瘤由弥漫成片、局部略呈分叶状的未分化细胞组成,瘤细胞之间可见纤维性间隔(病例116图2A,病例116图2B),未见明显坏死。高倍镜下,肿瘤细胞大部圆形或卵圆形,局灶呈梭形,细胞之间分界不清,部分细胞胞质嗜双色性(病例116图2C,病例116图2D),部分胞质透明(病例116图2E),细胞核空泡状,核仁明显,核分裂象较多(此例50个/10HPF),病理性核分裂象易见(病例116图2C,病例116图2D)。

免疫组化结果:FLI1局灶(+),CD99(-),CD56小灶(+),Syn小灶弱(+),CD10局部弱(+),CK(-),EMA(-),CK8/18(-),S-100(-),Melan-A(-),HMB45(-),MyoD1(-),Myogenin(-),Desmin(-),CD34(-),CD31(-),TDT(-),CD3(-),CD20(-),CD79α(-),Ki67指数50%~60%(病例116图2F至病例116图2I)。

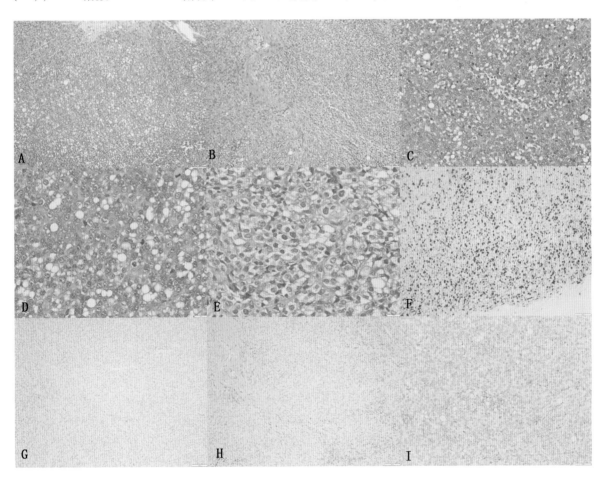

病例116图2　典型H&E图像

注:A-E:典型的H&E图像;F-I:部分免疫组化结果。F:Ki67;G:CD99;H:FLI1;I:CD56

FISH检测结果:CIC分离探针(+)(病例116图3),BCOR分离探针(-)。

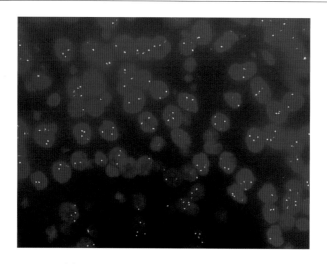

病例 116 图 3　FISH 检测：可见分离信号

五、诊断及鉴别诊断

1. 诊断　CIC 重排小圆细胞肉瘤（undifferentiated small round cell sarcomas associated with CIC gene rearrangement）。

2. 鉴别诊断

（1）尤文肉瘤：发病部位是有用的诊断线索，大多数尤文家族肿瘤发生在骨骼。CIC 重排小圆细胞肉瘤很少出现在骨骼，镜下几乎看不到神经外胚层分化与 Homer Wright 菊形团，免疫组化大多数 CD99 局灶表达，而许多病例也可完全阴性，本例即是如此。另外核 WT-1 和 ETV4 尤文肉瘤为阴性，超过 90% 的 CIC 重排小圆细胞肉瘤均有表达，而不表达 NKX2-2 和 PAX7，相反，尤文肉瘤几乎都阳性。因此尤文肉瘤免疫组化 CD99 和 FLI1 的弥漫强阳的膜表达模式可与 CIC 重排小圆细胞肉瘤相鉴别，此外分子病理检测有 EWSR1-FLI1 基因融合。

（2）BCOR 重排圆形细胞肉瘤：BCOR 肉瘤的形态谱广泛，肿瘤由圆形和梭形细胞混合增生组成，呈片状或束状排列，梭形成分占优。细胞核呈角，染色质分散，着色深，核仁并不突出，核分裂象高。有时可见到显著的基质中细胞特性和黏液样改变以及小灶坏死。免疫组化常表现出弥漫性 CCNB3 核阳性，少数病例呈斑片状染色。2/3 的病例可出现 SATB2 表达，CD99 染色一般较弱或缺失。另外，BCOR-CCNB3 重排占 BCOR 基因改变的 60%。尽管与 CIC 重排小圆形细胞肉瘤有显著相似的临床和病理学特点，但基因分析表明与 CIC 重排小圆细胞肉瘤不同。

（3）腺泡状横纹肌肉瘤（ARMS）：CIC 重排小圆细胞肉瘤可能具有假腺泡生长模式，类似 ARMS。相反，ARMS 往往表现出一实性生长模式。但充分取材，总能找到腺泡状结构，肿瘤细胞胞质嗜酸，核偏位，免疫组化 Desmin、Myogenin 和 MyoD1 阳性，FISH 检测 FOXO1 基因易位。而 CIC 重排肉瘤从未见过 Myogenin 弥漫核表达。

（4）差分化的滑膜肉瘤：低分化圆形细胞滑膜肉瘤与 CIC 重排小圆细胞肉瘤有明显的形态学重叠。细胞外胶原沉积是差分化的滑膜肉瘤重要的诊断线索。CK、EMA 和 TLE1 的表达有助于滑膜肉瘤的诊断，而免疫组化对这种罕见变异的诊断价值相当有限。因此，SYT 基因重排是最准确的诊断依据。

（5）间叶性软骨肉瘤：是典型的双相性软骨肉瘤，其特征是成熟软骨岛呈圆形（有时呈梭形）的未分化细胞增生。从分子诊断的角度来看，间叶性软骨肉瘤具有一个独特的 HEY1-NCOA2 基因融合。

（6）促纤维结缔组织增生性小圆细胞肿瘤（DSRCT）：当 CIC 重排小圆细胞肉瘤发生在脊柱旁软组织时，由于存在胶原化的基质可能会与 DSRCT 混淆。DSRCT 鉴别诊断依赖于其独特的临床表现

(绝大多数发生在年轻男性的间皮层部位)和多表型免疫表型。DSRCT 存在 EWSR1 基因重排(即在 DSRCT 中与 WT-1 基因融合)。

(7)转移的卵巢高钙血症型小细胞癌:主要由小细胞组成的未分化肿瘤,偶伴大细胞成分,通常有副肿瘤性高血钙。BRG1 特异性缺失,WT-1 弥漫强阳,CK、EMA、CD10 和 Calretinin 局灶表达,PTH 可阳性。

(8)皮肤 Merkel 细胞癌(merkel cell carcinoma,MCC):表现出一种非常独特的细胞形态学特征,具有典型的"椒盐"染色质为特征的圆核。肿瘤细胞 Syn、CgA 和 CD56 阳性,上皮标志物阳性表达,尤其点状 CK20 免疫阳性非常有用。

六、小结

CIC 重排小圆细胞肉瘤包含多种不同类型的小圆细胞未分化肉瘤,分别由 CIC 基因与多种不同基因融合产生。根据融合基因的不同,CIC 重排小圆细胞未分化肉瘤可分为 CIC-DUX4 肉瘤、CIC-FOXO4 肉瘤、CIC-NUTM1 肉瘤等不同类型,其中 CIC-DUX4 肉瘤最常见。CIC 重排小圆细胞肉瘤好发于深部软组织(四肢、躯干和头颈部),年龄范围 6~62 岁,肿瘤由弥漫片状或分叶状排列的未分化细胞组成,瘤细胞之间可见纤维性间隔及大片地图状坏死。肿瘤细胞胞界不清,核圆形或卵圆形,常成角状,泡状核,可见核仁,核分裂象易见,平均为 40 个/10HPF。一些病例中,还可见混杂的短梭形或胖梭形瘤细胞区域,间质可呈黏液样。

主要特征:①主要发生于年轻成人的软组织,常表现为明显的核仁、轻度至中度的核多形性及黏液样间质;②大部分 CIC 重排小圆细胞肉瘤表现为 WT-1 和 ETV4 核表达,缺乏弥漫性膜性 CD99 表达;③与尤文肉瘤和 BCOR 重排圆形细胞肉瘤相比,肿瘤的预后和治疗反应更差。

诊断陷阱:①与尤文肉瘤一样,CIC 重排小圆细胞肉瘤常表达 ETS 转录因子家族成员 ERG 和 FLI1。CD99 的免疫组化也常表达,然而,很少见到像在尤文肉瘤中所见的强弥漫性膜表达;②黏液样变和横纹肌样形态或浆细胞样形态均可作为 CIC 重排小圆细胞肉瘤的显著特征,从而扩大了形态学鉴别诊断的范围,将具有显著黏液样基质、横纹肌样和浆细胞样特征的肉瘤也包括在内;③WT-1(N-或 C-末端)核表达在几乎所有的 CIC 重排小圆细胞肉瘤中都存在,有助于将这些肿瘤与尤文肉瘤和 BCOR 重排圆形细胞肉瘤区分开来,但也是 DSRCT 的一个特征(仅限 C-末端)。DSRCT 还显示了至少局灶性表达 Desmin(典型的核旁点状模式)和(或)ETV4。

整合临床、免疫组化和分子数据,以稳健的转录组分析为支持,将 CIC 重排小圆细胞肉瘤和 BCOR 重排圆形细胞肉瘤从尤文肉瘤中分离出来,合并为未分化的圆形细胞肉瘤。尽管这些肿瘤仍然很少见,但对这些肿瘤的前瞻性识别和进一步的特征性描述有助于小圆细胞肿瘤的诊断和鉴别诊断,并有望在未来促进更优的治疗方案和确定新的治疗靶点。

(济宁医学院附属医院　张仁亚)

(山东大学齐鲁医院　李魏玮)

病例 117　肠系膜丛状神经纤维瘤

一、临床病史

患者,女,5 岁,反复腹痛 1 年,发现腹腔肿物 1 个月。

二、影像学检查

肠系膜增厚,系膜血管包埋其内,增强扫描有强化(病例 117 图 1A)。部分小肠壁增厚,有强化

（病例117图1B）。腹腔内肠管间占位性病变，考虑肠淋巴瘤可能性大。肝胆胰脾双肾上腺双肾未见明显异常。腹腔及腹膜后多发肿大淋巴结。双肺视野清，纵隔及双肺门淋巴结未见明显增大淋巴结。

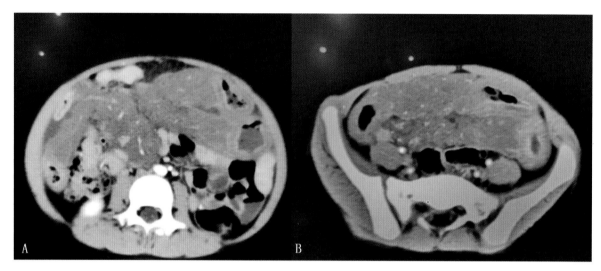

病例117图1　CT图像
注：A：肠系膜增厚；B：部分小肠壁增厚

三、手术中所见

术中见肿瘤侵及大部肠系膜，灰黄色，质硬、脆，极易出血，肠系膜局部淋巴结增生，大部回肠受侵，围绕肿瘤呈"双C形"，回肠肠管水肿、僵硬变形，肿瘤血供极其丰富，将肠系膜下动静脉及其分支严密包裹。

四、病理所见

大体：回肠肿瘤+小肠：盘曲小肠一段，体积16cm×16cm×2.5cm，肠系膜增厚，呈饼状，粘连肠管呈"双C形"，切面灰白色，小结节状，略黏滑感。

镜下：低倍镜肿瘤位于肠管浆膜面，由大小不一的丛状结节构成，瘤细胞呈长梭形，疏松排列，核细长弯曲状，可见触觉样器官样结构，染色质淡染，胞质淡红色，细胞分界不清。结节之间有纤维组织分隔，结节内为增生的神经纤维束，间质黏液变性。高倍镜细胞异型性不明显，核分裂象未见（病例117图2A至病例117图2C）。

免疫组化：S－100（＋），SOX－10（＋），CD34（＋），SMA（－），Desmin（－），NF、NeuN神经节细胞（＋），CKpan（－），Ki67指数1%～3%（病例117图3A至病例117图3C）。

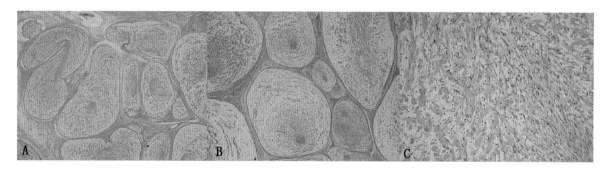

病例117图2　典型H&E图像

注：瘤细胞排列呈大小不一的丛状结节，长梭形，疏松排列，核细长弯曲状，可见触觉样器官样结构，间质黏液样变性

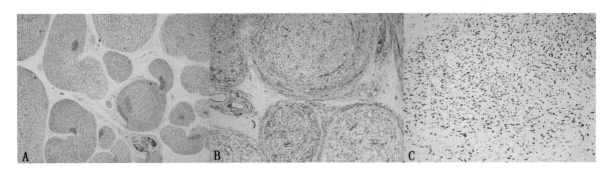

病例 117 图 3　　免疫组化图像

注：免疫组化染色：A：S－100 表达阳性；B：CD34 表达阳性；C：SOX－10 表达阳性

五、诊断及鉴别诊断

1. 诊断　肠系膜丛状神经纤维瘤（plexiform neurofibroma，PNF）。

2. 鉴别诊断

（1）弥漫型神经纤维瘤：多呈斑块样外观。PNF 是大型、复杂性肿瘤，有一"袋蠕虫"样外观，通常靠近大的脊柱根部。弥漫型和 PNF 在组织学和临床上均可发生色素沉着。弥漫型很少进展为恶性周围神经鞘瘤（MPNST）。弥漫型的进展与多次局部复发有关。PNF 是神经纤维瘤病的特征性表现，具有明显的恶性转化风险。PNF 只有在大体检测到丛状结构才能诊断。对于小的皮肤神经纤维瘤，不能用显微镜下的丛状结构来诊断。

（2）丛状神经鞘瘤：占神经鞘瘤的 5%，多见于新生儿和儿童的皮肤或皮下组织。有菲薄包膜，呈丛状或多结节性，结节周围纤维组织包绕；也可侵袭肿瘤周围神经。组织学有双相性含有（Antoni A 区和 Antoni B 区），丛状结构内以 Antoni A 区为主。免疫组化标记 S－100 强阳性，CK 可阳性（多在腹膜后和纵隔的神经鞘瘤中阳性），CD34 多在肿瘤包膜下区域阳性。

（3）丛状纤维黏液瘤：是一种发生于胃窦/胃底的罕见的良性疾病。瘤细胞多灶状，无包膜，边界不清，肿瘤多呈丛状、结节状分布于黏膜下或肌间，瘤细胞呈梭形、束状排列，核多卵圆形，异型性不明显，无核分裂象或偶见分裂象；间质可见丰富的黏液及小血管。免疫组化瘤细胞 SMA 阳性，Desmin（+/－），S－100、CD34 阴性，瘤细胞也可表达上皮标记。

（4）丛状纤维组织细胞瘤：常见于儿童和青少年。好发年龄 2～16 岁，30 岁以后少见。上肢多见，少数位于下肢、躯干和头颈部。病变多为孤立性的真皮内结节，肿块直径多数 1～3cm。肿瘤无包膜，边界不清，多呈丛状或结节状，结节由单核组织细胞样细胞、破骨样多核巨细胞及纤维母细胞构成。特别是以纤维母细胞为主的丛状结构应与丛状神经纤维瘤鉴别，肿瘤细胞无波浪状细胞核，可见组织样细胞。免疫组化标记 CD68、α－AT 阳性，S－100、NSE、NF 阴性。

（5）创伤性神经瘤：多发生于外伤或截肢术后，常伴有疼痛。病变早期表现为断端神经的水肿及黏液变性，施万细胞及神经束衣的成纤维细胞增生，形成结节状结构，其间有少量纤维组织分隔。

（6）神经鞘黏液瘤：好发于头颈部、肩部。肿瘤组织发生关系黏液变，很像黏液瘤，由纤维结缔组织包绕形成小叶状结构，与神经相连。免疫组化显示 S－100 部分阳性，EMA、NSE、NF 阴性。

六、小结

丛状神经纤维瘤，它属于神经纤维瘤病Ⅰ型的主要病变之一，常发生于儿童和青少年，好发部位为头颈部、四肢、背部和腹股沟等部位，少数发生于食管、胰腺、喉、膀胱、子宫等。该病例发生于腹腔。组织学上，丛状神经纤维瘤具有传统神经纤维瘤的典型成分。瘤细胞呈梭形，疏松排列，瘤变的神经束大小和形状不一，呈丛状或多结节状埋于神经纤维瘤性组织背景中，形成大小不一的丛状结构，免疫组化 S－100 阳性。最近报道的一种罕见现象是丛状神经纤维瘤中充满黏液细胞的多囊泡结构。这些在多达 10% 的 PNF 中可见，类似于足球或水母样外观，CD34 和 GLUT - 1 呈阳性。到目前为止，这些细胞还没有在传统的神经纤维瘤或 MPNST 中被发现。该疾病为良性病变，治疗措施主要是手术切除，化疗和放疗效果不肯定。此肿瘤呈侵袭性生长，有恶变倾向，恶变率为 5% ~ 10%，术后定期随访十分必要。

（山东省肿瘤医院　穆殿斌　孙育红）

（济宁医学院附属医院　张仁亚）

病例 118　右股部假肌源性血管内皮瘤

一、临床病史

患者，男性，15 岁，因"右股部疼痛 1 个月余"入院。右股部前外侧可扪及一大小约 4cm × 5cm × 5cm 囊性肿物，压痛，无远端放射痛，皮肤无红肿破溃。

二、影像学检查

CT 检查所见：右股骨中段可见骨质不规则破坏，呈溶骨性改变，未侵及骨髓腔，上、下范围约 4.5cm，可见骨膜反应。周围软组织未见明显肿胀。左侧股骨未见明显异常（病例 118 图 1）。

CT 检查结论：右股骨中段占位，考虑肿瘤。

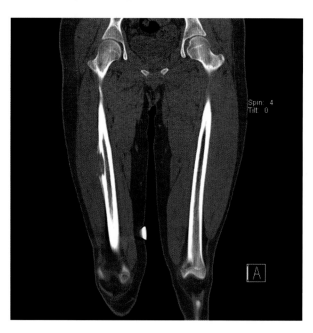

病例 118 图 1　CT 图像

注：右股骨中段可见骨质不规则破坏，溶骨性改变

三、病理所见

大体：股骨一段，长 18.3cm，直径 3.1cm，距一端切缘 3cm，另一端切缘 8.3cm 处见一隆起，切开呈囊性，内容血性液体及血凝块，囊腔直径 5cm，内壁灰红，囊腔周围灰红质中，肉眼观侵及骨质（病例 118 图 2）。

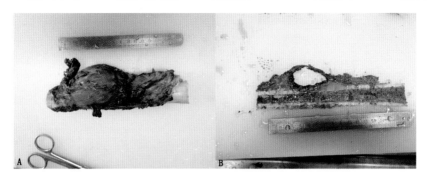

病例 118 图 2 大体图像

注：A - B：股骨中段见一隆起肿物，切开呈囊性，内壁灰红，肉眼观侵及骨质

镜下：肿瘤主要位于股骨周围软组织中，部分侵及股骨，中央伴有出血、坏死及囊性变（病例118 图 3A）。肿瘤呈界限不清的结节状（病例 118 图 3B），由胖梭形及上皮样细胞组成（病例 118 图 3C），局部区域可见席纹状排列（病例 118 图 3D）。肿瘤侵及周围的骨骼肌组织及骨组织（病例 118 图 3E）。高倍镜下肿瘤细胞核呈空泡状，可见较明显的核仁，胞质丰富，呈嗜酸性，类似横纹肌母细胞（病例 118 图 3F），部分细胞轻 - 中度异型，可见印戒样肿瘤细胞，局部区域可见核分裂象。部分肿瘤细胞内见胞质内空泡形成（病例 118 图 3G）。肿瘤间质内见炎细胞浸润，以淋巴细胞及中性粒细胞为主（病例 118 图 3H），可见液化性坏死。

免疫组化：CK、CAM5.2（病例 118 图 4A）较弥漫阳性，CD31（病例 118 图 4B）细胞膜线状阳性，ERG 部分阳性，FLI1（病例 118 图 4C）弱阳性，INI - 1（病例 118 图 4D）阳性，CD34、Desmin、MyoD1、Myogenin 阴性（病例 118 图 4）。

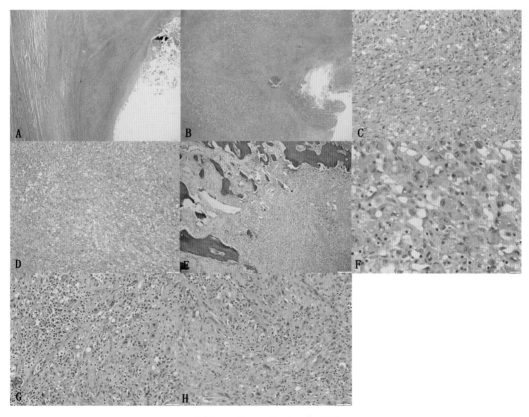

病例 118 图 3 典型 H&E 图像

注：A：肿物位于骨周围软组织中，伴有出血、坏死及囊性变；B：结节状结构，边界较清；C：肿瘤细胞呈梭形和

上皮样；D：席纹状排列；E：侵及周围的骨骼肌组织及骨组织；F：肿瘤细胞胞质丰富，呈嗜酸性，核呈空泡状，可见核仁；G：胞质内形成空泡；H：间质见炎细胞浸润

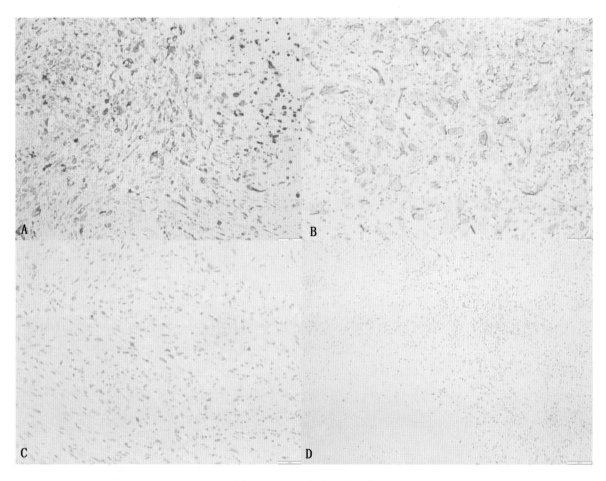

病例 118 图 4　免疫组化图像

注：A：CAM5.2 阳性；B：CD31 阳性；C：FLI1 阳性；D：INI-1 阳性

四、诊断及鉴别诊断

1. 诊断　右股骨假肌源性（上皮样肉瘤样）血管内皮瘤（pseudomyogenic hemangioendothelioma，PHE）。

2. 鉴别诊断

（1）上皮样肉瘤（epithelial sarcoma，ES）：通常由小而清晰的结节组成，而非 PHE 所见的片状、模糊结节样生长，凝固性坏死更明显，坏死常位于结节中央，结节周围环绕增生的胶原纤维，似肉芽肿样改变，低倍镜下呈地图状外观。近心型上皮样肉瘤细胞异型性更明显，核分裂象多见。两者免疫表型有一定重叠，PHE 表达 CD31 和 FOSB，而 ES 呈阴性，许多 ES 表达 CD34，而 PHE 呈阴性。90% 以上 ES 的 INI-1 表达缺失是两者的主要鉴别点。

（2）转移性癌：PHE 中由于存在上皮样细胞和细胞角蛋白的弥漫性表达，会联想到转移性癌，特别是肉瘤样癌。患者相对年轻，缺乏临床病史，以及其他血管标志物如 FLI1 和 CD31 的阳性表达更支持 PHE 的诊断。

（3）肌源性肉瘤：主要为梭形细胞的病变，可与平滑肌肉瘤混淆，PHE 缺乏平滑肌肿瘤的交叉束状模式，平滑肌标志物如 Desmin、caldesmon 和 SMA 阴性；虽然 PHE 细胞类似于横纹肌母细胞，

可能提示横纹肌肉瘤，然而，FOSB、CD31、ERG 和 FLI1 的表达以及 Desmin、MyoD1 和 myogenin 阴性，有助于排除肌源性肉瘤的诊断。

（4）上皮样血管内皮瘤（epithelioid hemangioendothelioma，EHE）：少数 EHE 会出现梭形瘤细胞，与 PHE 相似，但一般有典型 EHE 区域，由短条索状或实性巢状上皮样细胞组成，肿瘤细胞常形成包含幼稚红细胞的胞质内管腔。一部分 EHE 也表达上皮抗原，但通常是局灶性的。EHE 有 t(1；3)(p36；q23 – 25)易位，导致几乎所有病例 WWTR1 – CAMTA1 融合，CAMTA1 的免疫组化细胞核表达或荧光原位杂交融合鉴定对鉴别诊断有很大帮助。

（5）上皮样血管肉瘤：有些 PHE 病例局灶核非典型性和核分裂活性增加，可能导致上皮样血管肉瘤的诊断。上皮样血管肉瘤多发生在深部软组织，在出血背景下形成明显的多细胞组成的血管腔隙，上皮样内皮细胞明显异型，可呈巢片状排列。上皮样血管肉瘤 CD34 呈阳性，而 PHE 一般 CD34 阴性。

（6）卡波西肉瘤：与人类疱状病毒8（HHV8）感染有关，由交织排列的形态温和的梭形细胞束组成，可见裂隙样血管腔隙，并伴大量红细胞外渗。肿瘤由早期的斑片期逐渐进展为斑块期和结节期。免疫组化 CD34、D2 – 40、LANA – 1 阳性，上皮标记阴性。

五、小结

假肌源性血管内皮瘤，又称上皮样肉瘤样血管内皮瘤（epithelioid sarcoma – like hemangioendothelioma），是一种罕见的软组织肿瘤，男女发病比例约4∶1，在年轻人中发病率最高（平均年龄30岁），多发生于四肢，可发生于浅表或深部软组织（皮肤、皮下或深部肌肉），并可累及骨，或同时累及浅表和深部软组织，约2/3的病例为多灶性。临床上约一半患者出现痛性结节。肿瘤一般生长缓慢，易复发，但转移相对少见。

多数肿瘤体积在 1～2.5cm，约10%的肿瘤大于3cm。常为多灶性，界限不清，切面实性，呈灰白或灰红色。镜下主要由胖梭形细胞和上皮样细胞混合构成，排列成条索状、疏松的束状、片状或界限不清的结节状。梭形细胞形态相对单一，可呈席纹状排列，胞质嗜酸性，核通常为空泡状，具有小核仁。上皮样细胞呈多边形，分散成疏松的簇状，含有中等至丰富的深嗜酸性胞质，核大，具有泡状染色质和明显的核仁。少数胞质相对较多的细胞在梭形和上皮样形态之间出现过渡，类似横纹肌母细胞。肿瘤缺乏血管形成，部分病例局部可见细胞内空泡，但与上皮样血管内皮瘤不同的是空泡内不含红细胞。肿瘤细胞异型性通常较小，核分裂象少见，但约10%的肿瘤可表现出明显的多形性。部分病例可见新生骨形成，有时肿瘤含有局灶性黏液样间质，约50%的病例肿瘤间质可见明显的中性粒细胞浸润，可伴有炎症性或液化性坏死。肿瘤显示浸润性边缘，可侵及真皮、皮下、肌肉及骨组织。

PHE 的免疫组化特征包括角蛋白和血管标志物的共表达，以及最近开发的针对 FOSB 的抗体的阳性表达。典型的肿瘤细胞 AE1/3 弥漫阳性，不同程度表达 FLI1、ERG 和 INI – 1，CD31 约50%病例阳性，而 CD34、S – 100 蛋白、Desmin 和 myogenin 呈阴性。检测 t(7∶19)(q22;q13)平衡易位导致的 SERPINE1 – FOSB 融合或 ACTB – FOSB 融合及 FOSB 的蛋白表达，对 PHE 的确诊有帮助。

（济宁医学院附属医院　张仁亚）

（山东大学齐鲁医院　贺峻祎）

（审　校　张仁亚）

参 考 文 献

［1］ Tang X, Wang S, Huang C, et al. Dendritic fibromyxolipoma of the parotid gland：a case report and review of the litera-ture. Int J Clin Exp Pathol, 2019, 12（8）：3077 – 3081

［2］ Ruiz Molina I, Solís García E, Cívico Amat V. Dendritic infraclavicular fibromyxo – lipoma：At the boundary between spindle cell lipoma and solitary fibrous tumour. Rev Esp Patol, 2018, 51（1）：44 – 48

［3］ Agaram NP, Zhang L, Cotzia P, et al. Expanding the spectrum of genetic alterations in pseudomyogenic hemangioendo-thelioma with recurrent novel ACTB – FOSB gene fusions. Am J Surg Pathol, 2018, 42（12）：1653 – 1661

［4］ Yu L, Lao IW, Wang J. Giant cell angioblastoma of bone：four new cases provide further evidence of its distinct clinical and histopathological characteristics. Virchows Arch, 2015, 467（1）：95 – 103

［5］ Zhang RY, Miao XM, Gao Z, et al. Multiple bone giant cell angioblastomas in children：a case report and literature re-view. Int J Clin Exp Med, 2018, 11（11）：12745 – 1275

［6］ Maeda D, Takazawa Y, Oda K, et al. Glomus tumor of the ovary：a case report. Int J Surg Pathol, 2010, 18（6）：557 – 560

［7］ Koh NWC, Seow WY, Lee YT, et al. Pericytoma With t（7；12）：The First Ovarian Case Reported and a Review of the Literature. Int J Gynecol Pathol, 2019, 38（5）：479 – 484

［8］ Kerr DA, Pinto A, Subhawong TK, et al. Pericytoma With t（7；12）and ACTB – GLI1 Fusion：Reevaluation of an Unu-sual Entity and its Relationship to the Spectrum of GLI1 Fusion – related Neoplasms. Am J Surg Pathol, 2019, 43（12）：1682 – 1692

［9］ Kurman RJ, Herrington CS, Young RH, et al. World Health Organization classification of tumours of female reproductive organs. Lyon（France）：International Agency for Research on Cancer （IARC）, 2014

［10］ Devereaux KA, Schoolmeester JK. Smooth Muscle Tumors of the Female Genital Tract. Surg Pathol Clin, 2019, 12（2）：397 – 455

［11］ Ji Y, Chen S, Yang K, et al. Kaposiform hemangioendothelioma：current knowledge and future perspectives. Orphanet J Rare Dis, 2020, 3（1）：39

［12］ Yoshida A, Wakai S, Ryo E, et al. Expanding the Phenotypic Spectrum of Mesenchymal Tumors Harboring the EWSR1 – CREM Fusion. Am J Surg Patho, 2019, 43（12）：1622 – 1630

［13］ Green C, Spagnolo DV, Robbins PD, et al. Clear cell sarcoma of the gastrointestinal tract and malignant gastrointestinal neuroectodermal tumour：distinct or related entities. Pathology, 2018, 50（5）：490 – 498

［14］ Yoshida A, Wakai S, Ryo E, et al. Expanding the Phenotypic Spectrum of Mesenchymal Tumors Harboring the EWSR1 – CREM Fusion. Am J Surg Patho, 2019, 43（12）：1622 – 1630

［15］ Bartenstein DW, Coe TM, Gordon SC. Lipofibromatosis – like neural tumor：Case report of a unique infantile presenta-tion. JAAD Case Rep, 2018, 4（2）：185 – 188

［16］ Agaram NP, Zhang L, Sung YS, et al. Recurrent NTRK1 Gene Fusions Define a Novel Subset of Locally Aggressive Li-pofibromatosis – like Neural Tumors. Am J Surg Pathol, 2016, 40（10）：1407 – 1416

［17］ Gross J, Fritchie K. Soft Tissue Special Issue：Biphenotypic Sinonasal Sarcoma：A Review with Emphasis on Differential Diagnosis. Head Neck Pathol, 2020,［Epub ahead of print］

［18］ Le Loarer F, Laffont S, Lesluyes T, et al. Clinicopathologic and Molecular Features of a Series of 41 Biphenotypic Si-nonasal Sarcomas Expanding Their Molecular Spectrum. Am J Surg Pathol, 2019, 43（6）：747 – 754

［19］ Banerjee S, de la Torre J, Burgoyne AM, et al. Gastric Plexiform Fibromyxoma. J Gastrointest Surg, 2019, 23（9）：1936 – 1939

［20］ Li X, Li S, Xiong S, et al. A rare case of plexiform angiomyxoid myofibroblastic tumor in the stomach which was diagnosed at the earliest stage in the literature. Gastroenterol Rep(Oxf) , 2018, 6(4) : 313 – 316

［21］ Zhang S, Wang Z. A case report on epithelioid inflammatory myofibroblastic sarcoma in the abdominal cavity. Int J Clin Exp Pathol, 2019, 12(10) : 3934 – 3939

［22］ Xu P, Shen P, Jin Y, et al. Epithelioid inflammatory myofibroblastic sarcoma of stomach: diagnostic pitfalls and clinical characteristics. Int J Clin Exp Pathol, 2019, 12(5) : 1738 – 1744

［23］ Martinez AP, Fritchie KJ, Weiss S W. Histiocyte – rich rhabdomyoblastic tumor: rhabdomyosarcoma, rhabdomyoma, or rhabdomyoblastic tumor of uncertain malignant potential? A histologically distinctive rhabdomyoblastic tumor in search of a place in the classification of skeletal muscle neoplasms. Mod Pathol, 2019, 32(3) : 446 – 457

［24］ Michal M, Rubin BP, Kazakov DV, et al. Inflammatory leiomyosarcoma shows frequent co – expression of smooth and skeletal muscle markers supporting a primitive myogenic phenotype: a report of 9 cases with a proposal for reclassification as low – grade inflammatory myogenic tumor. Virchows Arch, 2020, 20. DOI: 10. 1007/s00428 – 020 – 02774 – z

［25］ Fletcher CDM, Bridge JA, Hogendoorn PCW, et al. WHO classifification of tumours of soft tissue and bone. 4th ed. Lyons: IARC Press, 2013, p10 – 11

［26］ Lappa E, Drakos E. Anastomosing Hemangioma: Short Review of a Benign Mimicker of Angiosarcoma. Arch Pathol Lab Med, 2020, 144(2) : 240 – 244

［27］ Merritt B, Behr S, Umetsu SE, et al. Anastomosing hemangioma of liver. J Radiol Case Rep, 2019, 13(6) : 32 – 39

［28］ Folpe AL, Fanburg Smith JC, Billings SD, et al. Most osteomalasia – associated mechymal tumors are single histopathologic entity: an anlysis of 32 cases and a comprehensive review of the literature. Am J Surg Pathol, 2004, 28(1) : 1 – 30

［29］ 李冬梅, 吴焕文, 李敬东, 等. 磷酸盐尿性间叶肿瘤的临床及免疫组织化学特点分析. 中华病理学杂志, 2018, 47(6) : 427 – 431

［30］ Huanwen Wu, Marilyn M Bui, Lian Zhou, et al. Phosphaturic mesenchymal tumor with an admixture of epithelial and mesenchymal elements in the jaw s: clinicopathological and immunohistochemical analysis of 22 cases with literature review. Mod Pathol, 2019, 32(2) : 189 – 204

［31］ C Ma J, Shi QL, Jiang SJ, et al. Primary kaposiform hemangioendothelioma of a long bone: two cases in unusual locations with long – term follow up. Pathol Int, 2011, 61(6) : 382 – 386

［32］ Mentzel T, Mazzoleni G, Dei Tos AP, et al. Kaposiform hemangioendo – thelioma in adults. Clinicopathologic and immunohistochemical analysis of three cases. Am J Clin Patho, 1997, 108(4) : 450 – 455

［33］ Bergmann S, von Buenau B, Vidal – Y – Sy S, et al. Claudin – 1 decrease impacts epidermal barrier function in atopic dermatitis lesions dose – dependently. Sci Rep, 2020, 10(1) : 20 – 24

［34］ Fletcher CD, Bridge JA, Hogendoorn PC, et al. World Health Organization classification of tumours of soft tissue and bone. IARC Press, Lyon, 2013

［35］ Righi A, Sbaraglia M, Gambarotti M, et al. Extra – axial chordoma: a clinicopathologic analysis of six cases. Virchows Arch, 2018, 472(6) : 1015 – 1020

［36］ Tsukamoto S, Vanel D, Righi A Shinji, et al. Parosteal extra – axial chordoma of the second metacarpal bone: a case report with literature review. Skeletal Radiology, 2018, 47(4) : 579 – 585. DOI: 10. 1007/s00256 – 017 – 2818 – z.

［37］ Puls F, Pillay N, Fagman H, et al. PRDM10 – rearranged Soft Tissue Tumor: A Clinicopathologic Study of 9 Cases. Am J Surg Pathol, 2019, 43(4) : 504 – 513

［38］ 张春玲, 周大兵. 浅表性 CD34 阳性纤维母细胞瘤的病理诊断. 山东医药, 2019, 59(23) : 92 – 94

［39］ Carter JM, Weiss SW, Lions K, et al. Superficial CD34 – positive fibroblastic tumor: report of 18 cases of a distinctive low – grade mesenchymal neoplasm of intermediate(borderline) malignancy. Mod Pathol, 2014, 27(2) : 294 – 302

［40］ Hendry SA, Wong DD, Papadimitriou J, et al. Superficial CD34 – positive fibroblastic tumor: report of two new cases. Pathology, 2015, 47(5) : 479 – 482

［41］ Wang CP, et al. Fetal Rhabdomyoma of the Right Tonsil with Polyp – Like Appearance. Case Rep Otolaryngol, 2015, 2015: 713278

［42］ Hauer G, et al. Fetal Rhabdomyoma of the upper Extremity in a 31 – Year Old Patient: a Case Report. Arch Bone Jt

Surg, 2019, 7(2): 199 - 202

[43] Cai Z, et al. Fetal Type Rhabdomyoma of the Soft Palate in an Adult Patient: Report of One Case and Review of the Literature. Head Neck Pathol, 2019, 13(2): 182 - 187

[44] Sbaraglia M, Righi A, Gambarotti M, et al. Ewing sarcoma and Ewing - like tumors. Virchows Arch, 2020, 476(1): 109 - 119

[45] Yamada Y, Kuda M, et al. Histological and immunohistochemical characteristics of undifferentiated small round cell sarcomas associated with CIC - DUX4 and BCOR - CCNB3 fusion genes. Virchows Arch, 2017, 470(4): 373 - 380

[46] Carter CS, Patel RM. Important Recently Characterized Non - Ewing Small Round Cell Tumors. Surg Pathol Clin, 2019, 12(1): 191 - 215

[47] Ehara Y, Koga M, Imafuku S, et al. Distribution of diffuse plexiform neurofibroma on the body surface in patients with neurofibromatosis 1. J Dermatol, 2020, 47(2): 190 - 192

[48] Yang L, Tan X, Bai HX, et al. Mesenteric plexiform neurofibroma. Neurol India, 2018, 66(5): 1521 - 1522

[49] Thway K, Folpe AL. What's new in nerve sheath tumors. Virchows Arch, 2020, 476(1): 65 - 80

[50] Hornick JL, Fletcher CD. Pseudomyogenic hemangioendothelioma: a distinctive, often multicentric tumor with indolent behavior. Am J Surg Pathol, 2011, 35(2): 190 - 201

[51] Kosemehmetoglu K, Rekhi B, Wakely PE Jr, et al. Pseudomyogenic(epithelioid sarcoma - like) hemangioendothelioma of bone: Clinicopathologic features of 5 cases. Ann Diagn Pathol, 2019, 41: 116 - 123

第十章 中枢神经系统

病例119 促纤维增生性星形细胞瘤

一、临床病史及实验室检查

3个月龄男婴，自出生后每于喂奶后即有溢奶，无肢体抽搐、无双眼上视表现；1天前溢奶后突然肢体抽搐，持续十几秒后好转，遂当地医院就诊。

二、影像学检查

CT检查提示左侧颅内大面积低密度影（病例119图1）。头颅MRI提示左侧额顶叶区不规则囊实性混杂T_1、混杂T_2异常信号，大小约10cm×9cm×5.8cm，实性部分明显强化，囊性部分未见明显强化，脑实质向右推压移位，左侧侧脑室受压变窄，中线结构向右移位。

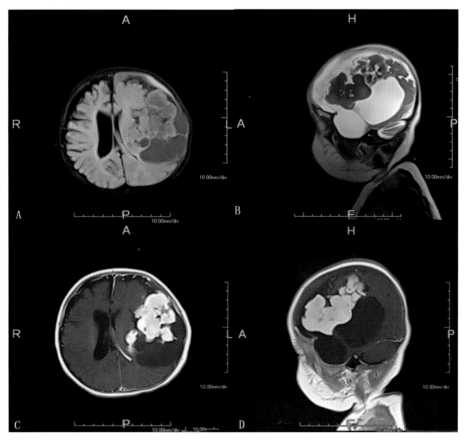

病例119图1 CT检查

注：A：T_1相，囊实性占位，左侧侧脑室受压变窄；B：T_2相；C和D：T_1相增强扫描，显示实性区显著增强

三、手术中所见

肿瘤位于额颞顶部，囊实性，囊内含略淡黄色液体，实性部分似萎缩脑组织，质韧。血供一般，黄白色，骑跨侧裂并包绕侧裂血管。

四、病理所见

大体：碎块状组织一堆，体积 5.5cm×4.2cm×2.0cm，表面大部分灰红、光滑，似有包膜，切面为灰白色，半透明感，质韧，局部切面呈囊性。

镜下：肿瘤由梭形细胞组成，似纤维细胞或纤维母细胞，呈束状、编织状排列。梭形细胞间可见星形细胞样细胞，呈梭形或肥胖形，散在或成巢分布。可见大量胶原纤维形成。肿瘤内细胞核分裂象罕见，无坏死及血管增生（病例 119 图 2）。

免疫组化显示：Vimentin、胶质纤维酸性蛋白（GFAP）、少突胶质细胞转录因子－2（Olig－2）、微管相关蛋白 2（MAP2）、S－100 均阳性，Ki67 指数约 2%，其余抗体阴性。网织纤维染色阳性（病例 119 图 3，病例 119 表 1）。

PCR 检测显示无 BRAF V600E 突变。

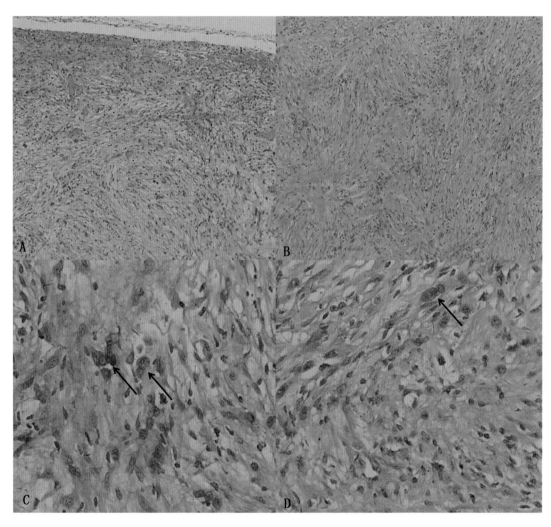

病例 119 图 2　典型 H&E 图像

注：A：肿瘤由梭形细胞构成，呈束状、编织状排列。肿瘤边界清楚，部分表面覆软脑膜；B：可见大量红染的胶原纤维条索；C 和 D：梭形细胞间可见星形细胞样细胞（箭头所示），呈梭形或肥胖形，散在或成巢分布

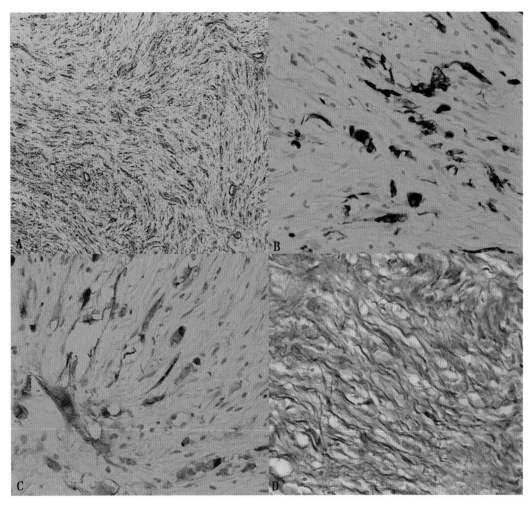

病例 119 图 3　肿瘤免疫组化染色和特殊染色

注：A：Vimentin 染色；B：GFAP 染色；C：MAP2 染色；D：网织纤维染色

病例 119 表 1　免疫组化表达情况

抗体名称	表达情况
Vimentin	弥漫强（＋）
胶质纤维酸性蛋白（GFAP）	散在强（＋）
少突胶质细胞转录因子 – 2（Olig – 2）	散在中等（＋）
微管相关蛋白2（MAP2）	散在强（＋）
S – 100	弥漫强（＋）
异柠檬酸脱氢酶 – 1（IDH1）	（－）
EMA	（－）
PR	（－）
生长抑素受体2a（SSTR2a）	（－）
Syn	（－）
神经元核抗原（NeuN）	（－）
NSE	（－）
NF	（－）
CD34	（－）
CD68	（－）

五、诊断及鉴别诊断

1. 诊断 （左额颞叶）婴儿促纤维增生型星形细胞瘤。

2. 鉴别诊断

（1）婴儿促纤维增生型节细胞瘤：2016 版 WHO 中枢神经系统肿瘤分类将婴儿促纤维增生型节细胞瘤（desmoplastic infantile ganglioma，DIG）和婴儿促纤维增生型星形细胞瘤（desmoplastic infantile astrocytoma，DIA）归属同一种瘤，即婴儿促纤维增生型星形细胞瘤和节细胞瘤（desmoplastic infantile ganglioma and astrocytoma）。该类肿瘤为 WHO Ⅰ级，均好发于 2 岁以内儿童，如镜下增生的纤维基质中只见节细胞，无明显星形胶质细胞，免疫组化示节细胞标志物 Syn、NeuN 阳性，称为 DIG。

（2）脑膜瘤：婴儿促纤维增生型星形细胞瘤和节细胞瘤一般发生于皮质表浅部位，可累及软脑膜或硬脑膜，两者组织形态亦有相似之处。但脑膜瘤好发于中年及以上年龄者，影像呈实性，可见硬脑膜尾征。免疫组化示 EMA、PR、SSTR2a 阳性，GFAP 阴性。

（3）低级别胶质瘤：包括星形细胞瘤、少突胶质细胞瘤。属于 WHO Ⅱ级。好发于 30～40 岁，影像多呈实性。镜下星形细胞瘤可见纤维性或肥胖的肿瘤细胞，少突胶质细胞瘤可见瘤细胞核周空晕及砂砾体形成。肿瘤成分以胶质细胞为主，不伴有大量编织样纤维细胞或纤维母细胞增生。免疫组化显示 GFAP、Olig－2 阳性。分子检测星形细胞瘤可有 TP53/IDH 突变、ATRX 缺失，少突胶质细胞瘤可有 IDH 突变、1p/19q 双缺失。

六、小结

婴儿促纤维增生型星形细胞瘤（DIA）属于 WHO Ⅰ级，约占儿童脑肿瘤的 1.25%，婴儿脑肿瘤的 16%。发病年龄 1～24 个月，男：女为 1.5:1，非婴儿病例常发生于 5～25 岁，多为男性。肿瘤多位于幕上，累及一叶以上脑组织，额叶、顶叶多发，其次为颞叶。临床症状表现为患儿头围增大、前囟突出、饮食障碍、呕吐、嗜睡、强迫性眼球下旋（落日征），少数可有癫痫、运动性症状。影像学表现为囊实性占位，实性部分位置表浅，可显著强化，囊性部分位置较深。大体检查肿物呈囊实性，囊内含清亮或淡黄色液体，实性部分多灰白、灰红。镜下，肿瘤界限清楚，由两种成分组成：梭形细胞，似纤维细胞或纤维母细胞，呈束状、编织状排列；星形细胞样细胞，呈梭形或肥胖形，散在或成巢分布；大量胶原纤维。肿瘤细胞核分裂象罕见，无坏死及血管增生。

免疫组化通常 GFAP、MAP2 阳性，Syn、NeuN 阴性，特殊染色显示网织纤维丰富。分子检测可有 BRAF V600E 突变。

肿瘤全切者可长时间存活，极少数病例可复发。

DIA 和 DIG 都可伴有灶性或区域性的、低分化原始的小蓝细胞样的神经上皮细胞，细胞圆形，胞质稀少，核深染，可同时表达胶质和神经元蛋白，可能代表了该肿瘤从胚胎性肿瘤的祖细胞向成熟组织的分化。

（山东省立医院　姚志刚）

病例 120　伴菊形团样结构形成的胶质神经元肿瘤

一、临床病史

患者，男，62 岁，患者于半年前无明显诱因出现头痛，疼痛为间歇性胀痛，无规律。

二、影像学检查

外院颅脑 CT：小脑蚓部占位性病变。

三、手术中所见

手术中见肿瘤呈脑髓样，约 4cm×4cm×4cm 大小，血供中等。

四、病理所见

大体：灰红不规则组织一块，大小 3cm×1.2cm×1cm，切面灰红，内可见灰白结节一个，直径 0.5cm。

镜下：肿瘤细胞由分化较好的神经元样细胞和胶质成分构成，神经细胞形态较一致，体积小，胞质少，核圆形，未见到显著的核仁及核分裂象。神经细胞围绕神经毡现成菊形团结构。分化较成熟的胶质细胞成分表现为中等密度，梭形、红染，可见 Rosenthal 纤维，局部区域胶质细胞疏松伴微囊状改变。未见坏死，未见显著的血管增生，部分区域伴出血(病例 120 图 1)。

免疫组化显示：GFAP(＋)，Olig－2(＋)，Syn 菊形团中央(＋)，CD34(－)，NeuN(－)，Calretinin(－)，P53(－)，Ki67 指数 1%(病例 120 图 2)。

分子检测：FISH 检测未见 1p/19q 缺失。

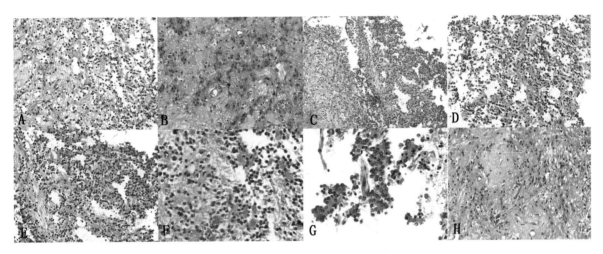

病例 120 图 1　典型 H&E 图像

注：A－B：肿瘤由分化较好的神经元样的细胞和胶质成分构成；C－D：局部区域胶质密度疏松伴微囊状改变；E－G：示有代表性的菊形团结构；H：可见 Rosenthal 纤维

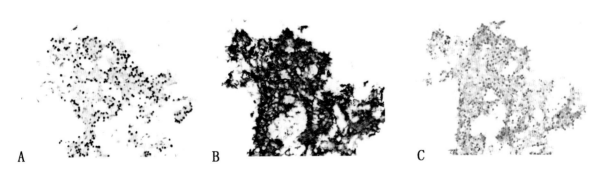

病例 120 图 2　免疫组化图像

注：A：Olig－2；B：GFAP；C：Syn

五、诊断及鉴别诊断

1. 诊断　伴菊形团样结构形成的胶质神经元肿瘤(rosette－forming glioneuronal tumor，PGNT)。

2. 鉴别诊断

(1)毛细胞型星形细胞瘤：为低级别胶质肿瘤，不出现特异性神经元细胞分化，没有菊形团样结构，本例肿瘤存在分化较好的神经细胞，免疫组化 Syn 染色显示神经细胞围绕神经毡形成菊形团结构等特点可予以相鉴别。

(2)胚胎发育不良性神经上皮肿瘤(DNT)：其病理学特点也是具有分化的神经元细胞与胶质背景共同存在，但 DNT 具有呈柱状排列的少突样胶质成分，可见多量微囊变，肿瘤性神经元常漂浮其中，不存在菊形团结构，本病例的典型菊形团结构可予以鉴别；同时在发病部位上，PGNT 通常不发生在 DNT 的好发部位如颞叶等，也缺乏 DNT 常有的癫痫病史。

(3)少突胶质细胞瘤：本病例中出现了与少突胶质细胞瘤形态相似的核周空亮的细胞，但本例 FISH 未检测到 1p/19q 共缺失。

六、小结

伴有菊形团样结构形成的胶质神经元肿瘤是一种罕见的低级别混合性神经胶质肿瘤，常发生于中线区，生长缓慢，好发于青年人，也可发生于老年，一般生长缓慢，WHO 分级 Ⅰ 级。

该肿瘤多发生于第四脑室，累及小脑蚓部、脑干，并向中脑导水管扩展，也可发生在松果体、中脑、脊髓，甚至呈多发性病灶出现。

PGNT 的组织学特点：①分化较成熟的神经细胞，围绕神经毡形成菊形团样结构和(或)围绕血管形成假菊形团样结构；②分化较成熟的胶质成分，部分可以呈毛细胞样星形细胞的形态；③肿瘤分化较好，缺乏坏死、核分裂象，可以出现 Rosenthal 纤维、嗜酸性颗粒小体、微囊变、微钙化及含铁血黄素沉积等。目前的研究发现，PGNT 的分子遗传学改变的特点有 DNA 甲基化、FGFR1、PIK3CA 及 NF1 基因突变等，并可能成为潜在的基因治疗靶点。

(青岛大学医学院　李玉军　武　杰)

病例 121　第三脑室脊索样胶质瘤

一、临床病史

患者，男，51 岁，于 4 天前无明显诱因突发间断性头痛，程度较轻，无头晕，无恶心呕吐，于当地医院就诊，CT 示"鞍上区占位"。

二、影像学检查

磁共振：鞍上区及三脑室内见不规则团块样软组织影，边界欠清，信号欠均匀，内可见多发斑片状低信号影，大小约 25.3mm×29.6mm×33.6mm，右侧侧脑室明显扩大，鞍区周围及右侧侧脑室周围见斑片样长 T_1、长 T_2 信号，FLAIR 呈高信号，左侧脑室受压变形，右侧额顶颞叶脑沟、脑回变浅。颅骨骨质未见明显异常。中线结构向左移位。鞍区及三脑室占位性病变，结合 CT 平扫，考虑颅咽管瘤可能性大，梗阻性脑积水(病例 121 图 1)。

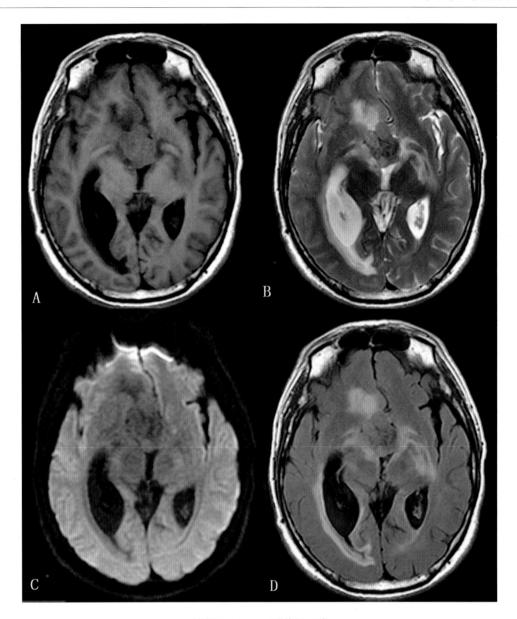

病例 121 图 1　磁共振图像

注：A：T_1；B：T_2；C：DWI；D：FLAIR

三、术中所见

视交叉后方见肿瘤，质硬，包膜完整，局部钙化明显，与三脑室前壁粘连紧密，深部达脚间池。

四、病理所见

大体：灰白碎组织多块，大小 4cm×3cm×1.2cm，切面灰白质脆，部分区域质硬。

镜下：肿瘤细胞巢团状、条索状分布，呈圆形、卵圆形、短梭形等多种形态，胞质丰富、嗜酸性，细胞核中等大小，部分可见核仁，核分裂象不易查见。部分肿瘤细胞呈胶质细胞样分化。肿瘤细胞的基质富含嗜碱性黏液，肿瘤细胞散在分布于其中，类似于脊索样形态。微血管增生不显著，未见坏死，间质中可见显著的淋巴细胞、浆细胞浸润，周围的非肿瘤组织可见 Rosenthal 纤维（病例 121 图 2）。

免疫组化显示：GFAP 部分（+），Olig-2（+/-），IDH1（-），CD34（+），CK 部分（+），TTF-

1(+),Vimentin(+),S-100(-),INI-1(+),NeuN(-),Syn(-),P53 散在(+),ATRX(+/-),BRAF V600E(-),SSTR2(-),EMA(-),Ki67 指数 5%(病例 121 图 3,病例 121 表 1)。

分子检测:Sanger 测序示 PRKCA 存在点突变 c.1387G>C,p.Asp463His(病例 121 图 4)。

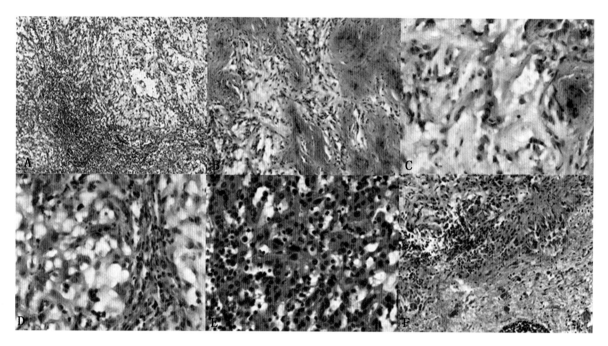

病例 121 图 2　典型 H&E 图像

注:A:黏液样背景,部分见多量淋巴细胞浸润;B:可见纤维间隔;C-E:肿瘤细胞呈圆形、卵圆形、短梭形,基质富含嗜碱性黏液;F:周边脑组织内见 Rosenthal 纤维

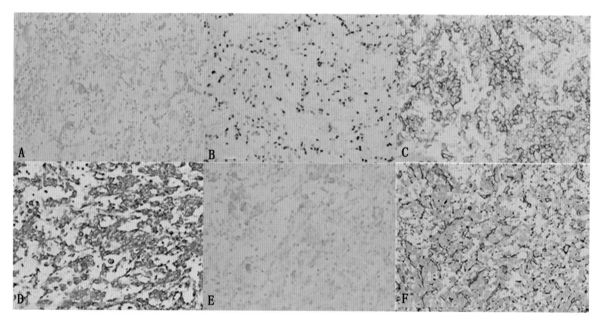

病例 121 图 3　免疫组化及特殊染色图像

注:A:GFAP;B:INI-1;C:CD34;D:Vimentin;E:CK;F:网状纤维染色

病例 121 表 1　免疫组化表达情况

抗体名称	表达情况
GFAP	部分（＋）
Olig－2	（＋／－）
IDH－1	（－）
CD34	（＋）
CK	部分（＋）
TTF－1	（＋）
Vimentin	（＋）
S－100	（－）
INI－1	（＋）
NeuN	（－）
Syn	（－）
P53	散在（＋）
ATRX	（＋／－）
BRAF V600E	（－）
SSTR2	（－）
EMA	（－）
Ki67	阳性率5%

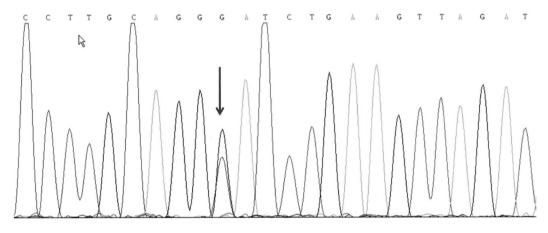

病例 121 图 4　PRKCA 突变

五、诊断及鉴别诊断

1. 诊断　第三脑室脊索样胶质瘤（chordoid glioma of the third ventricle）

2. 鉴别诊断

（1）脊索瘤：常常发生于脑、脊髓等处，与骨的关系密切，虽然同样具有黏液样的基质，但瘤细胞胞质常呈泪滴样，有空泡，不表达胶质相关标记，S－100 阳性，本病例肿瘤细胞胞质嗜酸性，表达胶质标志物如 GFAP 和 Olig－2，S－100 阴性表达可予以鉴别。

（2）脊索样脑膜瘤：具有典型的脊索样黏液背景，肿瘤细胞呈巢团样散在于其中，但是脑膜瘤与硬脑膜关系密切，通常表达 EMA、SSTR2，S－100 偶有阳性，不表达 GFAP。

（3）室管膜瘤：是脑室内常见的肿瘤类型，黏液乳头型室管膜瘤由于具有黏液样背景需要进行鉴别，但黏液乳头型室管膜瘤均发生于圆锥、终丝及马尾等，本病例的位置不符合，无乳头状结构，

CK 阳性。

（4）颅咽管瘤：常发生于鞍区或三脑室，起源于垂体原基的残余，组织学主要表现为造釉型和乳头型两种类型，细胞巢成分相应为造釉上皮或复层鳞状上皮，GFAP 阴性表达，本例 GFAP 阳性表达，结合形态学差异易于与颅咽管瘤相鉴别。

六、小结

第三脑室脊索样胶质瘤是一种罕见低级别胶质瘤，WHO 神经系统肿瘤分类中将其归属于起源不定的神经上皮肿瘤。国内外报道中，该病可发生 12~71 岁，男女患病率为 1:(1.7~3)。临床症状与肿瘤的发生位置、瘤体大小及压迫邻近组织相关。

第三脑室脊索样胶质瘤主要发生于第三脑室及周围区，肿瘤呈实性，质软，部分可呈胶冻样外观。

组织学一般具有以下特点：①胶质分化的上皮样细胞呈簇状、条索状及巢团状排列，个别病例可呈乳头状或腺泡状排列，胞质较丰富，嗜酸性，缺乏核分裂象；②富含空泡状及黏液的肿瘤基质；③伴有特征性的淋巴细胞、浆细胞浸润；④缺乏坏死及微血管增生；⑤非肿瘤组织中可出现 Rosenthal 纤维、Russel 小体、组织细胞、Touton 巨细胞及化生骨岛等反应性成分。

免疫组化肿瘤细胞通常 GFAP 和 Vimentin 弥漫阳性，而 S-100、EMA、CK 和 CD34 不恒定出现阳性或灶状阳性表达，有时也可呈阴性表达，Ki67 指数很低，通常 <5%。

目前研究发现脊索样胶质瘤常常含有 PRKCAD463H 等热点突变，对其进行分子检测有助于诊断及鉴别诊断。

（青岛大学医学院　李玉军　武　杰）

病例 122　伴钙化与囊性变的脑白质病

一、临床病史及实验室检查

患者，男，22 岁，20 余天前无明显诱因出现右眼视物重影，伴头痛，颅脑 MRI 及增强 MRI 检查示脑内多发病变，考虑伴钙化囊变的脑白质病。

二、影像学检查

磁共振：双侧额叶、左侧顶叶见多发囊状长 T_1 长、长短混杂 T_2 信号影，DWI 为低信号。右侧见结节样低信号影。双侧放射冠-侧脑室周围等处可见多发片状稍长 T_1 及稍长 T_2 信号影，DWI 为等信号。脑沟、脑池加深，考虑伴钙化囊变的脑白质病（LCC）可能（病例 122 图 1）。

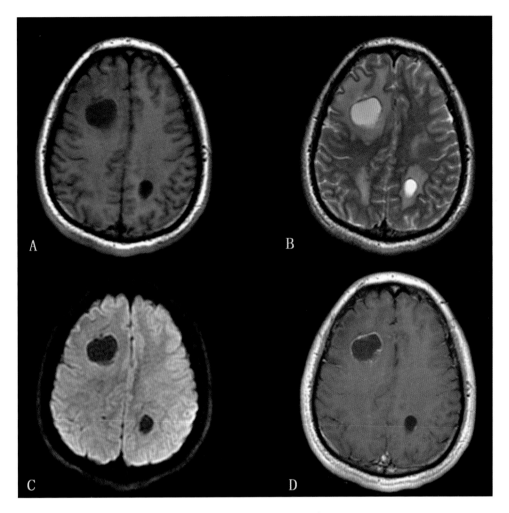

病例 122 图 1　磁共振图像

注：A：T_1；B：T_2；C：DWI；D：T_1 强化

三、手术中所见

病变切面呈囊实性改变，囊内有棕红色液体，囊壁呈淡红色，有结节感。

四、病理所见

大体：灰黄灰褐碎组织多块，总体积 3cm×3cm×1.5cm，切面部分区域质地中等，略呈囊性。

镜下：①脑实质内胶质及神经元分化成熟，密度正常，可见多量大小不一的囊状扩张区域，囊状扩张区域细胞稀疏；②囊变区及脑实质内可见多量薄壁毛细血增生、扩张、充血，可见血管壁纤维素样变性并少量淋巴细胞浸润，未见微血管内皮的显著增生；③血管增生、扩张，局部区域伴出血及组织细胞、吞噬含铁血黄素组织细胞浸润及灶状钙化；④囊变区周围胶质细胞增生，可见多量 Rosenthal 纤维及嗜酸性颗粒小体形成（病例 122 图 2）。

免疫组化显示：GFAP（＋），Olig－2（＋），S－100（＋），NF（＋），IDH1（－），ATRX（＋），Ne-uN（神经元＋），CD68（组织细胞＋），CD138（－），CD34（血管＋），CD3（T 细胞＋），CD20（B 细胞＋）（病例 122 图 3）。

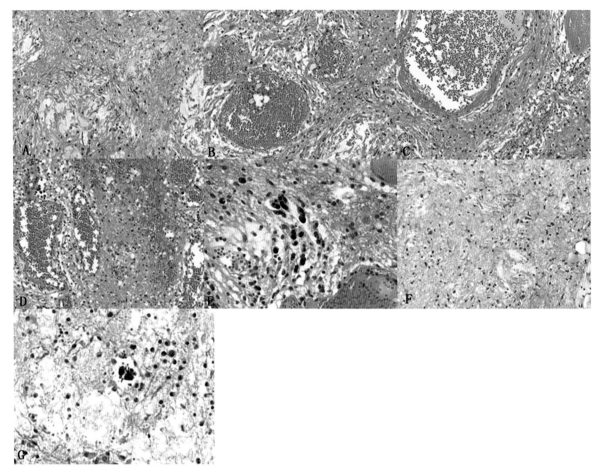

病例 122 图 2　典型 H&E 图像

注：A：脑实质内胶质及神经元分化成熟，可见多量大小不一的囊状扩张区域；B：多量薄壁毛细血增生、扩张、充血；C：血管壁伴纤维素样变性；D：部分血管周围少量淋巴细胞浸润；E：吞噬含铁血黄素组织细胞浸润；F：可见多量 Rosenthal 纤维及嗜酸性颗粒小体形成；G：钙化

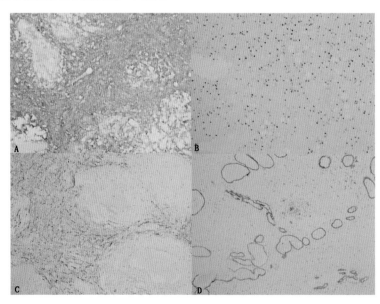

病例 122 图 3　免疫组化图像

注：A：GFAP；B：Olig－2；C：NF；D：CD31

五、诊断及鉴别诊断

1. 诊断　伴钙化与囊性变的脑白质病(leukoencephalopathy with cerebral calcifications and cysts, LCC)。

2. 鉴别诊断

(1)以毛细胞型星形细胞瘤为代表的低级别胶质瘤:组织学特点也包括与本病例相似的脑实质内的多发囊变区域、Rosenthal 纤维及嗜酸性颗粒小体,但本病例病变弥漫、多发,缺乏毛细胞星形细胞瘤双向分化的组织学表现,可予以鉴别。

(2)血管源性病变:包括血管瘤、血管畸形等,病变一般相对局限,缺乏无血管内皮衬覆的多灶性的囊变区域。

(3)伴随与颅内 LCC 病变相似的综合征:如 Coats 病,本病例缺乏其他系统性病变及相关可疑家族史,不支持综合征的诊断。

(4)理化因素损伤性改变:如放化疗、感染等导致的脑软化、血管增生、出血,本病例缺乏相关病史,可予以鉴别。

(5)血管炎、脱髓鞘性疾病:LCC 的机制目前尚不清楚,弥漫性微血管病所致的缺氧、遗传相关的异常髓鞘化、多发性或先天性中枢神经系统损伤等可能是其发病机制,所以其组织学上同样可出现血管炎改变、髓鞘断裂等反应,需要结合影像、临床症状体征、病史等综合评价,本病例血管炎病变轻,缺乏明显的淋巴细胞浸润,脱髓鞘相关组织细胞浸润不显著等不支持血管炎或炎性脱髓鞘疾病等诊断。

(6)以钙化为主要改变的 LCC:需要与全身性内分泌功能异常如甲状旁腺功能异常导致的钙盐异常沉积症相鉴别,后者一般伴发血钙、血磷代谢异常,病变累及全身多个系统,易于鉴别。

六、小结

伴钙化与囊变的脑白质病罕见,最早由 Labrune P 于 1996 年提出,临床主要表现为认知能力下降、癫痫发作、锥体和(或)锥体外系异常为主要临床表现,儿童多见,成人也可发病,女性多见,发病机制尚不清楚,研究发现 SNORD118 基因变异可能是 LCC 的致病原因。

临床、影像学及组织病理学三结合在 LCC 诊断中具有关键的作用。LCC 的影像学表现常常是弥漫分布的基底节和脑白质内不对称的钙化、脑实质内囊性变和双侧脑白质弥漫异常信号改变。

组织学特点:①脑实质内多灶分布的囊性变;②囊变周围的薄壁血管增生,可见血管壁的玻璃样变性、纤维素样变、钙化、血栓形成、出血含铁血黄素沉积;③囊变区域周围脑组织变性、胶质增生、可见 Rosenthal 纤维及嗜酸性颗粒小体形成。

免疫组化:增生的毛细血管内皮细胞可被 CD34 和 CD31 等标记,增生的胶质细胞表达 GFAP 和 Olig－2 等,但 IDH1、P53 等阴性表达,Ki67 指数极低,病变内的组织细胞、淋巴细胞等相应的标志物如 CD68、CD3、CD20 阳性。

(青岛大学医学院　李玉军　武　杰)

病例 123　下丘脑错构瘤

一、临床病史

患儿,男,4 岁,患者于 3 年前无明显诱因出现痴笑,伴右侧眼角、上肢不自主抽搐,发作时意识清,数十秒后逐渐好转,发作无规律,近 2 个月病情加重,频繁时约每十几分钟发作一次。有时伴意识丧失，扭头并眼球上翻，呼吸骤停及小便失禁。

二、影像学检查

MRI：鞍上池区见类椭圆形长 T_1、长 T_2 信号影，DWI 呈等信号，边界清，大小约为 40mm × 26mm ×26mm，鞍上池扩大，邻近大脑脚及视交叉受压。双侧放射冠区多发点、片状等 T_1 长 T_2 信号影，FLAIR 呈高信号影。脑实质内未见明显异常信号。脑室系统未见明显扩张，脑沟裂未见明显增宽或加深。中线结构未见明显移位。诊断：鞍上池占位，颅咽管瘤可能性大（病例 123 图 1）。

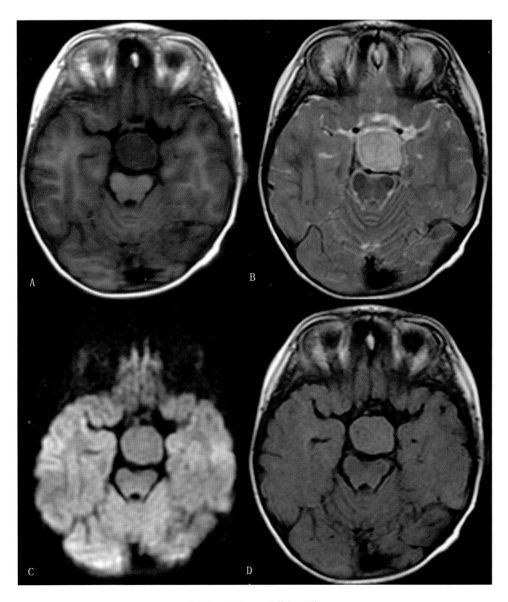

病例 123 图 1　磁共振图像

注：A：T_1；B：T_2；C：DWI；D：FLAIR

三、手术中所见

肿瘤位于鞍背后方及中脑大脑脚间池，与下丘脑、视神经及垂体柄广泛粘连，质韧，血供丰富。

四、病理所见

大体：灰白不整组织一堆，大小 2.2cm×2cm×0.3cm，质软。

镜下：①病变区主要为分化正常的神经元及胶质成分，可呈结节样改变，缺乏正常的层次和排列；②病变区胶质成分略丰富，胶质细胞可呈星形细胞样、少突胶质细胞样及小胶质细胞形态，神经细胞多为小至中等大小的神经元，部分呈体积略大的节细胞样神经元(病例 123 图 2)。

免疫组化显示：GFAP(+)，Olig - 2 部分(+)，NeuN(+)，CD34(-)，S - 100(+)，Syn(+)，CgA 部分(+)，Calretinin(-)，BRAF V600E(-)，P53(-)，ATRX 部分(+)，IDH1(-)，Ki67 指数约 1%(病例 123 图 3)。

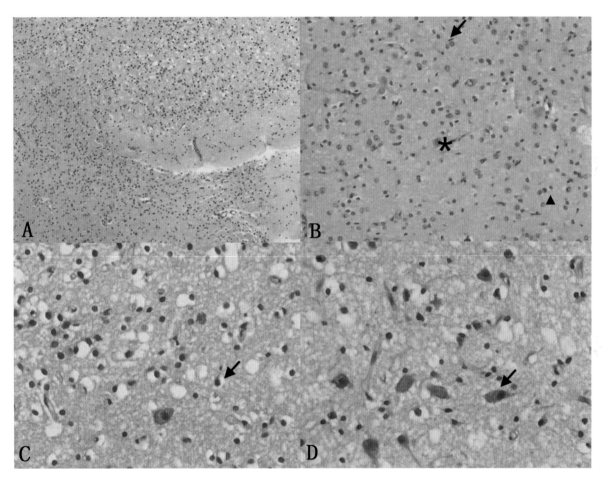

病例 123 图 2　典型 H&E 图像

注：A：病变构成于神经元及胶质成分，呈结节样，缺乏正常的层次和排列；B：*示神经元分化细胞，箭头示小胶质细胞成分，▲示星形细胞成分；C：具有空晕的少突胶质细胞样成分中箭头示体积小的神经元分化细胞；D：箭头示节细胞样大的神经元

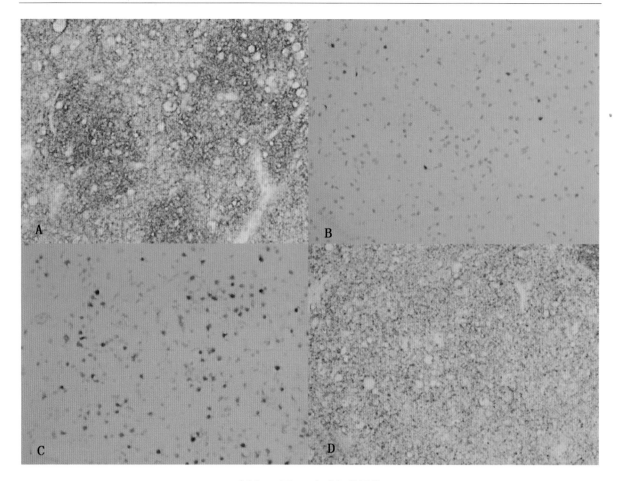

病例 123 图 3　免疫组化图像

注：A：GFAP；B：Olig - 2；C：NeuN；D：Syn

五、诊断及鉴别诊断

1. 诊断　下丘脑错构瘤（hypothalamic hamarhoma，HH）。

2. 鉴别诊断

（1）肿瘤性病变：如节细胞胶质瘤、毛细胞型星形细胞瘤等，尤其是节细胞胶质瘤，癫痫为最常见症状，其由分化好的发育不良神经元和肿瘤性胶质成分构成，而下丘脑错构瘤为发育异常错构性改变，神经元成分相对正常，大多数小于节细胞胶质瘤中锥形神经元的大小，无肿瘤性胶质细胞、微囊、嗜酸性颗粒小体等，多以性早熟和痴笑癫痫发作发病。

（2）下丘脑神经细胞核团：无临床症状及影像学改变，组织学上可见大的胞质丰富的锥形神经元，可见突起，同时其间可见束状分布的有髓纤维，LFB 染色可显示出来，而下丘脑错构瘤中无有髓纤维。

（3）皮质异位：可由皮质发育异常导致，临床表现与下丘脑错构瘤不同，形态学表现为皮质位置异常，出现在非正常皮质所在位置，缺乏错构样的排列。

六、小结

下丘脑错构瘤是一种较为罕见的发育异常病变，主要见于儿童，男性多于女性，既往报道发病年龄可从 8 个月至 55 岁，平均年龄为 9.5 岁。下丘脑错构瘤其本质是异位脑组织，是一种少见的先天性脑发育畸形，起源于灰结节和乳头体的异位神经组织，妊娠 35 ~ 40 天形成下丘脑终板时错位所致。下丘脑错构瘤常常具有典型的临床表现，主要为性早熟和痴笑癫痫发作等，尽管大部分患者有上述特征性表现，但部分患者可以是无症状的。HH影像学典型的病变累及部位多为乳头体、垂体柄以及灰结节等位置，常呈结节状肿物样，累及范围大的肿物可向下突入脚间池，向上突进第三脑室。由于下丘脑错构瘤不是真性肿瘤，影像学常呈边缘清楚的类圆形或卵圆形结节，病灶的信号均匀，T_1WI呈等信号，T_2WI呈等信号或稍高信号。形态学上，HH镜下构成为小到中等大小神经元和反应性的胶质细胞，其排列分布及构成比例可有差异。神经元及胶质细胞成分形态较正常，可由神经元、星形胶质细胞、少突胶质细胞等不同成分为主。在分布上，HH可以呈结节簇状分布，也可以呈弥漫分布等不同方式。免疫组化则表达相应的神经元及胶质标志物。研究提示，DYNC2H1、KIAA0556和PTPN11等基因变异可能与HH相关。总之，下丘脑错构瘤常发生于儿童或青年的病变，发生于特定部位，基于典型的影像学及临床表现，易于诊断，病理学应防止肿瘤性误诊。

（青岛大学医学院　李玉军　武　杰）

病例 124　H3K27M 突变型弥漫中线胶质瘤

一、临床病史

病例1：患者，男，28岁，于6个月前无明显诱因出现右眼颞侧偏盲伴视物模糊，左眼视物模糊及间歇性头痛。无恶心、呕吐和言语障碍，无眼睑下垂、面部麻木、共济失调和步态障碍。

病例2：患者，男，10岁，于7天前出现走路不稳伴右眼斜视，偶有头晕、头疼，无恶心、呕吐及其他不适。

二、影像学检查

病例1：磁共振显示左侧侧脑室后角见团片状等长T_1等长T_2信号影，FLAIR上呈等信号，DWI上呈高信号，边界欠清，大小约38mm×42mm×31mm，左侧侧脑室后角扩张。脑沟、脑裂未见明显增宽、加深，中线结构居中。左侧侧脑室后角占位（病例124图1）。

病例2：CT显示脑桥右侧、右桥臂间囊实性肿物，考虑胶质瘤。

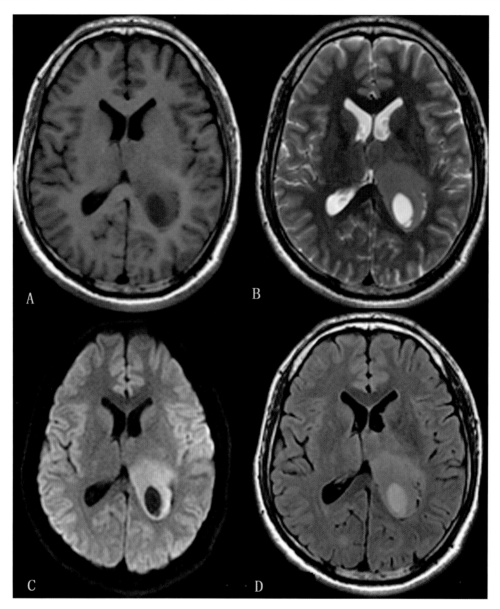

病例 124 图 1　磁共振图像

注：A：T_1；B：T_2；C：DWI；D：FLAIR

三、术中所见

病例 1：肿瘤呈灰红色，质韧，血供丰富，边界不清楚。

病例 2：肿瘤位于四脑室侧壁深部，推挤脑干外侧，灰白色，质软，边界不清楚。

四、病理所见

病例 1：

大体：灰白不规则组织一块，大小 3.5cm×2.8cm×1.5cm，切面灰白质软。

镜下：胶质细胞样肿瘤细胞增生，细胞密度增加，异型较显著，可见核仁，部分区域微血管增生显著，并见多量钙化，局部胶质细胞疏松伴微囊变，未见明确坏死（病例 124 图 2A，病例 124 图 2B）。

免疫组化显示：GFAP（＋），Olig－2（＋），NeuN（－），Syn（＋），Vimentin（－），S－100（＋），

IDH1(－)，ATRX(＋)，P53(－)，CD34(－)，BRAF V600E(－)，H3K27M(＋)，Ki67 指数 30%（病例 124 图 2C，病例 124 图 2D）。

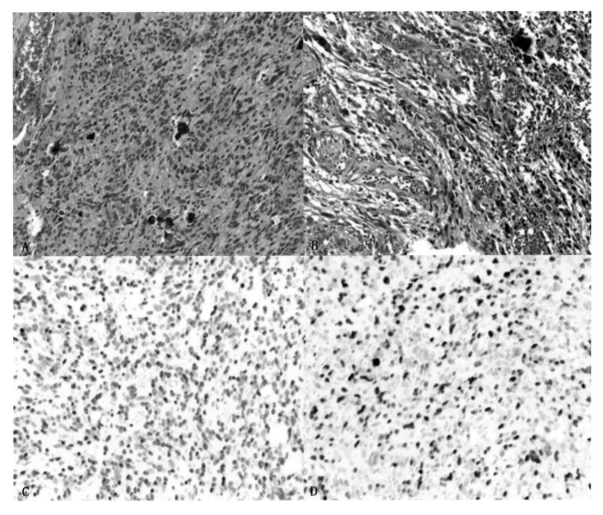

病例 124 图 2　组织学图像

注：A：肿瘤细胞胶质分化，细胞异型，见多量钙化；B：内皮细胞增生显著；C－D：免疫组化检测 H3K27M 及 Olig－2

病例 2：

大体：灰白不规则组织一块，大小 1cm×1cm×1cm，切面灰白质软。

镜下：肿瘤细胞弥漫增生，细胞密度增加，中等异型，呈胶质分化，未见明确坏死，呈低级别胶质瘤形态特点（病例 124 图 3A，病例 124 图 3B）。

免疫组化显示：GFAP(＋)，Olig－2(＋)，NeuN(－)，Syn(部分＋)，Vimentin(－)，S－100(＋)，IDH1(－)，ATRX(＋)，p53(－)，CD34(－)，BRAF V600E(－)，H3K27M(＋)，Ki67 指数 10%（病例 124 图 3C，病例 124 图 3D）。

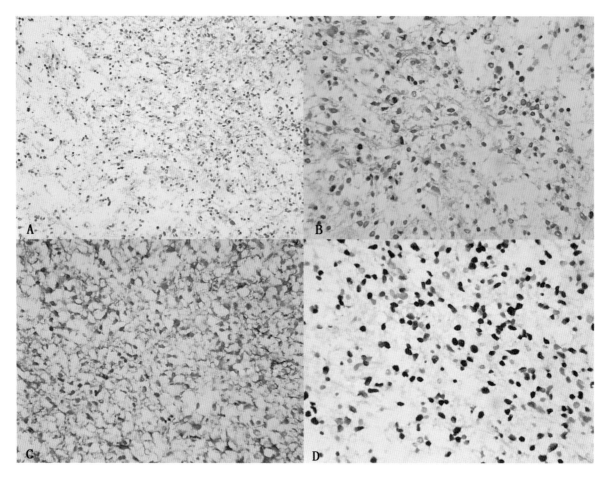

病例 124 图 3　组织学图像

注：A：低倍镜见肿瘤细胞弥漫分布，呈胶质分化，细胞密度不高，缺乏坏死及微血管增生；B：高倍镜可见肿瘤细胞细胞轻至中度异型；C－D：免疫组化检测 GFAP 及 H3K27M

五、诊断及鉴别诊断

1. 诊断　H3K27M 突变型弥漫中线胶质瘤（diffuse midline glioma，H3K27M mutant）。

2. 鉴别诊断

（1）胶质母细胞瘤：形态上表现为高级别胶质瘤，细胞显著异型、微血管明显增生、肿瘤组织灶性坏死及细胞增生指数高等形态特点综合评价可予以诊断，H3K27M 标记阴性。本病例位于典型的中线部位，免疫标记 H3K27M 阳性可辅助明确诊断。

（2）少突胶质细胞瘤：也可表现为多量同心圆样钙化，但必须具备 IDH 突变和 1p/19q 共缺失，本病例未检测到 IDH 的突变，但有明确的中线部位发病及 H3K27M 阳性，可资鉴别。

（3）好发于中线部位的其他肿瘤：如髓母细胞瘤、副神经节瘤、室管膜瘤、中枢神经细胞瘤、血管网细胞瘤、生殖细胞肿瘤和神经鞘瘤等，均需要同 H3K27M 突变型弥漫中线胶质瘤相鉴别，组织学形态是鉴别诊断的基础，而相应的免疫组化指标对于鉴别诊断必不可缺，本病例形态学符合胶质瘤，结合形态、部位及免疫组化 H3K27M 检测，鉴别诊断并不困难。

六、小结

H3K27M 突变型弥漫性中线胶质瘤是 WHO（2016）中枢神经系统肿瘤分类中提出的新的胶质瘤

亚型，具有独特的组蛋白 H3K27M 的基因突变这一分子特征，预后差，WHO 分级Ⅳ级。肿瘤主要见于儿童和青少年，但也可发生于成人。

肿瘤发生于中线部位，包括丘脑、脑干、脑桥和脊髓等。大体表现为胶质瘤形态，灰白灰红脑髓样，质地软。

组织形态上变化较大，可表现为从低级别胶质瘤到高级别胶质母细胞瘤的各种形态，除此之外，H3K27M 突变型弥漫中线胶质瘤还可呈上皮样、横纹肌样、原始神经外胚层肿瘤样、毛黏液样、室管膜样、肉瘤样转化、节细胞样、多形性黄色星形细胞瘤样等各种组织形态，对于形态学是低级别的胶质瘤的病例，容易造成肿瘤分级与预后评价的较大偏差。

免疫组化特征性的呈 H3K27M 阳性表达及胶质瘤标志物如 GFAP、Olig-2 表达等。

（青岛大学医学院　李玉军　武　杰）

病例 125　上皮样胶质母细胞瘤

一、临床病史

患者，女，68 岁，2 年前于我院行左额叶胶质瘤切除术。病理诊断：间变性多形性黄色星形细胞瘤（WHO Ⅲ级），术后恢复尚可。2 个月前患者反应下降，语言障碍，下肢活动受限，颅脑 CT 提示：考虑胶质瘤复发。

二、影像学检查

磁共振：左侧额叶见囊实性混杂信号影，病变边界较清，范围约 51mm×51mm×50mm，周围见大片指套样长 T_1 长 T_2 信号影，邻近脑沟、脑池受压变窄，左侧侧脑室受压变形，中线结构右移（病例 125 图 1）。

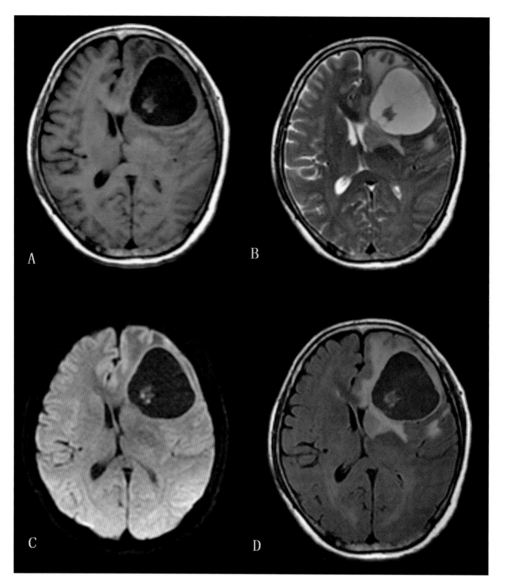

病例 125 图 1 磁共振图像

三、手术中所见

肿瘤位于皮质下 1cm, 约 4cm×5cm×6cm, 呈灰红色, 质地较韧, 边界不清, 肿瘤周围明显水肿。

四、病理所见

大体: 灰黄灰褐不规则组织一块, 大小 5cm×4cm×2cm, 切面灰白质稍韧, 部分区域呈囊性, 内含胶冻样物。

镜下: 肿瘤细胞密度增加, 中等至重度异型, 核分裂象多见, 可见核仁, 部分区域微血管显著增生, 伴多灶片状坏死, 部分肿瘤细胞胞质丰富, 体积较肥胖, 嗜酸性, 核偏位, 具有上皮样细胞的形态特点(病例 125 图 2)。

免疫组化显示: GFAP 少量(+), Olig - 2(+), IDH1(-), S - 100(+), NeuN(-), Syn 少量(+), P53(+), ATRX(+), CD34(-), BRAF V600E(+), Vimentin(+), Ki67 指数约 15%(病例 125 图 3)。

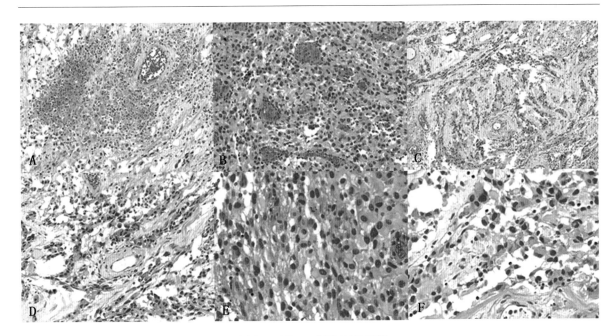

病例 125 图 2　典型 H&E 图像

注:A:肿瘤细胞增生活跃,见坏死;B:可见微血管增生;C-F:肿瘤细胞胞质丰富,体积较肥胖,核偏位,上皮样

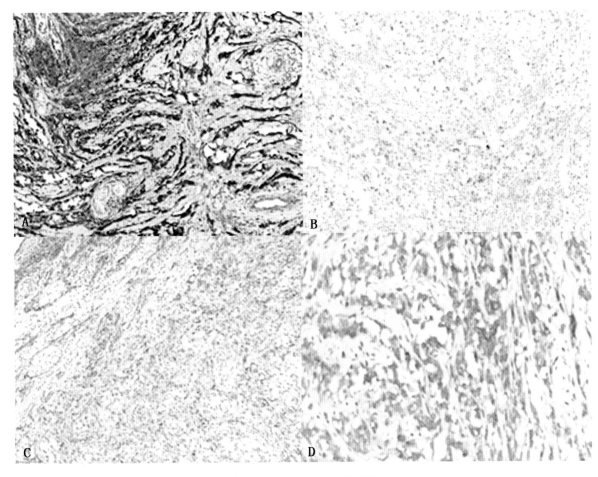

病例 125 图 3　免疫组化图像

注:A:S-100 标记;B:Oligo-2 标记;C:GFAP 标记;D:BRAF V600E 标记

五、诊断及鉴别诊断

1. 诊断 上皮样胶质母细胞瘤(epithelioid glioblastoma,E – GBM)。

2. 鉴别诊断

(1)转移的低分化癌:形态上表现为黏附性差的癌,免疫组化 CK 阳性及相关临床病史可辅助明确诊断,部分上皮样胶质母细胞瘤可以表达 CK、EMA,但同时上皮样胶母表达 GFAP、Olig – 2 等胶质标志物,可将两者区分。

(2)横纹肌肉瘤:罕见发生于颅内,形态学呈不同分化程度的横纹肌样谱系,免疫组化 MyoD1 及 Myogenin 阳性而不表达 GFAP、Olig – 2 等胶质标志物,本例形态学及免疫组化可与之鉴别。

(3)横纹肌样型脑膜瘤:肿瘤细胞可呈核偏位、胞质丰富的横纹肌样形态,但其往往与脑膜关系密切,表达脑膜瘤相关免疫标记。

(4)非典型畸胎样/横纹肌样瘤:AT/RT 虽然是一类具有异质性的病变,但可以呈现较为单一的组织学形态,肿瘤细胞具有核偏位的横纹肌样细胞,核仁嗜酸性,胞质嗜酸,常富含包涵体,但肿瘤成分一般比较复杂,可有上皮成分、间充质成分及原始神经外胚层成分等多种分化,INI – 1 表现为肿瘤细胞核缺失表达,而在正常细胞的细胞核中呈阳性表达,肿瘤细胞不表达 GFAP、Olig – 2 等胶质标志物。中枢神经系统伴横纹肌样特征的胚胎性肿瘤常见于儿童,除了低分化的神经外胚层、上皮和间叶分化以外,可见圆形、卵圆形或核偏位横纹肌样细胞,常有 SMARCB1(INI – 1)和 SMARCA4(BRG1)表达,当 INI – 1 阴性表达时,常常为 AT/RT。

六、小结

上皮样胶质母细胞瘤是由 WHO(2016)中枢神经系统肿瘤分类修订版正式提出,WHO Ⅳ级,青年人多见。组织形态学具有胶质母细胞瘤的形态学特点,包括细胞异型显著、细胞密度高、核分裂象多见、微血管增生及坏死等,同时肿瘤细胞常常表现为核偏位的横纹肌样、上皮样等典型独特的形态特点,因此需要与 AT/RT、低分化癌、肌源性肿瘤等相鉴别。免疫组化肿瘤细胞具有胶质分化的免疫组化表型,如表达 GFAP、Olig – 2 等。分子遗传学上,50% 的上皮样胶质母细胞瘤可以具有 BRAF V600E 的突变,有助于辅助诊断。目前,上皮样胶母细胞瘤的起源尚不明确,但现有报道及研究发现,有些病例与低级别胶质瘤关系密切,可以和低级别星形细胞瘤并存,甚至由间变性多形性黄色星形细胞瘤(PXA)进展而来,而本病例同样具有 WHO Ⅲ级的间变性 PXA 的病史,同时 PXA 与 E – GMB 都具有高频的 BRAF V600E 突变,提示两者可能存在一定的相关性。无论是发生于儿童或成人的 E – GBM 都具有极差的预后,进展快,生存期短,基于 BRAF V600E 突变的靶向治疗有待于进一步探索和证实。

(青岛大学医学院 李玉军 武 杰)

病例 126 非典型畸胎样/横纹肌样瘤

一、临床病史

患儿,男,1 岁,恶心呕吐 20 余天,加重 1 周,伴有左上肢抽搐,持续约 3 分钟后自行缓解。

二、影像学检查

外院颅脑 MRI 显示,考虑为右侧颞叶肿瘤并脑疝形成。

三、手术中所见

术中见肿瘤主要位于颞叶，质韧，血运丰富，灰红色，无明显边界，瘤内部分呈囊性，囊液呈黄色，囊壁为黄白色。

四、病理所见

大体：灰白灰褐组织多块，部分呈脑髓样，合计大小 4cm×3cm×2cm，质地较软。

镜下：肿瘤细胞弥漫分布，中等大小，圆形、卵圆形，胞质丰富、嗜酸、红染，部分细胞核偏位，可见显著的核仁；大部分肿瘤细胞边界欠清，可见横纹肌样细胞，小的横纹肌样细胞呈锥形的胞尾，夹杂大的怪异核细胞；灶状分布的间充质细胞主要呈梭形，疏松排列，部分呈黏液样，可见上皮样巢状排列的细胞；肿瘤内见多灶性坏死；薄壁毛细血管增生扩张伴出血（病例 126 图 1）。

免疫组化显示：EMA 部分（＋），CK（＋），Vimetin（＋），SMA 散在（＋），CD99 弱（＋），IDH-1（－），GFAP（－），S-100（－），Syn（－），LCA（－），INI-1（－），Ki67 指数约 90%（病例 126 图 2）。

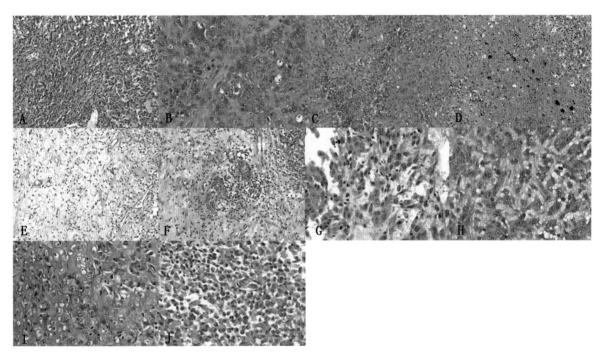

病例 126 图 1　典型 H&E 图像

注：A：肿瘤细胞中等大小，圆形、卵圆形，胞质嗜酸；B：核仁明显，可见核分裂象；C：肿瘤内见多灶坏死；D：肿瘤内见片状出血；E：呈梭形并疏松排列的间充质细胞；F：并见上皮样细胞巢状；G－J：可见横纹肌样细胞，可见小的横纹肌样细胞呈锥形的胞尾，核仁明显，可见黏液样背景

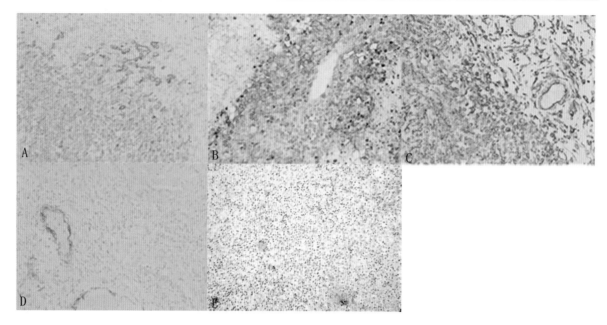

病例 126 图 2　免疫组化图像

注：A：CK；B：EMA；C：Vimetin；D：SMA；E：INI－1

五、诊断及鉴别诊断

1. 诊断　非典型畸胎样/横纹肌样瘤（atypical teratoid rhabdoid tumour，AT/RT）。

2. 鉴别诊断

（1）横纹肌肉瘤：罕见发生于颅内，形态学呈不同分化程度的横纹肌样谱系，免疫组化 MyoD1 及 Myogenin 阳性，INI－1 通常没有缺失表达。

（2）横纹肌样型脑膜瘤：形态学可呈核偏位、胞质丰富的横纹肌样，但其往往与脑膜关系密切，没有间充质细胞成分，表达脑膜瘤相关免疫标记。

（3）髓母细胞瘤：<1% 的髓母细胞瘤可伴有色素和肌源性分化，可见具有横纹分化的横纹肌母细胞，但无横纹肌样特征的细胞及其他上皮样分化。

（4）中枢神经系统伴横纹肌样特征的胚胎性肿瘤：极其罕见，病理特征和非典型畸胎样/横纹肌样瘤（AT/RT）无明显区别，两者均显示原始外胚层、上皮和间叶的分化，SMARCB1（INI－1）和 SMARCA41（BRG1）无表达缺失，有助于与 AT/RT 相鉴别。

（5）具有核偏位组织学形态的胶质瘤：如上皮样胶质母细胞瘤和肥胖型弥漫性星形细胞瘤等，此类胶质瘤往往 GFAP 阳性且无 INI－1 和 BRG1 表达缺失，上皮样胶母还往往有 BRAF V600E 的突变，有助于与 AT/RT 相鉴别。

（6）淋巴造血系统肿瘤：某些肿瘤如弥漫大 B 细胞性淋巴瘤、浆细胞性肿瘤、朗格汉斯组织细胞增生症等，细胞形态可以呈现胞质丰富、核偏位等特点，利用免疫标记可较为容易的与 AT/RT 相鉴别。

（7）恶性黑色素瘤：形态多变，可表现为胞质丰富、核仁明显、核偏位等形态特点，但细胞内可存在色素，HMB45、Melan－A、S－100 阳性且 CK、EMA 阴性，易于鉴别。

六、小结

非典型畸胎样/横纹肌样瘤是好发于儿童的罕见的高度恶性胚胎性肿瘤，WHO Ⅳ级，肿瘤由横纹肌样细胞，伴或不伴有类似典型原始外胚层肿瘤（PNET）上皮样组织和肿瘤性间叶组织构成。大部分(94％)的患者初诊≤5 岁,临床表现与年龄、肿瘤大小及位置有关。

儿童 AT/RT 常位于后颅凹[小脑、小脑脑桥角和(或)脑干]、幕上(大脑和鞍上)、松果体等,成人 AT/RT 都位于大脑。肿瘤一般灰红,质地软,体积大的肿瘤常边界清楚,特征性的含坏死灶,并见出血;间叶成分丰富的肿瘤则质地偏硬,切面呈棕色至白色。

组织学成分可单一或复杂,一般具有以下特点:①含横纹肌样细胞,不同肿瘤所含横纹肌样细胞比例不等,有的肿瘤仅含此种肿瘤成分;②大部分肿瘤含有小细胞胚胎成分,小细胞胚胎成分可以是原始神经上皮成分、罕见的室管膜小管及神经管结构;③部分肿瘤含有疏松排列的小梭形细胞或致密束状排列的肉瘤样间充质区域;④上皮样分化。

免疫组化:横纹肌样细胞通常 Vimentin、EMA 阳性;部分可表达 SMA。近期研究发现,90％的中枢 AT/RTs 22 号染色体单体或缺失,常伴有肿瘤组织中 INI-1 蛋白表达异常。

(青岛大学医学院　李玉军　武　杰)

(审　校　李玉军)

参 考 文 献

[1] Wang AC, Jones DTW, Abecassis IJ, et al. Desmoplastic infantile ganglioglioma/astrocytoma (DIG/DIA) are distinct entities with frequent BRAFV600 mutations. Mol Cancer Res, 2018, 16(10): 1491-1498

[2] Samkari A, Alzahrani F, Almehdar A, et al. Desmoplastic infantile astrocytoma and ganglioglioma: case report and review of the literature. Clin Neuropathol, 2017, 36(2017)(1): 31-40

[3] 梁奕, 周杰, 吕晶, 等. 婴儿促纤维增生型星形细胞瘤的 MR 表现和病理学特点(附1例报告). 临床神经病学杂志, 2015, 28(5): 382-384

[4] 温洋, 彭芸, 段晓岷, 等. 婴儿促纤维增生型肿瘤的影像与病理特征. 医学影像学杂志, 2017, 27(8): 1421-1424

[5] Louis DN, Ohgaki H, Wiestler OD, et al. WHO classifcation of tumours of the central nervous system, Revised, 4th ed. Lyon: IARC Press, 2016

[6] Preusser M, Dietrich W, Czech T, et al. Rosette-forming glioneuronal tumor of the fourth ven-tricle. Acta Neuropathol, 2003, 106(5): 506-508

[7] Sievers P, Appay R, Schrimpf D, et al. Rosette-forming glioneuronal tumors share a distinct DNA methylation profile and mutations in FGFR1, with recurrent co-mutation of PIK3CA and NF1. Acta Neuropathol, 2019, 138(3): 497-504

[8] Louis DN, Ohgaki H, Wiestler OD, et al. WHO classification of tumours of the central nervous system. Lyon: IARC Press, 2007: 14-149

[9] Pasquier B, Péoc'h M, Morrison AL, et al. Chordoid glioma of the third ventricle: a report of two new cases, with further evidence supporting an ependymal differentiation, and review of the literature. Am J Surg Pathol, 2002, 26(10): 1330-1342

[10] Rosenberg S, Simeonova I, Bielle F, et al. A recurrent point mutation in PRKCA is a hallmark of chordoid gliomas. Nat Commun, 2018, 9(1): 2371

[11] Labrune P, Lacroix C, Goutieres F, et al. Extensive brain calcifications, leukodystrophy, and formation of parenchymal cysts: a new progressive disorder due to diffuse cerebral microangiopathy. Neurology, 1996, 46(5): 1297-1301

[12] Osman O, Labrune P, Reiner P, et al. Leukoencephalopathy with calcifications and cysts(LCC): 5 cases and literature review. Rev Neurol(Paris), 2020, 176(3): 170-179

[13] Jenkinson EM, Rodero MP, Kasher PR, et al. Mutations in SNORD118 cause the cerebral microangiopathy leukoencephalopathy with calcifications and cysts. Nat Genet, 2016, 48(10): 1185-1192

[14] Louis DN, Perry A, Reifenberger G, et al. The 2016 World Health Organization classification of tumors of the central nervous system: a summary. Acta Neuropathol, 2016, 131(6): 803-820

[15] Louis DN, Giannini C, Capper D, et al. cIMPACT – NOW update 2: diagnostic clarifications for diffuse midline glioma, H3 K27M mutant and diffuse astrocytoma/anaplastic astrocytoma, IDH mutant. Acta Neuropathol, 2018, 135(4): 639 – 642

[16] Solomon DA, Wood MD, Tihan T, et al. Diffuse midline gliomas with histone H3 – K27M mutation: a series of 47 cases assessing the spectrum of morphologic variation and associated genetic alterations. Brain Pathol, 2016, 26(2): 569 – 580

[17] Coons SW, Rekate HL, Prenger EC, et al. The histopathology of hypothalamic hamartomas: study of 57 cases. J Neuropathol Exp Neurol, 2007, 66(2): 131 – 141

[18] Fujita A, Higashijima T, Shirozu H, et al. Pathogenic variants of DYNC2H1, KIAA0556, and PTPN11 associated with hypothalamic hamartoma. Neurology, 2019, 93(3): e237 – e251

[19] Sharma MC, Gaikwad S, Mahapatra AK, et al. Hypothalamic hamartoma: report of a case with unusual histologic features. Am J Surg Pathol, 1998, 22(12): 1538 – 1541

[20] Louis D OH, Wiestler O, et al. WHO classification of tumours of the central nervous system, Revised 4th edn. International Agency for Research on Cancer, Lyon, 2016, 50 – 51

[21] Sugimoto K, Ideguchi M, Kimura T, et al. Epithelioid/rhabdoid glioblastoma: a highly aggressive subtype of glioblastoma. Brain Tumor Pathol, 2016, 33(2): 137 – 146

[22] Allen J, Chacko J, Donahue B, et al. Diagnostic sensitivity of serum and lumbar CSF bHCG in newly diagnosed CNS germinoma. Pediatr Blood Cancer, 2012, 59(7): 1180 – 1182

[23] Louis DN, Ohgaki H, Wiestler OD, et al. The 2007 WHO classification of tumors of the central nervous system. Acta Neuropathol, 2007, 114(2): 97 – 109

[24] Hollmann TJ, Hornick JL. INI1 – deficient tumors: diagnostic features and molecular genetics. Am J Surg Pathol, 2011, 35(10): 47 – 63

[25] Lafay – Cousin L, Hawkins C, Carret AS, et al. Central nervous system atypical teratoid rhabdoid tumours: the canadian paediatric brain tumour consortium experience. Eur J Cancer, 2012, 48(3): 353 – 359

第十一章　皮肤与传染病

病例 127　HIV 感染性淋巴结炎

一、临床病史及实验室检查

患者，男，27 岁，发现左颈肿物 1 个月余。有同性恋和肛门尖锐湿疣病史。临床实验室检查：HIV（＋），Fspot－TB（＋）。

二、病理所见

大体：不规则组织多块，切面灰黄质韧。

镜下：淋巴结结构紊乱，滤泡数目明显减少，局部可见萎缩退变的淋巴滤泡和残余的生发中心。淋巴细胞显著减少，组织细胞弥漫或结节状增生，组织细胞吞噬坏死碎片，形成泡沫样细胞，其间散在浆细胞和免疫母细胞，伴有毛细血管后静脉增生。多灶坏死及玻璃样变形成斑驳不一的地图样外观，局部可见中性粒细胞聚集形成小脓肿（病例 127 图 1）。

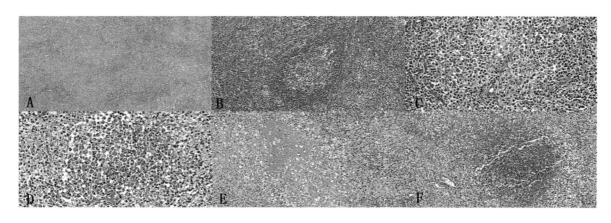

病例 127 图 1　典型 H&E 图像

注：A：低倍镜呈多结节状，淋巴细胞减少；B：残存的淋巴滤泡；C：增生的组织细胞和小血管；D：泡沫细胞聚集；E：玻璃样变及纤维素样坏死；F：小脓肿形成

免疫组化显示：CD20 小灶性（＋）；CD21 滤泡树突细胞明显减少；CD3、CD5、CD2、CD7、CD8（＋）；CD4 灶性（＋）；BCL－2 散在部分细胞（＋）；CD68 弥漫（＋）；Ki67 指数约 20%（病例 127 图 2）。

特殊染色：抗酸（－）（病例 127 图 2）。

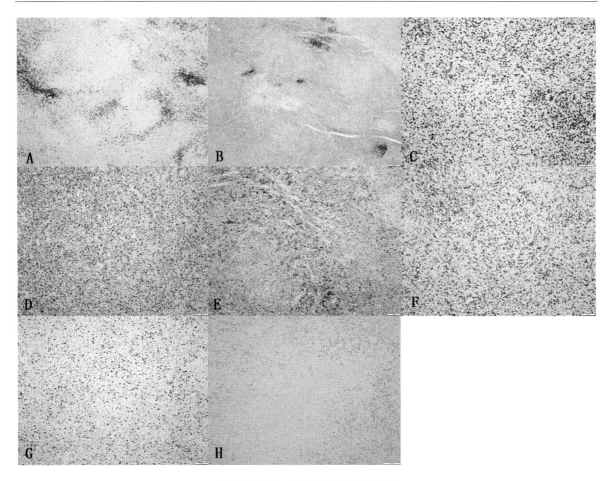

病例 127 图 2　免疫组化及特殊染色

注：A：CD20 小灶性（＋）；B：CD21 残存滤泡阳性；C：CD3（＋）；D. CD68 弥漫（＋）；E：CD4 灶性（＋）；F：CD8（＋）；G：Ki67 指数约 20%；H：抗酸染色（－）

三、诊断及鉴别诊断

1. 诊断　（左颈部淋巴结）HIV 感染相关性淋巴结病变，淋巴细胞衰竭期（human immunodeficiency virus lymphadenitis）。

2. 鉴别诊断

（1）反应性淋巴组织增生：HIV 感染初期和慢性持续期，淋巴结病变以反应性增生为主，滤泡显著增生，形状不规则如地图状，套区变薄或消失，由于滤泡中心树突状细胞被破坏可出现"滤泡溶解"现象；此种病理改变并非 AIDS 病独有。如无临床病史和实验室检查提示，较难与非特异性淋巴结反应性增生鉴别。

（2）Kikuchi 坏死性淋巴结炎：镜下受累淋巴结可见灶状或片状不规则的坏死性病变，常位于副皮质区内，可见大量的核碎屑、散在纤维素沉积和单核细胞聚集。通常缺乏中性粒细胞、嗜酸性粒细胞和浆细胞。一般呈良性和自限性经过。

（3）梅毒性淋巴结炎：淋巴滤泡反应性增生、弥漫性浆细胞浸润和血管增生伴内皮细胞肿胀和管壁炎性浸润（静脉炎和闭塞性动脉内膜炎）是其相对特征性病理改变。淋巴结被膜增厚，被膜和被膜周围组织呈以浆细胞为主的慢性炎，部分病例可查见非干酪性肉芽肿。免疫组化：梅毒螺旋体抗体染色阳性，查见梅毒螺旋体。

（4）传染性单核细胞增多症：由人类疱疹病毒 HHV4 即 EBV 病毒引起。受累淋巴结结构破坏，免疫母细胞、浆细胞显著增生，伴有大小淋巴细胞、组织细胞及嗜酸性粒细胞等多种细胞增生浸润。大淋巴细胞主要分布于淋巴窦内，淋巴窦结构完好，滤泡增生伴有明显的分裂活性和吞噬现象，血管增生。免疫组化（LMP1）和原位杂交方法检测 EBV 阳性。

（5）Castleman 淋巴结病（巨大淋巴结增生）：分为玻璃样血管型和浆细胞型。前者主要表现为增生的淋巴组织中散在大淋巴滤泡，外套细胞增生并呈同心圆状围绕退行性转化的生发中心，血管增生显著，生发中心血管壁玻璃样变性。后者主要表现为滤泡间弥漫性浆细胞增生。

四、小结

HIV 淋巴结炎由人类免疫缺陷病毒（HIV）感染所致，根据血清分型分为Ⅰ型和Ⅱ型（HIV - Ⅰ型和 HIV - Ⅱ型），通常是 HIV - Ⅰ，属于反转录病毒亚家族的慢病毒属成员。主要经 3 种途径传播：性接触、血液（及血制品）和母婴传播。HIV 主要侵犯并破坏 CD4 + 的 T 细胞，抑制人体免疫功能。HIV 相关疾病基本病变包括淋巴结肿大、机会感染和相关性肿瘤。HIV 相关性淋巴结炎组织学上缺乏特异性改变，通常分为 A、B、C 3 型，分别对应 HIV 感染的急性、慢性和终末期病变。A 型特点是显著的滤泡增生，可以表现为一般病毒性感染淋巴结炎特征；B 型为混合型，伴有滤泡过度增生和部分区域滤泡萎缩退化（滤泡溶解）；C 型为淋巴细胞消减型，淋巴结结构破坏，生发中心萎缩，血管增生，组织细胞和浆细胞显著增生。机会感染包括结核、组织胞浆菌和肺孢子虫等。相关性肿瘤包括卡波西肉瘤及淋巴瘤等。

（山东大学齐鲁医院　苏　鹏）

病例 128　包虫病 2 例

一、临床病史

病例 1：患者，女，64 岁，新疆籍，因右肺占位 30 余年入院。

病例 2：患者青年女性，短暂意识障碍伴肢体抽搐反复发作 7 年余，抗癫痫治疗效果不佳。

二、影像学检查

病例 1：胸部 CT 显示右肺上叶可见类圆形密度影，边界清楚，最大径约 2.5cm（病例 128 图 1），增强扫描呈轻度强化。

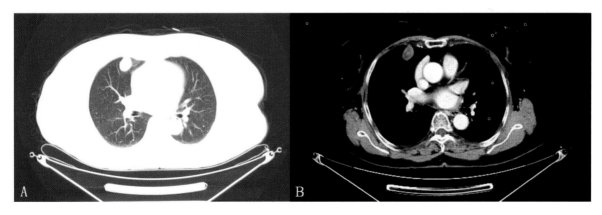

病例 128 图 1　CT 图像

病例2：颅脑MRI示右额叶等略长T₁、略长T₂信号灶，周围伴长T₁、长T₂信号，大小约3cm×2cm×2cm，形态不规则，FLAIR呈高信号，增强扫描病灶呈明显不均匀强化，内见多发小环形强化灶，边缘显示为薄环状稍高信号（病例128 图2）。

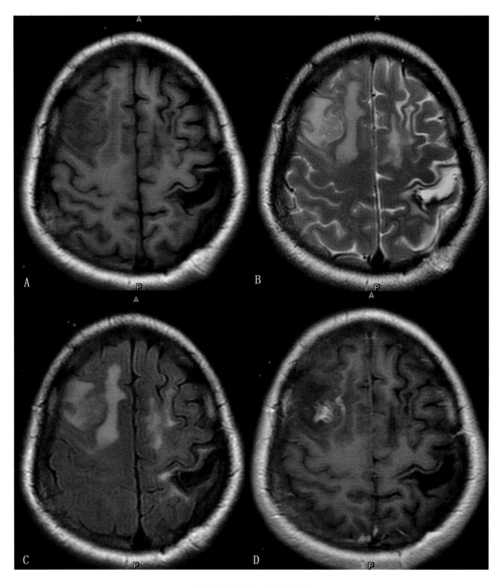

病例128 图2　MRI图像

注：A：水平位，T₁加权像；B：水平位，T₂加权像；C：水平位，质子加权像；D：水平位，T₁加权增强图像

三、手术中所见

病例1：术中见右肺上叶一结节状肿物，直径约3cm，肿物似呈囊性。

病例2：病灶位于右额皮层下，灰黄灰白色，大小约2cm×2cm×1cm，质软，与周围组织界限清，但未见明显包膜，切面呈灰白色，均质，未见明显囊形成。

四、病理所见

病例1：

大体：切除部分肺叶，内见一囊性肿物，大小3cm×2.5cm×2.5cm，囊壁白色半透明呈凉皮样，囊壁厚约 1mm，内见略浑浊液体，内壁略粗糙（病例 128 图 3）。

镜下：病变囊壁为淡粉色平行的板层结构，囊内靠近囊内壁处可见蜕变的原头蚴（是诊断此病变的典型特征）（病例 128 图 4）。

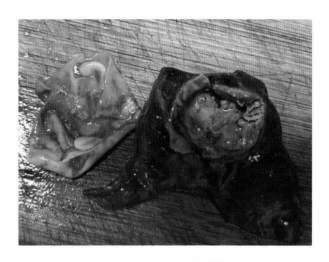

病例 128 图 3　大体图像

注：病变呈囊性，囊壁呈凉皮样，内壁略粗糙

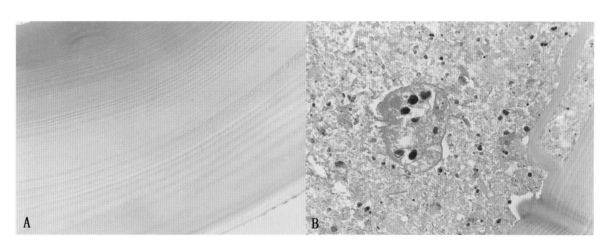

病例 128 图 4　典型 H&E 图像

注：A：显示细粒棘球蚴囊壁的板层结构是其特征性改变；B：囊内靠近囊内壁可见退变的原头蚴

病例 2：

大体：碎组织一堆，体积 1.2cm×1cm×0.3cm，灰白灰黄色质软，部分呈豆渣样。

镜下：组织内可见多个蜂窝状囊泡，大小不一，形态不规则，囊内见均一化的角质膜，局部褶皱形成，盘叠在一起，部分似双层结构，呈不规则扭曲状，部分腔内有少量嗜伊红囊液，小的囊泡呈管状或团状。病变周围见上皮样组织细胞呈栅栏状排列，其间散在多核巨细胞，外周有纤维组织包绕，并嗜酸性粒细胞、淋巴细胞和浆细胞浸润（病例 128 图 5）。特殊染色 PAS 染色角质层阳性。免疫组化：浸润的淋巴细胞 CD20、CD3、CD45RO 阳性，细胞弥漫分布。上皮样组织细胞、多核巨细胞 CD68、EMA 阳性，角质膜 CK 阴性。

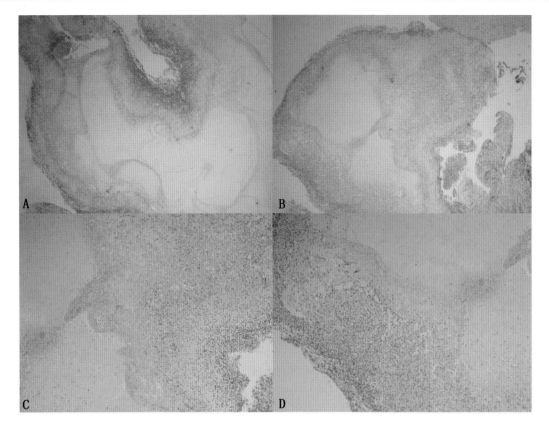

病例 128 图 5　典型 H&E 图像

注:A:虫体呈囊性,呈多个或单个;B:囊泡大小不一,形态不规则,囊内见均一化的角质膜;C:病变外周上皮样组织细胞呈栅栏状排列;D:病变外周见嗜酸性粒细胞、淋巴细胞和浆细胞浸润,散在多核巨细胞,外有纤维组织包绕

五、诊断及鉴别诊断

1. 诊断　病例 1:细粒棘球蚴病(cystic echinococcosis);病例 2:脑泡状棘球蚴病(alveolar echinococcosis)。

2. 鉴别诊断

(1)多房棘球蚴:由于其典型的肉眼形态及镜下特征性板层结构,一般不会与其他疾病混淆,主要需与多房棘球蚴鉴别,两者均属于包虫病(棘球蚴病)范畴,但两者大体形态有显著不同,多房棘球蚴一般不形成大囊泡,而由无数小囊聚集呈蜂窝状或海绵状,边缘不整,无完整板层形态的角质膜和纤维包膜,小囊内容物为胶样液。

(2)脑吸虫病:镜下见凝固性坏死伴大量嗜酸性粒细胞浸润,坏死组织内可查见夏科－雷登结晶,没有囊泡形成。

(3)脑囊虫病:大体见灰白色囊壁及囊泡组织。镜下呈囊壁样,分为皮层和实质区。实质区内分布有大量的环肌束和纵肌束,成石灰颗粒,石灰小体是诊断囊虫病的典型特征。

六、小结

棘球蚴病由棘球蚴幼虫寄生在人体内而发生的一种寄生虫病,俗称包虫病(echinococcosis)。一般分为细粒棘球蚴病和泡状棘球蚴病。棘球蚴病具有明显的地域特异性,主要在牧区高发,疫区生活史是病理诊断的线索。

棘球绦虫寄生于犬或狼体内,长 2~6mm,由一个头节和 3~4 个节片构成,最后一个体节较大,内含多量虫卵。含有孕节或虫卵的粪便排出体外,牛、羊、猪、人食入这种体节或虫卵即被感染。虫卵在人胃肠内脱去外膜，游离出来的六钩蚴钻入肠壁，随血流散布全身，并在肝、肺和脑等器官内停留下来慢慢发育，形成棘球蚴囊泡。

细粒棘球蚴病通过典型凉皮样的囊壁大体形态及镜下囊壁特征性板层结构可以明确诊断。泡状棘球蚴病是一种相对少见的包虫病，发生于脑内者罕见，在全部人体包虫病中仅占 1%～2%。脑内以包虫囊肿常见，包虫呈浸润性生长，常由小片融合成大片，严重破坏神经组织，随囊肿体积增大，逐渐产生脑部压迫、刺激症状及一系列颅内压升高的征象。病理表现：肉眼观见肿块有一定边界，但未见明显包膜，切面呈灰白色，均质，往往无明显囊形成。显微镜下在受损的病灶中央可有坏死、钙盐沉着。多数可见虫体结节呈大小不等的囊泡状结构，不规则形状。囊壁体积饱满，染色红，由均匀无细胞结构的带状角质层构成。囊泡内含胶样物，部分具有头节，具有生长发育的能力。周缘见放射状排列的类上皮细胞层包裹，周围组织发生慢性炎性肉芽肿。

（青岛大学附属医院　林东亮）

（山东省立医院　赵苗青）

病例 129　胆总管雄性蛔虫

一、临床病史及实验室检查

患者，女，74 岁，因发热寒战 1 个月余入院。AFP：1.40ng/ml，CEA：4.02ng/ml，CA125：15.90U/ml，CA19-9：21.20U/ml。查体：右肋缘下可见约 15cm 手术瘢痕，愈合良好。既往史：13 年前因胆囊结石行胆囊切除，具体病理不详。

二、影像学检查

上腹部 CT：肝内胆管、肝总管、胆总管见多发类圆形高密度灶，部分边界欠清，较大者位于胆总管下端，直径约 1.3cm，CT 诊断：肝内外胆管结石并胆管扩张（病例 129 图 1）。

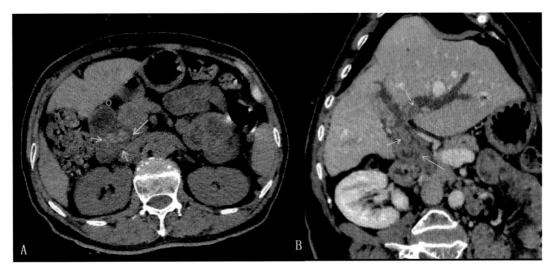

病例 129 图 1　CT 图像

注：A：CT 平扫图像示胆总管（箭头）增粗，管腔内见多发颗粒样高密度结石影，并见软组织密度灶；B：CT 多平面重建图像示肝内外胆管扩张，左肝管、肝总管及胆总管管腔内多发迂曲条状软组织密度影（箭头所示）

三、术中所见

术中探查：腹腔广泛粘连，肝脏大小形态正常，胆总管增粗，直径约2cm，其内取出白色虫体及大量结石。

四、病理所见

大体：灰白色条状物，长10cm，直径0.3cm，表面光滑，质中，圆柱状，向两端渐细，全体乳白色，侧线明显，一端成钩状（病例129 图2A）。

镜下：体壁由角质层、上皮和肌层构成皮肌囊。口后为一肌肉性的管状咽，内腔呈三角形，外壁的辐射状肌肉发达。向下依次为肠管、直肠及肛门。中间部分可见消化管、输精管、精巢、纵肌层等。肠壁为单层柱状上皮细胞构成，内有微绒毛。直肠短，射精管入直肠，以泄殖孔开口于体表（病例129 图2B 至病例129 图2D）。

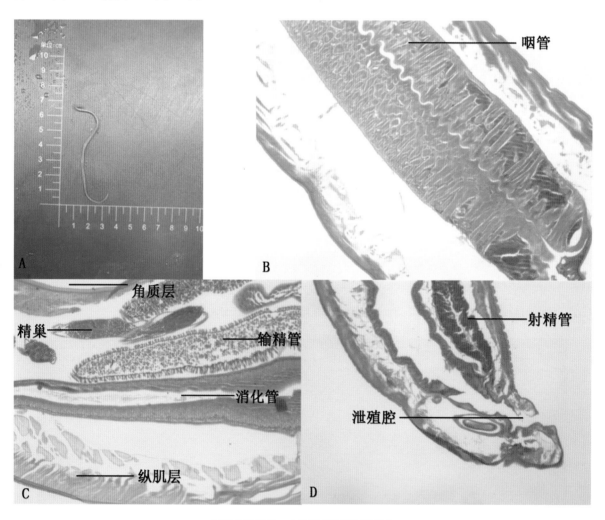

病例129 图2 大体及镜下病理所见

注：A：头尖细、尾呈钩状；B：头部结构；C：中间部分结构；D：尾部结构

五、诊断及鉴别诊断

1. 诊断 （胆总管）蛔虫（ascaris）。

2. 鉴别诊断 主要是与雌性蛔虫鉴别，雌性蛔虫长达20～35cm，直径5mm，头尾两端较细，头端较钝而尾端较尖。雌虫粗而长，尾直。前端顶部为口，有3片唇，背唇1片，具二双乳突，腹唇2片，各具一双乳突和一侧乳突，口稍后处腹中线上有一极小的排泄孔。肛门位于体后端腹侧的中线上。雌性生殖孔在体前端约 1/3 处的腹侧中线上。雌性的组织学形态不同于雄性的是有卵巢、子宫、输卵管等(病例 129 图 3)。

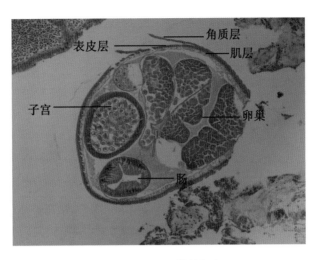

病例 129 图 3　雌性蛔虫

六、小结

似蚓蛔线虫(ascaris lumbricoides linnaeus, 1758)简称蛔虫，是人体内最常见的寄生虫之一。蛔虫卵在 21～30℃、潮湿、氧气充足、荫蔽的泥土中 10 天左右发育成杆状蚴。此时如被吞食，卵壳被消化，蛔虫卵进入人体后，需要 60～75 天的时间孵化为成虫，幼虫在肠内逸出。然后穿过肠壁，进入淋巴管和肠系膜静脉，经肝、右心、肺，穿过毛细血管到达肺泡，再经气管、喉头的会厌、口腔、食道、胃，回到小肠，整个过程 25～29 天，脱 3 次皮，再经 1 个月余就发育为成虫。寄生在空肠或回肠的蛔虫，可游走到"上游"而抵达十二指肠，进而通过十二指肠乳头奥狄括约肌，进入胆道。

最终，进入胆道的蛔虫大多数死在胆道内，其尸体碎片、角皮、虫卵成为以后结石的核心。蛔虫钻入胆道，其带入的细菌可导致胆管炎症，且可引发急性重症胆管炎、肝脓肿、膈下脓肿、胆汁性腹膜炎、急性胰腺炎、胆道出血、中毒性休克，甚至死亡，对人体危害很大。

(山东省立医院　程显魁)

病例 130　肺孢子虫

一、临床病史及实验室检查

患者，女，37 岁，反复咳嗽胸闷、憋气 2 个月余，加重 1 周；既往慢性乙肝病史 30 余年。实验室检查：全血 C-反应蛋白 27.28mg/L；HIV 抗体检测(＋)；HBV(＋)。

二、影像学检查

胸部 CT：双肺对称性分布多发斑片影伴索条影，边界不清，可见网格状小叶间隔或小叶内间隔增厚，呈马赛克状或地图状影。考虑双肺炎症可能性大，建议治疗后复查(病例 130 图 1)。

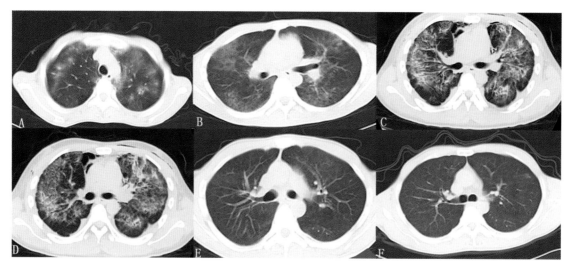

病例 130 图 1　影像学肺 CT 图像(治疗前、治疗后)

注：A、B：由肺门处开始扩散的片状或点状磨玻璃影，内可见清晰的含气支气管通过；C、D：肺野外部透亮度增加，为代偿性肺气肿表现；病情进展时可出现实变、条索状或网格状高密度影；E、F：治疗后病灶吸收、好转

三、病理所见

大体：灰白小组织多块，合计直径 0.3cm。

镜下：低倍镜下，肺组织呈慢性炎伴间质纤维组织增生，可见纤维素样渗出物及陈旧性出血，扩张的肺泡腔内见充满肺泡腔的巢团状分布的泡沫样渗出物。高倍镜下，肺泡腔泡沫样渗出物内见圆形或卵圆形的滋养体，局部巨噬细胞增多，间质毛细血管充血，肺间质内主要是淋巴细胞、浆细胞、嗜酸性粒细胞浸润(病例 130 图 2A，病例 130 图 2B)。

支气管肺泡灌洗液：涂片内散在的含有肺孢子虫滋养体及包囊的泡沫样物，呈圆盘形(病例 130 图 2E，病例 130 图 2F)。

特殊染色：六胺银(＋)；PAS 染色(＋)；抗酸染色(－)(病例 130 图 2C，病例 130 图 2D，病例 130 表 1)。

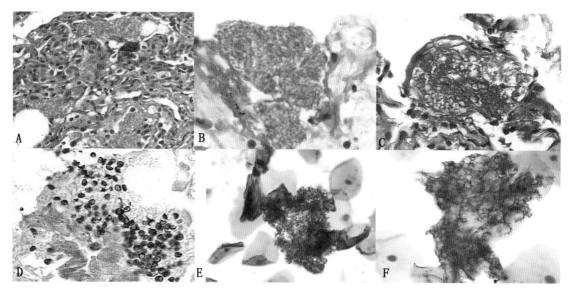

病例 130 图 2　典型 H&E 及特殊染色图像

注：A：低倍镜可见肺泡腔内粉染泡沫样渗出物；B：高倍镜下可见圆形或卵圆形的肺孢子虫菌包囊；C：PAS 染

色示泡沫样渗出物阳性；D：六胺银染色示肺孢子虫黑色包囊及滋养体，囊内隐约可见暗染的小点（D图右下角）；E、F：支气管肺泡灌洗液涂片镜检可发现成堆聚集的肺孢子虫包囊，圆形或卵圆形

四、诊断及鉴别诊断

1. 诊断　卡氏肺孢子虫肺炎（pneumocystis carinii pneumonia，PCP）。

2. 鉴别诊断

（1）肺组织胞浆菌病：该病在影像学及组织病理学的表现与肺孢子虫肺炎较为相似，特殊染色的结果也难以鉴别，但 H&E 切片中组织胞浆菌菌体通常分布在细胞内，在巨噬细胞及多核巨细胞内可查见较多成簇的圆形或卵圆形菌体。

（2）急性粟粒型肺结核：双肺粟粒病灶呈现大小、密度、分布均匀的微小结节，当患者合并艾滋病时，影像学特点并不典型。病理检查肺组织呈特异性慢性肉芽肿性炎伴凝固性坏死，抗酸染色发现抗酸杆菌即可确诊。

（3）大叶性肺炎：影像学显示充血期病变呈磨玻璃影，边缘模糊；实变期为沿大叶或肺段分布的致密影；消散期实变影密度减低，逐渐吸收。病理检查主要表现为肺组织内见大量纤维素性渗出，特殊染色结果多为阴性。

五、小结

卡氏肺孢子虫肺炎，又称卡氏肺囊虫肺炎，是由肺孢子虫引起的间质性浆细胞性肺炎。肺孢子虫以往认为是一种原虫，目前遗传学更支持其为一种真菌。该病多见于免疫力低下或有免疫缺陷者，是 AIDS 常见的感染性并发症和死亡原因。临床和胸部影像表现复杂多样，近年来发病率逐渐升高。PCP 主要通过空气与飞沫经呼吸道传播。本病临床表现除原发病外，大多有发热、气促、呼吸困难、咳嗽、发绀、纳差等症状。早期发现并治疗，预后良好，但由于临床表现无特异性，且无法进行培养，因此，需借助病理检查明确诊断，包括通过支气管灌洗液、支气管刷片、痰细胞学检查或肺组织活检等查找肺孢子虫。

肺孢子虫肺炎时肺的体积和重量增加，晚期会出现肺实变，肺泡腔含气减少，可伴有出血。

组织学一般具有以下特点：①肺间质浆细胞、淋巴细胞、巨噬细胞和嗜酸性粒细胞浸润；②肺泡上皮增生脱落，肺泡腔内含成堆滋养体和包囊及其崩解物，形成镜下的"泡沫样物"。

特殊染色：六胺银染色肺孢子虫呈黑色；PAS 染色肺孢子虫呈红色。

（青岛大学附属医院　徐　进）

病例 131　粪类圆线虫

一、临床病史

患者，男，58 岁，反复咳嗽咳痰、气促 5 年余，肺移植术后 2 个月。

二、影像学检查

胸部 CT 显示右肺移植术后改变，右肺见少量散在斑片、条索模糊影及实变影；左肺见团片状、团块状密度增高影，密度不均匀（病例 131 图 1）。

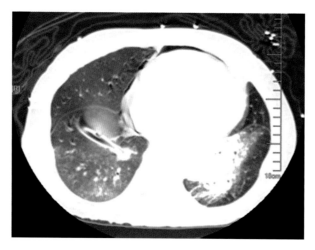

病例 131 图 1　CT 图像

三、病理所见

大体：送检肺泡灌洗液 100ml，呈淡红色。

镜下：肺泡灌洗液 HE 图像内见大量幼虫虫体，虫体长 350～500μm，宽 30～40μm（病例 131 图 2），虫体细长，染色呈嗜酸性，背景中可见红细胞、组织细胞、淋巴细胞及少许鳞状上皮（病例 131 图 2）。

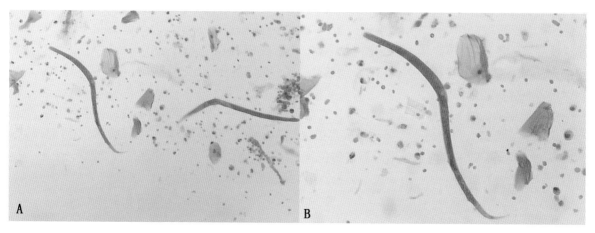

病例 131 图 2　典型 H&E 图像

注：A：低倍镜下支气管灌洗液内见两个粪类圆线虫虫体；B：高倍镜下线形虫体大约长为 500μm

四、诊断及鉴别诊断

1. 诊断　粪类圆线虫（strongyloides）。

2. 鉴别诊断　肺部粪类圆线虫主要与其他累及到肺部的线虫鉴别。蛔虫及钩虫在其生命周期的幼虫阶段也累及肺部，一般不会导致严重的肺部感染，也不会出现在肺泡灌洗液或痰中。

五、小结

粪类圆线虫是一种兼性寄生虫，成虫主要寄生于人、狗、猫等的小肠中，幼虫可侵入肺、脑、肝、肾等器官形成粪类圆线虫病。生活史包括自生世代和寄生世代，自生世代虫卵在温暖、潮湿的土壤中，数小时内即可孵化出杆状蚴，并在 36～48 小时，经 4 次蜕皮后发育为自生世代的雌虫和雄虫。寄生世代丝状蚴经皮肤侵入人体后，随血循环经右心至肺，穿破毛细血管，进入肺泡。然后，沿支气管、气管移行至咽，被吞咽至消化道，并钻入小肠(尤以十二指肠、空肠为多)黏膜，蜕皮2次，发育为成虫。雌虫多埋于肠黏膜内，并在此产卵。虫卵发育较快，数小时后即可孵化出杆状蚴，并自黏膜内逸出，进入肠腔，随粪便排出体外。自丝状蚴感染人体至杆状蚴排出，至少需要17天。严重腹泻的患者，也可自粪便中排出虫卵。除肠道外，粪类圆线虫还可寄生于肺或泌尿生殖系统，随痰排出的多为丝状蚴，随尿排出的多为杆状蚴。

幼虫可移行到全身各器官，如心、肝、肾、胰、脑及泌尿生殖系统等处，并可形成肉芽肿。从而引起多器官性损伤，导致弥散性粪类圆线虫病。粪类圆线虫病一般为慢性病程，但当患者因各种消耗性疾病，如恶性肿瘤、白血病、结核病、器官移植等，引起机体极度营养不良，或有先天性免疫缺陷，或因长期大剂量使用激素或免疫抑制药，以及艾滋病患者，常因自身感染，使病情明显加重。

（青岛大学附属医院　林东亮）

病例 132　华支睾吸虫

一、临床病史及实验室检查

患者，男，61岁，腹胀2周余，发现肝占位性病变1周。

二、影像学检查

增强 CT 示肝脏大小、形态未见明显异常，肝内见巨大团块状软组织密度影，密度不均，边界欠清，大小约 10.2cm×7.9cm(病例 132 图 1)。肝内可见多发囊状低密度影。肝内胆管扩张。

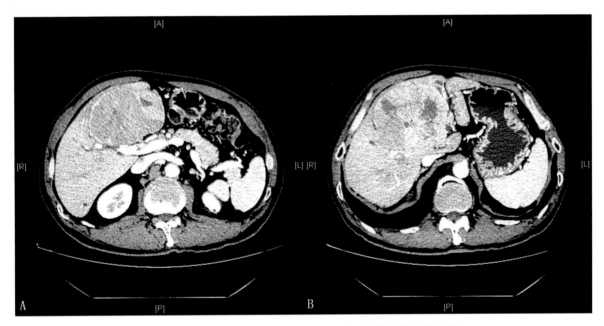

病例 132 图 1　腹部 CT 示肝内巨大结节，多发囊状低密度影

三、手术中所见

术中见右半肝色泽红润质地可，无明显肝硬化改变，左半肝可触及一肿块，突出肝脏表面，触诊质韧，直径约10cm。

四、病理所见

大体：送检部分肝组织，大小 17cm×12cm×8cm，紧邻肝断端见一巨大结节样肿物，大小 12cm×11cm×8cm，质脆，其余肝组织切面灰黄质软。

镜下：巨大结节样肿物为肝细胞肝癌，呈实性片状生长。于癌旁肝组织胆管内见寄生虫虫体，虫体狭长，前端尖细，后端略钝，两个前后排列的睾丸位于虫体后 1/3 处，虫体寄生的胆管扩张，胆管上皮增生，汇管区淋巴细胞浸润，周围肝细胞轻度水肿（病例 132 图 2）。

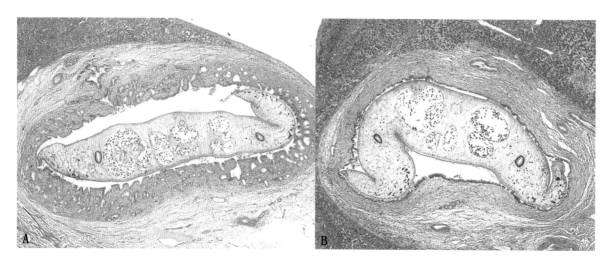

病例 132 图 2　HE 染色

注：胆管内见寄生虫虫体，内见虫卵，周围胆管上皮增生，小胆管增生

五、诊断及鉴别诊断

1. 诊断　肝细胞肝癌合并华支睾吸虫病（clonorchis sinensis）。

2. 鉴别诊断　华支睾吸虫一般寄生于人体胆道系统，虫体大小（10~25）mm×（3~5）mm，由于其特殊寄生部位与大小形态，与其他吸虫类寄生虫较易鉴别。与之有相同寄生部位的，如肝片状吸虫，虫体较大，呈叶片状，体内生殖器官发达，体中部有丰富的肠支和睾丸分支。并殖吸虫往往寄生于肺，又称肺吸虫，成虫虫体肥厚，背面隆起，腹部扁平，虫体长宽比 2:1。

六、小结

1875 年 8 月 21 日，詹姆斯麦康奈尔在《柳叶刀》上发表了他对一名 20 岁中国男子的尸检报告，发现了胆管中的华支睾吸虫。华支睾吸虫病是由于食用含有华支睾吸虫囊蚴的淡水鱼虾等引起的食源性寄生虫病。轻度感染者多无明显症状，重度感染者可出现消化道功能紊乱、肝大、肝硬化、腹水及肝胆管癌等。

成虫虫体狭长，形似瓜子仁，虫卵体积较小，形似芝麻。成虫寄生于胆管内，胆汁中可见虫卵。由于虫体的机械刺激及阻塞、虫体排泄物等刺激，引起胆管壁上皮脱落、增生，引发胆管上皮内瘤变。人感染华支睾吸虫后，寄生胆管周围肝细胞水肿变性，胆管扩张，管壁增厚，胆管上皮细胞不同程度的增生，胆管周围纤维化，胆管壁和门脉区淋巴细胞、浆细胞及嗜酸性粒细胞浸润。华支睾吸虫持续感染导致胆管上皮不典型增生，是诱发肝内胆管恶性肿瘤的重要诱因之一。

（青岛大学附属医院　邹玉玮）

病例 133　皮肤麻风病

一、临床病史及实验室检查

病例 1：患者，男，53 岁，1 年前发现左手背肿物，缓慢增大，有压痛。实验室检查丙氨酸氨基转移酶（213.0U/L）、天门冬氨酸氨基转移酶（71U/L）、半胱氨酸蛋白酶抑制药 C（1.269mg/L）升高。

病例 2：患者，男，26 岁，左上肢发疹伴麻木 3 年，渐增多至全身。

二、影像学检查

病例 1：浅表彩超显示，左手背侧皮下脂肪层内可见两个低回声，大小分别为 2.3cm×0.5cm×0.4cm、0.4cm×0.3cm×0.4cm，界清，内回声不均，可见丰富血流信号及供养动脉。左上臂下段内侧触诊处尺神经增粗，较粗处约 0.46cm，内回声减低，神经束结构模糊，其内可见血流信号，周围软组织回声增强（病例 133 图 1）。

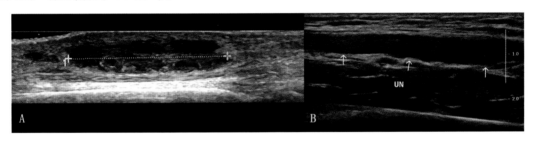

病例 133 图 1　超声图像

注：A：皮下脂肪层内见低回声结节；B：尺神经增粗，内回声减低

三、手术中所见及皮肤科查体

病例 1：术中见肿物边界清晰，肿物为灰白色、实性、质韧，无明确组织结构，包裹手背神经及静脉，难以分离，深层为肌腱周围滑膜，与肌腱无粘连，浅层与皮肤粘连紧密。

病例 2：皮肤科查体：面部红斑、水肿，双眉毛脱落（病例 133 图 2A），四肢及躯干散在暗红色斑片、斑块，左上肢斑块局部破溃（病例 133 图 2B，病例 133 图 2C），浅表感觉减退，神经未触及明显粗大。

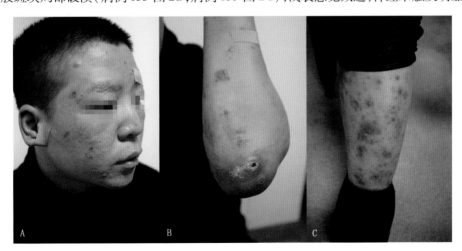

病例 133 图 2　皮肤病损图像

注：A：面部水肿性红斑，双侧眉毛脱落；B：左上肢散在暗红色斑片、斑块，局部破溃；C：左小腿暗红色丘疹、斑片

四、病理所见

病例1：

大体：灰白组织一块，大小4cm×3cm×0.6cm，切面灰白质韧（病例133 图3）。

镜下：低倍镜下表现为肉芽肿性病变，间质内淋巴细胞及淡染的组织细胞浸润。高倍镜下，上皮样细胞、多核巨细胞及淋巴细胞构成肉芽肿结构。泡沫样组织细胞聚集呈巢团状，细胞呈圆形、卵圆形，胞质丰富、淡染、泡沫样（病例133 图4）。

免疫组化显示：CD163、CD68 阳性，CK 和 S－100 阴性，Ki67 指数小于5%，特殊染色抗酸阳性，PAS 阴性（病例133 图5，病例133 表1）。

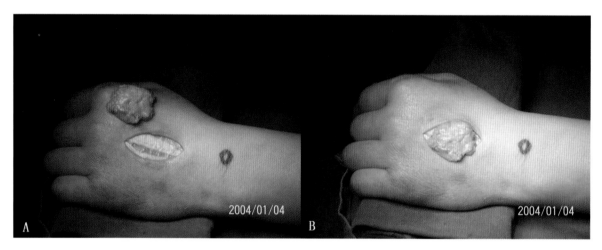

病例133 图3　大体图像

注：A－B：肿物灰白质韧，边界清晰

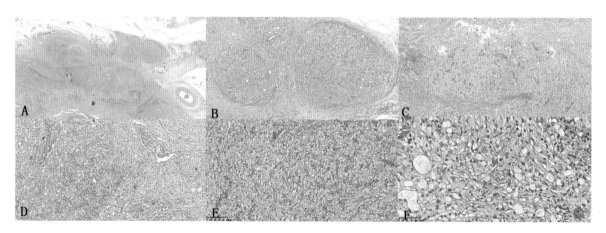

病例133 图4　典型 H&E 图像

注：A：肿物表现为肉芽肿性改变；B：可见由上皮样细胞、多核巨细胞及淋巴细胞构成肉芽肿结构，边界较清；C：病变内泡沫细胞聚集；D：周围间质内淋巴细胞浸润；E－F：巢团状聚集的泡沫样组织细胞

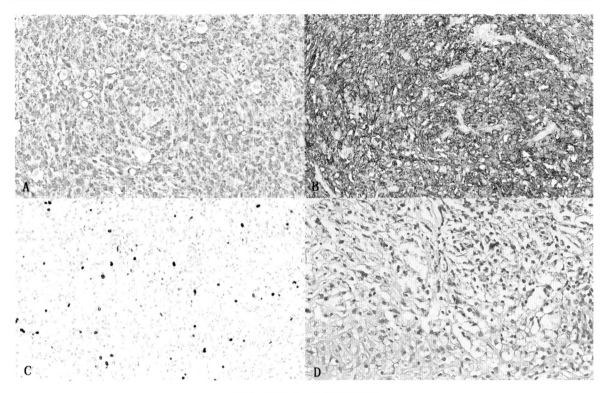

病例 133 图 5 免疫组化图像

注：A：CD68 阳性（胞质）；B：CD163 阳性（胞质/膜）；C：Ki67 阳性（细胞核）；D：抗酸染色阳性

病例 133 表 1 免疫组化表达情况

抗体名称	表达情况
CD163	（+）
CD68	（+）
Ki67	（+，<5%）
抗酸染色	（+）
CK	（-）
S-100	（-）
PAS	（-）

病例 2：

镜下所见：（左上肢）表皮角化过度，表皮变薄，真皮与表皮交界处见一无细胞浸润带，真皮全层见较多组织细胞团块状浸润（病例 133 图 6A）。麻风肉芽肿可围绕皮肤附件和小血管分布，组织细胞核圆，胞质丰富、泡沫化（病例 133 图 6C），伴少许淋巴细胞浸润，部分真皮小神经结构破坏，神经内组织泡沫细胞浸润（病例 133 图 6B）。

抗酸染色：抗酸杆菌 +（病例 133 图 6D）。

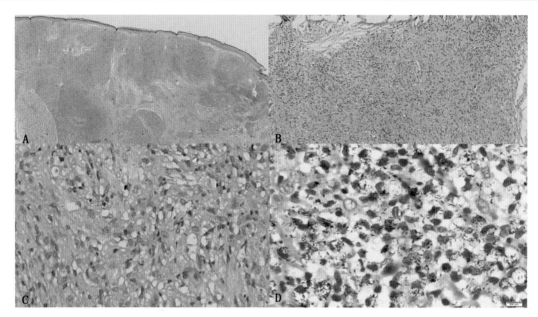

病例 133 图 6　典型 H&E 图像

注：A：表皮变薄，真表皮交界处见一无细胞浸润带，真皮全层较多组织细胞团块状浸润；B：组织细胞破坏神经；C：组织细胞核圆，胞质丰富、泡沫状化；D：抗酸染色见大量团块状杆菌

五、诊断及鉴别诊断

1. 诊断　病例 1：（左手背）瘤型麻风（leprosy）；病例 2：（左上肢）瘤型麻风。

2. 鉴别诊断

（1）湿疹皮炎：是由多种内部或外部因素引起的一组炎症性皮肤病。临床常表现为红斑、丘疱疹、渗出、结痂等急性皮炎表现，继之出现丘疹、脱屑、苔藓化、色素沉着或色素减退等慢性过程。组织病理表现为渗出、结痂，表皮增生，细胞内及细胞间明显水肿，有时可见水疱形成，真皮浅层血管周围少许淋巴细胞、嗜酸性粒细胞浸润。抗酸染色阴性。

（2）变应性皮肤血管炎：是一种白细胞碎裂性血管炎，主要侵犯真皮上部毛细血管及小血管。以下肢出血性丘疹、结节、坏死为主要临床特征，可伴有发热、乏力及关节痛。组织病理表现为真皮内及脂肪层的血管壁纤维样坏死，血管周围嗜中性粒细胞浸润及核尘。

（3）发疹性黄瘤：临床表现为成群泛发的橘黄色丘疹，好发于臀部、四肢、腹股沟、腋窝等皱褶部位。患者血中甘油三酯常升高。组织学表皮正常，真皮内弥漫或结节状泡沫状组织细胞浸润，还有嗜中性粒细胞及淋巴细胞的浸润。抗酸染色阴性。

（4）泛发性发疹性组织细胞瘤：通常为位于面部、躯干、手臂对称性成群小丘疹，有时也可表现为结节，质地坚实。组织学检查表皮正常，浸润细胞为单一形态的组织细胞，胞质丰富，伴有少量淋巴细胞。免疫组化 CD68（＋）、S－100（－）、CD1a（－）。抗酸染色阴性。

（5）其他肉芽肿性炎：包括皮肤结节病、增生性结核、真菌或其他分枝杆菌感染形成的肉芽肿性炎。抗酸染色可查到具有麻风菌特点的抗酸杆菌，间质内浆细胞较少。

（6）纤维组织细胞性良性或恶性肿瘤：皮肤真皮及皮下组织细胞增生性病变，难以归类时要考虑麻风可能，病变的亲神经性及病原学检测可以加以鉴别。

六、小结

麻风是由麻风杆菌引起的慢性传染病，主要侵犯皮肤及周围神经。临床主要表现为局部感觉障碍或神经粗大等皮肤病变，严重者可致肢端残疾。目前麻风在我国的患病率较低，约为 0.495/10 万。

病例大多散发且临床工作者对其认识不足、皮损表现多样、社会歧视等原因使麻风的诊治较为困难，部分患者甚至因误诊及治疗不当致死，因此，正确早期诊断显得尤为重要。

麻风病组织学主要分为 5 类：瘤型麻风、结核样型、界限类偏结核样型、界限类偏瘤型以及界限型麻风。其分型主要依据肉芽肿中的细胞类型、淋巴细胞的多少及分布、末梢神经受损状况、细菌数量及表皮下是否存在无细胞带等。

麻风杆菌侵入人体后，首先潜伏于周围神经的鞘膜细胞或巨噬细胞内，感染后是否发病以及发展为何种病理类型与机体的免疫状况密切相关。

组织学一般具有以下特点：①单核淋巴细胞浸润为主的非特异性炎；②有上皮样细胞及多核巨细胞，可形成肉芽肿，其内可查见麻风杆菌；③泡沫样麻风细胞，表现为细胞胞质宽，呈圆形或类圆形，胞质浅染呈泡沫状，抗酸染色可见其内成团或丛状麻风杆菌；④侵犯真皮及皮下组织末梢神经；⑤无细胞带形成，瘤型麻风中表皮与炎细胞浸润灶之间可形成无细胞境界带。

怀疑麻风患者应行皮肤涂片及组织病理学检查，有条件的实验室可行 qPCR 检测。免疫组化病变中单核/巨噬细胞常通常表达 CD163 及 CD68，麻风杆菌抗酸染色阳性。

（济宁医学院附属医院　何树金　张仁亚）
（山东第一医科大学附属皮肤病医院　刘永霞）

病例 134　梅　毒

一、临床病史及实验室检查

病例 1：男，47 岁。生殖器溃疡 4 个月，双手足皮疹 20 余天。有婚外性生活史。梅毒血清学试验 TPPA 阳性，TRUST 1:32（+）。

病例 2：男，37 岁。发热、头晕 14 天，左侧肢体无力 4 天入院。梅毒快速血浆反应素试验 1:4（+），梅毒螺旋体（TP）特异抗体（发光）阳性。

二、影像学检查

病例 2：胸腹盆 CT：纵隔、双侧腋窝、腹腔、盆腔、腹膜后及腹股沟肿大淋巴结（病例 134 图 1）。

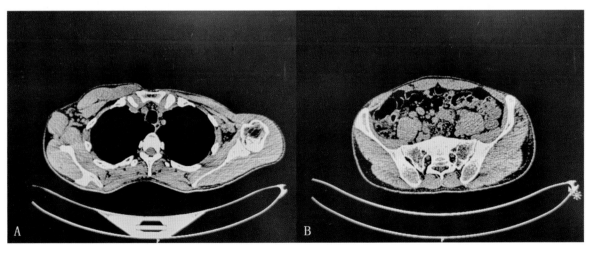

病例 134 图 1　CT 影像学检查
注：A：腋窝肿大淋巴结；B：腹腔肿大淋巴结

三、查体所见

病例1：

双手掌及手背散在暗紫红斑，界限清楚，部分皮损表面角化；双足背及足底散在暗紫红色斑片，部分表面覆鳞屑，足背部皮损部分结痂；阴茎见一暗红色溃疡，大小约3cm×1.5cm，境界清晰，无触痛及压痛（病例134图2）。

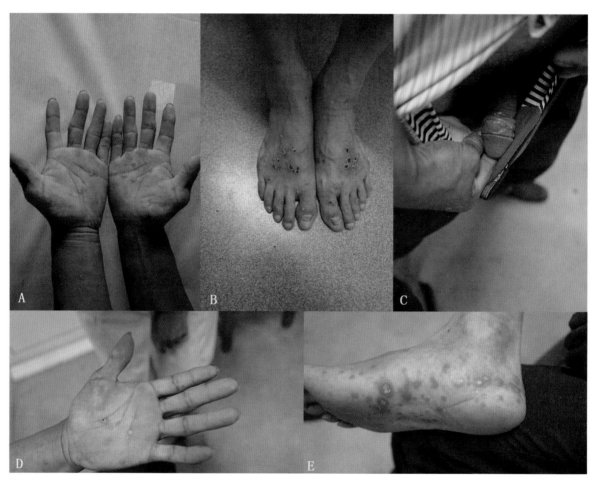

病例134图2　皮肤病变

注：A：双手掌散在暗红色斑片，部分角化；B：双足背见暗红色红斑，部分覆鳞屑，部分结痂；C：阴茎处见一浅表溃疡，境界清楚；D：左手皮损近照；E：足底部及侧缘暗紫红色斑片

四、病理所见

病例1：

镜下：（足底部）表皮角化过度，棘层增厚，较多嗜中性粒细胞移入表皮，真皮浅层毛细血管增生，血管周围轻度淋巴细胞、嗜中性粒细胞，少许浆细胞浸润（病例134图3A至病例134图3E）。

免疫组化结果：梅毒螺旋体抗体染色见较多梅毒螺旋体阳性，以真皮、表皮交界处为主（病例134图3F）。

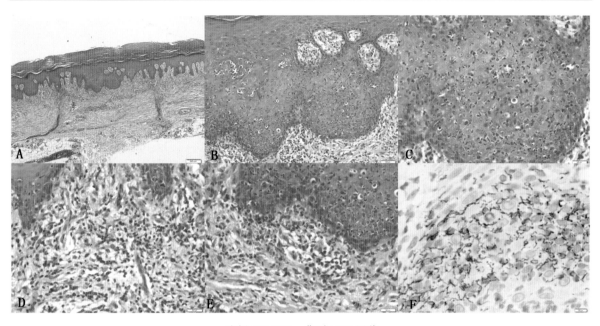

病例 134 图 3　典型 H&E 图像

注：A：表皮角化过度，棘层增厚，银屑病样增生；B：表皮增厚，较多嗜中性粒细胞移入表皮；C：嗜中性粒细胞移入表皮；D：真皮浅层毛细血管增生；E：真皮浅层血管周围淋巴细胞、嗜中性粒细胞、嗜酸性粒细胞、少许浆细胞浸润；F：梅毒螺旋体免疫组化染色真表皮交界处见较多棕黄色螺旋体

病例 2：

镜下：（腋窝淋巴结）淋巴滤泡显著增生，生发中心扩大伴较多易染体巨噬细胞，滤泡间区可见弥漫性浆细胞浸润、混杂小淋巴细胞和免疫母细胞，血管增生伴内皮细胞增生肿胀和管壁炎性浸润（静脉炎和闭塞性动脉内膜炎）。局灶查见非干酪性非完整性肉芽肿，主要为散在的多核巨细胞。被膜及被膜周围组织慢性炎，可见小血管增生及以浆细胞为主的慢性炎细胞浸润（病例 134 图 4）。

免疫组化结果：梅毒螺旋体抗体染色查见梅毒螺旋体。

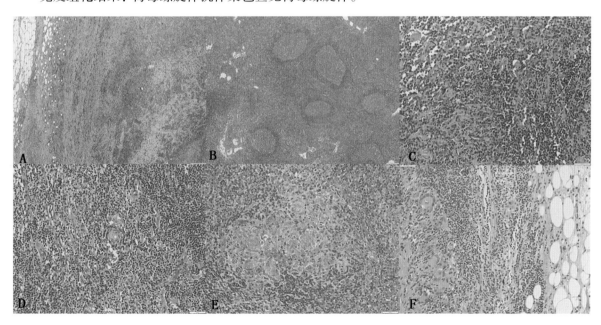

病例 134 图 4　典型 H&E 图像

注：A：被膜周围组织慢性炎；B：淋巴滤泡增生；C：大量浆细胞浸润；D：血管壁炎性浸润，管腔闭塞；E：肉芽

肿形成；F：散在多核巨细胞

五、诊断及鉴别诊断

1. 诊断　病例1：（足底部）二期梅毒（Syphilis）；病例2：（腋窝淋巴结）梅毒性淋巴结炎。

2. 鉴别诊断

（1）银屑病：是一种常见的慢性炎症性多基因遗传的皮肤病，可发生于任何年龄，病史可长达几年至数十年，典型的皮损表现是境界清楚的覆有银白色鳞屑的红色斑片、斑块，Auspiz征（＋）。皮损常累及头皮、躯干及四肢，一般不累及掌跖。组织病理学表现为表皮见Munro及Kogoj脓肿，表皮突增生呈杵状，真皮乳头增宽，毛细血管扩张充血，血管周围少许淋巴细胞、嗜中性粒细胞浸润，浆细胞较少见。梅毒血清学检测阴性。

（2）玫瑰糠疹：为一种常见的炎症性皮肤病，病因尚未明确，无传染性。皮损好发于躯干及四肢近端，初期首先出现母斑，7～14天出现继发斑，皮损以被覆糠秕状鳞屑的玫瑰色斑丘疹为特征，皮疹的长轴常于皮纹走形的方向一致，可自觉瘙痒，一般2周内逐渐消退。组织病理表现为非特异性的亚急性或慢性皮炎。梅毒血清学检测为阴性。

（3）扁平苔藓：病因不明，特征性临床表现为紫红色扁平丘疹、斑丘疹，部分可见Wickham纹，呈慢性经过。病损以前臂屈面、小腿伸侧、腰骶部常见，可累及生殖器，口腔黏膜可见白色颗粒状、网状条纹，溃疡性损害可有疼痛感。组织病理表现具有特征性，为表皮角化过度，颗粒层楔形增厚，基底细胞液化变性，真皮上部淋巴细胞呈带状浸润，真皮乳头可见胶样小体及噬黑素细胞。梅毒血清学试验检测阴性。

（4）Behcet综合征：贝赫切特综合征（白塞病）大多为16～40岁的青壮年，临床上以口腔溃疡、生殖器溃疡、眼炎及皮肤损害为突出表现，反复发作和缓解交替，皮肤病变可呈结节性红斑、痤疮样毛囊炎、浅表栓塞性静脉炎等不同的表现。其诊断主要靠临床，组织学特征改变大多是非特异性的。梅毒血清学试验阴性。

（5）结核：镜下可见上皮样肉芽肿，中央可见干酪样坏死灶，围绕Langhans巨细胞、上皮样组织细胞和淋巴细胞。抗酸染色查到结核杆菌。结核菌素试验可阳性。

（6）Castleman病：浆细胞型的镜下特征为滤泡间弥漫性浆细胞增生，可伴有血管增生，但滤泡中的玻璃样变的血管可不明显。

（7）IgG4相关性疾病：镜下可见滤泡增生，滤泡间区扩大，可见Castleman病样改变，浆细胞增生，免疫组化检测IgG4阳性细胞增多（占IgG阳性细胞的40%），通常缺少纤维化和闭塞性静脉炎。血清学检测IgG4水平升高。

六、小结

梅毒是由苍白梅毒螺旋体（TP）引起的一种慢性系统性传染性疾病，大多数是通过性行为传播。近年来我国梅毒有明显的蔓延增长趋势。根据病程、病变、疾病分布及病变特点可将梅毒病程分为三期。一期梅毒：也称原发梅毒。在感染后3周左右发病（10～30天）。主要是外生殖器黏膜、口腔及肛门，表现为下疳。二期梅毒：为隐性梅毒。在一期梅毒4～12周后发病；全身皮肤及黏膜丘疹、斑、斑丘疹或扁平丘疹型损害；全身淋巴结肿大。三期梅毒：称为内脏梅毒。在二期梅毒未经治疗消退后（1～10年或更长）进入潜伏期梅毒，其后发生三期梅毒。主要累及心血管系统及中枢神经系统，表现为结节溃疡性损害和树胶肿。

梅毒性淋巴结炎的形态复杂多样，无特异性组织改变，组织病理诊断需要综合分析。淋巴滤泡明显增生，局部结构破坏，浆细胞弥漫增生和血管闭塞性脉管炎是其诊断的主要线索。局部可见小灶性坏死、免疫母细胞增生，核仁显著者可呈R-S样细胞。仅部分病例查见散在多核巨细胞，形成不典型的肉芽肿。被膜小血管及纤维细胞增生伴浆细胞浸润，致使被膜增厚。我科诊断病例显示发病年龄宽泛，为17~80岁。病史的隐蔽性，临床检查忽视下疳改变，组织病理的不典型，缺乏肉芽肿改变，极易误诊为淋巴结反应性增生，甚至误诊为霍奇金淋巴瘤。

梅毒最为常规的诊断程序为用非特异性抗体试验进行初筛（如快速血浆反应素环状卡片试验（RPR）、甲苯胺红不加热试验（TRUST）等，出现阳性再用特异性抗体检测如梅毒螺旋体颗粒凝集试验（TPPA）进行确认。针对梅毒螺旋体病原体免疫组化阳性率可达80%，其阳性与皮损有关，其阴性不能排除梅毒。近年来梅毒螺旋体基因检测也取得较大进展。应注意梅毒可以促进 HIV 的传播，特别是男性－男性接触者（MSM）。

（山东第一医科大学附属皮肤病医院 刘永霞）

（山东大学齐鲁医院 苏 鹏）

病例 135 鞍区囊虫病

一、临床病史及实验室检查

患者，男，44岁，右眼视力下降一年余，加重2个月，半个月前出现右额颞部阵发性胀痛。实验室检查未见异常。

二、影像学检查

颅脑 MRI 扫描示：鞍区及鞍上池见一多囊长 T_1 长 T_2 异常信号灶，大小约：2.3cm×1.3cm，病灶边界清，囊内信号均匀，病灶向上向前延伸至局部脑组织，向上压迫视交叉并致视交叉移位变形，增强扫描后上述病灶呈周边强化。

三、手术中所见

开颅后向颅底方向探查，囊肿位于鞍上视神经下及鞍内，多发性囊肿，囊肿性状相同，囊内物为淡黄色浑浊液体，囊壁为灰白色，质韧，切开右侧额叶脑组织，切除脑内囊肿。

四、病理所见

大体：灰白色囊壁及囊泡组织一堆，总体积2cm×2cm×1cm，灰白，灰黄，囊壁厚0.1cm。

镜下：低倍镜下，呈囊壁样，分为皮层、实质区。高倍镜下：皮层为红染的角质样组织，表面密布微毛，位于皮层的外表面，内面为基质区，皮层以基膜与实质区分开；基膜以下为实质区，实质区内分布有大量的环肌束和纵肌束，实质区为疏松的间质，内有实质细胞、皮层细胞、成肌细胞、成石灰颗粒细胞等，部分虫体变性坏死，周围多核巨细胞及慢性炎细胞浸润（病例135图1）。

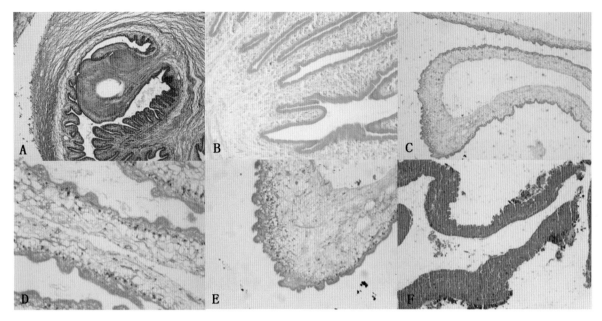

病例 135 图 1　典型 H&E 图像

注：A：虫体呈囊性，囊壁可见平滑肌，其中可见翻转前头节；B：囊壁内可见椭圆形石灰小体及平滑肌；C：大部分囊壁较薄，有皮层及少量实质区；D：位于皮层的下方可见明显的皮层细胞，表面可见微毛，微毛下方为基质区；E：实质区间质较疏松，内有皮层细胞、实质细胞及成纤维细胞；F：部分虫体变形坏死，表面有多核巨细胞及慢性炎细胞

五、诊断及鉴别诊断

1. 诊断　（鞍区）囊虫病（cysticercosis）。
2. 鉴别诊断　依据虫体特殊形态特点诊断。

六、小结

囊虫病是一种感染猪绦虫幼虫期的绦虫，据估计，绦虫影响到全世界 5000 多万人。低倍镜下，呈囊壁样，分为皮层、实质区。高倍镜下：皮层表面密布微毛，位于皮层的外表面，内面为基质区，皮层以基膜与实质区分开；基膜以下为实质区，实质区内分布有大量的环肌束和纵肌束，环肌束大多位于实质区外侧靠近基膜处，实质区有实质细胞、皮层细胞、成肌细胞、成石灰颗粒细胞的。皮层细胞位于环肌束下方，有很长的胞质突起穿过环肌束同基质区相连。胞核很大，核质呈颗粒样；实质细胞是一种较大的细胞，近圆形，胞核大；成石灰小体细胞初期有许多分泌颗粒，此为石灰小体形成早期；随着石灰小体的发育，成石灰小体细胞胀大，核和细胞器消失，然后小体释放到实质组织中，呈致密的黑色颗粒。石灰小体是诊断囊虫病的典型特征。

（山东省立医院　程显魁）

病例 136　肺隐球菌病

一、临床病史

患者，女，66 岁，查体发现右肺肿物 7 个月。

二、影像学检查

CT 显示，右肺下叶混杂磨玻璃结节，肿瘤不除外（病例 136 图 1）。

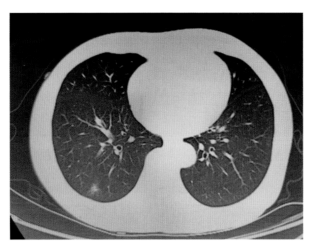

病例 136 图 1　CT 示右肺下叶混杂磨玻璃结节影

三、病理所见

大体：楔形切除肺组织一块，体积 9cm×3.2cm×2.5cm，切面见一灰白质稍硬区，切面积约 0.9cm×0.9cm，界不清，距脏层胸膜约 0.6cm。

镜下：肺组织纤维化并慢性炎细胞浸润，部分区域查见多灶坏死，坏死周围上皮样细胞及慢性炎细胞包绕形成肉芽肿，局灶查见巨噬细胞及散在的多核巨细胞。隐球菌的菌体呈薄壁圆形或卵圆形空泡状小体，平均直径为 5～10μm，位于肺间质，单核巨噬细胞或多核巨细胞的胞质内（病例 136 图 2）。

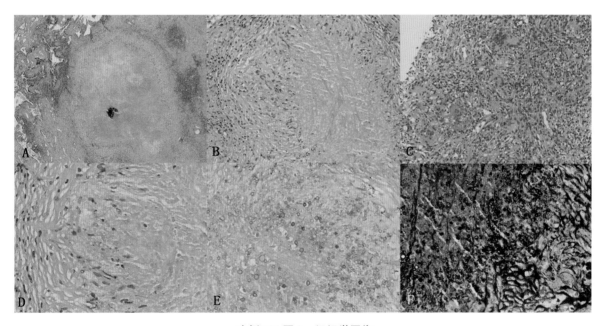

病例 136 图 2　组织学图像

注：A：示纤维化背景查见坏死，周围慢性炎细胞浸润；B：示坏死周围上皮样细胞及淋巴细胞围绕；C：示慢性炎细胞及多核巨细胞；D：示病变区内隐球菌；E：示 PAS 染色显示隐球菌；F：示六胺银染色显示隐球菌

四、诊断及鉴别诊断

1. 诊断　（右肺下叶）肺隐球菌病（cryptococcosis）。

2. 鉴别诊断　曲霉菌、毛霉菌及马尔尼菲青霉菌（病例 136 表 1，病例 136 图 3）。

病例 136 表 1　曲霉菌、毛霉菌及马尔尼菲青霉菌的鉴别

	曲霉菌	毛霉菌	马尔尼菲青霉菌	假丝酵母菌（念珠菌）
菌丝特点	粗细较一致	宽而粗细不等	腊肠状	串珠状
直径	3~5μm	10~25μm	3~5μm	2~6μm
分隔	明显	一般无	有，假荚膜	有
分支角度	45°	90°	无	无

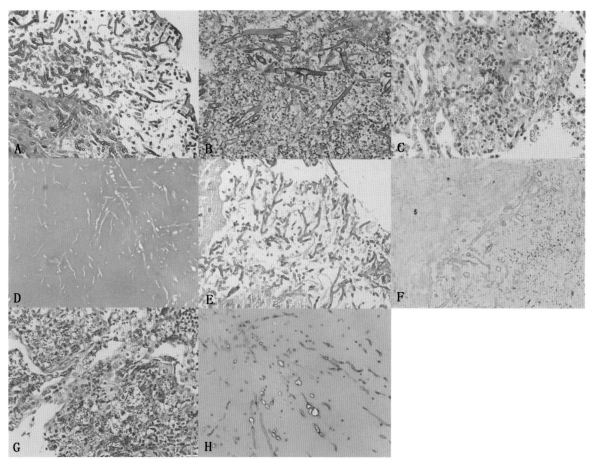

病例 136 图 3　常见真菌图像

注：A-D：HE-400×；E-H：PAS-400×；A：曲霉菌菌丝；B：毛霉菌菌丝；C：马尔尼菲青霉菌；D：念珠菌菌丝；E：为曲霉菌菌丝 PAS 特殊染色；F：为毛霉菌菌丝 PAS 特殊染色；G：为马尔尼菲青霉菌 PAS 特殊染色；H：为念珠菌丝 PAS 特殊染色

（1）肺曲霉菌病（aspergillosis）：是曲霉属真菌引起的一系列感染性肺部疾病。正常健康人吸入曲霉菌并不引起致病，若机体抵抗力下降或有基础疾病的患者则容易发病，并引起肺部真菌感染。主要病理变化包括：①曲菌球；②侵袭性肺曲霉菌病；③变应性支气管肺曲霉菌病。典型的病变为镜下发现粗细较一致的曲霉菌丝，可见分隔及 45°分枝夹角。六胺银染色和 PAS 染色阳性。

（2）肺毛霉菌病（mucormycosis）：是由真菌界接合菌亚门毛霉目中的某些致病性真菌引起的严重肺部感染，又被称为肺接合菌病，是一种发病急、进展快、病死率高的肺部真菌感染。好发于有基础疾病和免疫功能低下的患者，如糖尿病，白血病，淋巴瘤，长期大量应用抗生素、类固醇皮质激素和抗肿瘤药物的患者。典型的病变为镜下发现宽大无分隔的菌丝，可见90°分枝夹角。六胺银染色和PAS染色阳性。

（3）肺马尔尼菲青霉菌病（penicillium marneffei）：是由青霉菌属中唯一呈温敏双相型的条件性致病真菌引起少见的深部真菌感染性疾病，多见于免疫功能低下的患者。通常有3种组织学改变：肉芽肿型、化脓型及环死型。酵母样菌体直径2~5μm，典型可见腊肠状菌体3~6μm长，有横膈，裂殖生长。六胺银染色和PAS染色阳性。

（4）念珠菌病：由酵母型真菌感染，通常表现为化脓性病变，假菌丝呈出芽或串珠状，真菌丝横径2~6μm，比曲霉菌细，有横膈。特殊染色：革兰染色、PAS染色和六胺银染色阳性。

（5）组织胞浆菌病：由荚膜组织胞浆菌引起，伴有或不伴有干酪样坏死，组织胞浆菌孢子主要位于泡沫样组织细胞的胞质中，部分可位于细胞外。孢子呈圆形或卵圆形，直径2~4μm，大小较一致。六胺银染色和PAS染色阳性。

五、小结

肺感染性疾病是肺部常见的一类疾病。因肺与外界相通，极易受到环境因素的影响。同其他部位一样，当机体的免疫力低下或病原体致病力增强时，细菌、真菌和病毒等可以直接侵入支气管和肺，引起各种急慢性炎症。我们日常诊断中常碰到的真菌感染，如曲霉菌、毛霉菌等，各有其特征性的菌体特点，常常会形成肉芽肿性炎。多核巨细胞和肺间质内查见薄壁荚膜隐球菌小体，是隐球菌病诊断的主要提示和线索；曲霉菌病为镜下发现粗细较一致的曲霉菌丝，可见分隔及45°分枝夹角；毛霉菌病为镜下发现宽大无分隔的菌丝，可见90°分枝夹角；肺马尔尼菲青霉菌病为镜下查见直径2~5μm的酵母样菌体，典型可见3~6μm长有横膈的腊肠状菌体。六胺银染色和PAS染色阳性。抗酸染色阴性有助于与结核及非典型分枝杆菌等感染鉴别。

（山东大学第二医院 张希英）

（山东大学齐鲁医院 苏 鹏）

病例 137 环状肉芽肿

一、临床病史及专科检查

患者，女，71岁。主诉：双上肢、右下肢皮疹1年余，无自觉症状。查体：系统查体未见明显异常。皮肤科查体：双上肢、右下肢见暗红色丘疹、斑块，部分呈环状，表面光滑，质地坚实，有浸润感，无鳞屑，无压痛（病例137图1）。

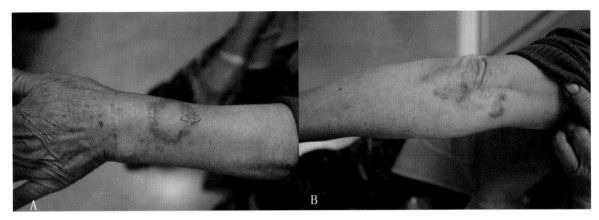

病例 137 图 1　皮肤病变

注：左前臂及肘部皮损见暗红色环状丘疹、斑块

二、病理所见

镜下：（左前臂）表皮大致正常，真皮浅、中层见多灶栅栏状肉芽肿（病例 137 图 2A），肉芽肿中央胶原纤维变性、坏死（病例 137 图 2B），胶原间黏液样物质沉积（病例 137 图 2C），坏死组织周围见呈放射状排列的淋巴细胞和组织细胞，组织细胞分化良好，未见异型，散在多核巨细胞，部分巨细胞内见吞噬的胶原纤维及弹力纤维（病例 137 图 2D）。

阿辛蓝（alcian blue）染色：胶原间见黏蛋白沉积。

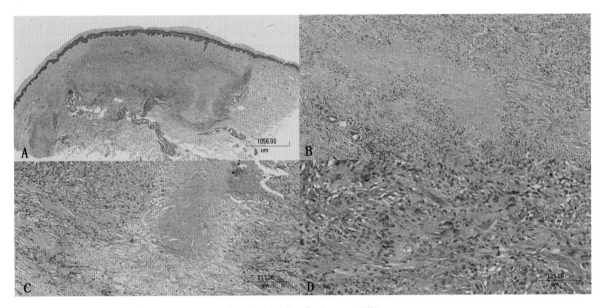

病例 137 图 2　典型 H&E 图像

注：A：表皮大致正常，真皮内见多灶性栅栏状肉芽肿；B：肉芽肿中央纤维组织排列紊乱、坏死；C：坏死组织内及周围胶原纤维间黏液样物质沉积；D：坏死周围淋巴细胞、组织细胞浸润，散在多核巨细胞，个别巨噬细胞内见吞噬的胶原纤维及弹力纤维

三、诊断及鉴别诊断

1. 诊断　环状肉芽肿（granuloma annular，GA）。

2. 鉴别诊断

（1）环状肉芽肿：临床皮损可累及全身任何部位，好发于四肢远端伸侧，头面部及黏膜很少累及。皮疹由一个或多个丘疹组成，呈肉色、红色或紫红色的环状或弧形排列。基本组织病理特征为栅栏状肉芽肿，肉芽肿的中央为变性的胶原纤维（渐进性坏死），周围有放射状排列的淋巴细胞、组织细胞和成纤维细胞，肉芽肿周围可见吞噬了胶原纤维的巨噬细胞，肉芽肿中央常有黏蛋白沉积。阿辛蓝染色阳性。

（2）上皮样肉瘤：临床好发于远端肢体，尤其手、腕部。常表现为生长缓慢的隆起性结节、肿块，有触痛。病理上可见地图状坏死，但坏死周围可见细胞的核异型性和多形性，常有神经周围浸润。免疫组化90%病例表达细胞角蛋白和EMA。

（3）结节病：是一种系统性疾病，累及皮肤表现为泛发于全身的暗红色丘疹、斑块，常分布于面部、躯干、四肢伸侧和颈部。组织病理特征是真皮内致密的非干酪样肉芽肿浸润，肉芽肿大小和形状较一致，肉芽肿中央偶见小灶性纤维素样坏死，但无黏蛋白沉积。

（4）丘疹坏死性结核疹：多认为系结核杆菌经血行播散至皮肤，并在皮肤被消灭所致。皮疹好发于四肢伸侧，基本损害为真皮下部坚实丘疹、结节，丘疹表面坏死、溃疡，可遗留瘢痕。结核菌素试验常呈强阳性。病理可见结核样肉芽肿。

（5）类脂质渐进性坏死：与糖尿病密切相关，多见于中年女性的小腿胫前，为不规则浸润性黄红色斑块。病理改变栅栏状肉芽肿较弥漫，中央渐进性坏死，但无黏蛋白沉积，周围淋巴细胞、组织细胞浸润，常可见到浆细胞。

四、小结

环状肉芽肿是一种以肤色或红色的环状丘疹或结节性损害为特征的良性炎症性皮肤病变。病因不明确，可能与外伤、昆虫叮咬、药物、糖尿病、肿瘤等有关，极少数病例发生于注射卡介苗疫苗后。在任何年龄均可发病，大多数皮损可在2年内自然消退，消退后不留痕迹。根据临床表现分为局限型、泛发型、丘疹型、穿通型、皮下型。以局限型和丘疹型多见。环状肉芽肿组织学约70%的病例有黏蛋白沉积，少见嗜中性粒细胞浸润，如有嗜中性粒细胞浸润特别是伴有血管炎时，往往提示系统性病变。有学者认为对病史时间较长或不典型环状肉芽肿患者应筛查潜在的恶性肿瘤。

（山东第一医科大学附属皮肤病医院　刘永霞）

病例138　微囊性附属器癌

一、临床病史及专科检查

患者，男，81岁。外鼻肿物20余年，面部及上唇肿物3年，生长迅速1年。

患者于20余年前无明显诱因出现外鼻肿物，质地较硬，表面呈结节状，皮肤尚光滑，无破溃、流脓等，给予抗炎等药物治疗效果不佳，取活检未能明确诊断。后肿物逐渐增长，3年前肿物向面部、鼻根部及上唇等周围生长，且近1年生长迅速，额部皮肤逐渐出现改变，并出现睁眼困难（病例138图1）。

专科检查：右侧鼻翼缺损，外鼻、鼻旁面部、上唇、眉间及额部皮肤质硬，表面呈结节状，未见明显破溃。

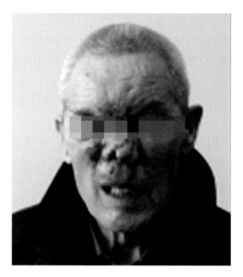

病例 138 图 1　患者肿瘤图像

二、病理所见

大体：皮肤黏膜组织 3 块，总体积约 1cm×1cm×0.7cm，表面黏膜粗糙，不光滑，质地硬。

镜下：表面鳞状上皮正常，肿瘤细胞向真皮深部及皮下组织浸润性生长，边界不清。肿瘤表浅区域瘤细胞呈小的实性或囊性细胞巢，较多角囊肿形成，囊内为同心圆排列的角化物，深部角质囊肿减少，细条索状排列，出现管腔结构，间质硬化，部分细胞巢的胞质透亮呈皮脂腺及外毛根鞘样分化。细胞分化良好，无明显多形性，罕见分裂象（病例 138 图 2）。

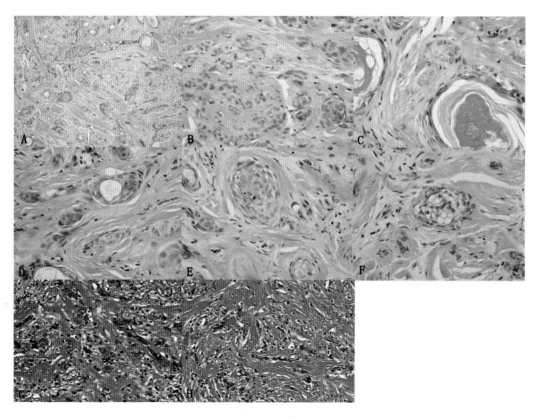

病例 138 图 2　典型 HE 图像

注：A－B：肿瘤细胞向真皮深部及皮下组织浸润性生长，边界不清，表浅呈巢团状；C－D：肿瘤浅表较多角囊

肿形成,囊内为同心圆排列的角化物;E-F:部分细胞巢的胞质透亮呈外毛根鞘及皮脂腺分化;G-H:深部角质囊肿减少,细条索状排列,出现管腔结构(汗腺分化),间质硬化

免疫组化:肿瘤细胞巢广谱 CK(+),CK7(+),导管及外毛根鞘区域 CK19(+),细胞巢或腺腔外周基底细胞 P63(+),SMA(+)。Ki67 指数约 12%(病例 138 图 3,病例 138 表 1)。

病例 138 表 1　免疫组化表达情况

抗体名称	表达情况
CK	(+)
CK7	(+)
P63	基底细胞(+)
SMA	基底细胞(+)
CK19	导管(+)
Ki67	阳性率12%

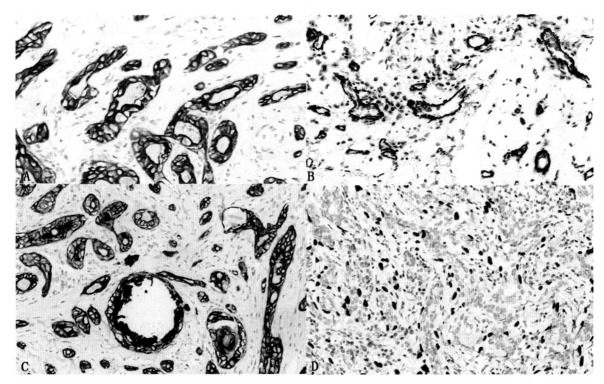

病例 138 图 3　免疫组化

注:A:CK;B:SMA;C:CK7;D:P63

三、诊断及鉴别诊断

1. 诊断　微囊性附属器癌。

2. 鉴别诊断

(1)硬化性基底细胞癌(sclerosing/morphoeic basal cell carcinoma,MBCC):好发于面部,组织学均表现为真皮内见上皮样团块及条索浸润,MBCC 肿瘤团块常常为基底细胞样团块,周边成栅栏状排列,细胞大小较一致,胞质少。常常出现癌巢周收缩间隙,可以向皮肤附属器分化但分化不良,无角囊肿。而微囊性附属器癌(MAC)有向导管分化的特点及胞质内空腔形成,而 MBCC 无此现象,免

疫组化后者 CK7 阴性，MAC 阳性。CK15 可以有助于区分 MAC 和 MBCC，研究发现 92% 的 MAC CK15 阳性，而 MBCC CK15 阴性。

（2）结缔组织增生性毛发上皮瘤（DT）：临床表现为单发环状中央凹陷的坚实性丘疹或斑块，基本不破溃，组织学表现和 MAC 难以区分，但肿瘤一般比较表浅，很少累及皮下脂肪，也没有侵犯神经的特征。MAC 的发病年龄一般比 DT 大，DT 病变位置相对较表浅，更易出现角蛋白肉芽肿和钙化，而 MAC 更常见到骨骼肌肉和皮下组织的入侵、嗜神经侵袭及导管分化。CK19 可能是一个有用的指标，因为有研究认为 70% 的 MAC 病例 CK19 阳性，而 DT 只有 22% 的病例阳性。BerEP4 在 MAC、DT 和 MBCC 中的表达尚有争议。

（3）汗管瘤（syringoma）：部分汗管瘤也可以看到角囊肿的形成，无浸润性生长，当取材过小或较浅时，两者不易区别，两者不同之处在于 MAC 一般浸润较深，常常伴有神经受累，且常伴有比较硬化的基质。

（4）汗管样小汗腺癌（syringoid eccrine carcinoma，SEC）：两者形态学彼此重叠，部分学者认为 SEC、MAC 及皮肤腺样囊性癌为同一疾病的不同表现形式，但 SEC 仅有汗腺导管分化，缺乏鳞状角化和角囊肿，可与 MAC 鉴别。

（5）鳞状细胞癌（squamous cell carcinoma，SCC）：与表面鳞状上皮异型增生有过度移行，细胞明显异型，核分裂常多见，一般无管腔形成，GCDFP – 15 及 CK15 阳性可帮助鉴别。该例易误诊为鳞状细胞癌，工作中要仔细观察，微囊性附属器癌预后好于鳞癌。

四、小结

微囊性附属器癌（microcystic adnexal carcinoma，MAC）是一种少见的皮肤附属器肿瘤，1982 年由 Goldstein 等首先报道。MAC 多发生于头面部皮肤，尤其是口唇。MAC 发病年龄范围较广（11～90 岁），大多在 40～50 岁，发生在 <18 岁的仅有 13 例。近年发生于其他部位的 MAC 报道逐渐增多，如头皮、舌部、颈部、腋窝、乳房、臀部等。肿瘤生长缓慢，持续数月到数年。本例患者持续 20 余年，进展缓慢。偶尔形成溃疡；肿瘤边界不清，为肉色、黄色或红色的硬性斑块或结节，大部分直径 0.5～2cm，偶可大至 12cm。有时由于肿瘤侵犯神经周围，患者会有疼痛、烧灼感或感觉异常。

MAC 典型结构是病变由浅（小管和囊肿）而深（上皮索条和硬化）分层排列，表浅部为小的实性或囊性结构，似毛囊漏斗部小囊肿和导管；中层完全由小导管构成，结构精细，常侵犯神经及神经周隙；深部常表现为间质硬化。少数病例伴皮脂腺细胞及毛鞘分化区，例如我们这例。这些现象提示为向毛 – 皮脂腺 – 大汗腺单位分化。有时病变完全由导管构成，故有些作者称其为汗管瘤样癌或硬化性汗腺导管癌，提示这些肿瘤可能来源于小汗腺导管。有些病例细胞学上呈实性汗孔瘤或透明细胞特点。确诊依赖于向毛囊和汗腺双相分化的特征性组织病理学改变，免疫组化有助于与其他附属器肿瘤相鉴别。

MAC 主要依靠手术治疗，部分手术后可复发，放疗与 MAC 之间的关系并不确定，放疗和阳光下暴露可能是两个主要诱发 MAC 发展的因素。

MAC 很少转移，只有 9 例 MAC 描述涉及淋巴结、纵隔和或肺的转移。肿瘤引起死亡的病例罕见。

（山东省立医院　宗园媛　苏文敬）

（审　校　苏　鹏）

参 考 文 献

[1] Chadburn A, Metroka C, Mouradian J. Progressive lymph node histology and its prognostic value in patients with acquired immunodeficiency syndrome and AIDS – related complex. Hum Pathol, 1989, 20(6): 579 – 587

[2] Wannakrairot P, Leong TY, Leong AS. The morphological spectrum of lymphadenopathy in HIV infected patients. Pathology, 2007, 39(2): 223 – 227

[3] Caponetti G, Pantanowitz L. HIV – associated lymphadenopathy. Ear Nose Throat J, 2008, 87(7): 374 – 375

[4] Dimopoulos Y, Moysi E, Petrovas C. The Lymph Node in HIV Pathogenesis. Curr HIV/AIDS Rep, 2017, 14(4): 133 – 140

[5] Kern P, Menezes da Silva A, Akhan O, et al. The echinococcoses: diagnosis, clinical management and burden of disease. Adv Parasitol, 2017, 96: 259 – 369

[6] Deplazes P, Rinaldi L, Alvarez Rojas CA, et al. Global Distribution of Alveolar and Cystic Echinococcosis. Adv Parasitol, 2017, 95: 315 – 493

[7] Stojkovic M, Junghanss T. Cystic and alveolar echinococcosis. Handb Clin Neurol, 2013, 114: 327 – 334

[8] Budke CM, Casulli A, Kern P, et al. Cystic and alveolar echinococcosis: Successes and continuing challenges. PLoS neglected tropical diseases, 2017, 11(4): e0005477

[9] McManus DP, Zhang W, Li J, et al. Echinococcosis. Lancet(London, England), 2003, 362(9392): 1295 – 1304

[10] Moradi M, Rampisheh Z, Roozbehani M, et al. A retrospective study of hydatid cysts in patients undergoing liver and lung surgery in Tehran, Iran. Heliyon, 2019, 5(6): e01897

[11] Madden PA, Tromba FG, Vetterling JM. En Face views of Ascaris suum with the scanning electron microscope. J Parasotol, 1970, 56(1): 202 – 203

[12] 杨黎青. 免疫学基础与病原生物学. 北京: 中国中医药出版社, 2007

[13] Oren L, Yuval K, Tamar B, et al. Airway obstruction by Ascaris, roundworm in a burned child. Burns, 1999, 25(7): 673 – 675

[14] Schmiedel Y, Zimmerli S. Common invasive fungal diseases: an overview of invasive candidiasis, aspergillosis, cryptococcosis, and Pneumocystis pneumonia. Swiss Medical Weekly, 2016, 146: w14281

[15] Gyun CP, Min KY, Gayeon K, et al. Diagnostic value of direct fluorescence antibody staining for detecting Pneumocystis jirovecii in expectorated sputum from patients with HIV infection. Medical Mycology, 2014, 52(3): 3

[16] Moas CM, Evans DA, Stein – Streilein J, et al. Cresyl violet: A rapid, simple, easily interpretable stain for detecting Pneumocystis carinii in sputum. Southern Medical Journal, 1989, 82(8): 957 – 959

[17] Martin SJ, Cohen PR, MacFarlane DF, et al. Cutaneous manifestations of Strongyloides stercoralis hyperinfection in an HIV – seropositive patient. Skinmed, 2011, 9(3): 199 – 202

[18] Qu T – T, Yang Q, Yu M – H, et al. A Fatal Strongyloides Stercoralis Hyperinfection Syndrome in a Patient With Chronic kidney Disease: A Case Report and Literature Review. Medicine, 2016, 95(19): e3638

[19] Khadka P, Khadka P, Thapaliya J, et al. Fatal strongyloidiasis after corticosteroid therapy for presumed chronic obstructive pulmonary disease. JMM case reports, 2018, 5(9): e005165

[20] Sung – Tae Hong, Yueyi Fang. Clonorchis sinensis and clonorchiasis, an update. Parasitology International, 2012, 61(1): 17 – 24

[21] Men – Bao Qian, Jürg Utzinger, Jennifer Keiser, Xiao – Nong Zhou. Clonorchiasis. Lancet, 2016, 387(10020): 800 – 810

[22] 王景权, 侯启年, 潘春枝, 等. 我国麻风病例发现策略的探讨. 中国公共卫生管理, 2012, 28(1): 23 – 25

[23] 龙福泉, 蒙秉新, 陈浩, 等. Ⅱ型麻风反应误诊并死亡 1 例. 中国皮肤性病学杂志, 2011, 25(4): 318 – 319

［24］ 温晶，王川，张福仁，等. 麻风分枝杆菌 qPCR 鉴定方法的建立及评价. 中国麻风皮肤病杂志，2016，32（12），749－752

［25］ Zhang FR, Liu H, Irwanto A, et al. HLA－B＊13：01 and the dapsone hypersensitivity syndrome. N Engl J Med, 2013, 369（17）：1620－1628

［26］ Guevara BEK, Saleem S, Chen WT, et al. Lucio phenomenon mimicking antiphospholipid syndrome：The occurrence of antiphospholipid antibodies in a leprosy patient. J Cutan Pathol, 2019, 46（5）：347－352

［27］ Elzaatri MM, Martens MG, Anderson GD. Incidence of the prozone phenomenon in syphilis serology. Obstet Gynecol, 1994, 84（4）：609－612

［28］ Heymans R, Helm JJ, Vries HJ, et al. Clinical value of Treponema pallidum real－time PCR for diagnosis of syphilis. J Clin Microbiol, 2010, 48（2）：497－502

［29］ Wu Z, Xu J, Liu E, et al. HIV and syphilis prevalence among men who have sex with men：a cross－sectional survey of 61 cities in China. Clin Infect Dis, 2013, 57（2）：298－309

［30］ Simanjunt ak GM, Margono SS, Okamot OM. Taeniasis/cysti－cercosis in Indonesia as an em erging disease. Parasitology Today, 1997, 13：321－323

［31］ Debacq G, Moyano LM, Garcia HH, et al. Systematic review and meta－analysis estimating association of cysticercosis and neurocysticercosis with epilepsy. PLoS Negl Trop Dis, 2017, 11（3）：e0005153

［32］ Garcia HH, Nash TE, Del Brutto OH. Clinical symptoms, diagnosis, and treatment of neurocysticercosis. Lancet Neurol, 2014, 13（12）：1202－1215

［33］ Setianingrum F, Rautemaa－Richardson R, Denning DW. Pulmonary cryptococcosis：A review of pathobiology and clinical aspects. Med Mycol, 2019, 57（2）：133－150

［34］ Kawamoto K, Miyoshi H, Suzuki T, et al. Clinicopathological features of cryptococcal lymphadenitis and a review of literature. J Clin Exp Hematop, 2017, 57（1）：26－30

［35］ Okubo Y, Tochigi N, Wakayama M, et al. How histopathology can contribute to an understanding of defense mechanisms against cryptococci. Mediators Inflamm, 2013：465319

［36］ Muto J, Kuroda K, Tajima S. Papular tuberculides post－BCG vaccination：case report and review of the literature in Japan. Clin Exp Dermatol, 2006, 31（4）：611－612

［37］ Magro CM, Crowson AN, Regauer S. Granuloma annulare and necrobiosis lipoidica tissue reactions as a manifestation of systemic disease. Hum Pathol, 1996, 27（1）：50－56

［38］ David E, Daniela Massi, Richard A, et al. WHO classification of skin tumor（第 4 版），2018, 157

［39］ 张莹，曾学思，孙建方，等. 微囊肿附属器癌 10 例临床病理分析. 中华皮肤科杂志，2019，52（5）：327－329

［40］ Mamic M, Manojlovic L, Suton P, et al. Microcystic adnexal carcinoma－diagnostic criteria and therapeutic methods：case report and review of the literature. Int J Oral Maxillofac Surg, 2018, 47（10）：1258－1262

［41］ Gordon S, Fischer C, Martin A, et al. Microcystic Adnexal Carcinoma：A Review of the Literature. Dermatol Surg, 2017, 43（8）：1012－1016